中国科学院华南植物园
中山大学
辽宁医巫闾山国家级自然保护区
沈阳农业大学

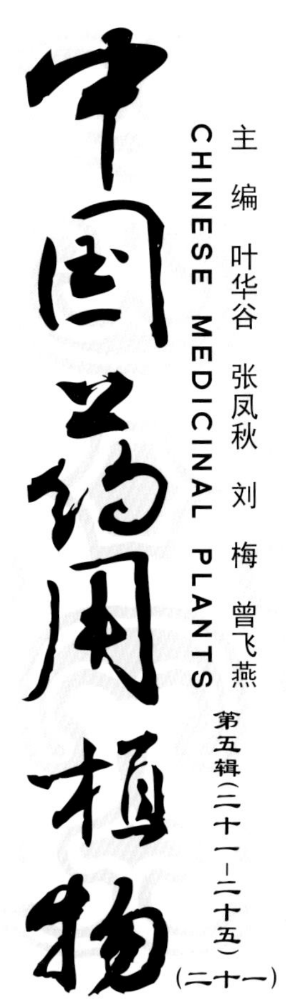

中国药用植物（二十一）

CHINESE MEDICINAL PLANTS

第五辑（二十一—二十五）

主编 叶华谷 张凤秋 刘梅 曾飞燕

化学工业出版社
·北京·

本书以图文结合的形式，收录我国野生及栽培的药用植物共200种（包括亚种、变种及变型），主要从植物资源利用的角度，介绍了每种植物的中文名、别名、拉丁名、基原、形态特征、生境、分布、采集加工、性味功能、主治用法等，有些种类还有附方。为了安全起见，在一些有毒植物的性味功能后面标明“有大毒”“有毒”“有小毒”等字样，提醒读者慎用。

本书可供药物研究、教育、资源开发利用及科普等领域人员参考使用。

图书在版编目（CIP）数据

中国药用植物.二十一/叶华谷等主编.—北京：化学工业出版社，2018.2
ISBN 978-7-122-30806-1

Ⅰ.①中… Ⅱ.①叶… Ⅲ.①药用植物-介绍-中国 Ⅳ.①R282.71

中国版本图书馆CIP数据核字（2017）第257323号

责任编辑：李 丽 吴文静
责任校对：边 涛　　装帧设计：百彤文化传播

出版发行：化学工业出版社（北京市东城区青年湖南街13号 邮政编码：100011）
印 装：北京方嘉彩色印刷有限责任公司
889mm×1194mm 1/32 印张13 字数500千字 2018年6月北京第1版第1次印刷

购书咨询：010-64518888（传真：010-64519686） 售后服务：010-64518899
网 址：http://www.cip.com.cn
凡购买本书，如有缺损质量问题，本社销售中心负责调换。

定 价：79.00元

本书编写人员

主　　编：叶华谷　张凤秋　刘　梅　曾飞燕

执行主编：张凤秋　刘　梅

副 主 编：张树鹏　蔡京津　刘晓峰　郑　珺　叶育石

编写人员：叶华谷　段士民　王喜善　曾飞燕　易思荣　卢元贤　于　慧　王发国　付　琳　莫　伟　叶育石　全　健　刘　梅　刘　冰　刘　文　朱　强　吴林芳　张树鹏　张　征　张丽霞　张忠廉　张慧晔　孙尚传　李书渊　陆颂规　李如良　李巧玲　李泽贤　李海涛　杜怡枫　杨　毅　杨科明　肖　波　陈巧明　陈玉笋　陈海山　易思荣　林汝顺　邹　滨　郑　珺　金慧英　侯惠婵　夏　静　秦新生　曹洪麟　曹照忠　黄　娅　黄志海　曾飞燕　曾宪禹　管志斌　管燕红　翟俊文　倪静波　练续文　熊秉红　张凤秋　卢　野　肇　谡　刘晓峰　刘学军　王玉环　白国华　石慧敏　阚　颖　迟海鹏　陈红梅　赵仙仙　庄天涯　陈少峰　李健容　裴男才　蔡京津　白瑞兴

摄　　影：张凤秋　刘　梅

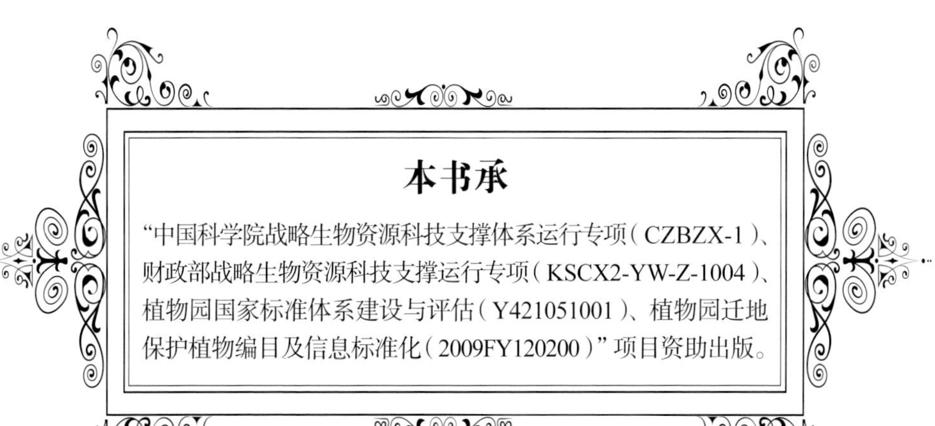

本书承

"中国科学院战略生物资源科技支撑体系运行专项（CZBZX-1）、财政部战略生物资源科技支撑运行专项（KSCX2-YW-Z-1004）、植物园国家标准体系建设与评估（Y421051001）、植物园迁地保护植物编目及信息标准化（2009FY120200）"项目资助出版。

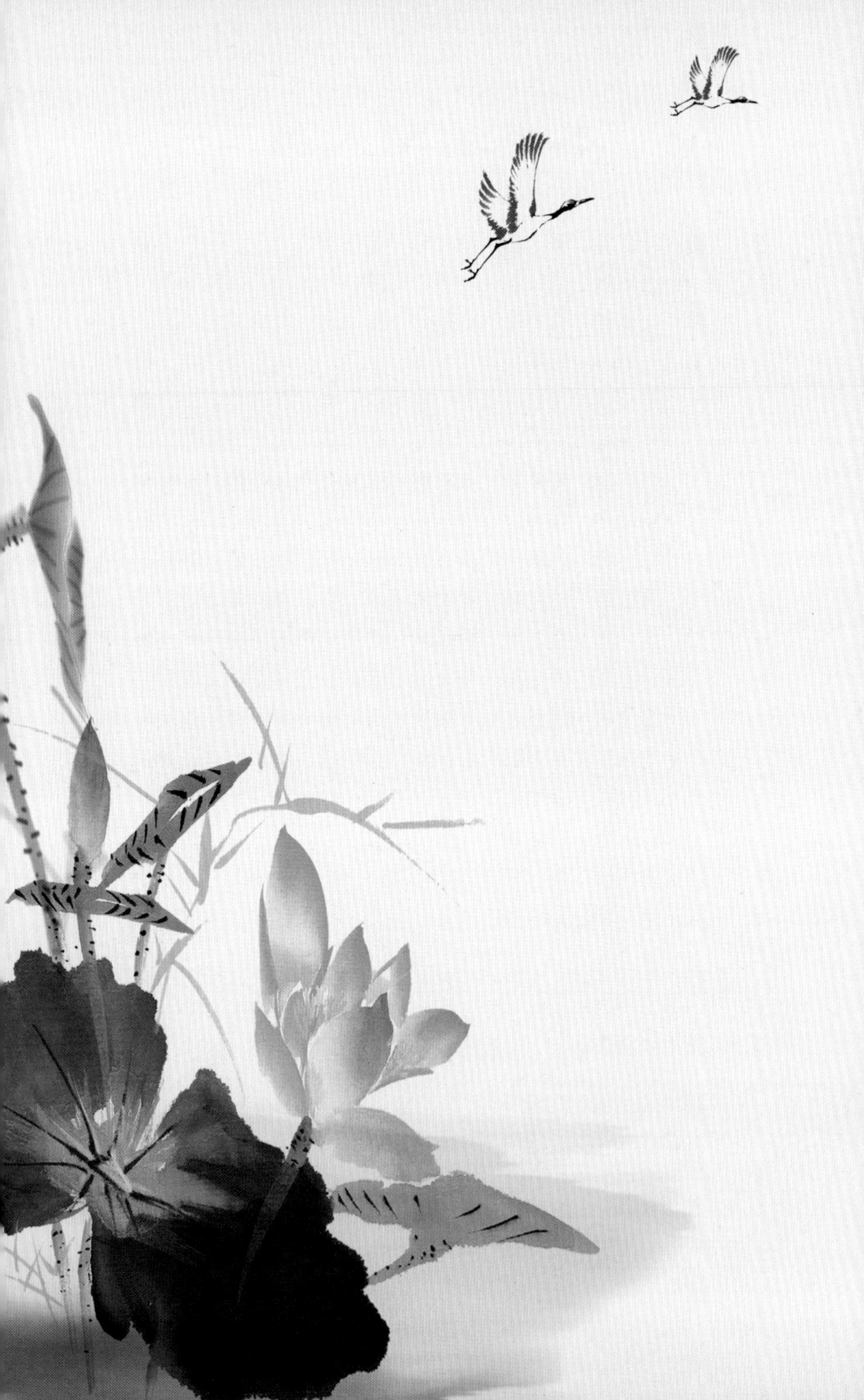

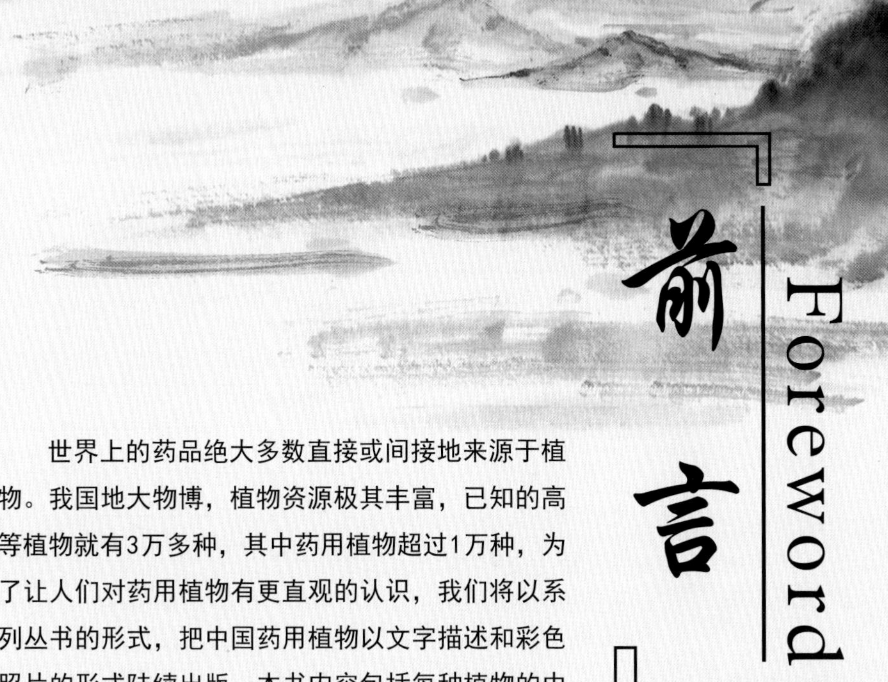

前言 Foreword

世界上的药品绝大多数直接或间接地来源于植物。我国地大物博，植物资源极其丰富，已知的高等植物就有3万多种，其中药用植物超过1万种，为了让人们对药用植物有更直观的认识，我们将以系列丛书的形式，把中国药用植物以文字描述和彩色照片的形式陆续出版。本书内容包括每种植物的中文名、别名、拉丁名、基原、形态特征、生境、分布、采集加工、性味功能、主治用法，有些种类还有附方。书后附有中文名索引和拉丁名索引。书中介绍的植物种类按拉丁名首字母顺序排列，共收录我国野生及栽培的药用植物200种(包括亚种、变种和变型)。其中的性味功能与主治用法主要参考《全国中草药汇编》《中华本草》等。

为了避免有些有毒植物因误服或服用过量引起中毒，在该植物的性味功能后面标明“有大毒”“有毒”“有小毒”等字样，应慎用。

本书主要是从植物资源与利用的角度来阐述，可供药物研究、教育、资源开发利用及科普等领域人员参考使用。

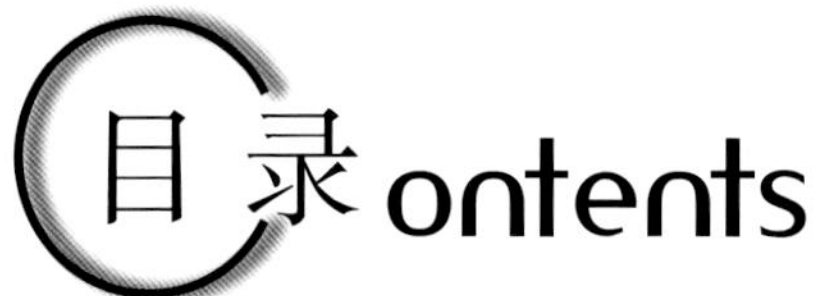

目录 Contents

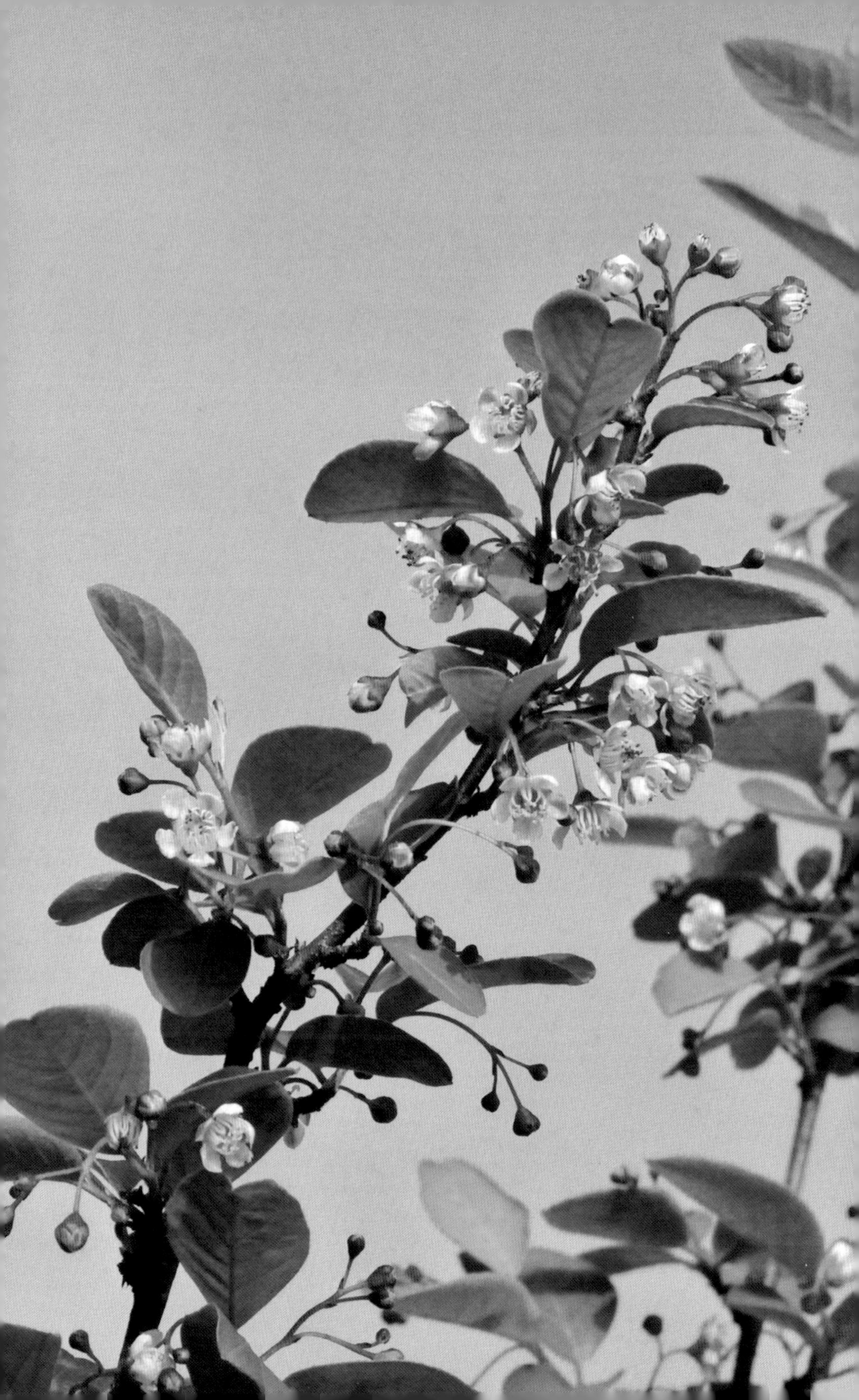

六道木

Abelia biflora Turcz.

【别　　名】二花六道木、六条木

【基　　原】来源于忍冬科六道木属六道木**Abelia biflora** Turcz. 的果实入药。

【形态特征】落叶灌木，高1～3 m。叶长圆形至长圆状披针形，长2～6 cm，宽0.5～2 cm，顶端尖至渐尖，基部钝至渐狭成楔形，全缘或中部以上羽状浅裂而具1～4对粗齿，上面深绿色，下面绿白色；叶柄长2～4 mm，基部膨大且成对相连，被硬毛。花单生于小枝上叶腋，无总花梗；花梗长5～10 mm，被硬毛；小苞片三齿状，齿1长2短，花后不落；萼筒圆柱形，疏生短硬毛，萼齿4枚，狭椭圆形或倒卵状长圆形，长约1 cm；花冠白色、淡黄色或带浅红色，狭漏斗形或高脚碟形，外面被短柔毛，杂有倒向硬毛，4裂，裂片圆形，筒为裂片长的三倍，内密生硬毛；雄蕊4枚，二强，着生于花冠筒中部，内藏，花药长卵圆形；子房3室，仅1室发育，花柱长约1 cm，柱头头状。果实具硬毛，冠以4枚宿存而略增大的萼裂片；种子圆柱形，长4～6 mm，具肉质胚乳。花期5～6月；果期8～9月。

【生　　境】生于多石质山地灌丛或高山岩石缝隙中。

【分　　布】黑龙江、吉林、辽宁、内蒙古、河北、山西。朝鲜也有分布。

【采集加工】夏季采收果实，除去杂质，洗净晒干。

【性味功能】祛风湿，消肿毒。

【主治用法】治风湿筋骨疼痛，痈毒红肿。用量6～12 g。

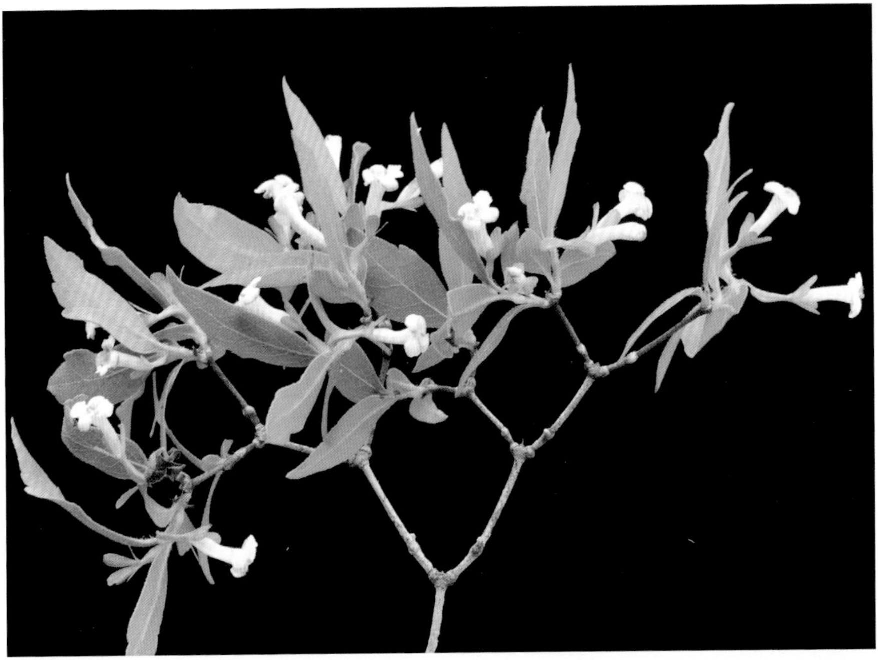

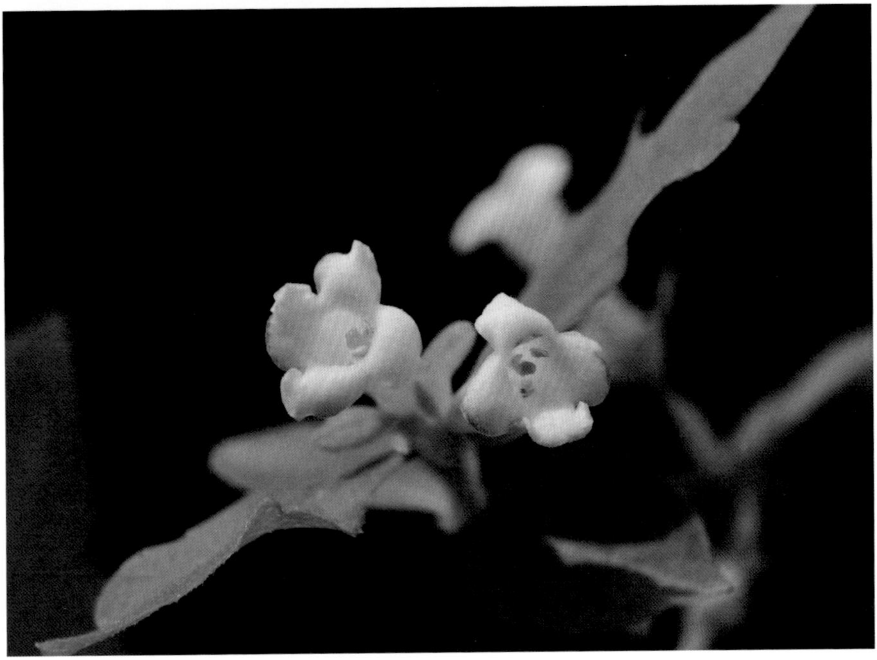

无梗五加

Acanthopanax sessiliflorus (Rupr. et Maxim.) Seem.

【别　　名】短梗五加、乌鸦子

【基　　原】来源于五加科五加属无梗五加 **Acanthopanax sessiliflorus** (Rupr. et Maxim.) Seem. 的根皮入药。

【形态特征】落叶灌木或小乔木，高2～5 m；树皮暗灰色或灰黑色，有纵裂纹和粒状裂纹；枝灰色，无刺或疏生刺；刺粗壮，直或弯曲。叶有小叶3～5；叶柄长3～12 cm，无刺或有小刺；小叶片纸质，倒卵形或长圆状倒卵形至长圆状披针形，稀椭圆形，长8～18 cm，宽3～7 cm，顶端渐尖，基部楔形，两面均无毛，边缘有不整齐锯齿，稀重锯齿状，侧脉5～7对，明显，网脉不明显；小叶柄长2～10 mm。头状花序紧密，球形，直径2～3.5 cm，有花多数，5～6个稀多至10个组成顶生圆锥花序或复伞形花序；总花梗长0.5～3 cm，密生短柔毛；花无梗；萼密生白色茸毛，边缘有5小齿；花瓣5，卵形，浓紫色，长1.5～2 mm，外面有短柔毛，后毛脱落；子房2室，花柱全部合生成柱状，柱头离生。果实倒卵状椭圆球形，黑色，长1～1.5 cm，稍有棱，宿存花柱长达3 mm。花期8～9月；果期9～10月。

【生　　境】生于针阔混交林及阔叶林林下、林缘、山坡、沟谷及路旁等处。

【分　　布】黑龙江、吉林、辽宁、内蒙古、华北、陕西。日本、朝鲜、俄罗斯远东地区也有分布。

【采集加工】春、秋季采挖根，剥取根皮晒干备用。

【性味功能】味辛，性温。祛风湿，壮筋骨，活血祛瘀。

【主治用法】治风湿性关节痛，腰膝疼痛，筋骨痿软，水肿，小便不利，阳痿囊湿，寒湿脚气，神疲体倦，小儿行迟，跌打损伤等。用量10～15 g。

【附　　方】

1. 治风湿痛：无梗五加根皮15 g，鸡血藤20 g，海风藤20 g，威灵仙15 g，水煎服。

2. 治筋骨痿软，膝足无力：无梗五加根皮15 g，牛膝20 g，桑寄生30 g，木瓜15 g，水煎服。

3. 治肾炎水肿：无梗五加根皮15 g，茯苓皮25 g，生姜皮15 g，大腹皮15 g，陈皮10 g，水煎服。

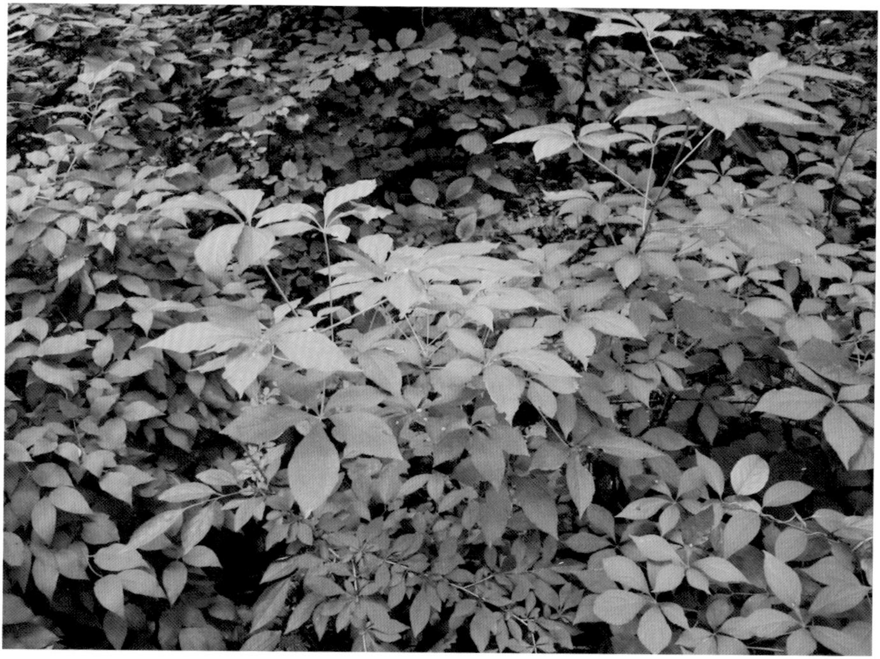

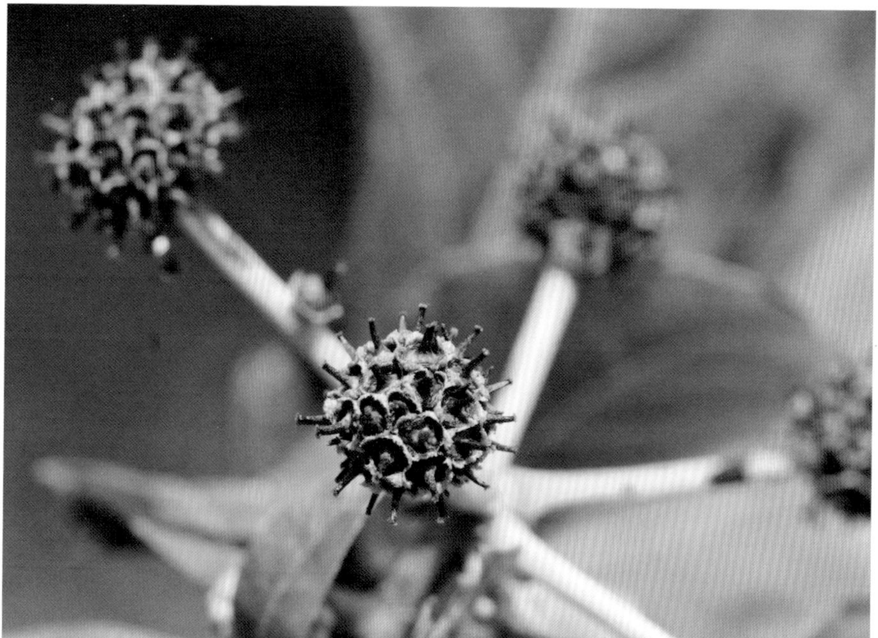

梣叶槭

Acer negundo Linn.

【别　　名】复叶槭、糖槭、美国槭、白蜡槭

【基　　原】来源于槭树科槭属梣叶槭**Acer negundo** Linn. 的树皮入药。

【形态特征】落叶乔木，高达20 m。树皮黄褐色或灰褐色。小枝圆柱形，当年生枝绿色，多年生枝黄褐色。冬芽小。羽状复叶，长10～25 cm，有3～9枚小叶；小叶纸质，卵形或椭圆状披针形，长8～10 cm，宽2～4 cm，顶端渐尖，基部近圆形或阔楔形，边缘常有3～5个粗锯齿，稀全缘，中小叶的小叶柄长3～4 cm，侧生小叶的小叶柄长3～5 mm，上面深绿色，下面淡绿色，除脉腋有丛毛外其余部分无毛；主脉和5～7对侧脉均在下面显著；叶柄长5～7 cm，嫩时有稀疏的短柔毛，其后无毛。雄花的花序聚伞状，雌花的花序总状，均由无叶的小枝旁边生出，常下垂，花梗长约1.5～3 cm，花小，黄绿色，开于叶前，雌雄异株，无花瓣及花盘，雄蕊4～6，花丝很长，子房无毛。小坚果凸起，近于长圆形或长圆卵形；翅宽8～10 mm，稍向内弯，连同小坚果长3～3.5 cm，张开成锐角或近于直角。花期4～5月；果期9～10月。

【生　　境】生于山坡、林缘、田野及住宅附近。

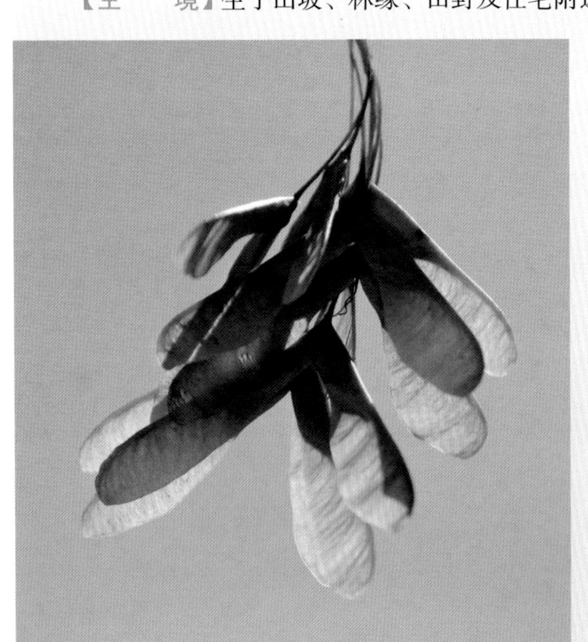

【分　　布】本种原产北美洲，100年前被引入中国，在吉林、辽宁、内蒙古、河北、山东、河南、江苏、浙江、江西、湖北、陕西、甘肃、新疆等省区的各主要城市都有栽培。

【采集加工】四季剥取树皮，切片，洗净，晒干。

【性味功能】收敛。

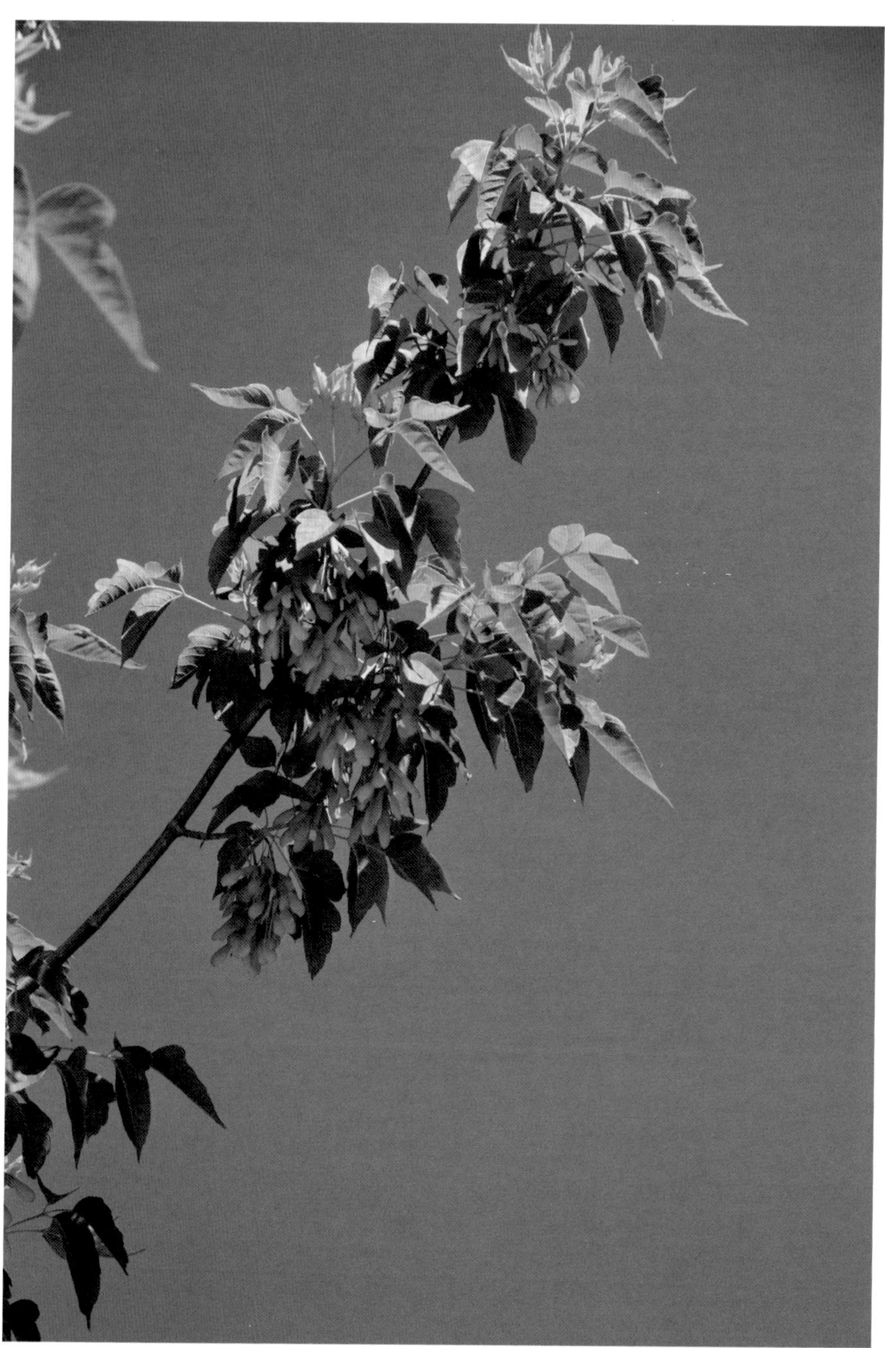

色木槭

Acer mono Maxim.

【别　　名】水色树、五角槭、地锦槭、五角枫

【基　　原】来源于槭树科槭属色木槭**Acer mono** Maxim. 的枝叶入药。

【形态特征】落叶乔木，高达15～20 m，树皮粗糙，常纵裂，灰色，稀深灰色或灰褐色。小枝细瘦，当年生枝绿色或紫绿色，多年生枝灰色或淡灰色，具圆形皮孔。冬芽近于球形。叶纸质，基部截形或近于心脏形，叶片的外貌近于椭圆形，长6～8 cm，宽9～11 cm，常5裂，有时3裂及7裂的叶生于同一树上；裂片卵形，顶端锐尖或尾状锐尖，全缘；叶柄长4～6 cm。花多数，杂性，雄花与两性花同株，多数常成无毛的顶生圆锥状伞房花序，长与宽均约4 cm，生于有叶的枝上，花序的总花梗长1～2 cm，花的开放与叶的生长同时；萼片5，黄绿色，长圆形；花瓣5，淡白色，椭圆形或椭圆倒卵形；雄蕊8，花药黄色；子房在雄花中不发育，柱头2裂，反卷。翅果嫩时紫绿色，成熟时淡黄色；小坚果压扁状，长1～1.3 cm，宽5～8 mm；翅长圆形，宽5～10 mm，张开成锐角或近于钝角。花期5月；果期9月。

【生　　境】生于湿润肥沃土壤的杂木林中、林缘及河岸两旁等处。

【分　　布】黑龙江、吉林、辽宁、内蒙古及华北、华中、西北、西南地区。朝鲜、俄罗斯远东地区、日本、蒙古也有分布。

【采集加工】夏、秋季采摘枝叶，洗净，晒干。

【性味功能】味辛，性温。祛风除湿，活血逐瘀。

【主治用法】治风湿骨痛，骨折，跌打损伤等。用量9～15 g。

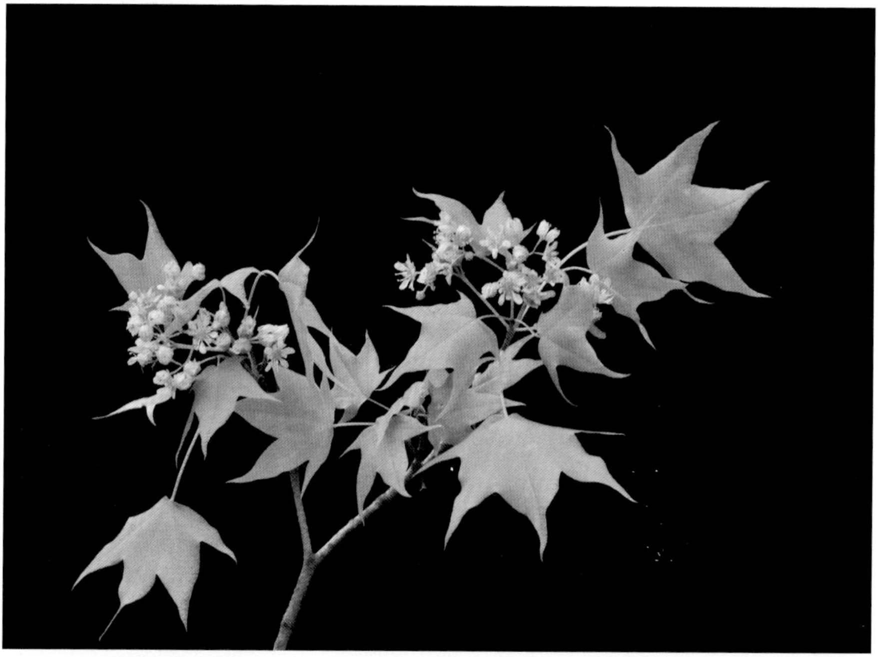

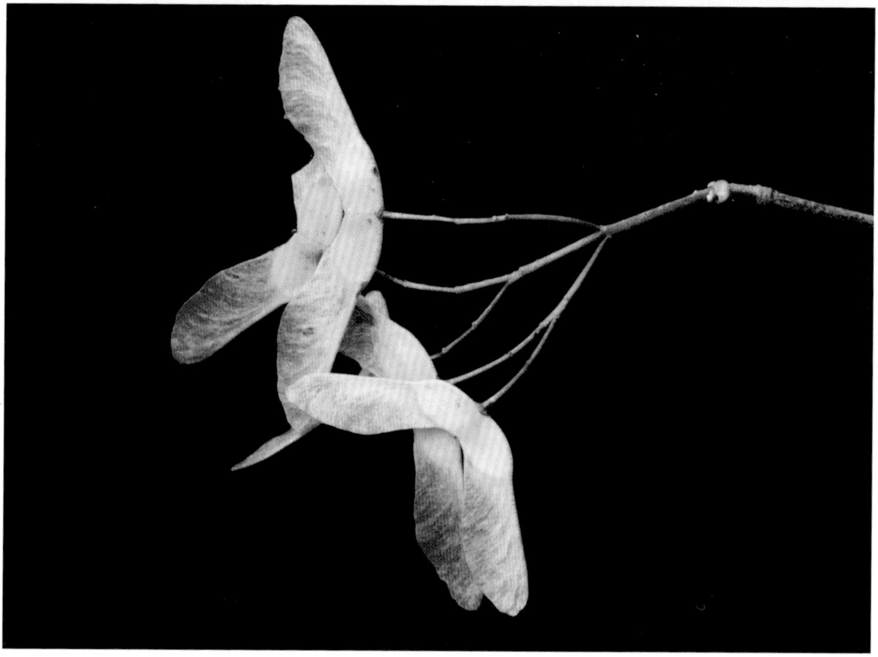

北乌头

Aconitum kusnezoffii Reichb.

【别　　名】草乌头、草乌

【基　　原】来源于毛茛科乌头属北乌头 **Aconitum kusnezoffii** Reichb. 的块根入药。

【形态特征】多年生草本。块根圆锥形或胡萝卜形，长2.5～5 cm。茎高65～150 cm，等距离生叶，通常分枝。茎下部叶有长柄，在开花时枯萎。茎中部叶有稍长柄或短柄；叶片纸质或近革质，五角形，长9～16 cm，宽10～20 cm，基部心形，三全裂，中央全裂片菱形，渐尖，近羽状分裂，小裂片披针形，侧全裂片斜扇形，不等二深裂。顶生总状花序具9～22朵花，通常与其下的腋生花序形成圆锥花序；下部苞片三裂，其他苞片长圆形或线形；小苞片生花梗中部或下部，线形或钻状线形，长3.5～5 mm，宽1 mm；萼片紫蓝色，上萼片盔形或高盔形，高1.5～2.5 cm，侧萼片长1.4～2.7 cm，下萼片长圆形；瓣片宽3～4 mm，唇长3～5 mm，距长1～4 mm；花丝全缘或有2小齿；心皮4～5枚。蓇葖直，长0.8～2 cm；种子长约2.5 mm，扁椭圆球形，沿棱具狭翅，只在一面生横膜翅。花期8～9月；果期9～10月。

【生　　境】生于山地阔叶林下、灌丛间、林缘及草甸等处。

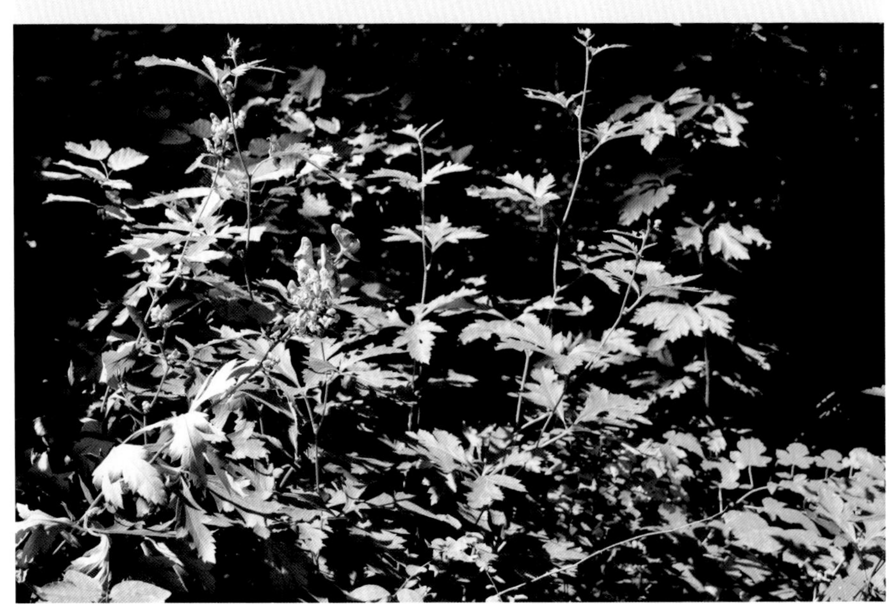

【分　　布】黑龙江、吉林、辽宁、内蒙古、河北。朝鲜、西伯利亚也有分布。

【采集加工】春、秋季挖块根，除去须根和泥沙，洗净，晒干，称“草乌”或称“生草乌”；经炮制，切片，干燥，称“制草乌”。

【性味功能】味辛，苦，性热，有大毒。散寒止痛，开窍，消肿。

【主治用法】治中风瘫痪，破伤风，风湿性关节炎，大骨节病，手足痉挛，坐骨神经痛，跌打肿痛，胃脘冷痛，喉痹及瘰疬等。外敷治疗痈疽疔疮。炮制后用，通常泡酒或入丸剂用。生品有大毒，一般仅供外用，内服宜慎，制草乌可供内服，用量1.5～3 g。本品有毒，孕妇忌内服。

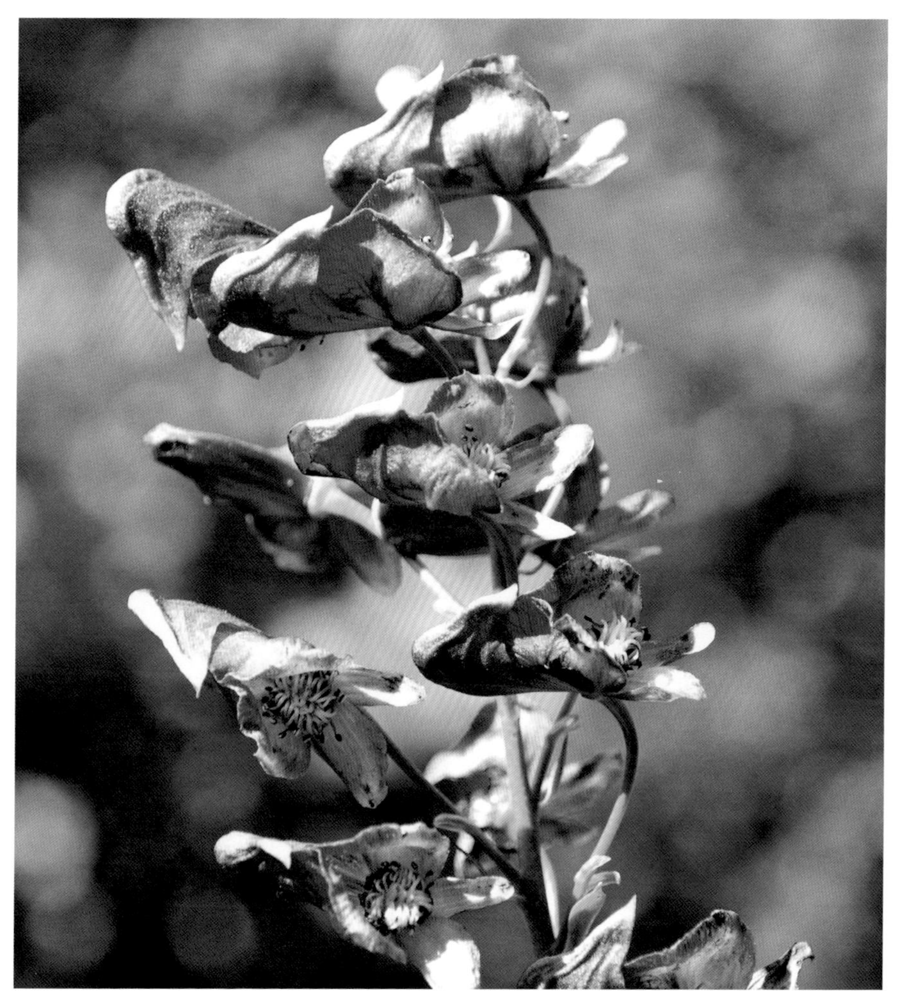

软枣猕猴桃

Actinidia arguta (Sieb. et Zucc.) Planch. ex Miq.

【别　　名】软枣子、圆枣子

【基　　原】来源于猕猴桃科猕猴桃属软枣猕猴桃**Actinidia arguta** (Sieb. et Zucc.) Planch. ex Miq. 的干燥根、叶及果实入药。

【形态特征】大型落叶藤本。小枝长7～15 cm，隔年枝灰褐色，皮孔长圆形至短条形；髓白色至淡褐色，片层状。叶膜质或纸质，卵形、长圆形、阔卵形至近圆形，长6～12 cm，宽5～10 cm，顶端急短尖，基部圆形至浅心形，边缘具繁密的锐锯齿；叶柄长3～6（10）cm。花序腋生或腋外生，为1～2回分枝，1～7花，花序柄长7～10 mm，花柄8～14 mm，苞片线形，长1～4 mm。花绿白色或黄绿色，芳香，直径1.2～2 cm；萼片4～6枚；卵圆形至长圆形，长3.5～5 mm；花瓣4～6片，楔状倒卵形或瓢状倒阔卵形，长7～9 mm，1花4瓣的其中有1片二裂至半；花丝丝状，长1.5～3 mm，花药黑色或暗紫色，长圆形箭头状，长1.5～2 mm；子房瓶状，长6～7 mm，花柱长3.5～4 mm。果圆球形至柱状长圆形，长2～3 cm，有喙或喙不显著，成熟时绿黄色或紫红色。种子纵径约2.5 mm。花期6～7月；果期9～10月。

【生　　境】生于阔叶林或针阔叶混交林中。

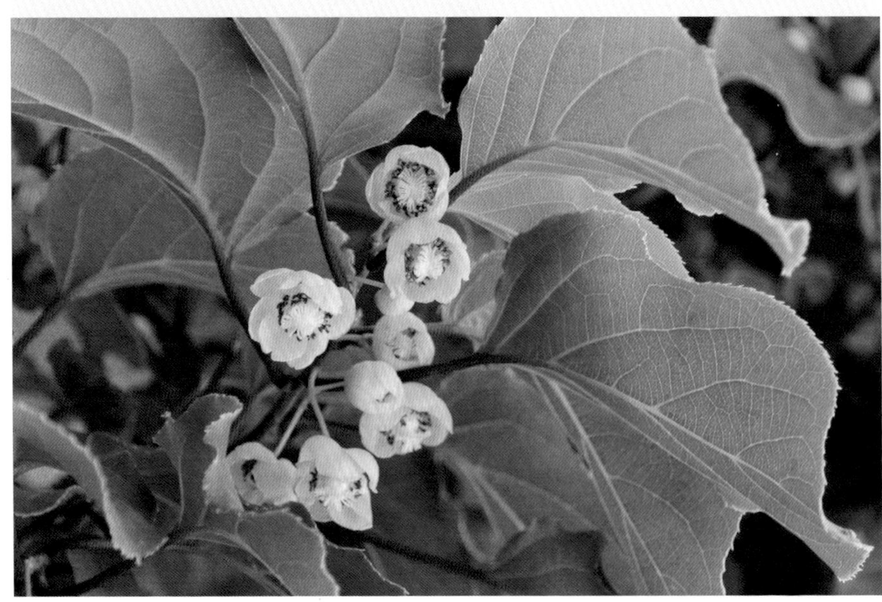

【分　　布】黑龙江、吉林、辽宁、山东、河北、陕西、甘肃、浙江、江苏、安徽、江西、湖北、湖南。朝鲜、俄罗斯远东地区、日本也有分布。

【采集加工】春、夏、秋三季均可挖根，洗净，切片晒干备用。夏季采摘叶，晒干。秋季采摘成熟果实，晒干。

【性味功能】根，叶：味淡，微涩，性凉；根清热解毒，健胃，活血，止血，祛风除湿。果实：味甘；解烦热，下石淋。

【主治用法】根用于治风湿关节痛，腹泻，黄疸，食管癌等。果实治消化不良，食欲不振，烦热，消渴等。用量根25～50 g；果实适量食用。

【附　　方】

1. 试治食道癌：软枣猕猴桃根、水杨梅根各100 g，野葡萄根50 g，半枝莲25 g，半边莲25 g，凤尾草25 g，白茅根25 g，水煎服，每日1剂。

2. 试治胃癌：软枣猕猴桃根200 g，水杨梅根150 g，蛇葡萄根、并头草各50 g，白茅根、凤尾草、半边莲各25 g，水煎服，每日1剂。

3. 试治乳腺癌：软枣猕猴桃根、野葡萄根各50 g，八角金盘、生南星各5 g，水煎服，每日1剂。

4. 治丝虫病：软枣猕猴桃根50～100 g，水煎取汁，调猪瘦肉汤或鸡汤服。

5. 治消化不良，呕吐，腹泻：软枣猕猴桃根50～100 g，水煎服。

6. 治黄疸：软枣猕猴桃根50 g，茜草25 g，淡竹叶10 g，苍耳子根15 g，小蓟25 g，水煎服。

7. 治风湿关节痛：软枣猕猴桃根25 g，木防已25 g，荭草15 g，虎杖15 g，水煎服。

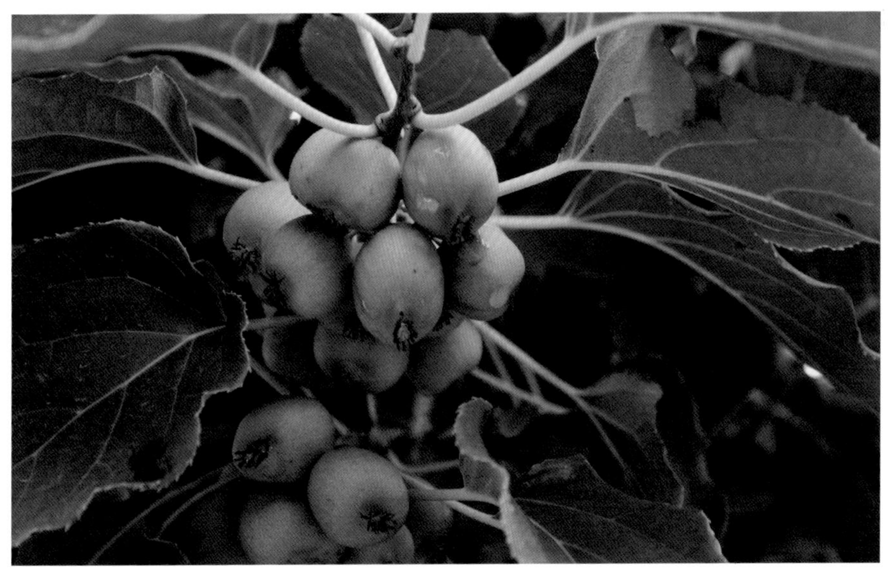

展枝沙参

Adenophora divaricata Franch. et Sav.

【别　　名】四叶菜

【基　　原】来源于桔梗科沙参属展枝沙参**Adenophora divaricata** Franch. et Sav. 的根入药。

【形态特征】多年生草本，高50～100 cm。根粗壮。茎直立，单一。基生叶花期枯萎；茎生叶3～5枚轮生，无柄或近无柄，菱状卵形或菱状椭圆形，长4～11 cm，宽2～7 cm，基部楔形，顶端锐尖或渐尖，背面常有光泽，边缘具粗锐锯齿。花序圆锥状，分枝较开展，下部分枝轮生，上部分枝互生；花序轴无毛；花常下垂；花萼无毛，萼筒圆锥状，顶端5裂，裂片披针形，长5～10 mm，宽2 mm余，全缘，花期反折或不反折；花冠钟形，长1～2 cm，蓝色，蓝紫色或淡蓝色。顶端5浅裂；雄蕊5；花柱有微毛，与花冠近等长，柱头3裂；花盘短筒状，长约2 mm。蒴果扁圆锥形；种子长约2 mm，黑褐色。花期7～8月；果期8～9月。

【生　　境】生于林缘、灌丛、山坡、草地及路旁等处。

【分　　布】黑龙江、吉林、辽宁、内蒙古、河北、山东、山西。朝鲜、俄罗斯远东地区、日本也有分布。

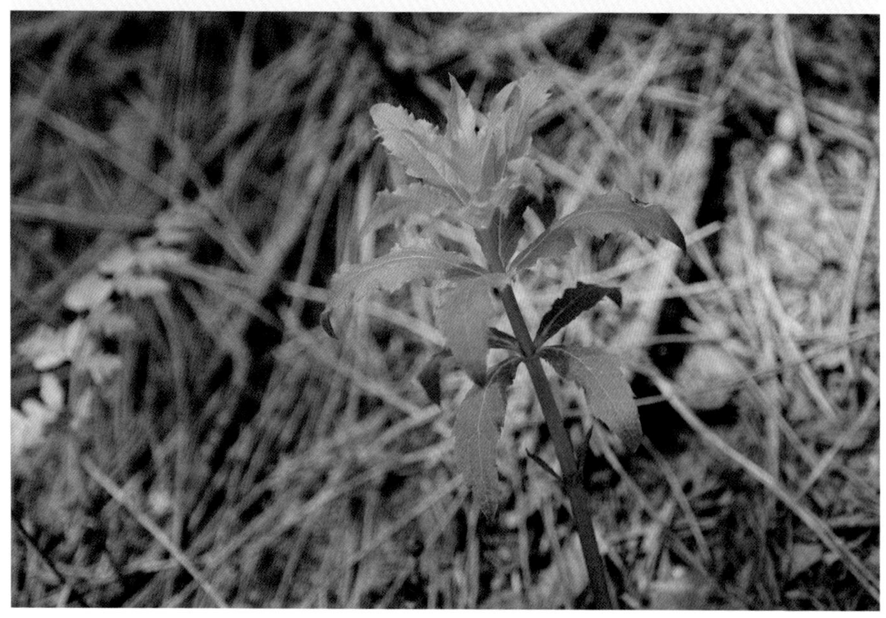

【采集加工】春、秋季采挖根，除去泥土，洗净，晒干。

【性味功能】味甘、微苦，性凉。清热润肺，化痰止咳，养阴养胃，生津止渴。

【主治用法】治肺热燥咳，热病口干，饮食不振。用量10～15 g。

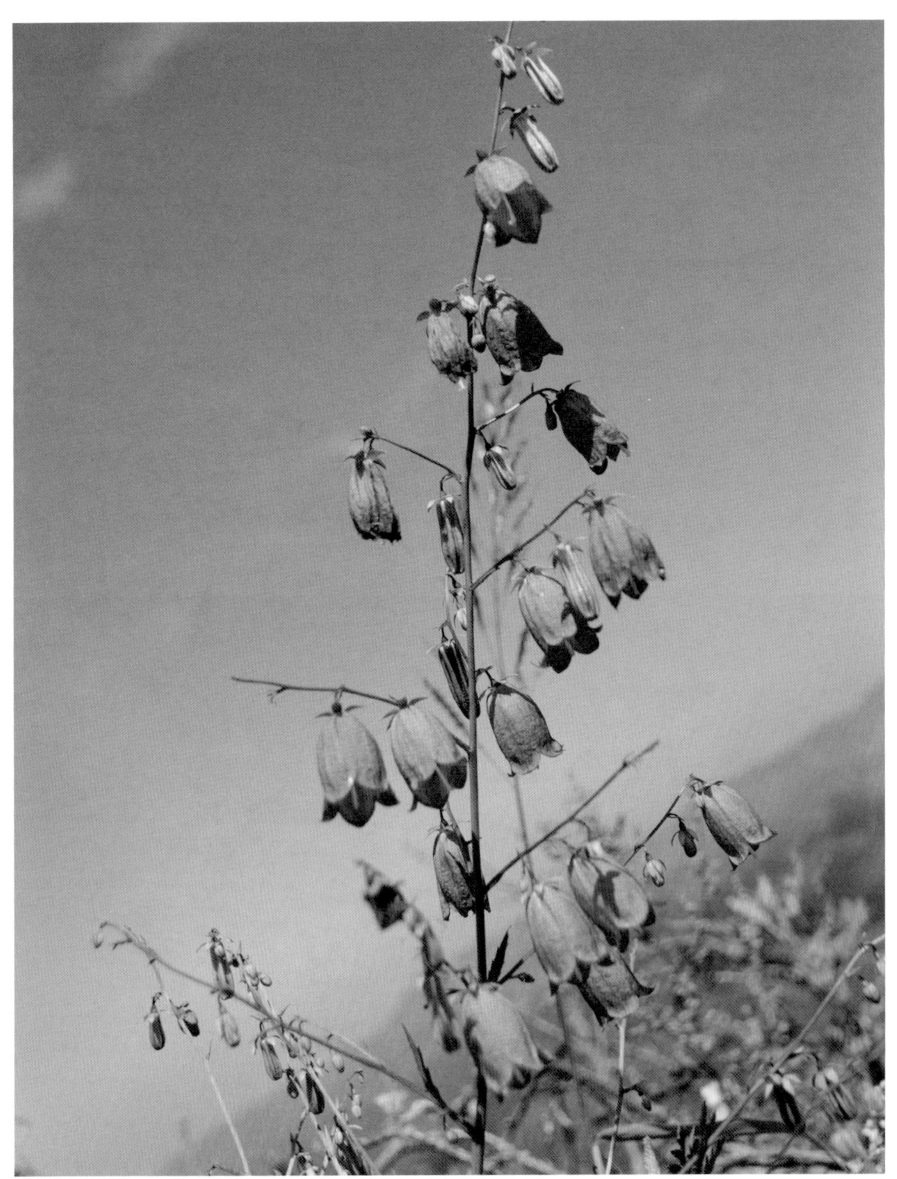

东北羊角芹

Aegopodium alpestre Ledeb.

【别　　名】小叶芹

【基　　原】来源于伞形科东北羊角芹**Aegopodium alpestre** Ledeb. 的根入药。

【形态特征】多年生草本，高30～100 cm。茎直立，圆柱形，具细条纹，中空，下部不分枝，上部稍有分枝。基生叶有柄，柄长5～13 cm，叶鞘膜质；叶片轮廓呈阔三角形，长3～9 cm，宽3.5～12 cm，通常三出式2回羽状分裂；羽片卵形或长卵状披针形，长1.5～3.5 cm，宽0.7～2 cm，顶端渐尖，基部楔形，边缘有不规则的锯齿或缺刻状分裂，齿端尖；最上部的茎生叶小，三出式羽状分裂，羽片卵状披针形，顶端渐尖至尾状。复伞形花序顶生或侧生，花序梗长7～15 cm；伞辐9～17，长2～4.5 cm；小伞形花序有多数小花，花柄不等长，长3～10 mm；萼齿退化；花瓣白色，倒卵形，长1.2～2 mm，宽1～2 mm，顶端微凹；花柱基圆锥形，花柱长约1.2 mm，向外反折。果实长圆形或长圆状卵形，长3～3.5 mm，宽2～2.5 mm，主棱明显，棱槽较阔；分生果横剖面近圆形，胚乳腹面平直；心皮柄顶端2浅裂。花期6～7月；果期8～9月。

【生　　境】生于杂木林下、林缘及山坡草地等处，常聚生成片生长。

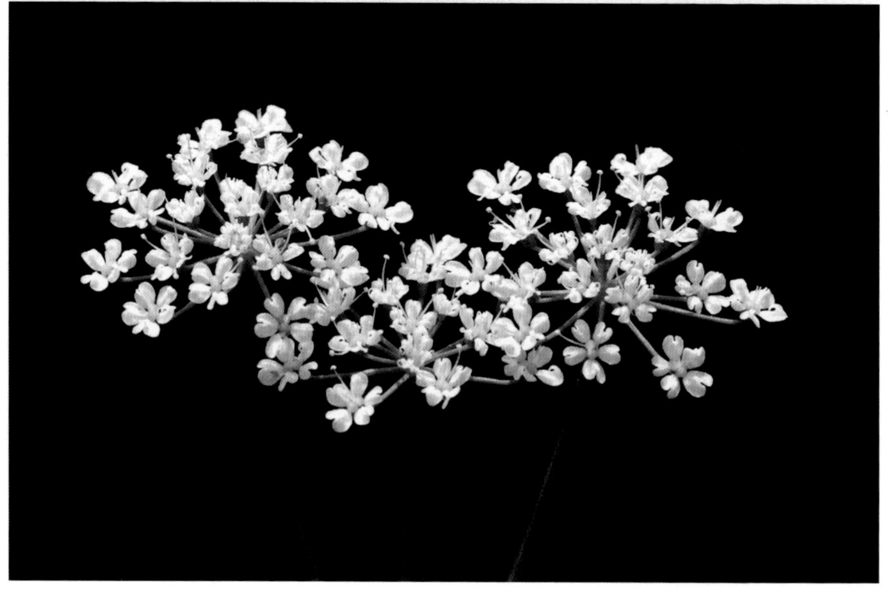

【分　　布】黑龙江、吉林、辽宁、内蒙古、新疆等。朝鲜、西伯利亚地区、蒙古、日本也有分布。

【采集加工】春、秋季采挖根，除去泥土，洗净，晒干。

【性味功能】味苦、辛，性平。祛风止痛。

【主治用法】治风湿骨痛。用量6～15 g。

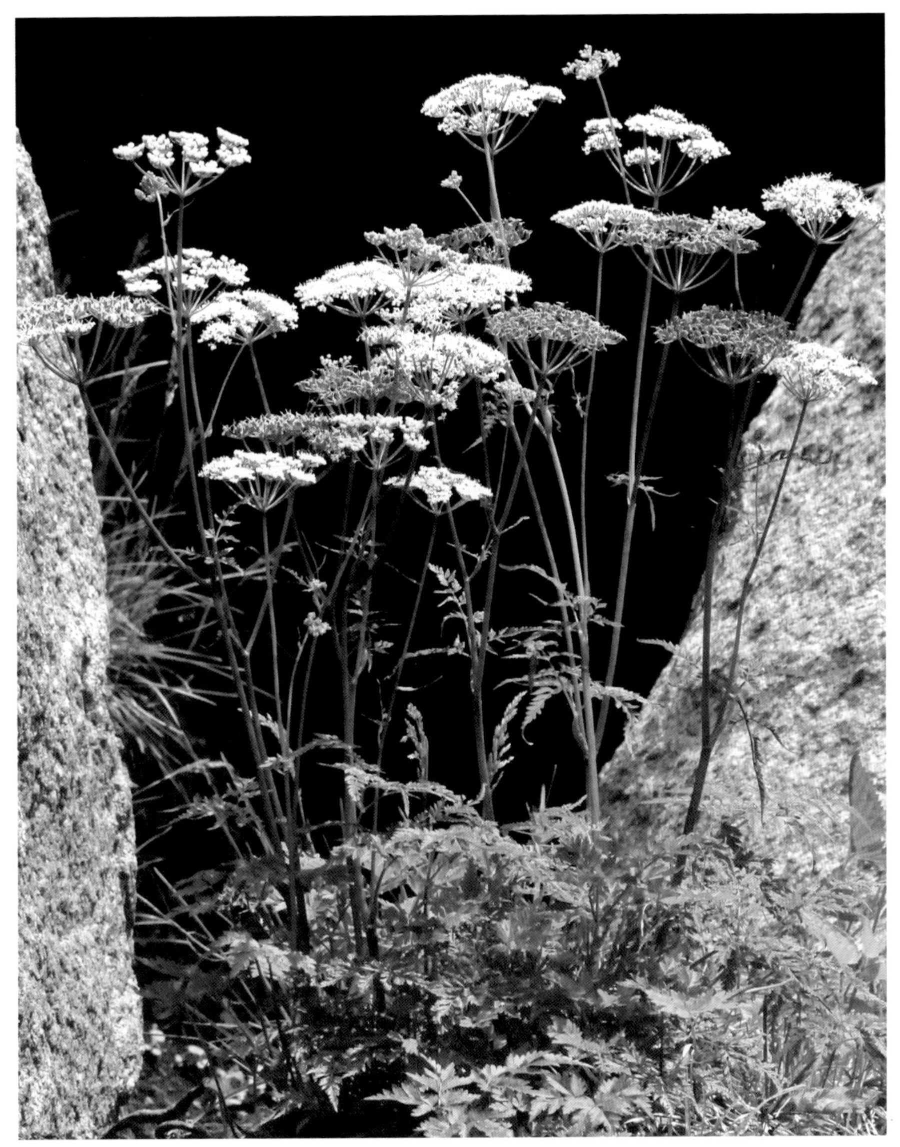

茖 葱

Allium victorialis Linn.

【别　　名】寒葱、山葱、鹿儿葱、格葱、天韭

【基　　原】来源于石蒜科葱属茖葱**Allium victorialis** Linn. 的鳞茎入药。

【形态特征】多年生草本，鳞茎单生或2～3枚聚生，近圆柱状；鳞茎外皮灰褐色至黑褐色，破裂成纤维状，呈明显的网状。叶2～3枚，倒披针状椭圆形至椭圆形，长8～20 cm，宽3～9.5 cm，基部楔形，沿叶柄稍下延，顶端渐尖或短尖，叶柄长为叶片的1/5～1/2。花葶圆柱状，高25～80 cm，1/4～1/2被叶鞘；总苞2裂，宿存；伞形花序球状，具多而密集的花；小花梗近等长，比花被片长2～4倍；果期伸长，基部无小苞片；花白色或带绿色，极稀带红色；内轮花被片椭圆状卵形，长(4.5)5～6 mm，宽2～3 mm，顶端钝圆，常具小齿；外轮的狭而短，舟状，长4～5 mm，宽1.5～2 mm，顶端钝圆；花丝比花被片长1/4至1倍，基部合生并与花被片贴生，内轮的狭长三角形，基部宽1～1.5 mm，外轮的锥形，基部比内轮的窄；子房具3圆棱，基部收狭成短柄，柄长约1 mm，每室具1胚珠。花期6～7月；果期7～8月。

【生　　境】生于阴湿山坡、山地林下、林缘草甸及灌丛等处。

【分　　布】黑龙江、吉林、辽宁、河北、山西、陕西、甘肃、四川、湖北等。朝鲜、日本、蒙古、东西伯利亚、欧洲、北美洲也有分布。

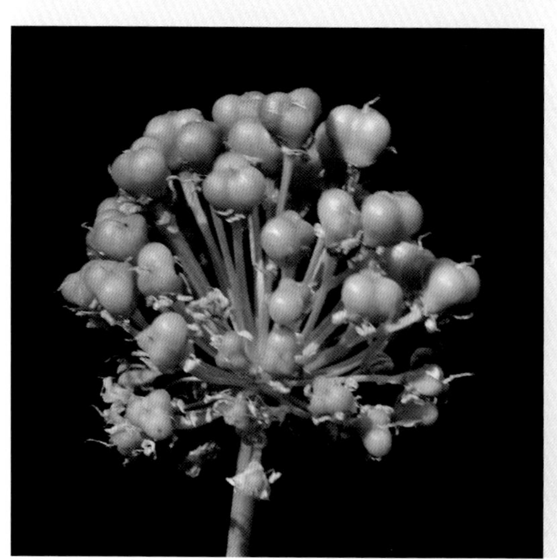

【采集加工】春、秋季采挖鳞茎，剪掉须根，除去泥土，洗净，晒干。

【性味功能】味辛，性微温。止血，散瘀，镇痛。

【主治用法】治瘀血，衄血，跌打损伤，高血压，动脉硬化，胃病等。用量9～15 g。外用鲜品捣烂敷患处。

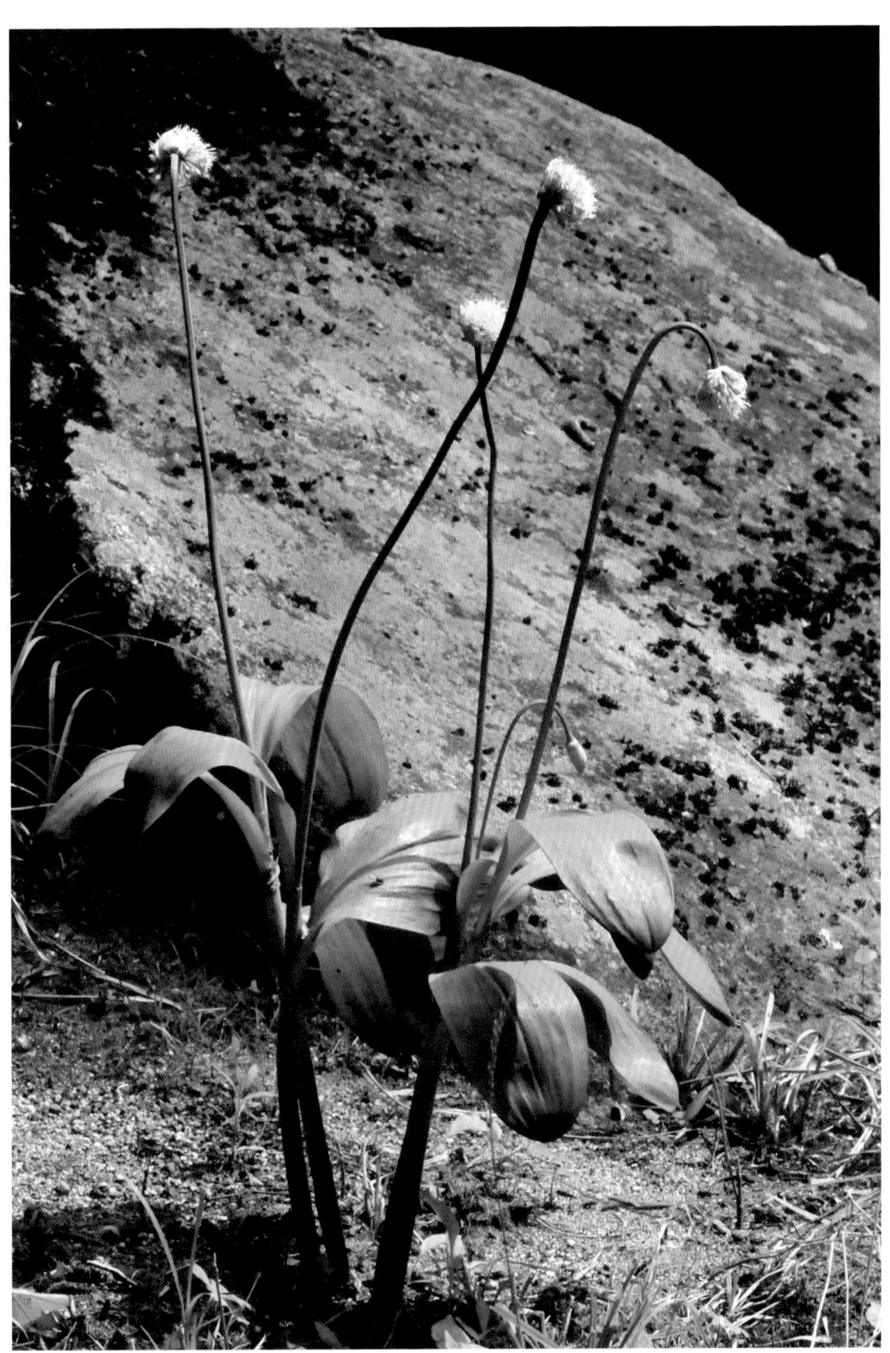

乌头叶蛇葡萄

Ampelopsis aconitifolia Bge.

【别　　名】草白蔹、过山龙、附子蛇葡萄

【基　　原】来源于葡萄科蛇葡萄属乌头叶蛇葡萄**Ampelopsis aconitifolia** Bge. 的根皮入药。

【形态特征】落叶木质藤本。小枝圆柱形。卷须2～3叉分枝，相隔2节间断与叶对生。叶为掌状5小叶，小叶3～5羽裂，披针形或菱状披针形，长4～9 cm，宽1.5～6 cm，顶端渐尖，基部楔形，中央小叶深裂，或有时外侧小叶浅裂或不裂；小叶有侧脉3～6对；叶柄长1.5～2.5 cm，小叶几无柄；托叶膜质，褐色，卵披针形，长约2.3 mm，宽1～2 mm，顶端钝。花序为疏散的伞房状复二歧聚伞花序，通常与叶对生或假顶生；花序梗长1.5～4 cm，花梗长1.5～2.5 mm；花蕾卵圆形，高2～3 mm，顶端圆形；萼碟形，波状浅裂或几全缘；花瓣5，卵圆形，高1.7～2.7 mm；雄蕊5，花药卵圆形，长宽近相等；花盘发达，边缘呈波状；子房下部与花盘合生，花柱钻形，柱头扩大不明显。果实近球形，直径0.6～0.8 cm，有种子2～3颗，种子倒卵圆形，顶端圆形，基部有短喙。花期5～6月；果期8～9月。

【生　　境】生于沟边、沙地、山坡灌丛及草地上，常攀援在灌木或小乔木上。

【分　　布】吉林、辽宁、内蒙古、河北、河南、陕西、山西、甘肃。

【采集加工】春、秋季采挖根(洗净去木心)剥取根皮。

【性味功能】味涩、微辛，性平。散瘀消肿，祛腐生肌，接骨止痛。

【主治用法】治骨折，跌打损伤，痈肿，风湿关节痛等。用量15～25 g。外用熬水洗患处。

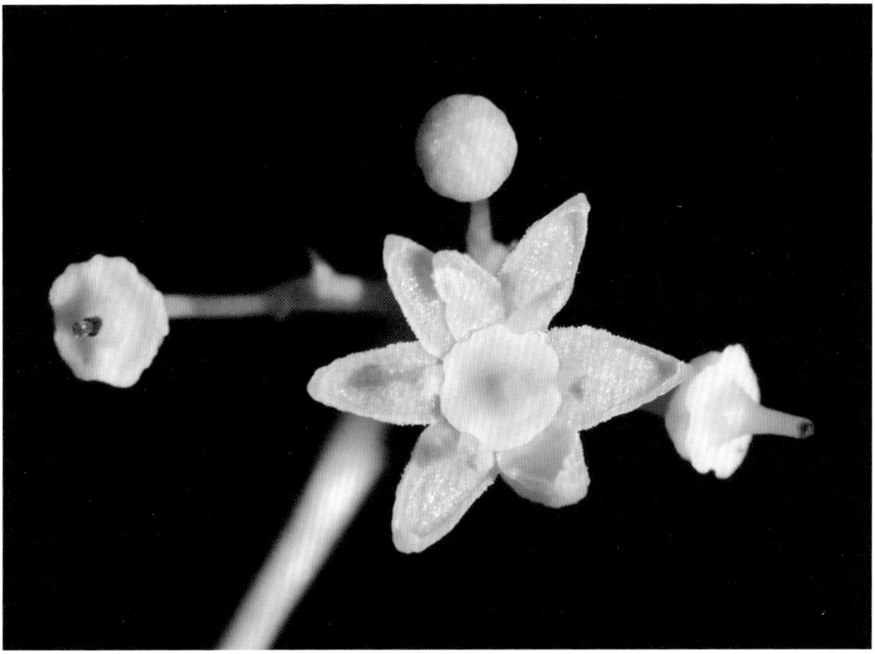

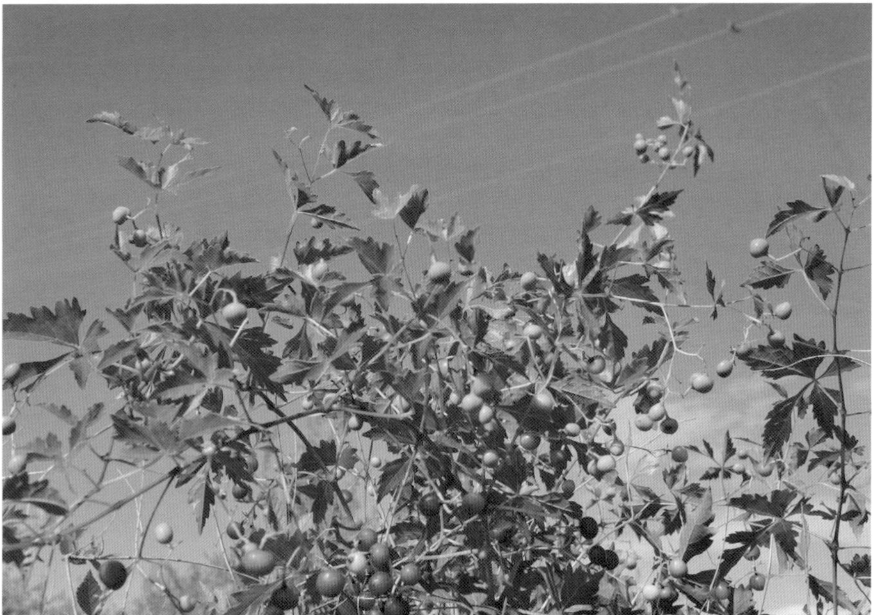

榆叶梅

Amygdalus triloba (Lindl.) Ricker

【基　　原】来源于蔷薇科桃属榆叶梅**Amygdalus triloba** (Lindl.) Ricker的种子入药。

【形态特征】落叶灌木稀小乔木，高2～3 m；枝条开展，具多数短小枝；小枝灰色，一年生枝灰褐色，无毛或幼时微被短柔毛；冬芽短小，长2～3 mm。短枝上的叶常簇生，一年生枝上的叶互生；叶片宽椭圆形至倒卵形，长2～6 cm，宽1.5～4 cm，顶端短渐尖，常3裂，基部宽楔形，上面具疏柔毛或无毛，下面被短柔毛，叶边具粗锯齿或重锯齿；叶柄长5～10 mm。花1～2朵，先于叶开放，直径2～3 cm；花梗长4～8 mm；萼筒宽钟形，长3～5 mm，无毛或幼时微具毛；萼片卵形或卵状披针形，近顶端疏生小锯齿；花瓣近圆形或宽倒卵形，长6～10 mm，顶端圆钝，有时微凹，粉红色；雄蕊约25～30，短于花瓣；花柱稍长于雄蕊。果实近球形，直径1～1.8 cm，顶端具短小尖头，红色；果梗长5～10 mm；果肉薄，成熟时开裂；核近球形，具厚硬壳，直径1～1.6 cm，两侧几不压扁，顶端圆钝。花期4～5月；果期6～7月。

【生　　境】生于坡地或沟旁乔、灌木林下或林缘等处。

【分　　布】辽宁、河北、山西、陕西、甘肃、山东、江西、江苏、浙江等。

【采集加工】夏、秋季采摘果实，剥取果皮，打破果壳，获取种子，洗净，晒干。

【性味功能】味辛，苦，性平。缓泻利尿。

【主治用法】治大便秘结，水肿，尿少。用量6～10 g。

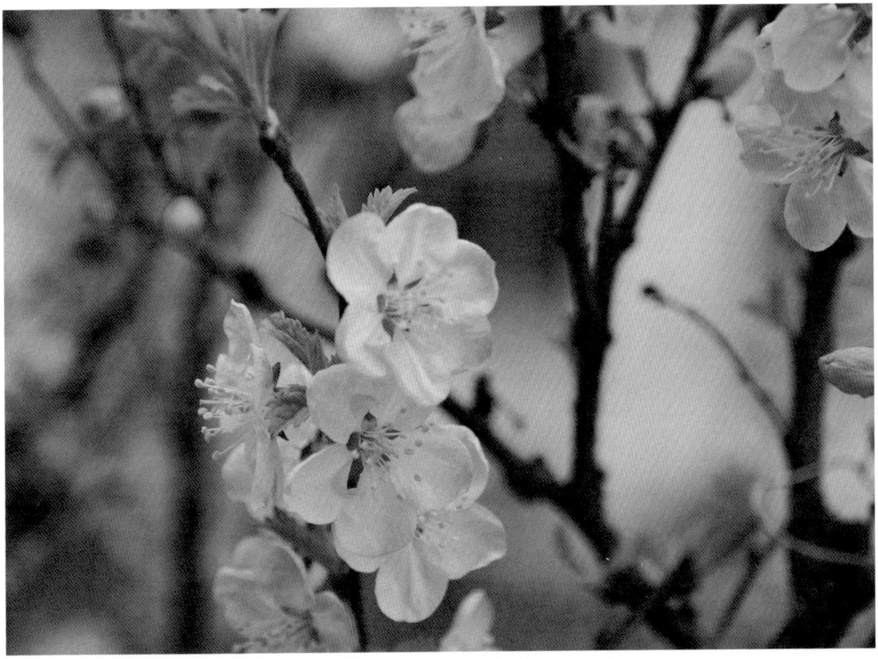

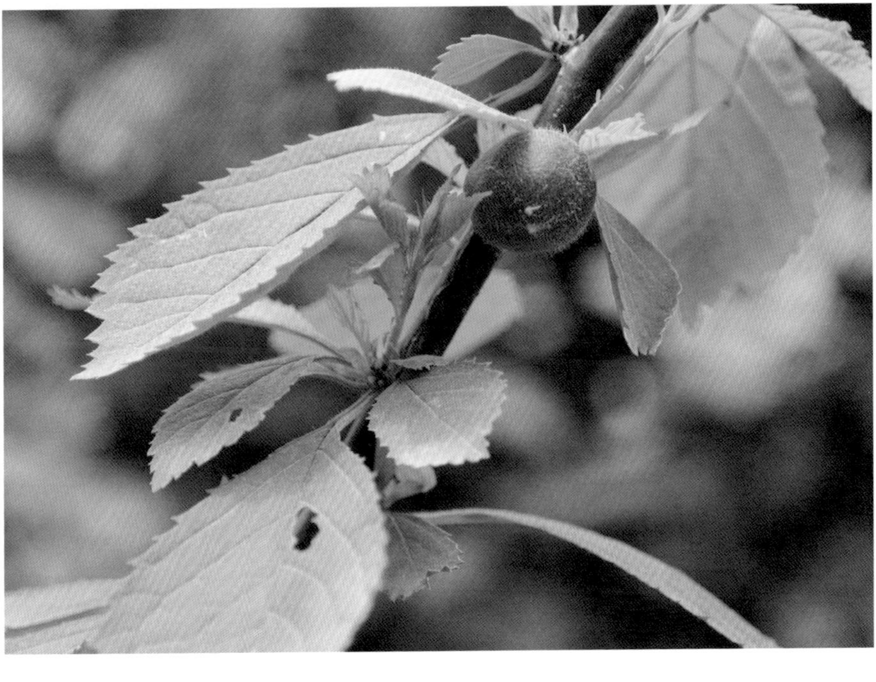

东北点地梅

Androsace filiformis Retz.

【别　　名】丝点地梅

【基　　原】来源于报春花科点地梅属东北点地梅**Androsace filiformis** Retz. 的全草入药。

【形态特征】一年生草本，主根不发达，具多数纤维状须根。莲座状叶丛单生，直径2～8 cm；叶长圆形至卵状长圆形，长6～25 mm，顶端钝或稍锐尖，基部短渐狭，边缘具稀疏小牙齿，无毛；叶柄纤细，等长于或稍长于叶片。花葶通常3至多枚自叶丛中抽出，高2.5～15 cm，无毛或仅上部被稀疏短腺毛；伞形花序多花；苞片线状披针形，长约2 mm；花梗丝状，长短不等，长2～7 cm；花萼杯状，长2～2.5 mm，分裂约达中部，裂片三角形，顶端锐尖，具极狭的膜质边缘，无毛或有时疏被腺毛；花冠白色，直径约3 mm，筒部比花萼稍短，裂片长圆形。蒴果近球形，直径约2 mm，果皮近膜质，带白色。花期5～6月；果期6～7月。

【生　　境】生于湿地、林下、荒地等处，常聚生成片生长。

【分　　布】黑龙江、吉林、辽宁、内蒙古、新疆。朝鲜、俄罗斯远东地区、蒙古也有分布。

【采集加工】夏、秋季采收全草，除去杂质，洗净，晒干。

【性味功能】味苦、辛，性寒。清热解毒，消炎止痛。

【主治用法】治咽喉痛，乳蛾，扁桃体炎，口腔溃烂，急性结膜炎，目赤，偏正头痛，牙痛，跌打损伤。用量10～30 g。外用鲜品适量捣烂敷患处。

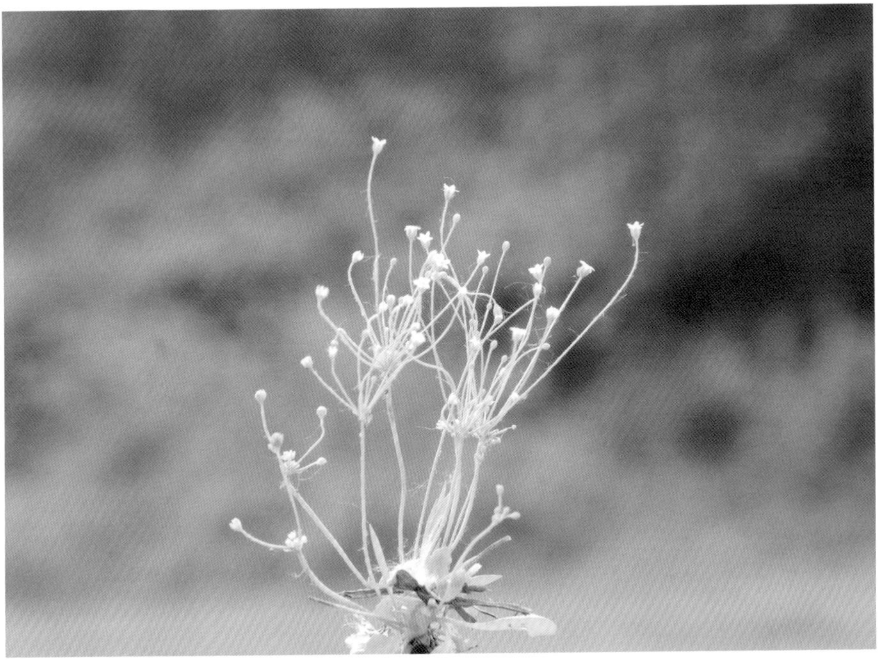

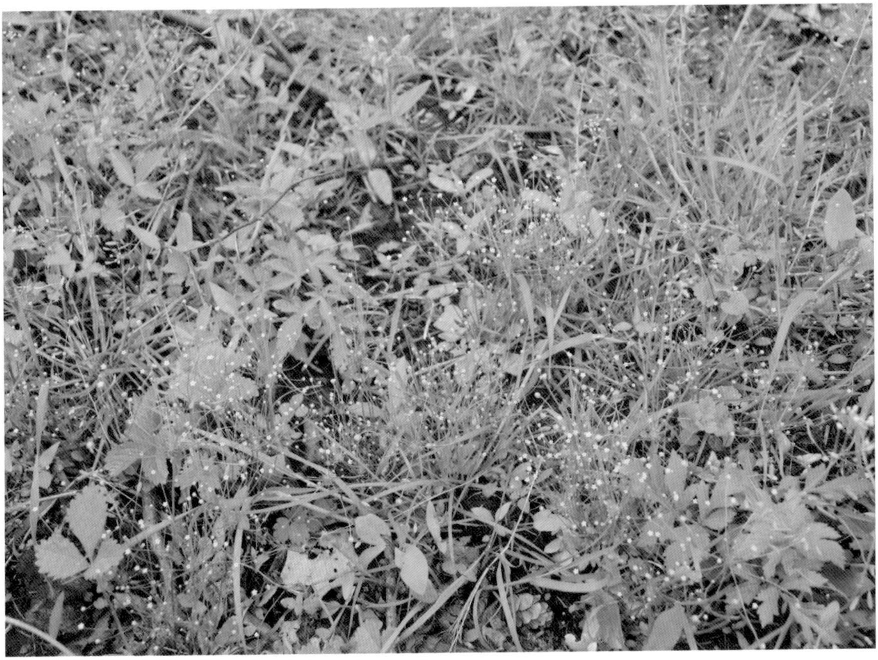

黑水当归

Angelica amurensis Schischk.

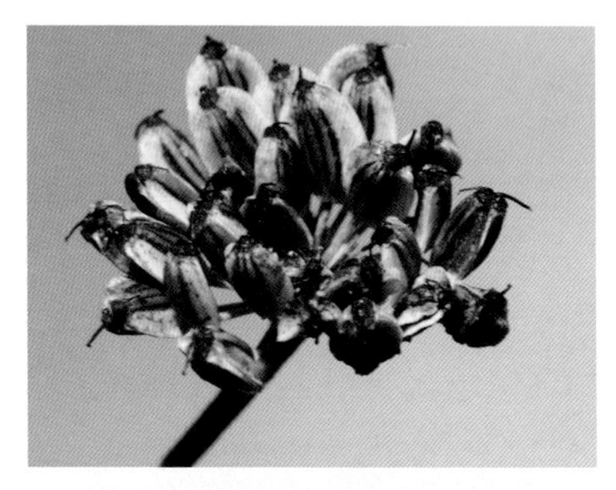

【别　　名】朝鲜白芷、黑龙江当归

【基　　原】来源于伞形科当归属黑水当归**Angelica amurensis** Schischk. 的根入药。

【形态特征】多年生草本。根圆锥形，有数个枝根，根头直径1.5～3 cm，外皮黑褐色。茎高60～150 cm，基部直径1～3 cm，中空。基生叶长25～40 cm，宽25～30 cm，有长叶柄；茎生叶二至三回羽状分裂，叶片轮廓为宽三角状卵形，长15～25 cm，宽20～25 cm，有一回裂片2对；叶柄较叶片短，基部膨大成椭圆形的叶鞘，叶鞘开展，末回裂片卵形至卵状披针形，长3～8 cm，宽1.5～4 cm，急尖，基部多为楔形，边缘有不整齐的三角状锯齿，上表面深绿色，下表面带苍白色，最上部的叶生于简化成管状膨大的阔椭圆形的叶鞘上。复伞形花序；花序梗长6～20 cm；伞辐20～45；小总苞片5～7，披针形，膜质；小伞形花序有花30～45；花白色，萼齿不明显；花瓣阔卵形，长近1 mm，顶端内曲；花柱基短圆锥状，花柱反卷，比花柱基长1.5～2倍。果实长卵形至卵形，长5～7 mm，背棱隆起，线形。花期7～8月；果期8～9月。

【生　　境】生于河谷湿地、林间草地、林缘灌丛及林间路旁等处，常聚生成片生长。

【分　　布】黑龙江、吉林、辽宁、内蒙古。朝鲜、俄罗斯远东地区、日本也有分布。

【采集加工】春、秋季采挖根，除去泥土，洗净，晒干。

【性味功能】味辛、微苦，性温。镇痛，消炎。

【主治用法】治风湿性关节炎，腰腿疼痛，筋骨麻木等。用量6～10 g。

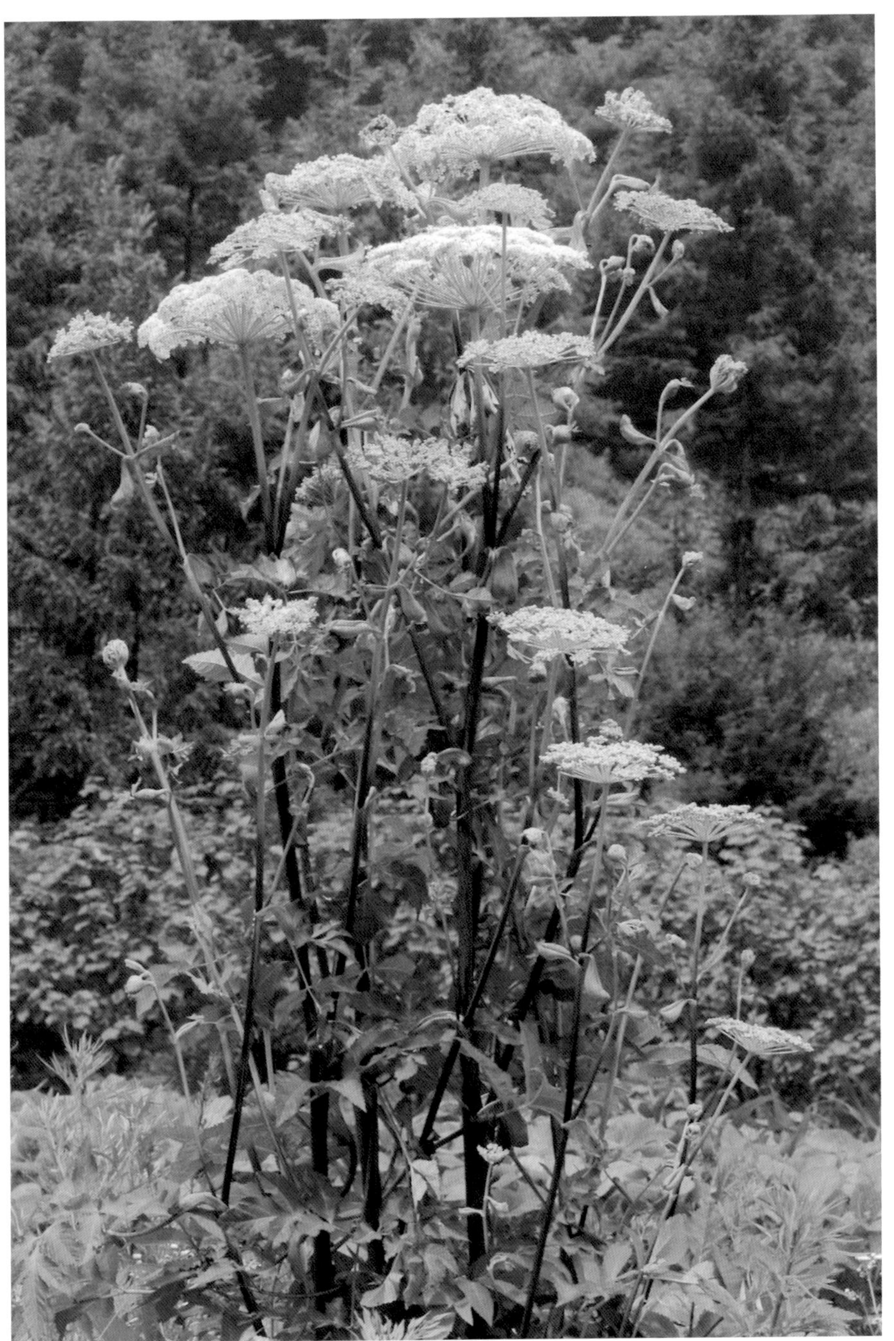

尖萼耧斗菜

Aquilegia oxysepala Trautv. et C. A. Mey.

【别　　名】血见愁、牛膝盖

【基　　原】来源于毛茛科耧斗菜属尖萼耧斗菜**Aquilegia oxysepala** Trautv. et C. A. Mey. 的带根全草入药。

【形态特征】多年生草本。根粗壮，圆柱形，外皮黑褐色。茎高40～80 cm，粗3～4 mm，近无毛或被极稀疏的柔毛，上部多少分枝。基生叶数枚，为二回三出复叶；叶片宽5.5～20 cm，中央小叶通常具1～2 mm的短柄，楔状倒卵形，长2～6 cm，宽1.8～5 cm，三浅裂或三深裂，裂片顶端圆形，常具2～3个粗圆齿，表面绿色，无毛，背面淡绿色，无毛或近无毛；叶柄长10～20 cm，被开展的白色柔毛或无毛，基部变宽呈鞘状。茎生叶数枚，具短柄，向上渐变小。花3～5朵，较大而美丽，微下垂；苞片三全裂，钝；萼片紫色，稍开展，狭卵形，长2.5～3.1 cm，宽8～12 mm，顶端急尖；花瓣瓣片黄白色，长1～1.3 cm，宽7～9 mm，顶端近截形，距长1.5～2 cm，末端强烈内弯呈钩状；雄蕊与瓣片近等长，花药黑色，长1.5～2 mm；心皮5，被白色短柔毛。蓇葖长2.5～3 cm；种子黑色，长约2 mm。花期5～6月；果期7～8月。

【生　　境】生于山地杂木林下、林缘及林间草地等处。

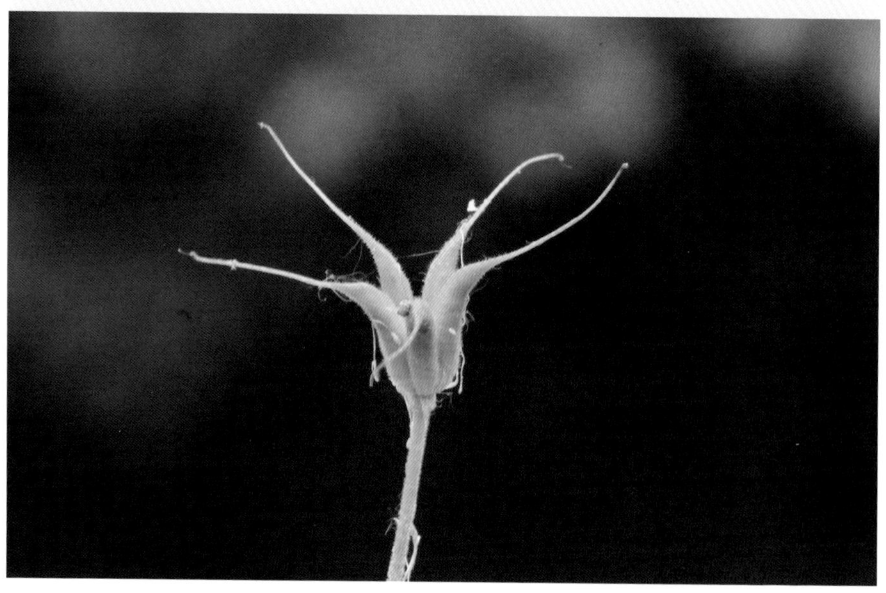

【分　　布】黑龙江、吉林、辽宁、内蒙古。朝鲜、俄罗斯远东地区、日本也有分布。

【采集加工】夏、秋季采收全草，晒干备用。

【性味功能】味苦、微甘，性温。调经活血。

【主治用法】治月经不调，痢疾，腹痛，呼吸道炎症，功能性子宫出血及烧伤。用量6～15 g。也可适量水煎煮成流膏服用。

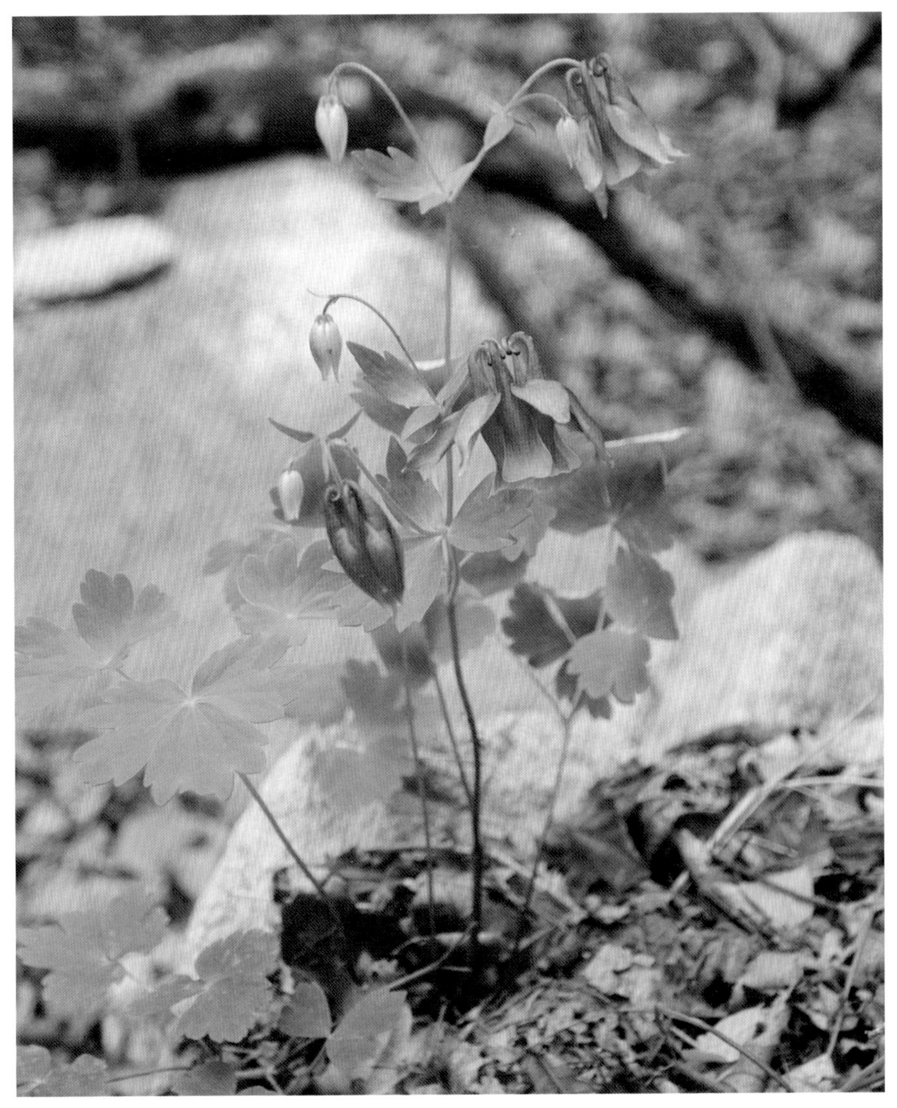

黑北极果

Arctous alpinus (Linn.) Niedenzu var. **japonicus** (Nakai) Ohwi

【别　　名】黑果天栌

【基　　原】来源于杜鹃花科北极果属黑北极果**Arctous alpinus** (Linn.) Niedenzu var. **japonicus** (Nakai) Ohwi的叶入药。

【形态特征】落叶、垫状、稍铺散小灌木，高20～40 cm；地下茎扭曲，黄褐色，皮层剥落，地上枝条密被宿存叶基；芽黄褐色；枝淡黄棕色。叶互生，倒卵形或倒披针形，厚纸质，长12～40 mm，宽7～13 mm，顶端钝尖或近锐尖头，基部下延成短柄，通常有疏长睫毛，具细锯齿，表面绿色，背面灰绿色，网脉明晰；叶柄长6～12 mm，腹面具槽。花少数，组成短总状花序，生于去年生枝的顶端；基部有2～4片苞片，苞片叶状，长约5 mm，顶端具尖头，边缘干膜质；花梗长约5 mm，顶端稍粗大，无毛；花萼小，5裂，裂片宽而短，无毛；花冠坛形，长4～6 mm，绿白色，口部齿状5浅裂，外面无毛，里面有短硬毛；雄蕊8枚，长1～2 mm，花药深红色，具芒状附属物，花丝被毛，花柱比雄蕊长，但短于花冠。浆果球形，直径6～9 mm，有光泽，初时红色，后变为黑紫色，多汁。花期6～7月；果期8～9月。

【生　　境】生于高山石砾地、高山灌丛及冻原带上，常聚生成片生长。

【分　　布】黑龙江、吉林、内蒙古、陕西、四川、甘肃、青海、新疆。朝鲜及欧洲、亚洲、美洲的环北极地区也有分布。

【采集加工】夏、秋季采摘叶子，除去杂质，洗净。阴干。

【性味功能】利尿。

【主治用法】治尿道炎。

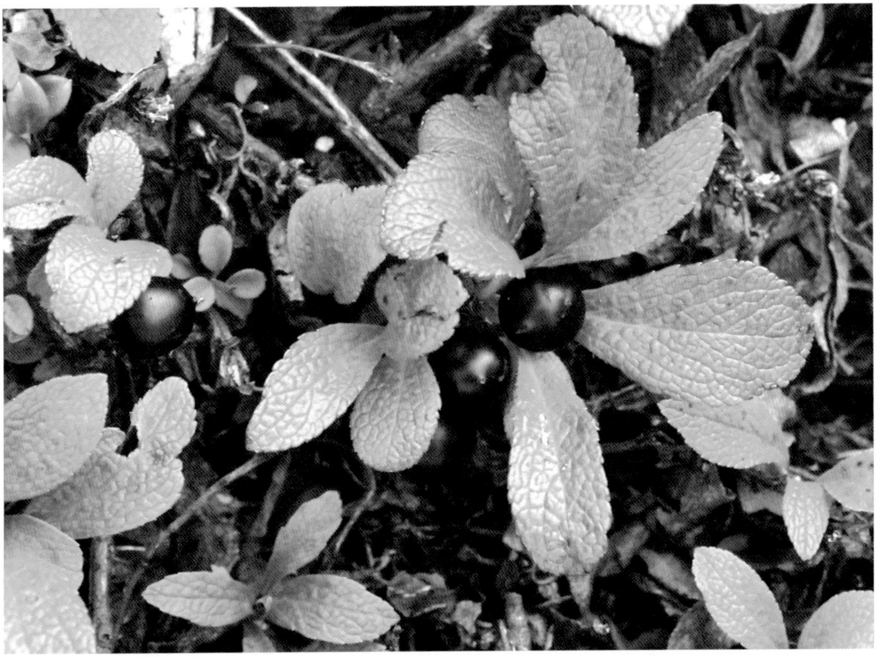

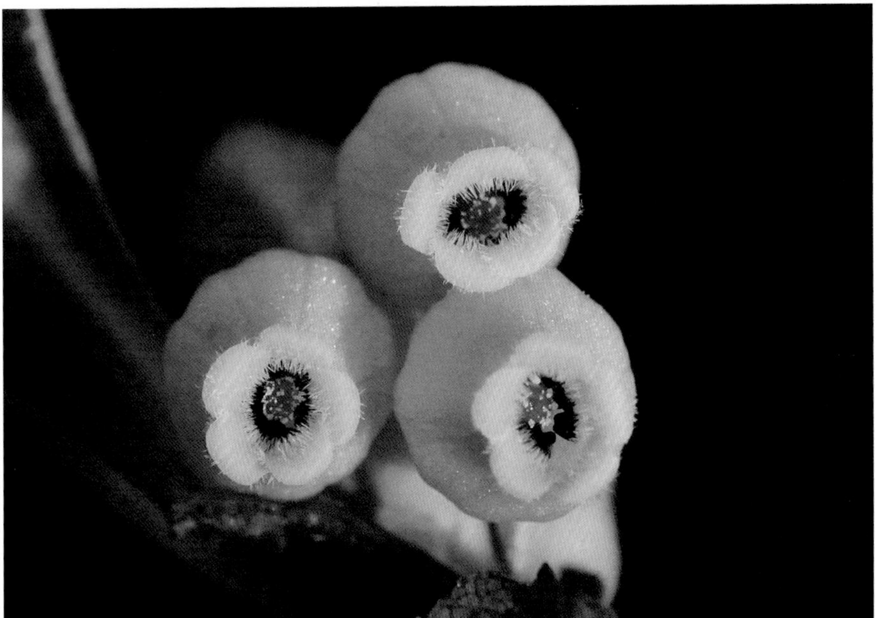

北马兜铃

Aristolochia contorta Bunge

【别　　名】葫芦罐、臭铃铛、挑筐、青木香

【基　　原】来源于马兜铃科马兜铃属北马兜铃 **Aristolochia contorta** Bunge 的根、茎、叶及果实入药。

【形态特征】草质藤本，茎长达2 m以上，干后有纵槽纹。叶纸质，卵状心形或三角状心形，长3～13 cm，宽3～10 cm，顶端短尖或钝，基部心形，两侧裂片圆形；基出脉5～7条；叶柄柔弱，长2～7 cm。总状花序有花2～8朵或有时仅一朵生于叶腋；花梗长1～2 cm，基部有小苞片；小苞片卵形，长约1.5 cm；花被长2～3 cm，基部膨大呈球形，直径达6 mm，向上收狭呈一长管，管长约1.4 cm，绿色，外面无毛，内面具腺体状毛，管口扩大呈漏斗状；檐部一侧极短，有时边缘下翻或稍二裂，另一侧渐扩大成舌片；舌片卵状披针形，顶端长渐尖具延伸成1～3 cm线形而弯扭的尾尖，黄绿色，常具紫色纵脉和网纹；花药长圆形；子房圆柱形；合蕊柱顶端6裂，裂片渐尖。蒴果宽倒卵形或椭圆状倒卵形，长3～6.5 cm，6棱；果梗下垂，长2.5 cm，随果开裂；种子三角状心形，灰褐色，长宽均3～5 mm。花期6～7月；果期8～10月。

【生　　境】生于山沟灌丛间、林缘溪旁灌丛中。

【分　　布】黑龙江、吉林、辽宁、内蒙古、河北、河南、山东、山西、陕西、湖北、甘肃。朝鲜、俄罗斯远东地区、日本也有分布。

【采集加工】夏、秋季采挖根，剪去须根，除去泥土，切段，洗净，晒干。夏、秋季采收茎叶，除去杂质，晒干，生用。秋季果实由绿变黄时采摘，除去杂质，晒干，生用或蜜炙用。

【性味功能】根：味辛、苦，微寒，有小毒；清肺降气，止咳平喘。茎叶：味苦，性温；行气化湿，活血止痛。果实：味苦、微辛，性寒；清肺降气，止咳平喘，清肠消痔。

【主治用法】根：治胸腹胀满，痧症，肠炎，下痢，高血压，疝气，毒蛇咬伤，痈肿，疔疮及皮肤瘙痒等。茎叶：治胃痛，疝气痛，妊娠水肿，产后瘀血腹痛，风湿疼痛等。果实：治肺热咳嗽，咯血，痰中带血，失音及痔瘘肿痛等。水煎服。

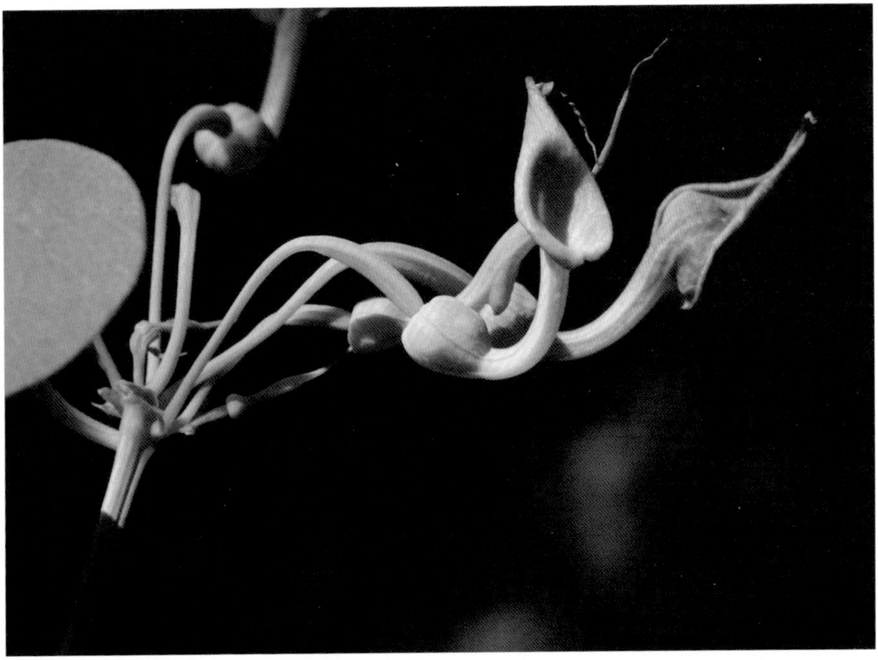

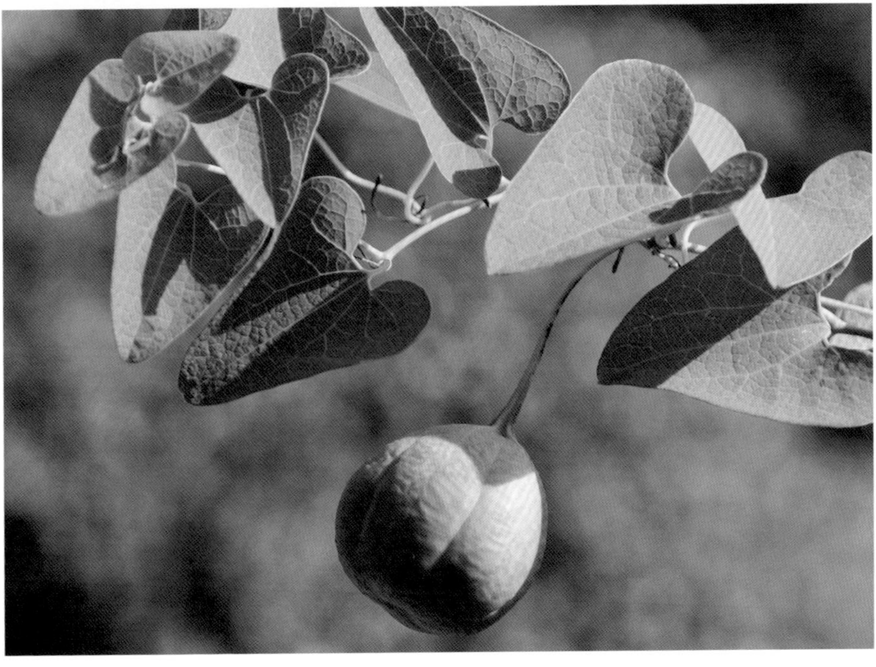

东北南星

Arisaema amurense Maxim.

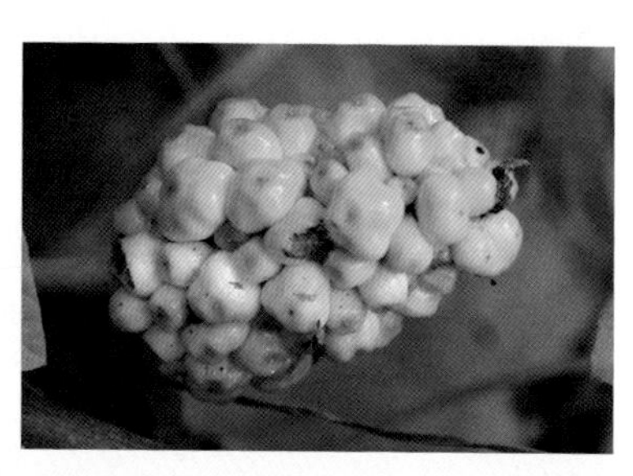

【别　　名】东北天南星

【基　　原】来源于天南星科天南星属东北南星 **Arisaema amurense** Maxim. 的块茎入药。

【形态特征】多年生草本。块茎小，近球形，直径1～2 cm。叶1，叶柄长17～30 cm；叶片鸟足状分裂，裂片5，倒卵形，倒卵状披针形或椭圆形，顶端短渐尖或锐尖，基部楔形，中裂片具长0.2～2 cm的柄，长7～11 cm，宽4～7 cm，侧裂片具长0.5～1 cm共同的柄，与中裂片近等大；侧脉脉距0.8～1.2 cm，集合脉距边缘3～6 mm，全缘。花序柄短于叶柄，长9～15 cm。佛焰苞长约10 cm，管部漏斗状，白绿色，长5 cm，上部粗2 cm；檐部直立，卵状披针形，渐尖，长5～6 cm，宽3～4 cm，绿色或紫色具白色条纹。肉穗花序单性，雄花序长约2 cm，上部渐狭，花疏；雌花序短圆锥形，长1 cm，基部粗5 mm；各附属器具短柄，棒状，长2.5～3.5 cm。雄花具柄，花药2～3，药室近圆球形，顶孔圆形；雌花：子房倒卵形，柱头大，盘状，具短柄。浆果红色，直径5～9 mm；种子4，红色，卵形。果落后紫红色。花期6～7月；果期8～9月。

【生　　境】生于林间空地、林缘、林下及沟谷等处。

【分　　布】黑龙江、吉林、辽宁、河北、河南、山东、山西、宁夏。朝鲜、俄罗斯远东地区、日本也有分布。

【采集加工】春、秋季采挖块茎，除去须根和外皮，洗净，干燥，为生南星。经白矾水浸泡，再与姜共煮，切片晒干，为制南星。

【性味功能】味苦、辛，性温，有毒。燥湿化痰，祛风定惊，消肿散结

【主治用法】用于中风痰壅，口眼歪斜，半身不遂，癫痫，惊风，破伤风，喉痹，瘰疬，痈肿，跌打损伤及毒蛇咬伤等。水煎服。生南星（刚挖出来，没有进行炮制）有毒，应谨慎利用。用量3～10 g。外用适量。

【附　　方】

1. 治腮腺炎：取生东北南星研粉浸于食醋中，5天后外涂患处，每天3～4次。当天即可退热，症状减轻，平均3～4天肿胀逐渐消退。

2. 治慢性气管炎，支气管扩张，咳嗽、气喘、吐浓痰：制东北南星10 g，制半夏、桑白皮、桔梗各15 g，水煎服。

3. 治痈肿初起、红肿痛（未溃）：生东北南星适量，研末，醋调，外敷患处，每日1～2次。

4. 治小儿疳积：鲜东北南星球茎1个，捣碎，调拌一匙饭，外敷太阳穴上或肚脐上，经半小时左右皮肤发红即取下，否则引起皮肤发泡。同法外敷肚脐上又可治小儿抽风（凤城、本溪民间方）。

5. 治暴中风、口眼㖞斜：东北南星为细末，生姜捣汁调摊纸上贴之，左㖞贴右，右㖞贴左，贴正后便洗去。

6. 治皮肤外伤出血：东北南星干燥球茎（以大者为佳）研粉，适量外涂，翌日即愈（本溪、凤城民间方）。

【附　　注】本品为《中华人民共和国药典》（2015年版）收录的药材。

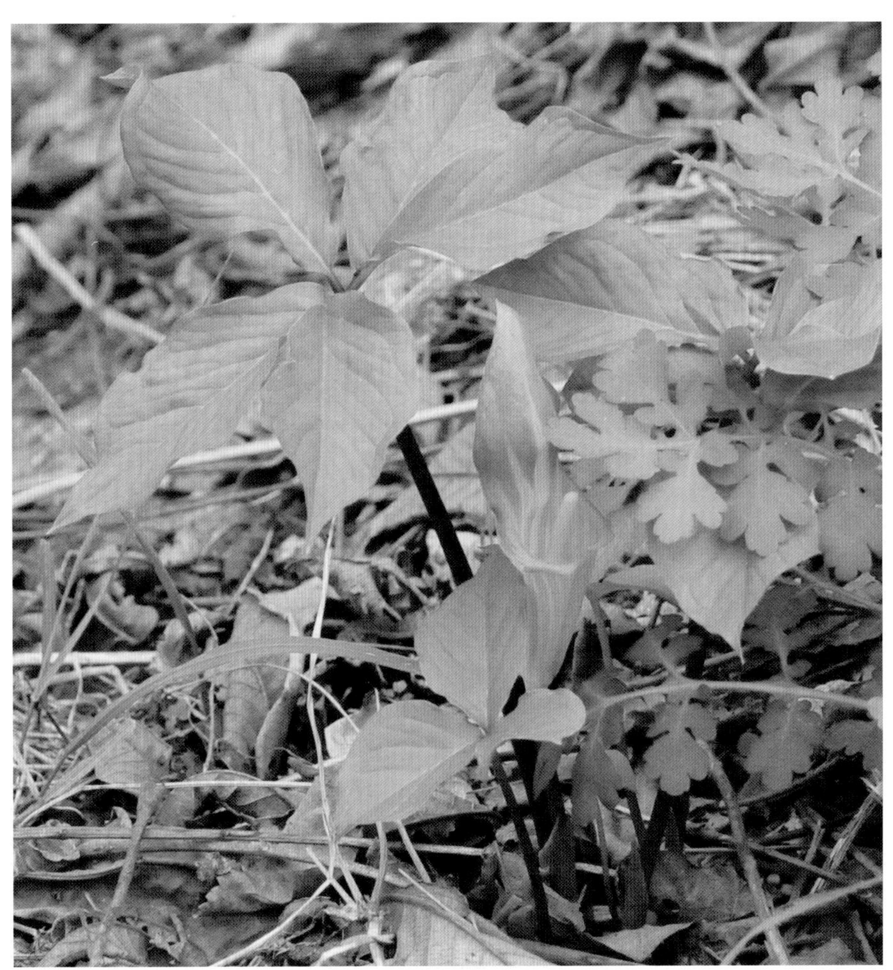

辽细辛

Asarum heterotropoides F. Schmidt var. **manshuricum** (Maxim.) Kitag.

【别　　名】东北细辛、细辛

【基　　原】来源于马兜铃科细辛属辽细辛 **Asarum heterotropoides** F. Schmidt var. **manshuricum** (Maxim.) Kitag. 的全草入药。

【形态特征】多年生草本；根状茎横走，直径约3 mm，根细长，直径约1 mm。叶卵状心形或近肾形，长4～9 cm，宽5～13 cm，顶端急尖或钝，基部心形，两侧裂片长3～4 cm，宽4～5 cm，顶端圆形，叶面在脉上有毛，有时被疏生短毛，叶背毛较密；芽苞叶近圆形，长约8 mm。花紫棕色，稀紫绿色；花梗长3～5 cm，花期在顶部成直角弯曲；果期直立；花被管壶状或半球状，直径约1 cm，喉部稍缢缩，内壁有纵行脊皱，花被裂片三角状卵形，长约7 mm，宽约9 mm，由基部向外反折，贴靠于花被管上；雄蕊着生于子房中部，花丝常较花药稍短，药隔不伸出；子房半下位或几近上位，近球形，花柱6，顶端2裂，柱头侧生。果半球状，长约10 mm，直径约12 mm。花期4～5月；果期5～6月。

【生　　境】生于针叶林及针阔叶混交林下、岩阴下腐殖质肥沃且排水良好的地方。

【分　　布】黑龙江、吉林、辽宁。朝鲜、俄罗斯远东地区也有分布。

【采集加工】5～8月采收全草，除去杂质，洗净，阴干。

【性味功能】味辛，性温；有小毒。祛风散寒，通窍止痛，温肺化饮。

【主治用法】治风寒感冒，头痛，鼻渊，痰饮咳逆，肺寒喘咳，风湿痹痛及牙痛等。用量1～3 g。本品反藜芦。气虚多汗，血虚头痛，阴虚咳嗽者禁用。

【附　　方】

1. 治小儿口疮糜烂(口腔溃疡、口疳)：辽细辛7.5 g，研成细末，分成5包。每日1包以米醋调如糊状，敷于脐眼，外贴膏药。每日一换，连用4～5日。敷后一般不出4日多能痊愈。

2. 治风寒头痛：辽细辛5 g，川穹、菊花、白芷各10 g，水煎服。又方：取2～3个细辛根剪碎(亦可加入5～6粒花椒)，合烧酒及面粉成饼，贴于太阳穴及前额(凤城、本溪县民间方)。另方：辽细辛50 g(净)，川穹50 g，附子(炮)25 g(净)，麻黄0.5 g。细切，入连根葱白、姜、枣。每服25 g，水一盏半，煎至一盏，连进三服。

3. 治偏头痛：雄黄(研)、辽细辛(去苗叶为末)等分。两味研匀。每服0.25 g，左边痛吸入右鼻，右边痛吸入左鼻。

4. 治伤风鼻塞：辽细辛、紫苏、防风、杏仁、桔梗、薄荷、桑白皮，水煎服。或用细辛末少许。吹入鼻中。

5. 治牙痛：辽细辛、花椒、白芷、防风各5 g，水煎20min去渣，待温漱口，不要咽下，漱完吐出。1次漱3～4回，1日2～3次。

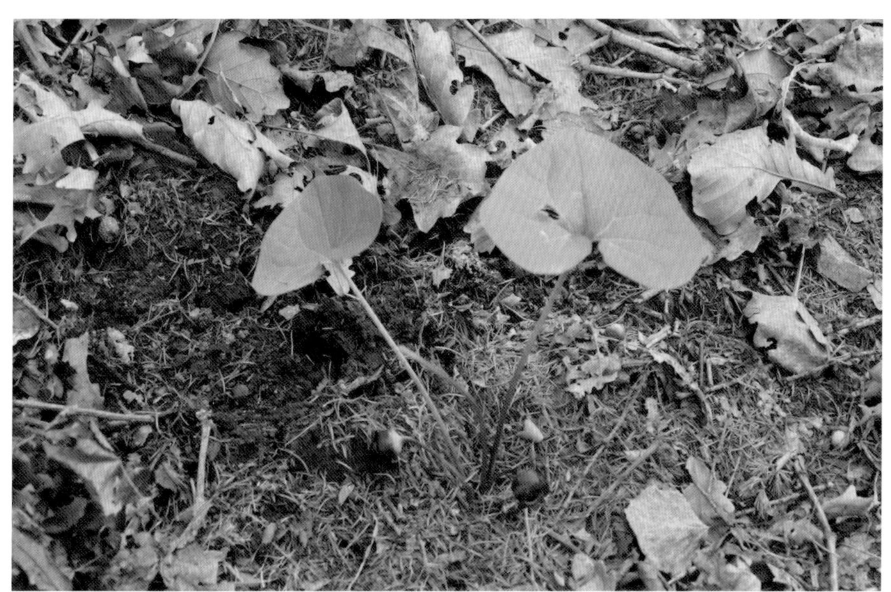

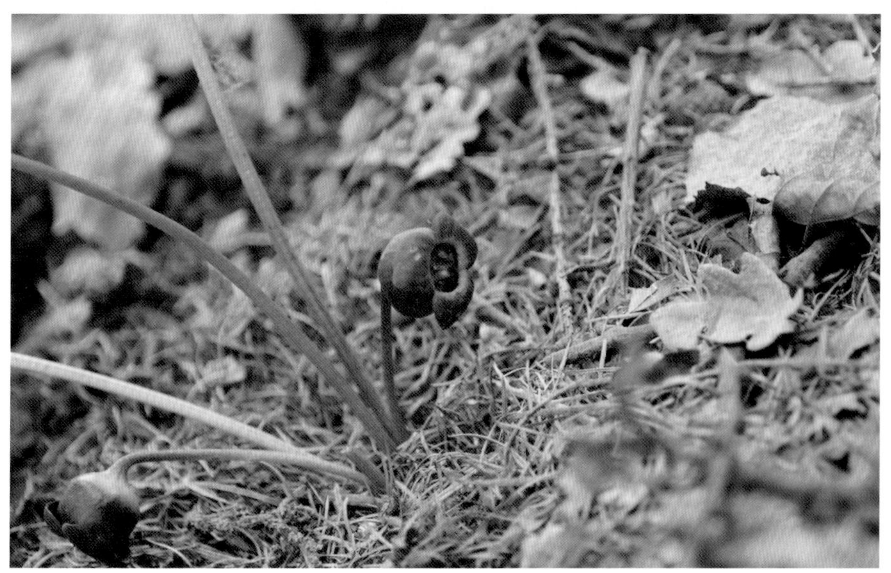

兴安天门冬

Asparagus dauricus Link

【别　　名】山天冬

【基　　原】来源于百合科天门冬属兴安天门冬 **Asparagus dauricus** Link 的根及全草入药。

【形态特征】多年生直立草本，高约30～70 cm。根细长，粗约2 mm。茎和分枝有条纹，有时幼枝具软骨质齿。叶状枝每1～6枚成簇，通常全部斜立，和分枝交成锐角，很少兼有平展和下倾的，稍扁的圆柱形，略有几条不明显的钝棱，长1～5 cm，粗约0.6 mm，伸直或稍弧曲，有时有软骨质齿；鳞片状叶基部无刺。花每2朵腋生，黄绿色；雄花：花梗长3～5 mm，和花被近等长，关节位于近中部；花丝大部分贴生于花被片上，离生部分很短，只有花药一半长；雌花极小，花被长约1.5 mm，短于花梗，花梗关节位于上部。浆果直径6～7 mm，有2～6颗种子。花期5～6月；果期7～9月。

【生　　境】生于沙丘、多沙山坡或干燥土丘上。

【分　　布】黑龙江、吉林、辽宁、内蒙古、河北、山东、山西、陕西、江苏。朝鲜、俄罗斯、蒙古也有分布。

【采集加工】春、秋季采挖根，剪掉须根，除去泥土，洗净，晒干。夏、秋季采收全草，除去杂质，切段，洗净，晒干。

【性味功能】根：利尿。全草：舒筋活血。

【主治用法】根：治月经不调等，水煎服。

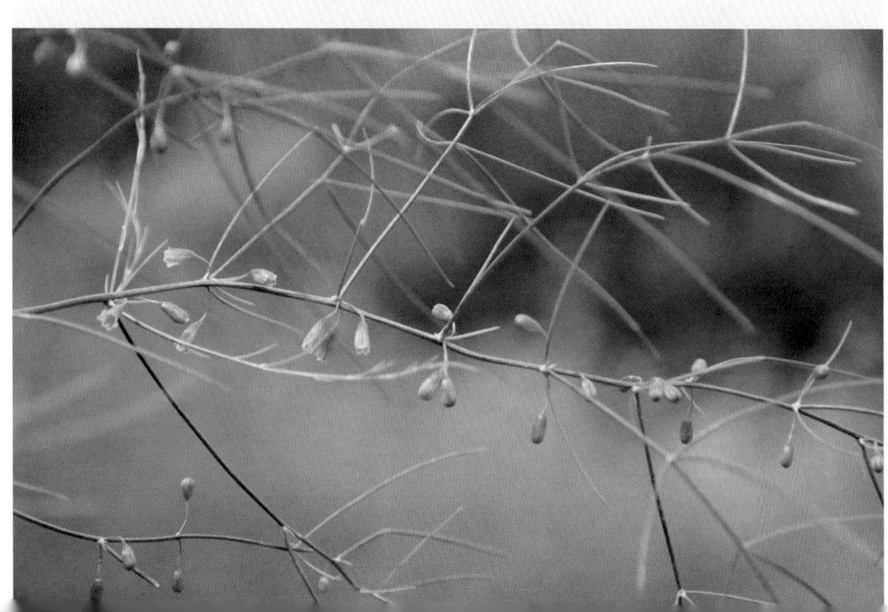

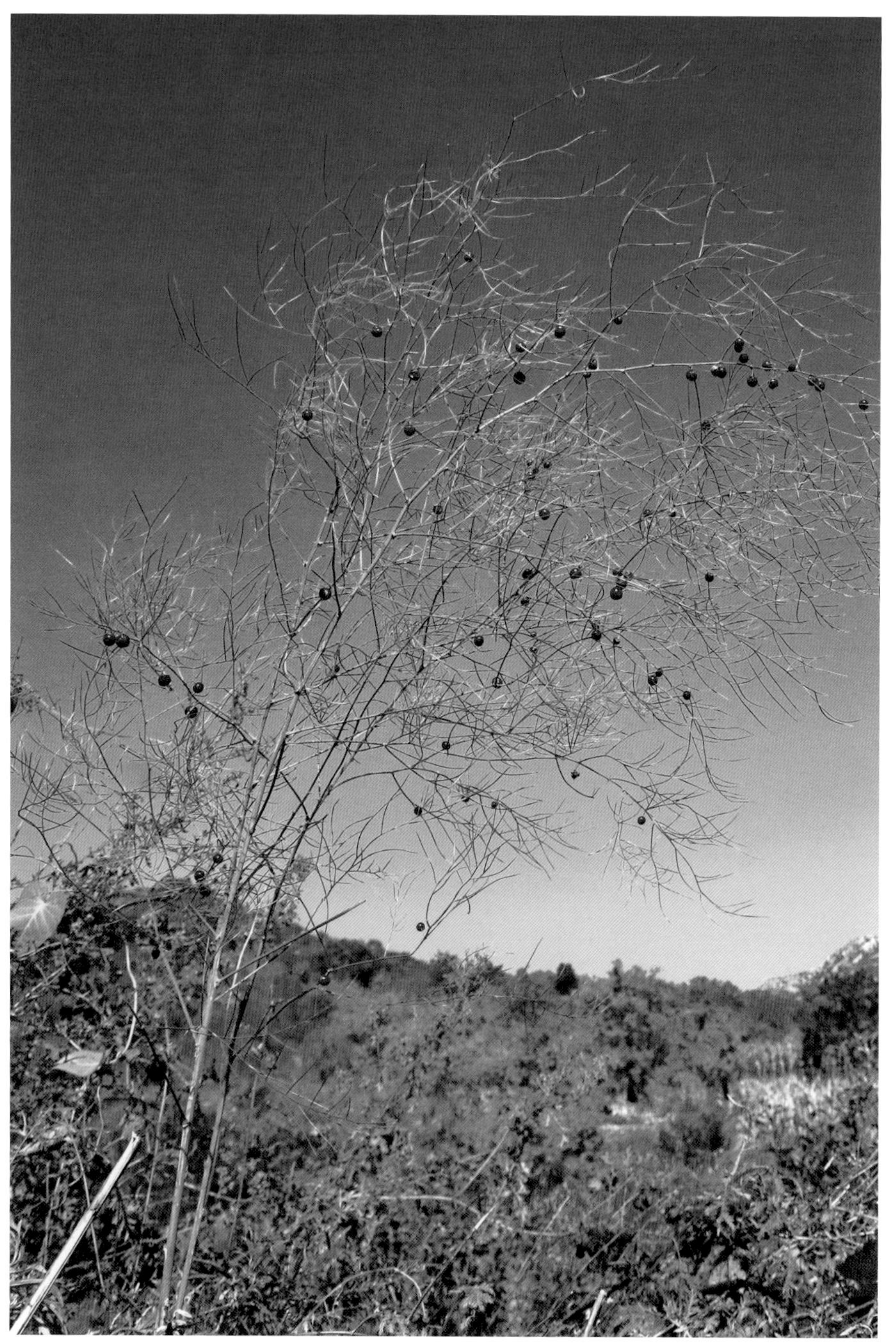

龙须菜

Asparagus schoberioides Kunth.

【别　　名】雉隐天冬

【基　　原】来源于百合科天门冬属龙须菜**Asparagus schoberioides** Kunth. 的根、根状茎及全草入药。

【形态特征】多年生直立草本，高60～100 cm。根稍肉质，细长，粗2～3 mm。茎直立，圆柱形，上部和分枝有纵棱，分枝有时有极狭长的翅。叶状枝窄条形，镰刀状，通常每3～7枚成簇，基部近锐三棱形，上部扁平，长1～1.4 cm，宽约0.5～1 mm；叶鳞片状，近披针形，基部无刺。花单性，雌雄异株，黄绿色，2～4朵腋生；花梗极短，长0.5～1 mm，顶部具关节；雄花：花被片6，长圆形，长2～2.5 mm，顶端具齿，雄蕊6，3长3短稍短于花被片，花丝狭三角形，长约1.5 mm，花药椭圆形；雌花与雄花近等大，有6枚退化的雄蕊。浆果球形，果柄不显著，直径6 mm，熟时红色，通常有1～2粒种子。花期6～7月；果期8～9月。

【生　　境】生于林下、林缘及灌丛中。

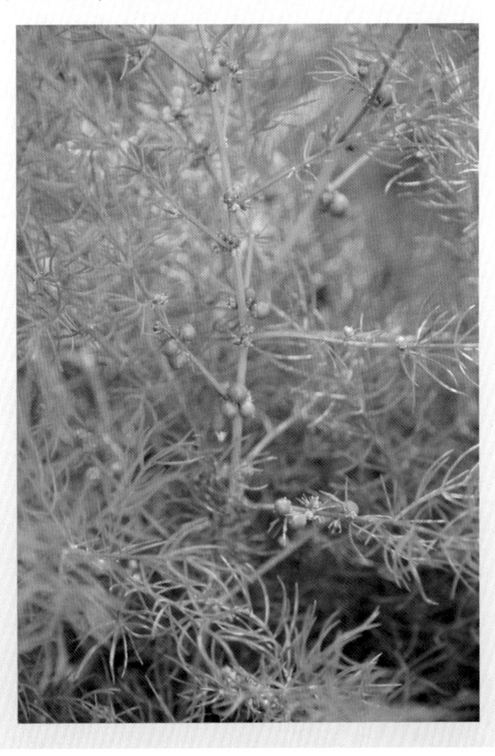

【分　　布】黑龙江、吉林、辽宁、内蒙古、河北、河南、山东、山西、陕西、甘肃。朝鲜、日本、西伯利亚地区也有分布。

【采集加工】春、秋季采挖根及根茎，剪掉须根，除去泥土，洗净，晒干。夏、秋季采收全草，除去杂质，切段，洗净，晒干。

【性味功能】根、根状茎：润肺降气，下痰止咳。全草：有止血利尿。

【主治用法】根、根状茎：治肺实喘满，咳嗽多痰，胃脘疼痛。全草：治肾炎浮肿，尿血等，水煎服。

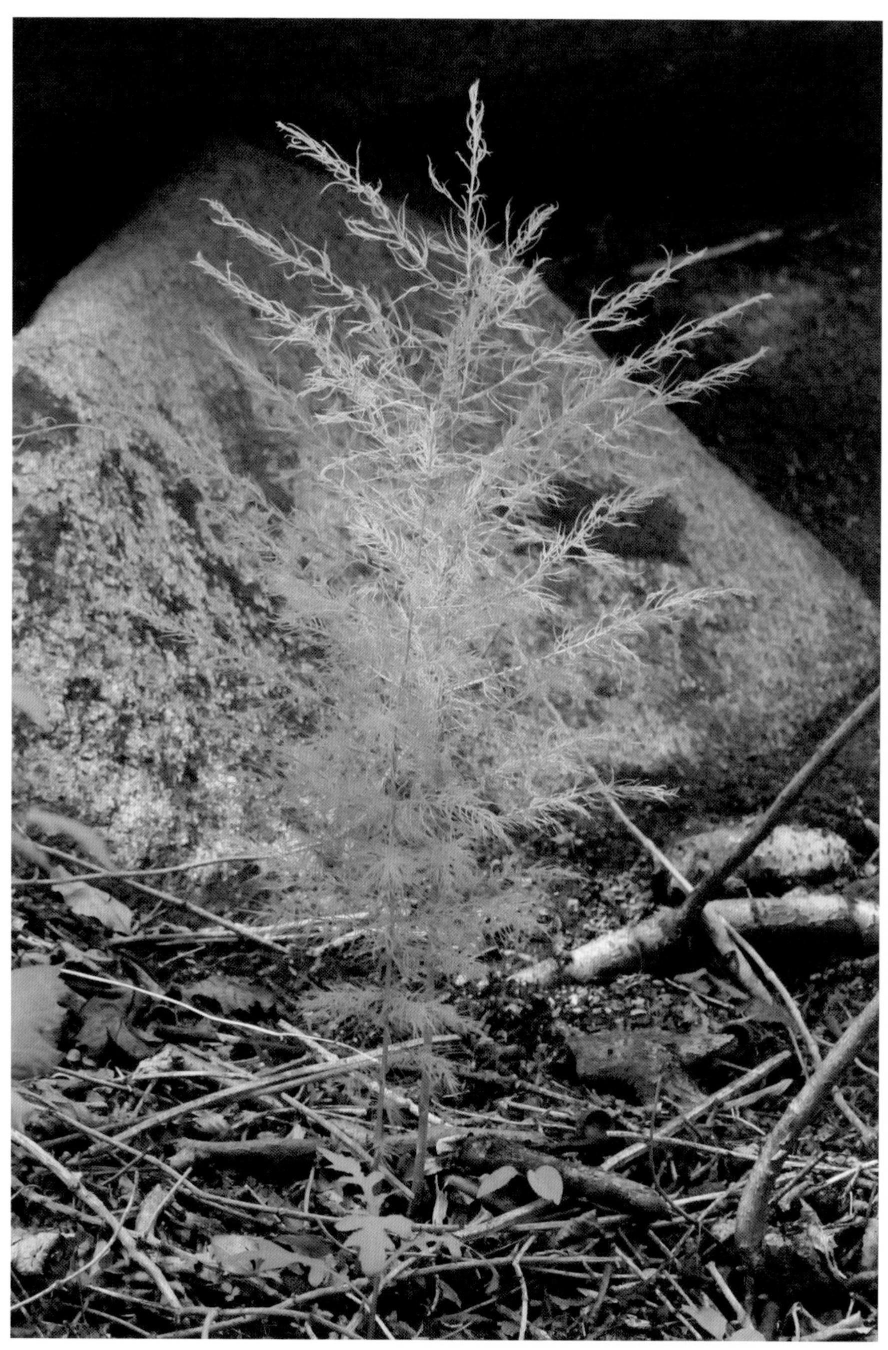

华黄耆

Astragalus chinensis Linn. f.

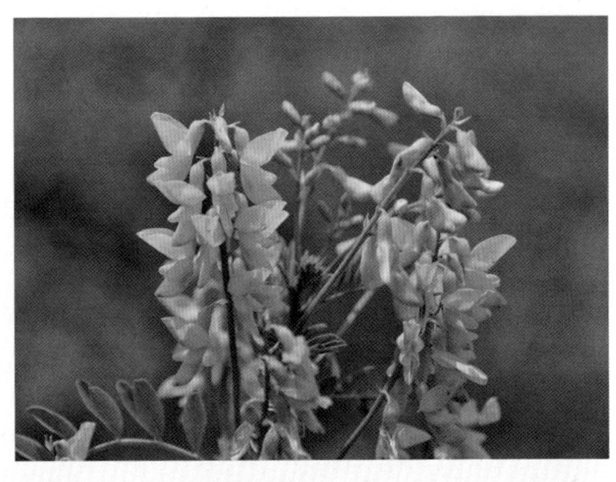

【别　　名】地黄耆、华黄芪

【基　　原】来源于豆科黄耆属华黄耆 **Astragalus chinensis** Linn. f. 的种子入药。

【形态特征】多年生草本，高30～90 cm。茎直立，通常单一，具深沟槽。奇数羽状复叶，具17～25片小叶，长5～12 cm；叶柄长1～2 cm；托叶离生，基部与叶柄稍贴生，披针形，长7～11 mm；小叶椭圆形至长圆形，长1.5～2.5 cm，宽4～9 mm，顶端钝圆，具小尖头，基部宽楔形或近圆形。总状花序生多数花，稍密集；总花梗上部腋生，较叶短；苞片披针形，膜质，长2～3 mm；花梗长4～5 mm；花萼管状钟形，长6～7 mm，萼齿三角状披针形，长约2 mm；小苞片披针形；花冠黄色，旗瓣宽椭圆形或近圆形，长12～16 mm，顶端微凹，基部渐狭成瓣柄，翼瓣小，长9～12 mm，瓣片长圆形，宽约2 mm，顶端钝尖，基部具短耳，瓣柄长4～5 mm，龙骨瓣与旗瓣近等长，瓣片半卵形，瓣柄长约为瓣片的1/2；子房无毛，具长柄。荚果椭圆形，长10～15 mm，宽5～6 mm；种子肾形，长2.5～3 mm，褐色。花期6～7月；果期7～8月。

【生　　境】生于向阳山坡、路旁砂地和草地上。

【分　　布】黑龙江、吉林、辽宁、内蒙古、河北、山西。

【采集加工】秋季采收果实，晒干，获取种子，去掉杂质，保存。

【性味功能】味甘，性温。补肝肾，固精，明目。

【主治用法】治肝肾不足，腰膝酸痛，目昏，遗精早泻，小便频数，遗尿，尿血，白带等。用量15～30 g。

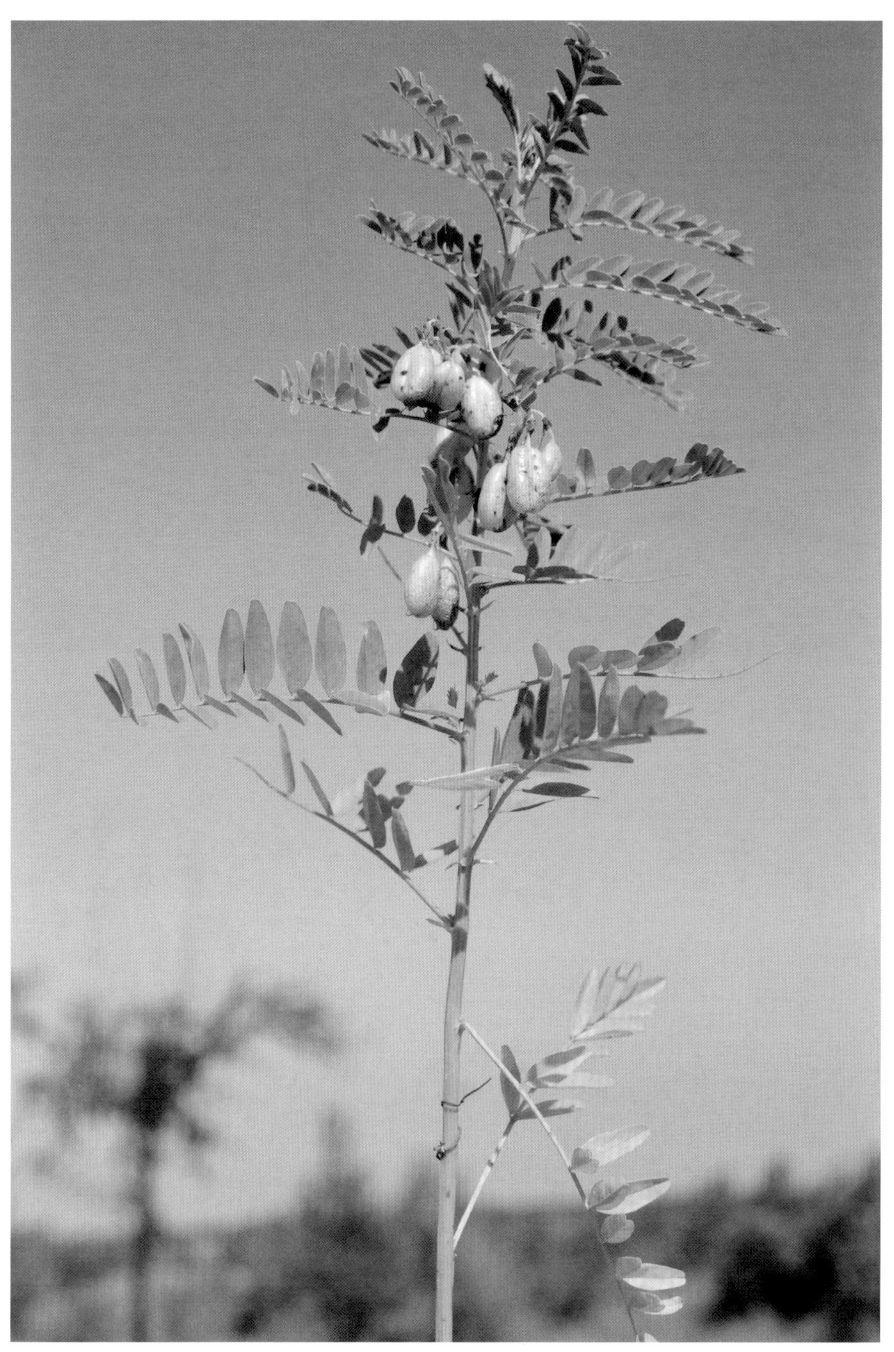

背扁黄耆

Astragalus complanatus Bunge

【别　　名】蔓黄耆、夏黄耆、扁茎黄耆、沙苑子

【基　　原】来源于豆科黄耆属背扁黄耆**Astragalus complanatus** Bunge的种子入药。

【形态特征】多年生草本。主根圆柱状，长达1 m。茎平卧，单1至多数，长20～100 cm，有棱，分枝。羽状复叶具9～25片小叶；托叶离生，披针形，长3 mm；小叶椭圆形或倒卵状长圆形，长5～18 mm，宽3～7 mm，顶端钝或微缺，基部圆形。总状花序生3～7花，较叶长；总花梗长1.5～6 cm；苞片钻形，长1～2 mm；花梗短；小苞片长0.5～1 mm；花萼钟状，萼筒长2.5～3 mm，萼齿披针形；花冠乳白色或带紫红色，旗瓣长10～11 mm，宽8～9 mm，瓣片近圆形，长7.5～8 mm，顶端微缺，基部突然收狭，瓣柄长2.7～3 mm，翼瓣长8～9 mm，瓣片长圆形，长6～7 mm，宽2～2.5 mm，顶端圆形，瓣柄长约2.8 mm，龙骨瓣长9.5～10 mm，瓣片近倒卵形，长7～7.5 mm；子房柄长1.2～1.5 mm，柱头被簇毛。荚果略膨胀，狭长圆形，长达35 mm，宽5～7 mm；种子淡棕色，肾形，长1.5～2 mm。花期7～9月；果期8～10月。

【生　　境】生于向阳草地、山坡、路边及轻碱性草甸，多生于较干燥处。

【分　　布】黑龙江、辽宁、内蒙古、河北、山西、河南、陕西、宁夏、甘肃、江苏、四川。蒙古也有分布。

【采集加工】霜降前荚果果皮由绿变黄时，靠近地表1寸（1寸≈3.33 cm）处割下，晒干脱离，收集种子。

【性味功能】味甘，性平。益肾固精，补肝明目。

【主治用法】治头晕眼花、腰膝酸软、遗精、早泄、尿频、遗尿等，水煎服。

【附　　方】

1. 治腰膝酸软、遗精：背扁黄耆（沙苑子）、菟丝子各25 g，枸杞子，补骨脂，炒杜仲各15 g。水煎服。

2. 治精滑不禁：背扁黄耆（炒）、芡实（蒸）、莲须各100 g，龙骨（酥炙）、牡蛎（盐水煮一日一夜，煅粉）各50 g，共研成末，莲子粉糊为丸，盐汤下。

3. 治目昏不明：背扁黄耆15 g，茺蔚子10 g，青葙子15 g，共研细末。日服2次，每次5 g。

4. 治肾虚腰痛：背扁黄耆50 g，水煎服，每日2次。

5. 治脾胃虚、饮食不消、湿热成膨胀者：背扁黄耆100 g（酒拌炒），苍术400 g（米泔水浸一日，晒干，炒）。共研为末，每日15 g，米汤调服。

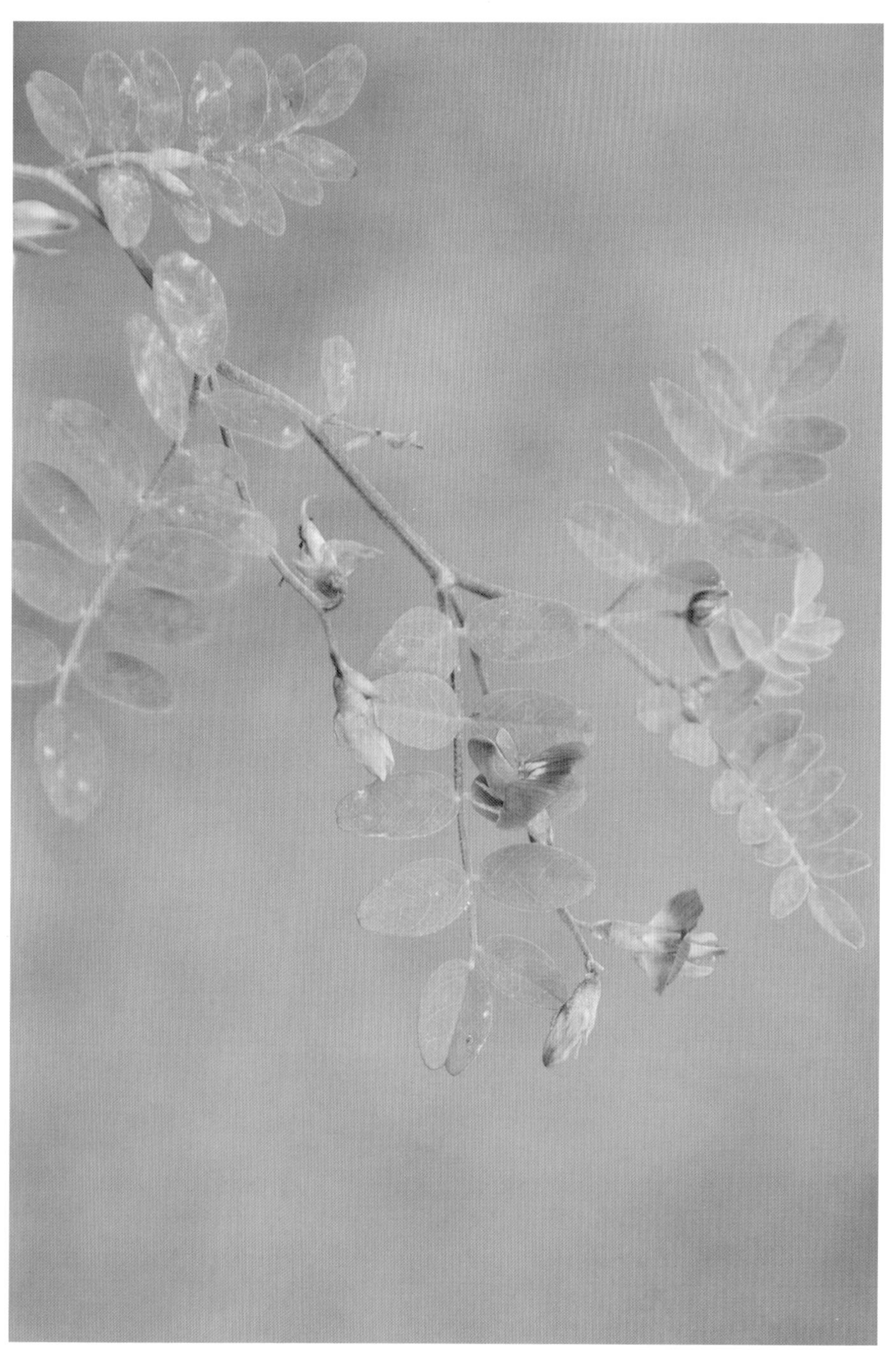

达乌里黄耆

Astragalus dahuricus (Pall.) DC.

【别　　名】兴安黄耆、兴安黄芪

【基　　原】来源于豆科黄耆属达乌里黄耆**Astragalus dahuricus** (Pall.) DC. 的种子入药。

【形态特征】一年生或二年生草本。茎直立，高达80 cm，分枝，有细棱。羽状复叶有11～23片小叶，长4～8 cm；叶柄长不及1 cm；托叶分离，狭披针形或钻形，长4～8 mm；小叶长圆形、倒卵状长圆形或长圆状椭圆形，长5～20 mm，宽2～6 mm，顶端圆或略尖。总状花序较密，生10～20花，长3.5～10 cm；总花梗长2～5 cm。花梗长1～1.5 mm；花萼斜钟状，长5～5.5 mm，萼筒长1.5～2 mm；花冠紫色，旗瓣近倒卵形，长12～14 mm，宽6～8 mm，翼瓣长约10 mm，瓣片弯长圆形，长约7 mm，宽1～1.4 mm，龙骨瓣长约13 mm，瓣片近倒卵形，长8～9 mm，宽2～2.5 mm，瓣柄长约4.5 mm；子房有柄，柄长约1.5 mm。荚果线形，长1.5～2.5 cm，宽2～2.5 mm，含20～30颗种子，果颈短，长1.5～2 mm。种子淡褐色或褐色，肾形，长约1 mm，有斑点，平滑。花期7～8月；果期8～9月。

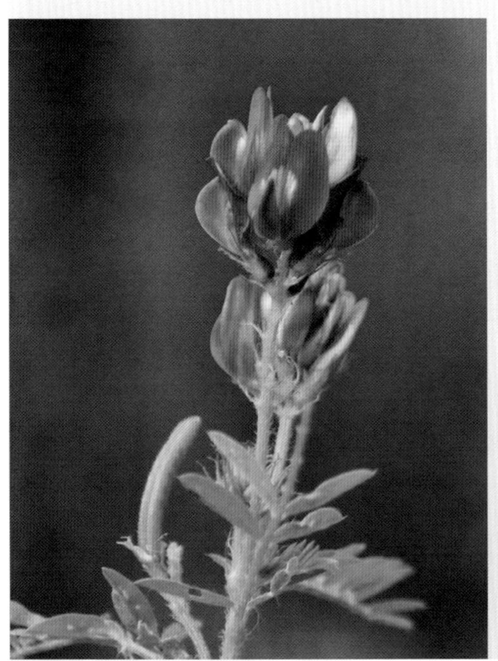

【生　　境】生于向阳山坡、河岸沙砾地及草甸等处。

【分　　布】辽宁、内蒙古、河北、山东、山西、河南、四川、陕西、宁夏、甘肃。朝鲜、俄罗斯、蒙古也有分布。

【采集加工】秋季采摘果实，晒干，打下种子，除去杂质，晒干。

【性味功能】补肾益肝，固精明目。

【主治用法】治肝炎。

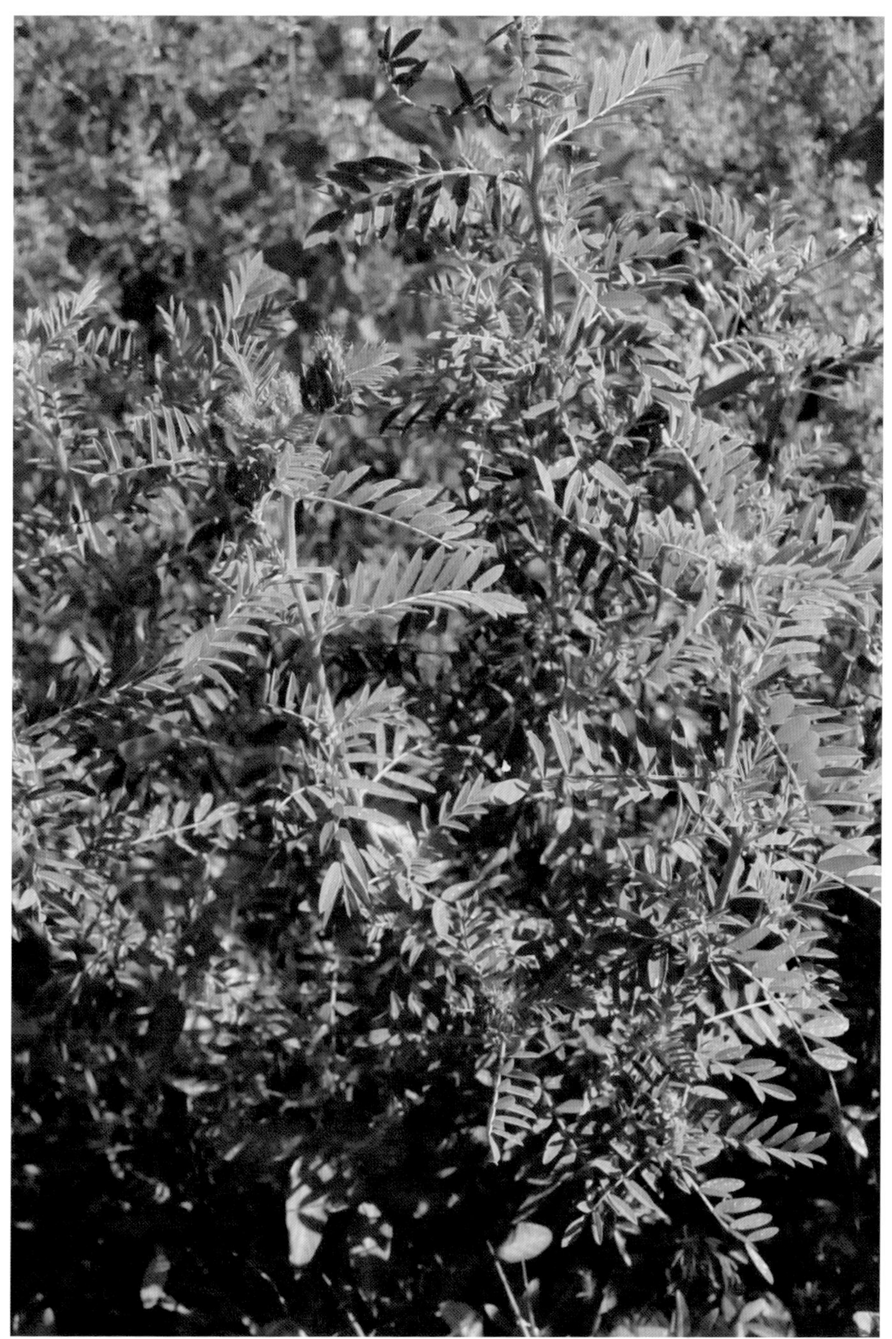

糙叶黄耆

Astragalus scaberrimus Bunge

【别　　名】紫云英、春黄耆

【基　　原】来源于豆科黄耆属糙叶黄耆 **Astragalus scaberrimus** Bunge 的根入药。

【形态特征】多年生草本。根状茎短缩，多分枝，木质化；地上茎不明显或极短，有时伸长而匍匐。羽状复叶有7～15片小叶，长5～17 cm；叶柄与叶轴等长或稍长；托叶下部与叶柄贴生，长4～7 mm，上部呈三角形至披针形；小叶椭圆形或近圆形，有时披针形，长7～20 mm，宽3～8 mm，顶端锐尖、渐尖。总状花序生3～5花，排列紧密或稍稀疏；总花梗极短或长达数厘米，腋生；花梗极短；苞片披针形，较花梗长；花萼管状，长7～9 mm，被细伏贴毛，萼齿线状披针形，与萼筒等长或稍短；花冠淡黄色或白色，旗瓣倒卵状椭圆形，顶端微凹，中部稍缢缩，下部稍狭成不明显的瓣柄，翼瓣较旗瓣短，瓣片长圆形，顶端微凹，较瓣柄长，龙骨瓣较翼瓣短，瓣片半长圆形，与瓣柄等长或稍短；子房有短毛。荚果披针状长圆形，微弯，长8～13 mm，宽2～4 mm，具短喙，背缝线凹入，革质，假2室。花期4～8月；果期5～9月。

【生　　境】生于山坡石砾质草地、草原、沙丘及沿河流两岸砂地等处。

【分　　布】黑龙江、吉林、辽宁、内蒙古、河北、山西、陕西、宁夏、甘肃、青海、新疆。西伯利亚地区、蒙古也有分布。

【采集加工】秋季采挖，剪去须根和根头，除去泥土，洗净，晒至半干后再晒干。

【性味功能】味微苦，性平。健脾利水。

【主治用法】治水肿，胀满等。用量15～25 g。

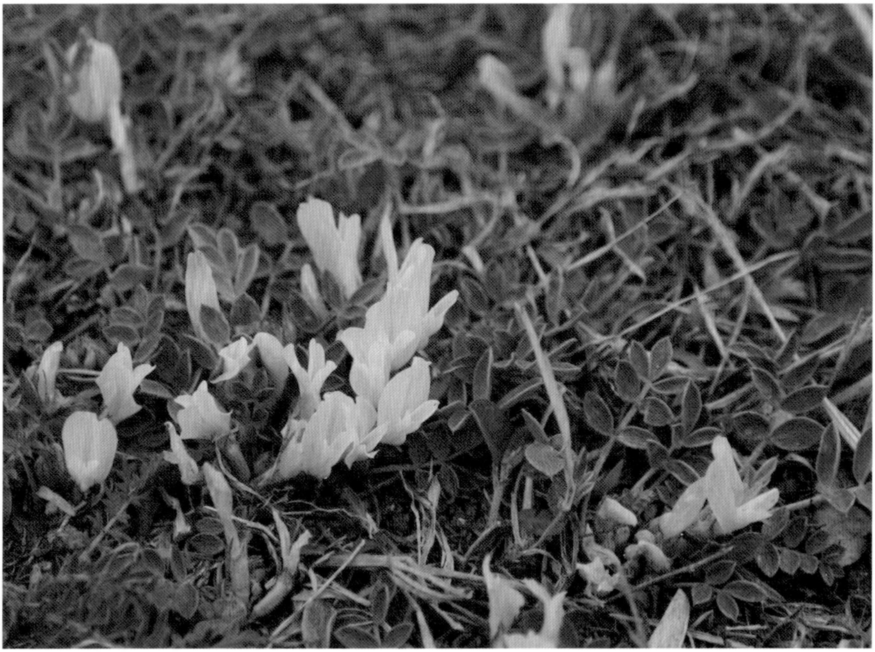

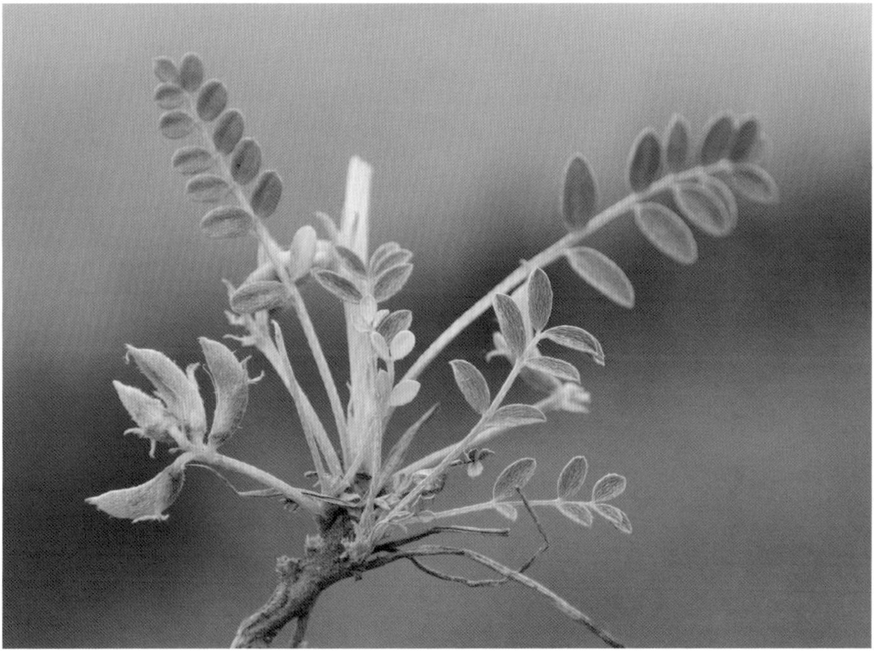

东北蹄盖蕨

Athyrium brevifrons Nakai ex Kitag.

【别　　名】短叶蹄盖蕨、猴腿蹄盖蕨、多齿蹄盖蕨、雾灵山蹄盖蕨、长白山蹄盖蕨

【基　　原】来源于蹄盖蕨科蹄盖蕨属东北蹄盖蕨**Athyrium brevifrons** Nakai ex Kitag. 的根状茎入药。

【形态特征】多年生土生植物。根状茎短，直立或斜升，顶端和叶柄基部密被深褐色、披针形的大鳞片；叶簇生。能育叶长35～120 cm；叶柄长15～55 cm，基部直径2.5～6 mm，黑褐色；叶片卵形至卵状披针形，长20～65 cm，中部宽20～35 cm，顶端渐尖，基部圆截形；羽片约15～18对，基部1～2对对生，向上的互生，斜展，中部羽片披针形至线状披针形，长12～20 cm，宽约3～6 cm，顶端长渐尖，一回羽状；小羽片18～28对，基部的近对生，阔披针形。叶脉上面不显，下面可见，在裂片上为羽状，侧脉2～4对，斜向上，单一。叶干后坚草质，褐绿色；叶轴和羽轴下面淡褐禾秆色或带淡紫红色。孢子囊群长圆形、弯钩形或马蹄形，生于基部上侧小脉，每裂片1枚，在基部较大裂片上往往有2～3对；囊群盖同形，浅褐色，膜质，边缘啮蚀状，宿存。孢子周壁表面无褶皱，有颗粒状纹饰。

【生　　境】生于杂木林、针阔混交林下及林缘湿润处。

【分　　布】黑龙江、吉林、辽宁、内蒙古、河北。朝鲜、蒙古、俄罗斯远东地区也有分布。

【采集加工】春、秋季采挖根状茎，去除须根、叶柄与泥土，洗净，晒干。

【性味功能】味微苦、涩，性凉。驱杀蛔虫，收敛止血。

【主治用法】治小儿虫积，外伤出血等。用量15～30 g。外用鲜品捣烂敷患处。

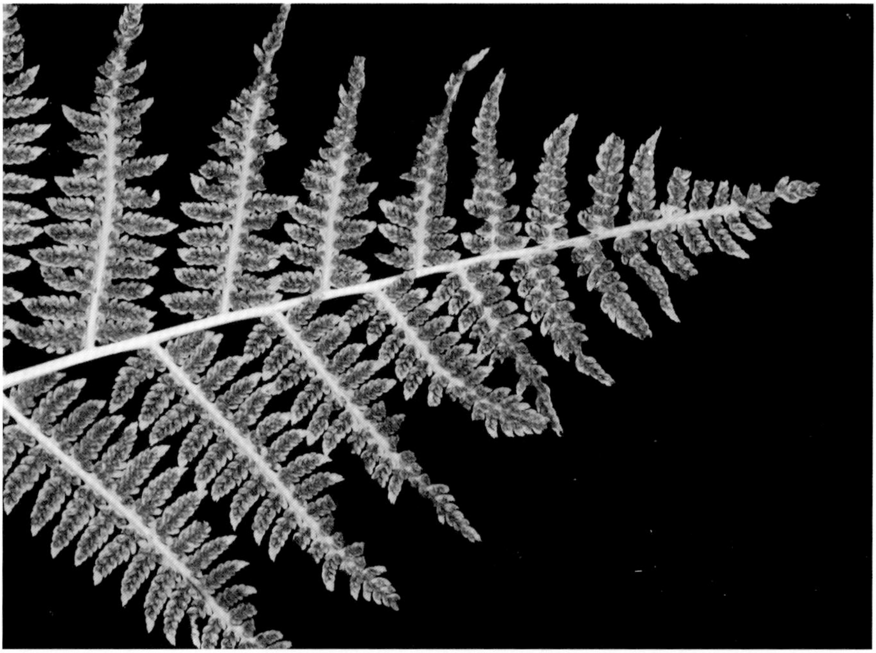

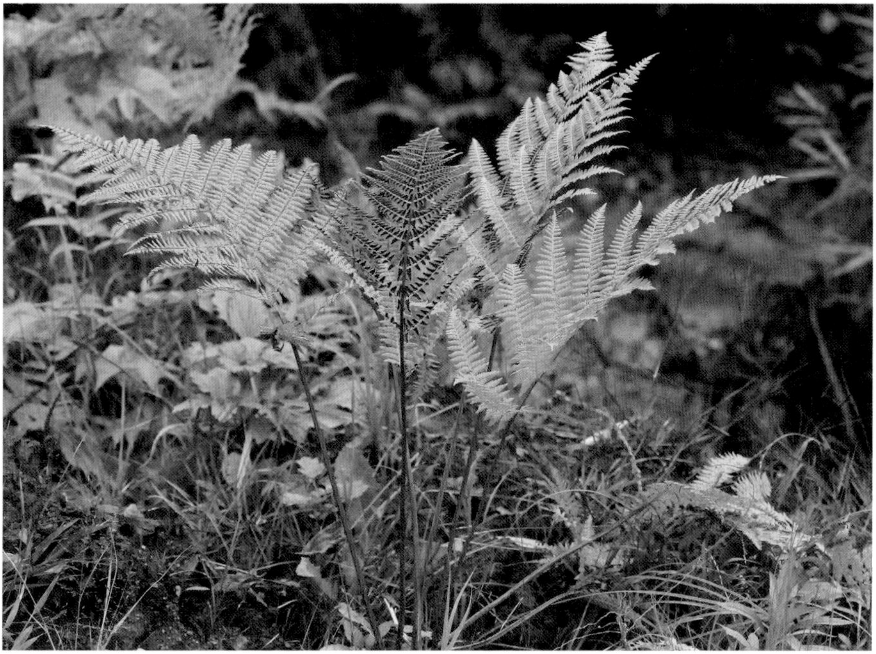

禾秆蹄盖蕨

Athyrium yokoscense (Franch. et Sav.) Christ

【别　　名】横须贺蹄盖蕨、厚果蹄盖蕨

【基　　原】来源于蹄盖蕨科蹄盖蕨属禾秆蹄盖蕨**Athyrium yokoscense** (Franch. et Sav.) Christ 的根状茎入药。

【形态特征】多年生土生植物。根状茎短粗，直立，顶端密被黄褐色、狭披针形的鳞片；叶簇生。能育叶长30～60 cm；叶柄长10～25 cm，直径约2.5 mm；叶片长圆形状披针形，长18～45 cm，宽8～15 cm，渐尖头，基部不变狭，一回羽状，羽片深羽裂至二回羽状，小羽片浅羽裂；羽片12～18对，下部的近对生，向上的互生，平展或稍斜展，无柄，披针形；小羽片约12对，长圆状披针形，长达1 cm，宽约5 mm，尖头，基部上侧有耳状凸起，下侧下延，通常以狭翅与羽轴相连，两侧浅羽裂或仅有粗锯齿，裂片顶部有2～3个短尖锯齿。叶脉下面明显，在小羽片上为羽状，侧脉分叉。叶轴和羽轴下面禾秆色。孢子囊群近圆形或椭圆形，生于主脉与叶边中间；囊群盖椭圆形、弯钩形或马蹄形，浅褐色，膜质，全缘，宿存。孢子周壁表面有明显的褶皱。

【生　　境】生于石缝、疏林及灌丛中。

【分　　布】黑龙江、吉林、辽宁、山东、江苏、安徽、浙江、江西、河南、湖南、贵州。朝鲜、俄罗斯远东地区、日本也有分布。

【采集加工】春、秋季采挖根状茎，去除须根、叶柄与泥土，洗净，晒干。

【性味功能】味微苦，性凉。驱虫，止血，解毒。

【主治用法】治蛔虫病，外伤出血等症。用量15～30 g。

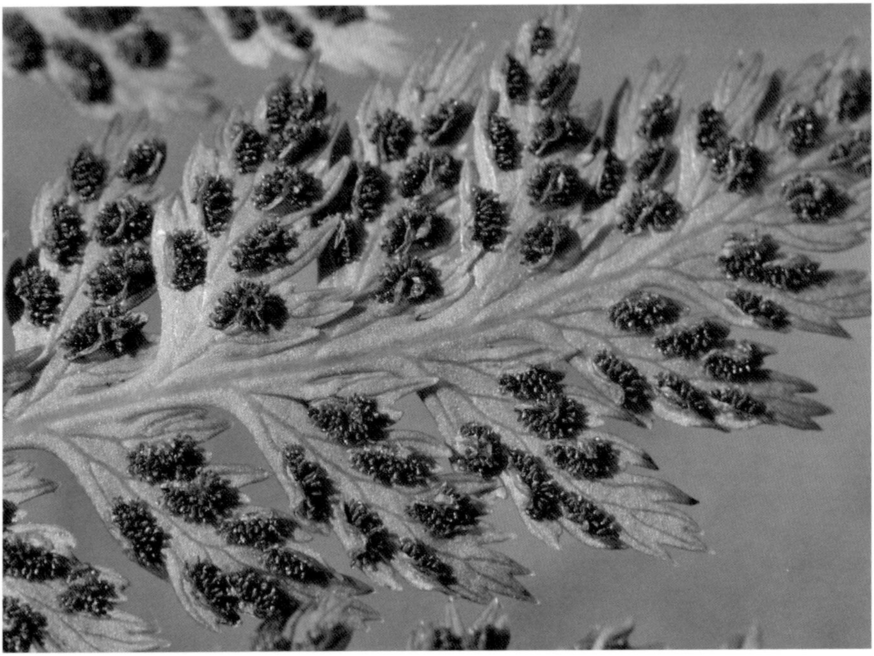

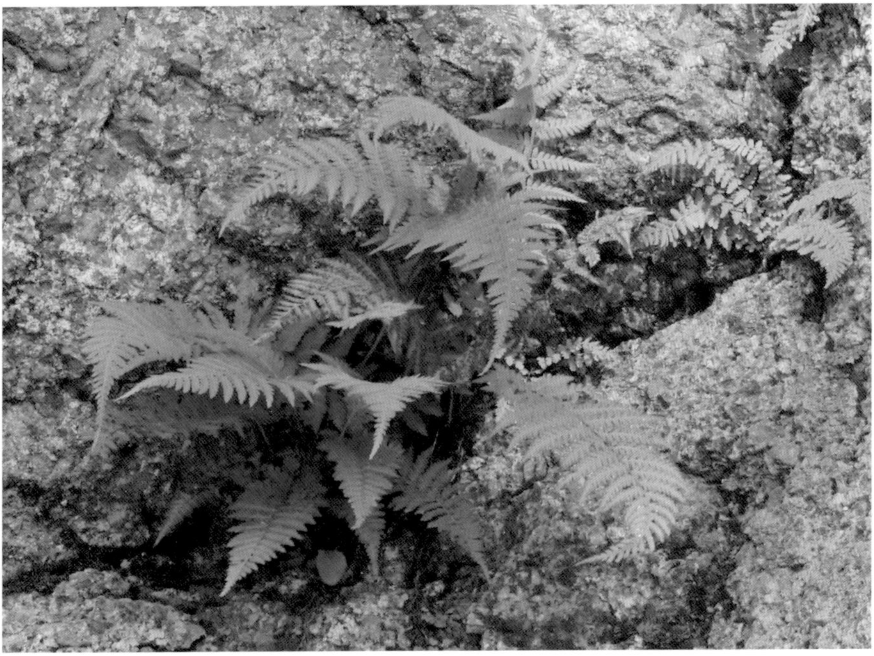

轴 藜

Axyris amaranthoides Linn.

【基　　原】来源于藜科轴藜属轴藜 **Axyris amaranthoides** Linn. 的果实入药。

【形态特征】一年生草本。植株高20～80 cm。茎直立，粗壮，微具纵纹，毛后期大部脱落；分枝多集中于茎中部以上，纤细，劲直，长3～13 cm。叶具短柄，顶部渐尖，具小尖头，基部渐狭，全缘，背部密被星状毛，后期秃净；基生叶大，披针形，长3～7 cm，宽0.5～1.3 cm，叶脉明显；枝生叶和苞叶较小，狭披针形或狭倒卵形，长约1 cm，宽2～3 mm，边缘通常内卷。雄花序穗状；花被裂片3，狭长圆形，顶端急尖，向内卷曲，背部密被毛，后期脱落；雄蕊3，与裂片对生，伸出花被外。雌花花被片3，白膜质，背部密被毛，后脱落，侧生的两枚花被片大，宽卵形或近圆形，顶端全缘或微具缺刻，近苞片处的花被片较小，长圆形。果实长椭圆状倒卵形，侧扁，长2～3 mm，灰黑色，有时具浅色斑纹，光滑，顶端具一附属物；附属物冠状，其中央微凹，有时亦有发育极好的果实其附属物不显。花期8月；果期9月。

【生　　境】生于山坡、草地、荒地及河边等处，常聚生成片生长。

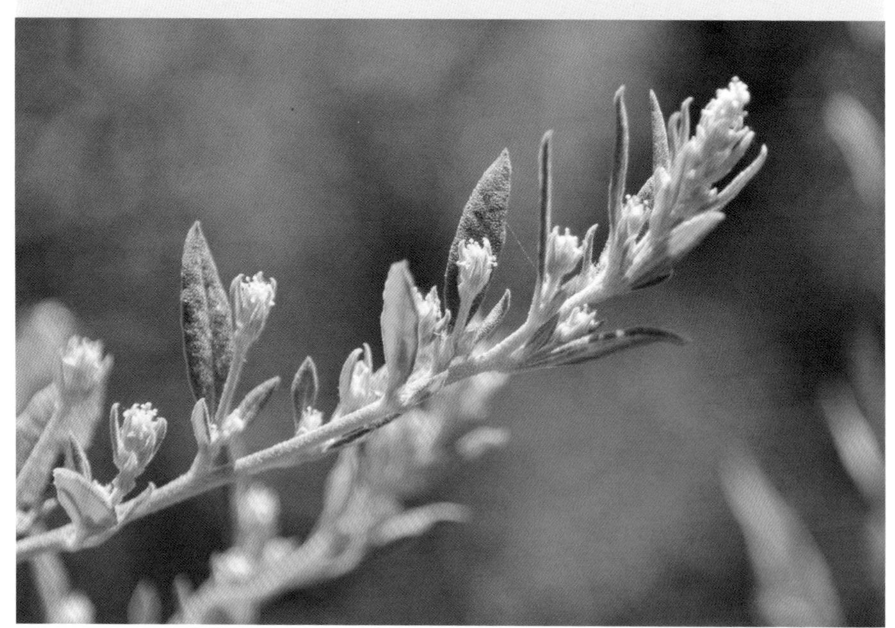

【分　　布】黑龙江、吉林、辽宁、河北、山西、内蒙古、陕西、甘肃、青海、新疆等。朝鲜、俄罗斯、日本、蒙古、欧洲也有分布。

【采集加工】秋季采收成熟果穗，打下果实，除去杂质，晒干。

【性味功能】味淡，性寒。清肝明目，祛风消肿。

【主治用法】治肝炎、结膜炎、风湿症、疮疖等，水煎服。

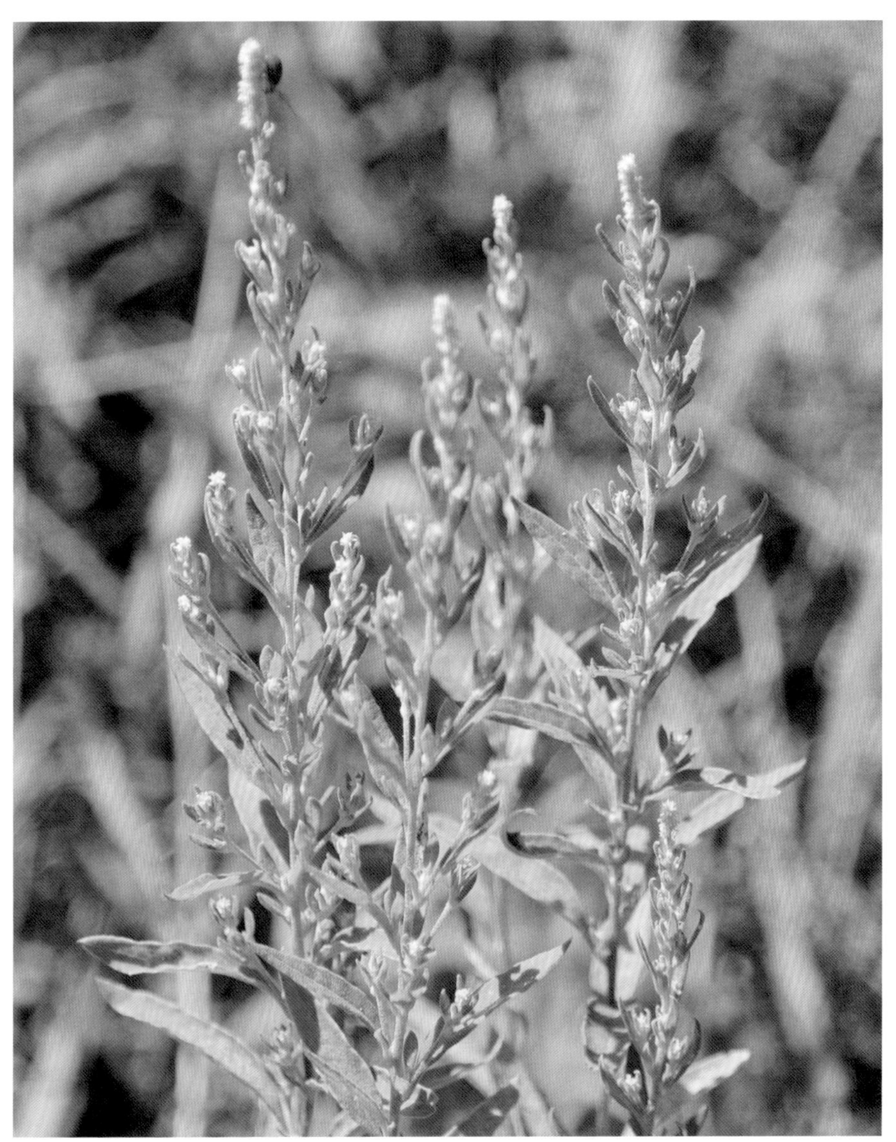

中华秋海棠

Begonia grandis Dry subsp. **sinensis** (A. DC.) Irmsch.

【别　　名】珠芽秋海棠

【基　　原】来源于秋海棠科秋海棠属中华秋海棠**Begonia grandis** Dry subsp. **sinensis** (A. DC.) Irmsch. 的块茎入药。

【形态特征】中型草本。茎高20～40 cm，几无分枝，外形似金字塔形。叶较小，椭圆状卵形至三角状卵形，长5～20 cm，宽3.5～13 cm，顶端渐尖，下面色淡，偶带红色，基部心形，宽侧下延呈圆形，长0.5～4 cm，宽1.8～7 cm。花序较短，呈伞房状至圆锥状二歧聚伞花序；花小，雄蕊多数，短于2 mm，整体呈球状；花柱基部合生或微合生，有分枝，柱头呈螺旋状扭曲，稀呈U字形。蒴果具3不等大之翅。花期7～8月；果期8～9月。

【生　　境】生于山谷阴湿岩石上、滴水的石灰岩边、疏林阴处、荒坡阴湿处以及山坡林下等处。

【分　　布】辽宁、山东、河南、山西、江苏、浙江、福建、湖北、湖南、甘肃、陕西、四川、贵州、广西。

【采集加工】春、秋季块茎，洗净，去除杂质，晒干。

【性味功能】味酸、涩，性凉。清热解毒，消肿止痛，活血散瘀，清热，止痛，止血。

【主治用法】治跌打损伤，吐血，咯血，崩漏，带下病，内痔，筋骨痛，毒蛇咬伤等。用量15～25 g。外用鲜草捣烂敷患处。

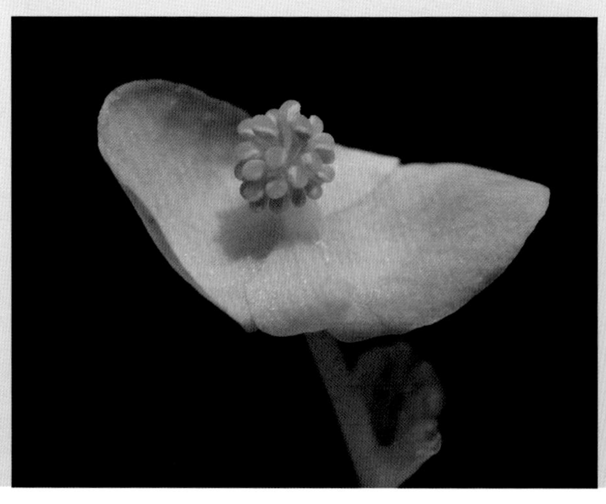

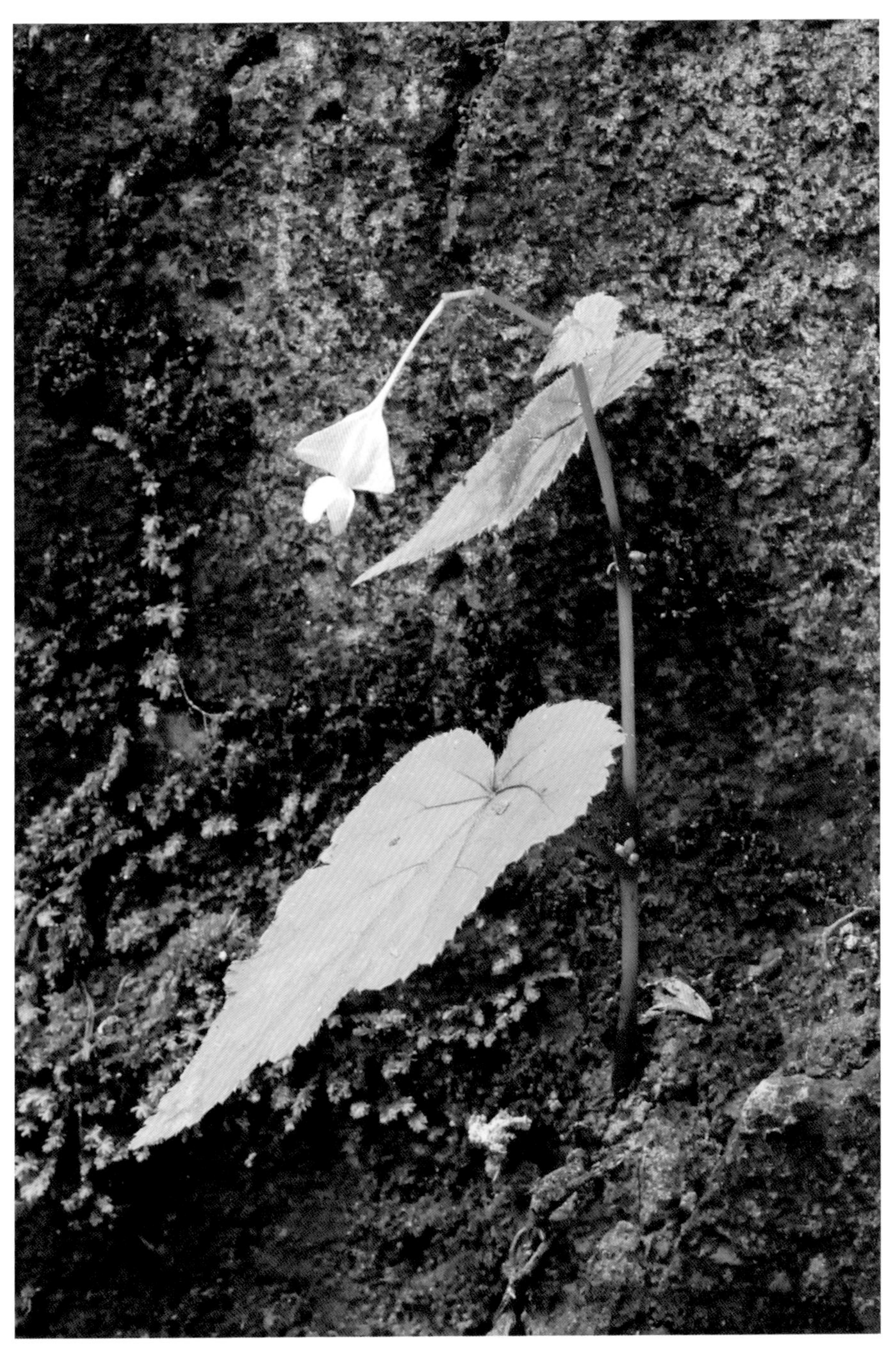

射　干

Belamcanda chinensis (L.) DC.

【别　　名】射干鸢尾

【基　　原】来源于鸢尾科射干属射干**Belamcanda chinensis** (L.) DC.的根状茎入药。

【形态特征】多年生草本。根状茎为不规则的块状，黄色或黄褐色。茎高1～1.5米，实心。叶互生，嵌迭状排列，剑形，长20～60 cm，宽2～4 cm，基部鞘状抱茎，顶端渐尖。花序顶生，叉状分枝，每分枝的顶端聚生有数朵花；花梗细，长约1.5 cm；花梗及花序的分枝处均包有膜质的苞片，苞片披针形或卵圆形；花橙红色，散生紫褐色的斑点，直径4～5 cm；花被裂片6，2轮排列，外轮花被裂片倒卵形或长椭圆形，长约2.5 cm，宽约1 cm，顶端钝圆或微凹，内轮较外轮花被裂片略短而狭；雄蕊3，长1.8～2 cm，花药条形，外向开裂，花丝近圆柱形；花柱上部稍扁，顶端3裂，裂片边缘略向外卷，子房下位，倒卵形，3室，中轴胎座，胚珠多数。蒴果倒卵形或长椭圆形，长2.5～3 cm，直径1.5～2.5 cm，顶端无喙，常残存有凋萎的花被，成熟时室背开裂，果瓣外翻；种子圆球形，黑紫色，有光泽，直径约5 mm。花期7～8月；果期8～9月。

【生　　境】生于干山坡、草甸草原及向阳草地等处。

【分　　布】黑龙江、吉林、辽宁、内蒙古、河北、山东、河南、安徽、江苏、浙江、福建、江西、台湾、山西、陕西、湖北、湖南、广东、广西、甘肃、四川、贵州、云南、西藏；朝鲜、俄罗斯远东地区、日本、印度、越南也有分布。

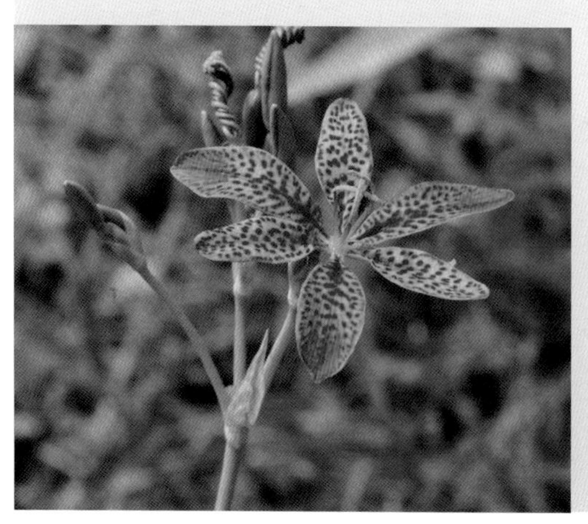

【采集加工】春、秋季采挖根状茎，剪去须根，除去泥沙，洗净，晒干，切片，生用。

【性味功能】味苦，性寒；有小毒。清热解毒，祛痰利咽。

【主治用法】治咽喉肿痛，痰咳气喘，痰涎阻塞，乳蛾，痄腮红肿，牙根肿烂，便秘，闭经，跌打损伤，水田皮炎等。水煎服。外用鲜品适量捣烂敷患处。无实火及脾虚便溏者不宜服用，孕妇忌服。

【附　　方】

1. 治咽喉肿痛：射干15 g，水煎服；或射干、山豆根各10 g，桔梗、金银花、玄参各15 g，水煎服。

2. 治水田皮炎：射干0.75 kg，加水13 kg，煎1小时，加食盐200 g，保持药液温度在30～40 ℃左右，搽患部。

3. 治肝昏迷：射干、虎杖各25 g，猪胆3个，酿酒200 g。前两药水煎，取药液加猪胆汁，用酿酒冲匀，每日1剂，分4次灌服。

4. 治腮腺炎：射干鲜根15～25 g，酌加水煎，饭后服，日服2次。

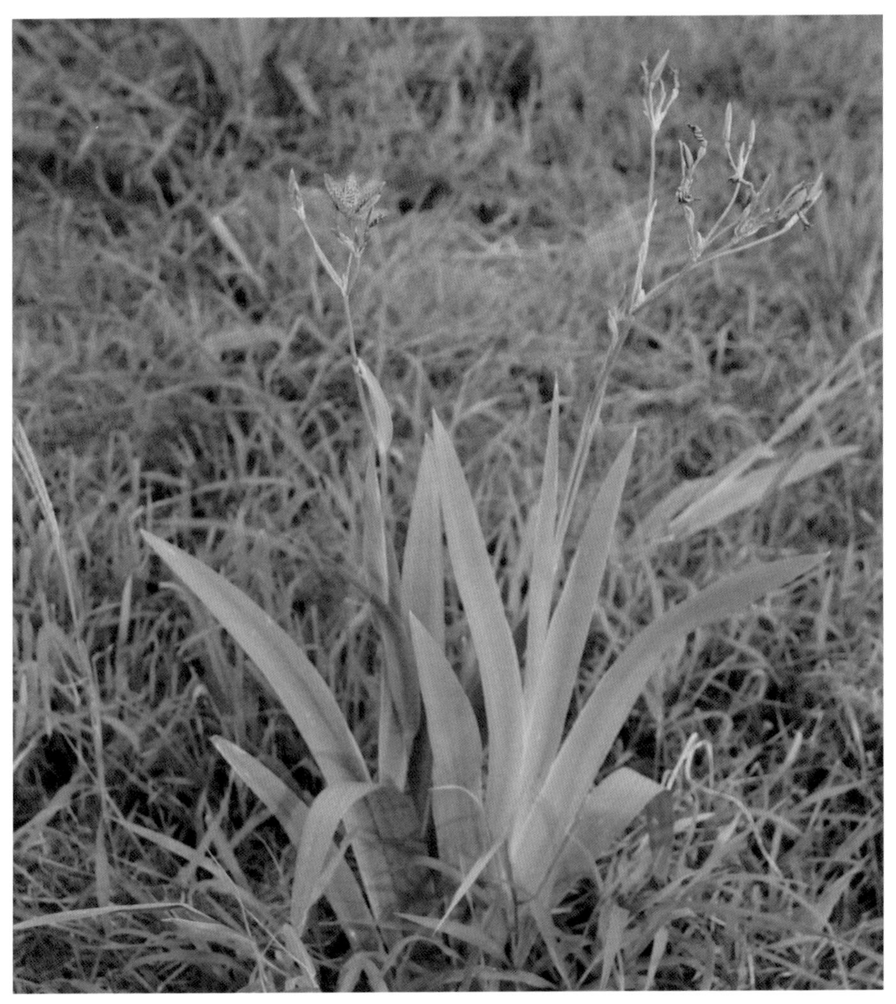

细叶小檗

Berberis poiretii Schneid.

【别　　名】泡小檗、波氏小檗

【基　　原】来源于小檗科小檗属细叶小檗**Berberis poiretii** Schneid. 的根入药。

【形态特征】落叶灌木，高1～2 m。老枝灰黄色，幼枝紫褐色；茎刺缺如或单一，有时三分叉，长4～9 mm。叶纸质，倒披针形至狭倒披针形，长1.5～4 cm，宽5～10 mm，顶端渐尖或急尖，具小尖头，基部渐狭，叶缘平展，全缘，偶中上部边缘具数枚细小刺齿；近无柄。穗状总状花序具8～15朵花，长3～6 cm，包括总梗长1～2 cm，常下垂；花梗长3～6 mm；花黄色；苞片条形，长2～3 mm；小苞片2，披针形，长1.8～2 mm；萼片2轮，外萼片椭圆形或长圆状卵形，长约2 mm，宽1.3～1.5 mm，内萼片长圆状椭圆形，长约3 mm，宽约2 mm；花瓣倒卵形或椭圆形，长约3 mm，宽约1.5 mm，顶端锐裂，基部微缢缩，略呈爪，具2枚分离腺体；雄蕊长约2 mm，药隔顶端不延伸；胚珠通常单生，有时2枚。浆果长圆形，红色，长约9 mm，直径约4～5 mm，顶端无宿存花柱，不被白粉。花期5～6月；果期7～9月。

【生　　境】生于山地灌丛、砾质地、山沟河岸或林下等处。

【分　　布】吉林、辽宁、内蒙古、河北、山西、陕西、青海。朝鲜、俄罗斯远东地区、蒙古也有分布。

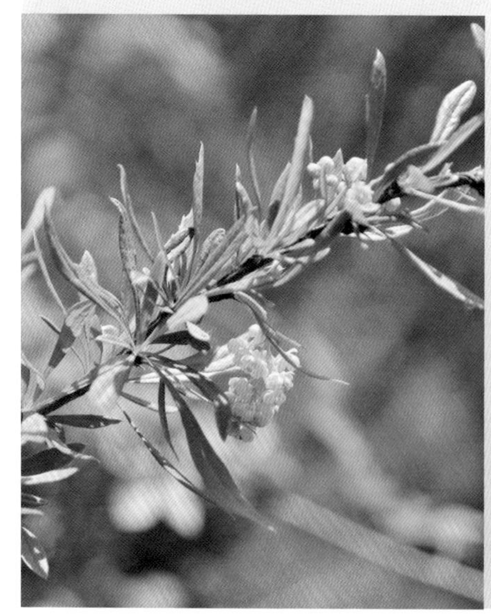

【采集加工】春、秋季采挖根，除去泥土，洗净，晒干。

【性味功能】味苦，性寒。清热解毒，健胃。

【主治用法】治吐泻，消化不良，痢疾，咳嗽，胆囊炎，目赤，口疮，急性咽炎，无名肿毒，湿疹，烧烫伤，高血压症等。用量10～15 g。外用适量研末敷用，也可软膏调敷或熬水洗涤，湿敷。

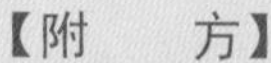

【附　　方】

1. 治副伤寒：细叶小檗2 kg，切碎，加水10 kg，煎至5 kg，每服70～100 ml，日服2～3次。

2. 治细菌性痢疾，急性胃肠炎，急性结膜炎，急性咽炎，口腔炎，黄疸：小檗25 g，水煎服。

3. 治慢性气管炎：小檗50 g，桑皮25 g，麻黄20 g，桔梗15 g，水煎服，每服3次。10天为一个疗程。

4. 治眼结膜炎：细叶小檗根茎磨水点眼角。

5. 治刀伤：细叶小檗根研末，敷伤口。

6. 治跌打损伤：细叶小檗根50 g，泡酒内服或外敷。

7. 治瘰疬：鲜细叶小檗根25～50 g，水煎或调酒服。

8. 消炎、去火：鲜小檗根一段约3 cm长，切碎泡水一碗，煎服，辽宁省东部山区民间方。

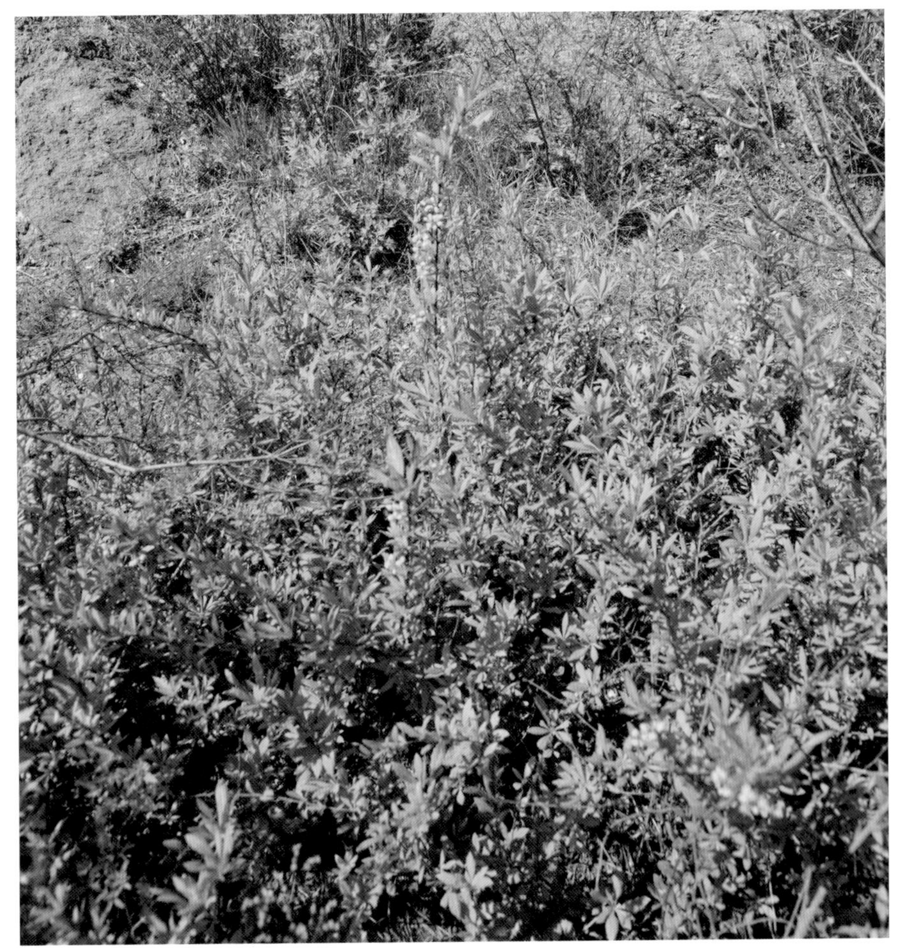

坚 桦

Betula chinensis Maxim.

【别　　名】杵榆桦、辽东桦

【基　　原】来源于桦木科桦木属坚桦**Betula chinensis** Maxim. 的根皮入药。

【形态特征】落叶灌木或小乔木；高2～5 m；树皮黑灰色，纵裂或不开裂；枝条灰褐色或灰色。叶厚纸质，卵形、宽卵形、较少椭圆形或长圆形，长1.5～6 cm，宽1～5 cm，顶端锐尖或钝圆，基部圆形，有时为宽楔形，边缘具不规则的齿牙状锯齿，上面深绿色，下面绿白色；侧脉8～10对；叶柄长2～10 mm，密被长柔毛，有时多少具树脂腺体。果序单生，直立或下垂，通常近球形，较少长圆形，长1～2 cm，直径6～15 mm；序梗几不明显，长约1～2 mm；果苞长5～9 mm，背面疏被短柔毛，基部楔形，上部具3裂片，裂片通常反折，或仅中裂片顶端微反折，中裂片披针形至条状披针形，顶端尖，侧裂片卵形至披针形，斜展，通常长仅及中裂片的1/3～1/2，较少与中裂片近等长。小坚果宽倒卵形，长2～3 mm，宽1.5～2.5 mm，疏被短柔毛，具极狭的翅。花期4～5月；果期8～9月。

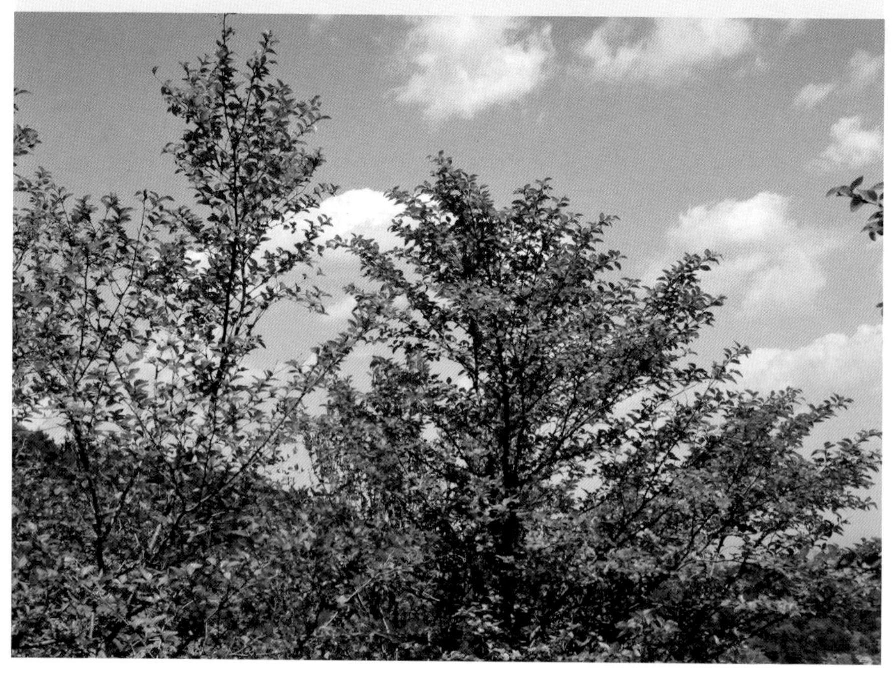

【生　　境】生于山脊、干旱山坡或石砬子等处。

【分　　布】吉林、辽宁、河北、山西、山东、河南、陕西、甘肃。日本、朝鲜也有分布。

【采集加工】春、秋季采扒根皮，切片，除去杂质，洗净，晒干。

【附　　注】本种是日本药用植物。收载于日本赤松金芳著《和汉药》。

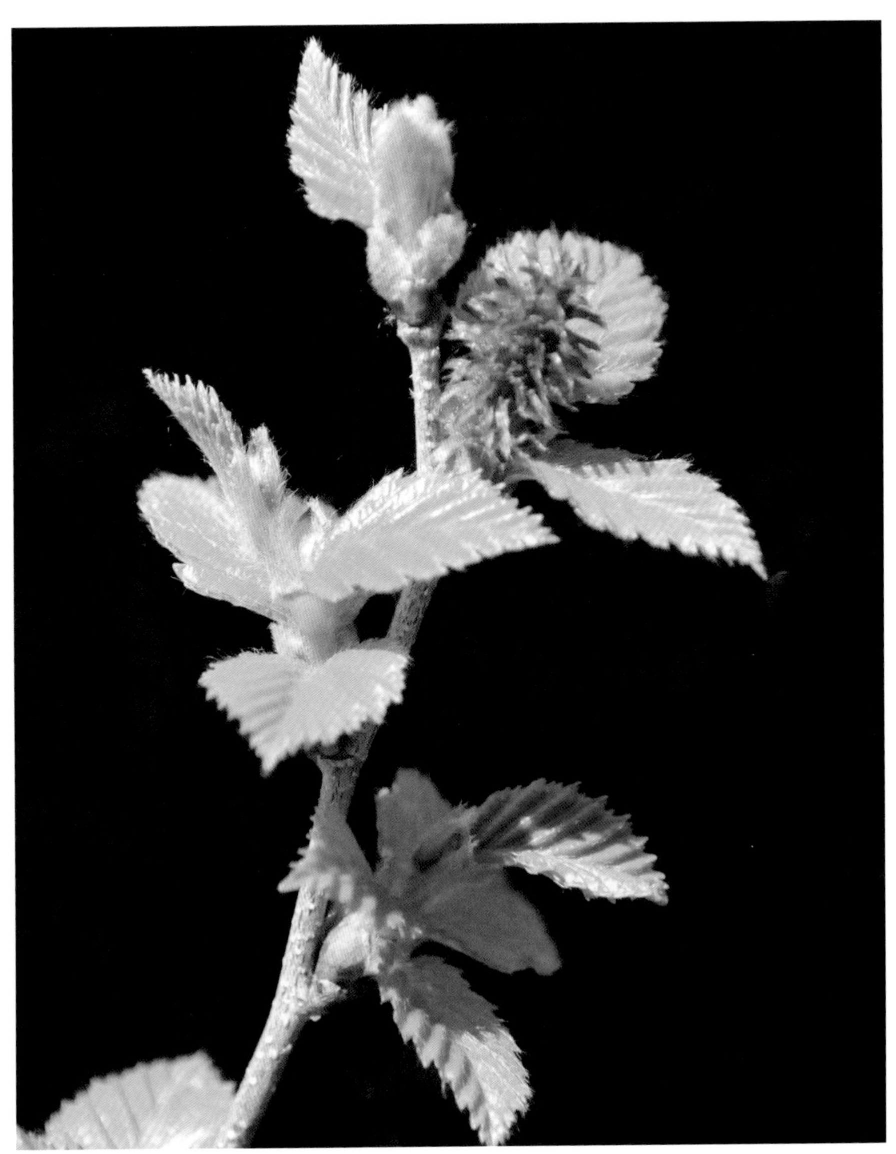

黑　桦

Betula dahurica Pall.

【别　　名】辣皮桦、千层桦

【基　　原】来源于桦木科桦木属黑桦**Betula dahurica** Pall. 的根皮入药。

【形态特征】落叶乔木，高6～20 m；树皮黑褐色，龟裂；枝条红褐色或暗褐色，光亮；小枝红褐色，疏被长柔毛，密生树脂腺体。叶厚纸质，通常为长卵形，间有宽卵形、卵形、菱状卵形或椭圆形，长4～8 cm，宽3.5～5 cm，顶端锐尖或渐尖，基部近圆形、宽楔形或楔形，边缘具不规则的锐尖重锯齿，上面无毛，下面密生腺点，沿脉疏被长柔毛，脉腋间具簇生的髯毛，侧脉6～8对；叶柄长约5～15 mm，疏被长柔毛或近无毛。果序长圆状圆柱形，单生，直立或微下垂，长2～2.5 cm，直径约1 cm；序梗长约5～12 mm，疏被长柔毛或几无毛，有时具树脂腺体；果苞长约5～16 mm，背面无毛，边缘具纤毛，基部宽楔形，上部三裂，中裂片长圆形或披针形，顶端钝，侧裂片卵形或宽卵形，斜展，横展至下弯，比中裂片宽，与之等长或稍短。小坚果宽椭圆形，膜质翅宽约为果的1/2。花期4～5月；果期8～9月。

【生　　境】生于向阳干燥山坡或丘陵山脊处，常呈大面积生长。

【分　　布】黑龙江、吉林、辽宁、内蒙古、河北、山西。朝鲜、俄罗斯远东地区、蒙古、日本也有分布。

【采集加工】春、秋季采扒根皮，切片，除去杂质，洗净，晒干。

【性味功能】解热，利尿。

【主治用法】治黄疸。芽入药，可治疗胃病。

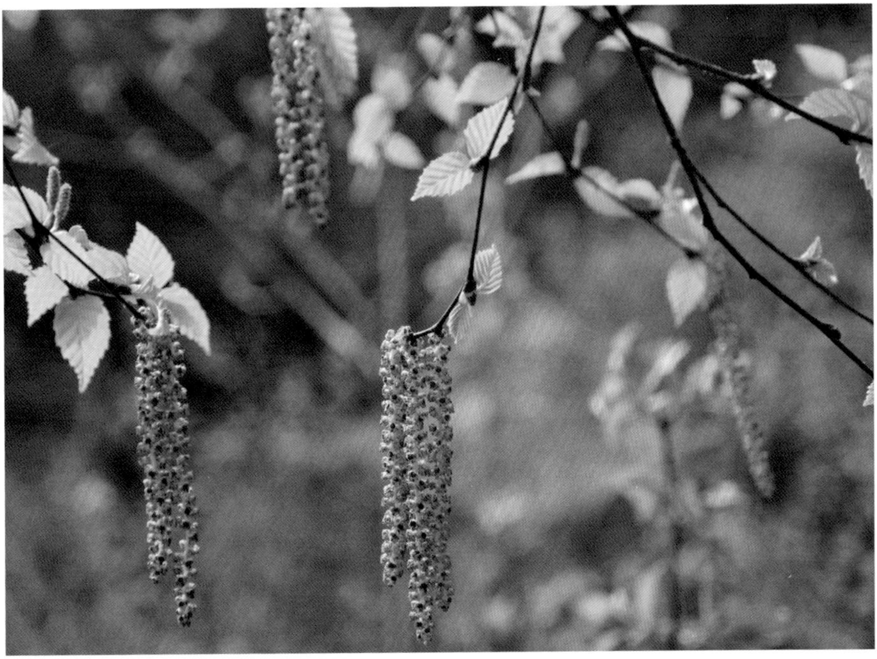

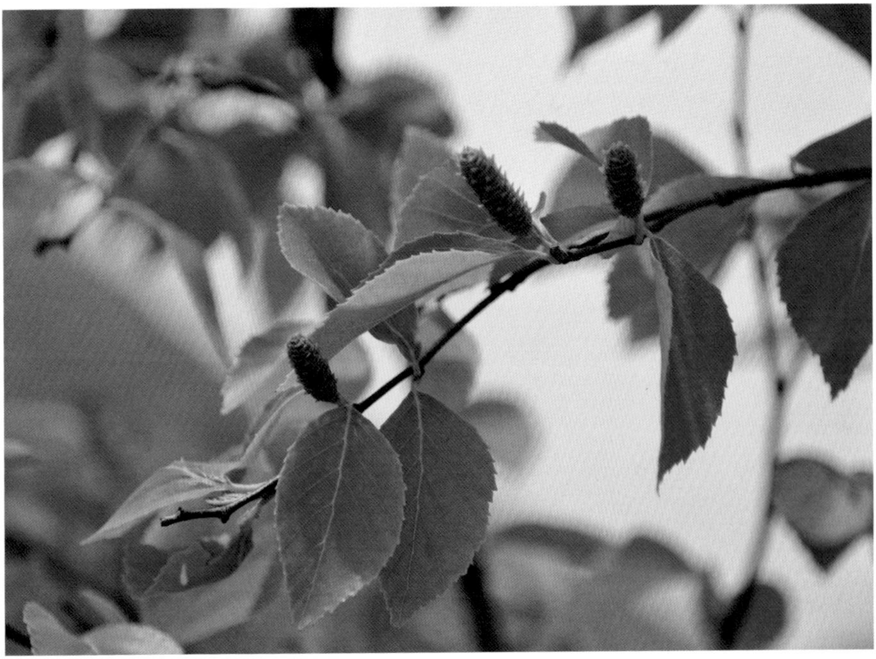

假贝母

Bolbostemma paniculatum (Maxim.) Franquet

【别　　名】土贝母

【基　　原】来源于葫芦科假贝母属假贝母 **Bolbostemma paniculatum** (Maxim.) Franquet 的鳞茎入药。

【形态特征】草质藤本。鳞茎肥厚，肉质，乳白色；茎草质，攀援状，枝具棱沟。叶柄纤细，长1.5～3.5 cm，叶片卵状近圆形，长4～11 cm，宽3～10 cm，掌状5深裂，每个裂片再3～5浅裂，侧裂片卵状长圆形，急尖，中间裂片长圆状披针形，渐尖。卷须丝状，单一或2歧。花雌雄异株。雌、雄花序均为疏散的圆锥状，极稀花单生，花序轴丝状，长4～10 cm，花梗纤细，长1.5～3.5 cm；花黄绿色；花萼与花冠相似，裂片卵状披针形，长约2.5 mm，顶端具长丝状尾；雄蕊5，离生；花药长0.5 mm。子房近球形，3室，每室2胚珠，花柱3，柱头2裂。果实圆柱状，长1.5～3 cm，径1～1.2 cm，成熟后由顶端盖裂，果盖圆锥形，具6枚种子。种子卵状菱形，暗褐色，表面有雕纹状凸起，边缘有不规则的齿，长8～10 mm，宽约5 mm，厚1.5 mm，顶端有膜质的翅，翅长约8～10 mm。花期6～8月；果期8～9月。

【生　　境】生于林缘、田边、村屯住宅旁及菜地边等处。

【分　　布】辽宁、河北、山东、河南、山西、陕西、甘肃、四川等。

【采集加工】秋季采挖鳞茎，洗净，蒸透，晒干，用时打碎。

【性味功能】味苦，性凉。清热解毒，散结消肿。

【主治用法】治淋巴结结核，骨结核，乳腺炎，疮疡肿毒，毒蛇咬伤，外伤出血等。用量10～15 g。外用研末敷患处。

【附　　方】

1. 治淋巴结结核(未溃破)：假贝母15 g，水煎服；并可用假贝母50 g研末，醋调敷患处。

2. 治乳腺炎初起，乳房红肿热痛：假贝母100 g，白芷50 g，共研细末。每服10 g，白开水送下，每日2次；或每服15 g，陈酒热服，护暖取汗即消。重者再一服。又方：白芷梢、假贝母、天花粉各15 g，乳香(去油)7.5 g。共炒研末，白酒浆调搽，再用酒浆调服15 g。

3. 治手发背：生甘草、炙甘草各25 g，皂刺12.5 g，土炒假贝母27.5 g，半夏7.5 g，甲片12.5 g(炒黑)，知母12.5 g。加葱、姜、水、酒煎服。

4. 治毒蛇咬：急饮麻油1碗，以免毒攻心，接着用假贝母20～25 g研为末，热酒冲服，再饮尽醉，安卧少时，药力到处，水从伤口喷出，候水尽，将碗内假贝母渣敷伤口。

5. 治痈肿已破出脓、肿仍不消：假贝母、旱莲草各20 g，水煎服。

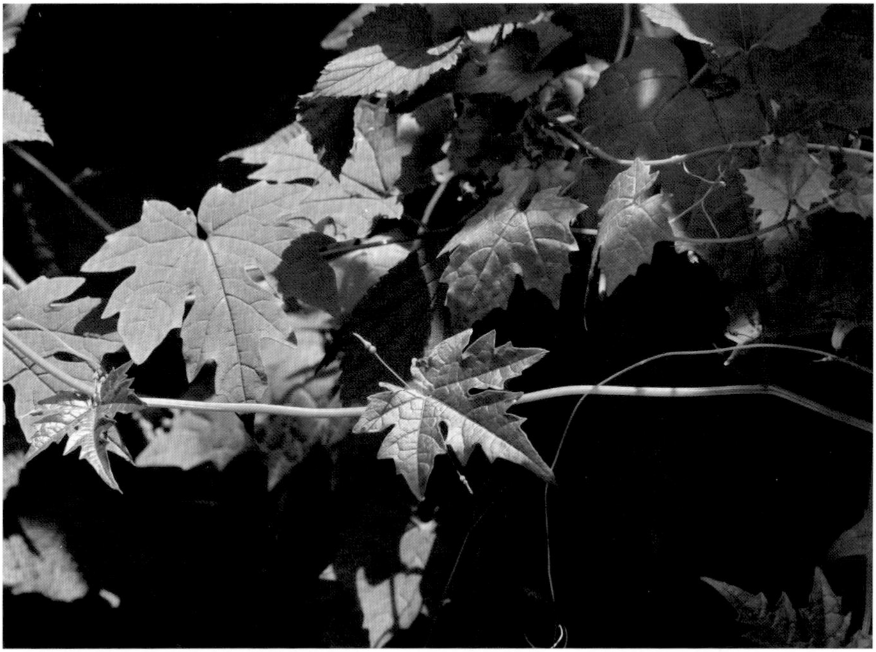

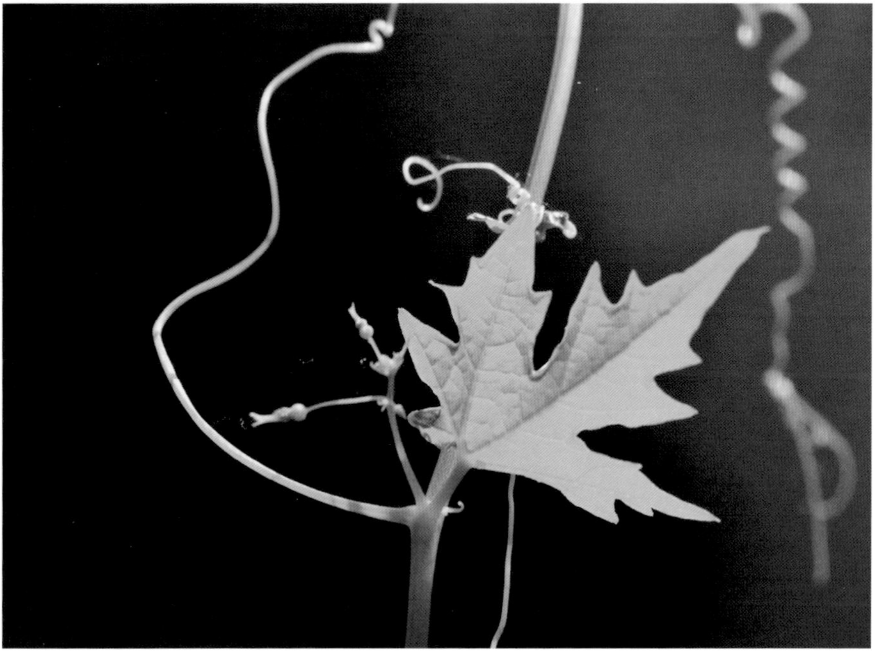

斑种草

Bothriospermum chinense Bge.

【别　　名】蛤蟆草、细叠子草

【基　　原】来源于紫草科斑种草属斑种草 **Bothriospermum chinense** Bge. 的全草入药。

【形态特征】一年生草本，稀为二年生，高20～30 cm。根为直根，细长，不分枝。茎数条丛生，直立或斜升，由中部以上分枝或不分枝。基生叶及茎下部叶具长柄，匙形或倒披针形，通常长3～6 cm，宽1～1.5 cm，顶端圆钝，基部渐狭为叶柄，边缘皱波状或近全缘，茎中部及上部叶无柄，长圆形或狭长圆形，长1.5～2.5 cm，宽0.5～1 cm，顶端尖，基部楔形或宽楔形。花序长5～15 cm，具苞片；苞片卵形或狭卵形；花梗短，花期长2～3 mm；果期伸长；花萼长2.5～4 mm，裂片披针形，裂至近基部；花冠淡蓝色，长3.5～4 mm，檐部直径4～5 mm，裂片圆形，长宽约1 mm，喉部有5个顶端深2裂的梯形附属物；花药卵圆形或长圆形，长约0.7 mm，花丝极短，着生花冠筒基部以上1 mm处；花柱短，长约为花萼1/2。小坚果肾形，长约2.5 mm，有网状皱折及稠密的粒状凸起，腹面有椭圆形的横凹陷。花期5～6月；果期8～9月。

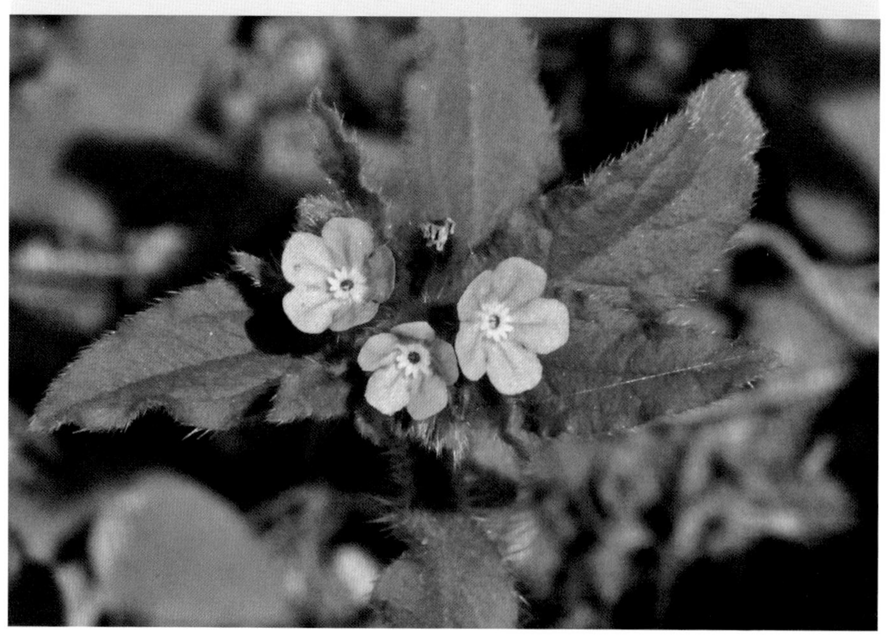

【生　　境】生于荒野路边、山坡草丛及林下等处。
【分　　布】辽宁、河北、山东、山西、河南、陕西、甘肃。
【采集加工】夏季采收全草，洗净，晒干。
【性味功能】味微苦，性凉。解毒消肿，利湿止痒。
【主治用法】治痔疮，肛门肿痛，湿疹等。用量10～15 g。外用煎水洗患处。

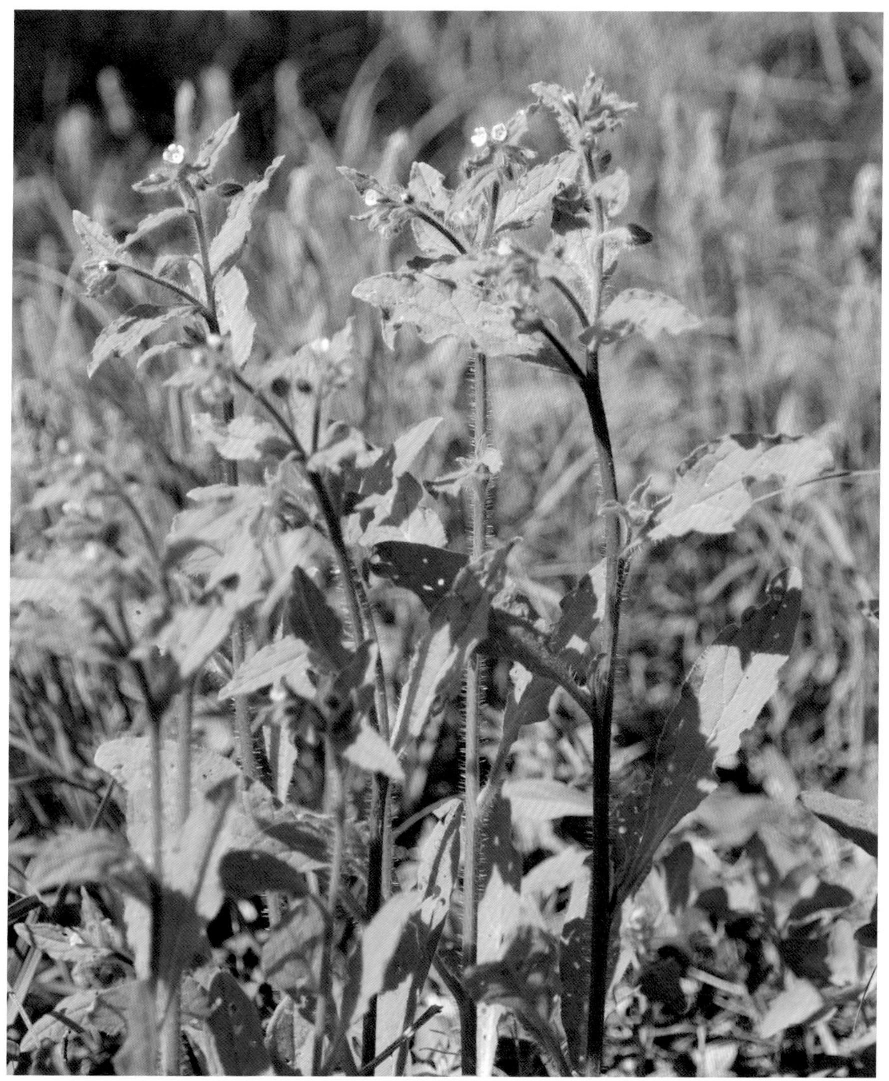

花　蔺

Butomus umbellatus Linn.

【别　　名】蒲子莲

【基　　原】来源于花蔺科花蔺属花蔺 **Butomus umbellatus** Linn. 的茎叶入药。

【形态特征】多年生水生草本，有粗壮的横生根状茎。叶基生，上部伸出水面，三棱状条形，长20～100 cm，宽3～8 mm，顶端渐尖，基部成鞘状。花葶圆柱形，与叶近等长，伞形花序顶生，基部有苞片3枚，卵形，长约2 cm，宽约5 mm。花两性，花梗长4～10 cm；外轮花被片3，椭圆状披针形，绿色，稍带紫色，长约7 mm，宿存；内轮花被片3，椭圆形，长约1.5 cm，初开时白色，后变成淡红色或粉红色；雄蕊9，花丝基部稍宽，花药带红色；心皮6，粉红色，排成1轮，基部常连合，柱头纵折状，子房内有多数胚珠。蓇葖果成熟时从腹缝开裂。种子多数，细小，有沟糟。花期7～8月；果期8～9月。

【生　　境】生于池塘、湖泊浅水或沼泽中。

【分　　布】黑龙江、吉林、辽宁、内蒙古、山西、江苏、陕西、新疆等省区。亚洲、欧洲及北美洲至澳大利亚亚热带地区也有分布。

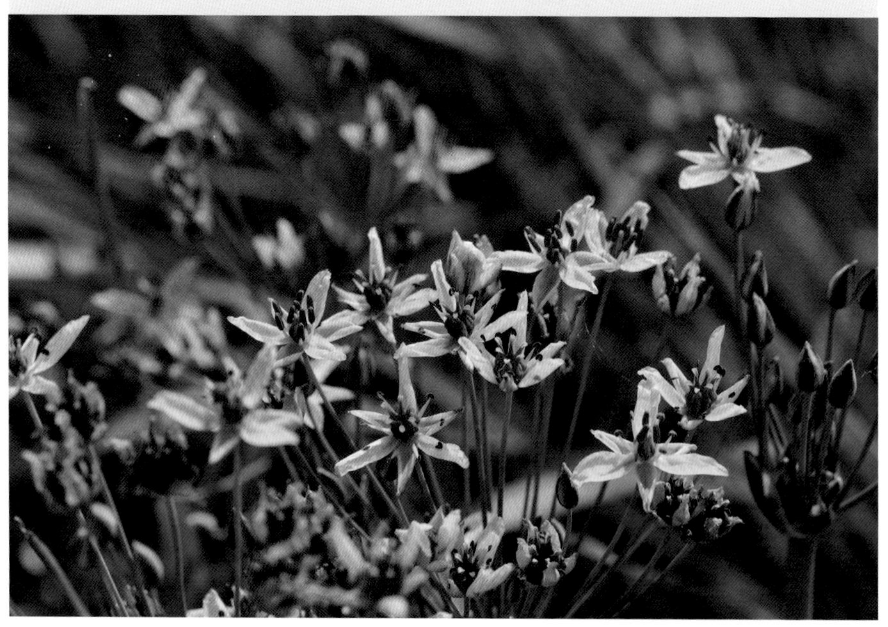

【采集加工】夏、秋季采收茎叶，除去杂质，洗净，晒干。
【性味功能】清热解毒，止咳平喘。
【主治用法】治咳嗽气喘。用量6～10 g。

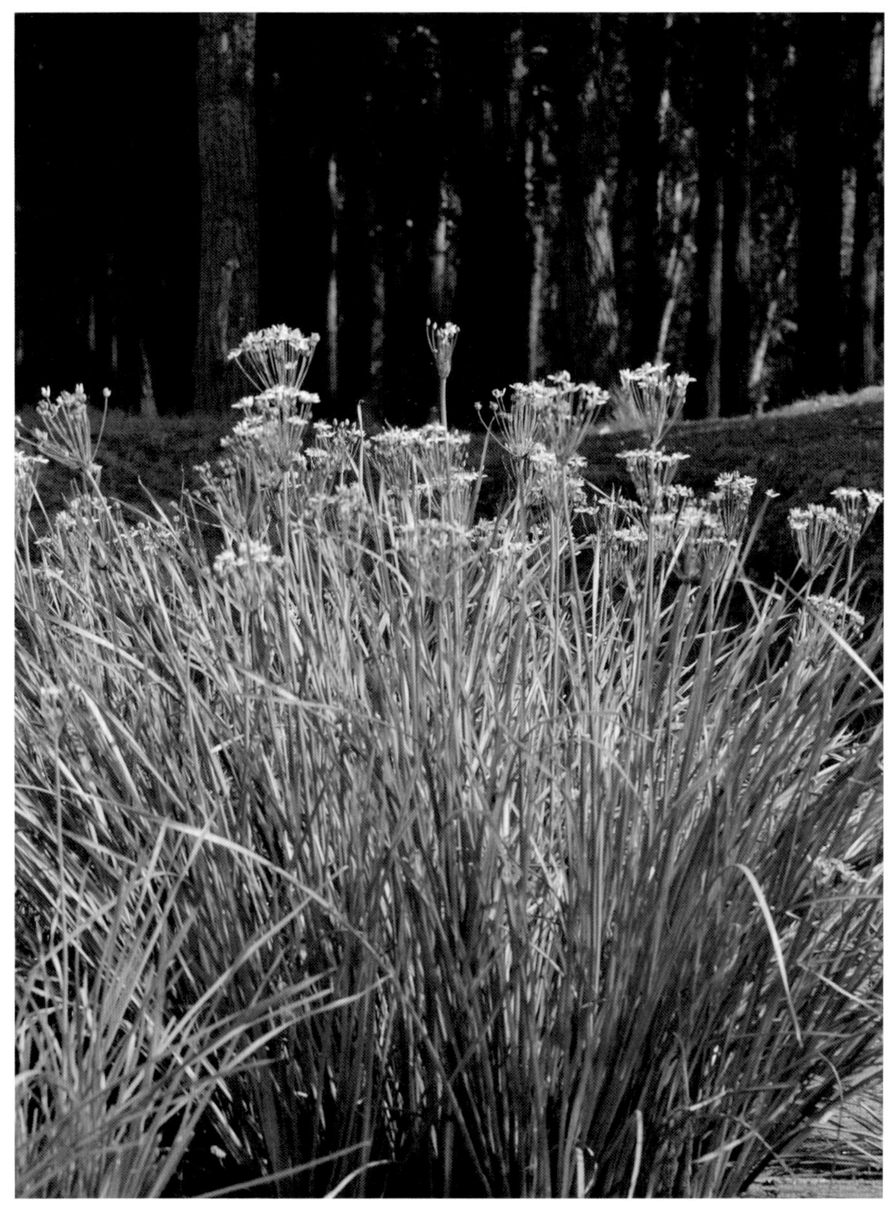

翠菊

Callistephus chinensis (Linn.) Ness

【别　　名】蓝菊

【基　　原】来源于菊科翠菊属翠菊**Callistephus chinensis** (Linn.) Ness的花序入药。

【形态特征】一年生或二年生草本，高30～100 cm。茎直立，单生，有纵棱，被白色糙毛。下部茎叶花期脱落或生存；中部茎叶卵形、菱状卵形或匙形或近圆形，长2.5～6 cm，宽2～4 cm，顶端渐尖，基部截形、楔形或圆形，叶柄长2～4 cm，有狭翼；上部的茎叶渐小，菱状披针形，长椭圆形或倒披针形，边缘有1～2个锯齿。头状花序单生于茎枝顶端，直径6～8 cm，有长花序梗。总苞半球形，宽2～5 cm；总苞片3层，近等长，外层长椭圆状披针形或匙形，叶质，长1～2.4 cm，中层匙形，较短，内层苞片长椭圆形，膜质。雌花1层，蓝色或淡蓝紫色，舌状长2.5～3.5 cm，宽2～7 mm，有长2～3 mm的短管部；两性花花冠黄色，檐部长4～7 mm，管部长1～1.5 mm。瘦果长椭圆状倒披针形，稍扁，长3～3.5 mm，中部以上被柔毛。外层冠毛宿存，内层冠毛雪白色，不等长，长3～4.5 mm，顶端渐尖，易脱落。花期8～9月；果期9～10月。

【生　　境】生于干燥石质山坡、撂荒地、山坡草丛、水边及灌丛等处。

【分　　布】黑龙江、吉林、辽宁、内蒙古、河北、山东、山西、四川、云南等。朝鲜、日本也有分布。

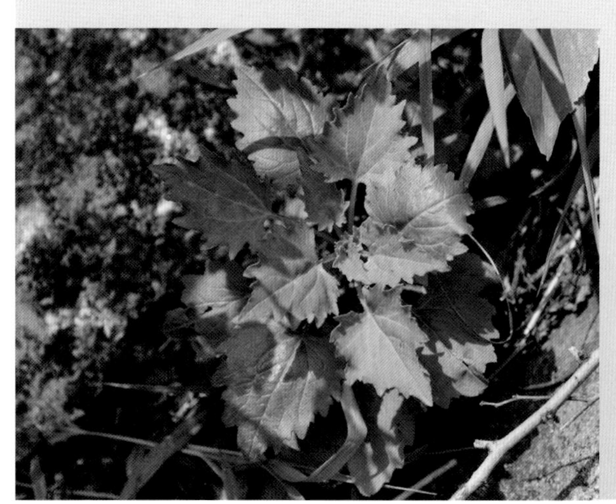

【采集加工】秋季采摘花序，除去杂质，晒干。

【性味功能】清热凉血，清肝明目。

【主治用法】治肝火头痛，眩晕，目赤，心胸烦热等。用量6～10 g。

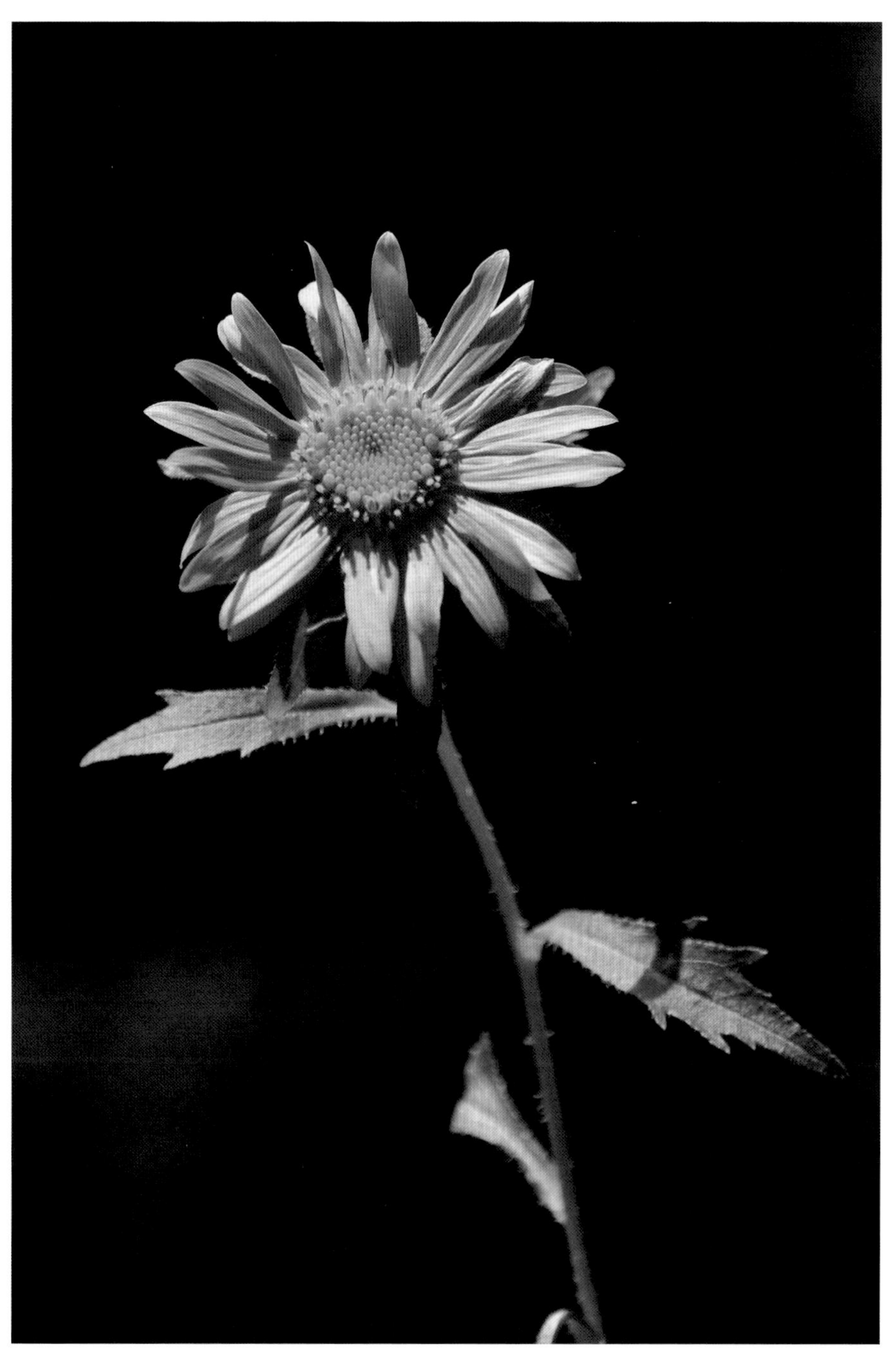

膜叶驴蹄草

Caltha membranacea (Turcz.) Schipcz.

【别　　名】薄叶驴蹄草

【基　　原】来源于毛茛科驴蹄草属膜叶驴蹄草**Caltha membranacea** (Turcz.) Schipcz. 的全草入药。

【形态特征】多年生草本，高15～40 cm，茎单一或上部分枝。基生叶有长柄，叶柄基部展宽成干膜质鞘；叶近膜质，圆肾形或三角状肾形，基部心形，顶端钝圆，边缘具明显牙齿，有时上部边缘的齿浅而钝；茎生叶少数，与基生叶近同行，叶柄短，茎顶端叶近无柄，叶柄基部具膜质鞘。花生茎端及分枝顶端；萼片5，黄色，倒卵形椭圆形，长0.8～2 cm，宽0.5～0.8 cm；心皮4～22，花柱短，有横脉，喙长约1 mm；种子多数，狭卵球形，长1.5 mm，黑色，有光泽，有少数纵皱纹。花期4～5月；果期6月。

【生　　境】生于溪流边湿草地、林下湿地、沼泽及浅水中，常聚生成片生长。

【分　　布】黑龙江、吉林、辽宁、内蒙古、河北。朝鲜、日本、俄罗斯远东地区也有分布。

【采集加工】春、夏季采收全草，除去杂质，洗净，晒干备用。

【性味功能】味辛，性微温。

【主治用法】治发痧，扭伤，跌伤，皮肤病等。用量10～15 g。外用鲜品捣烂敷患处。

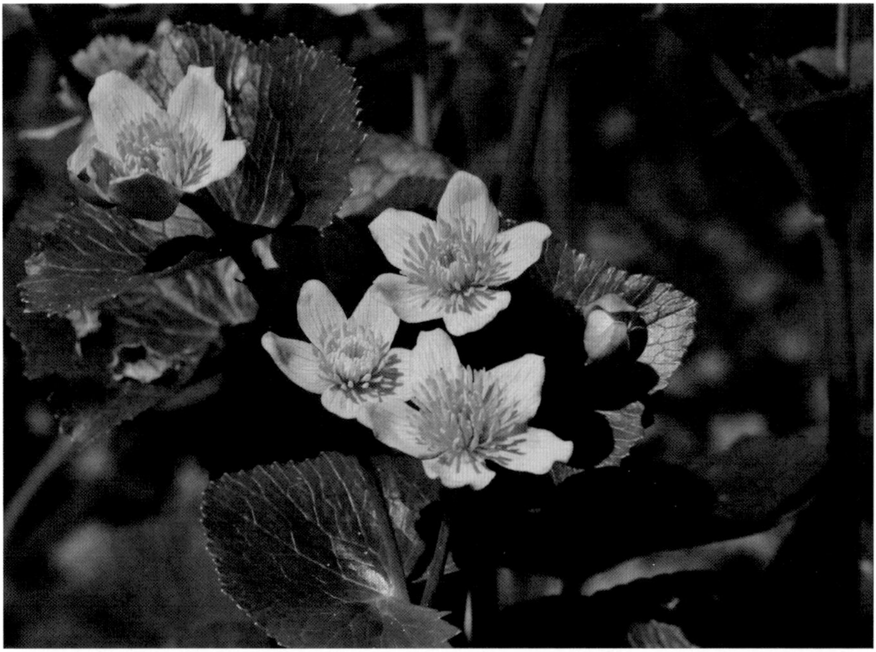

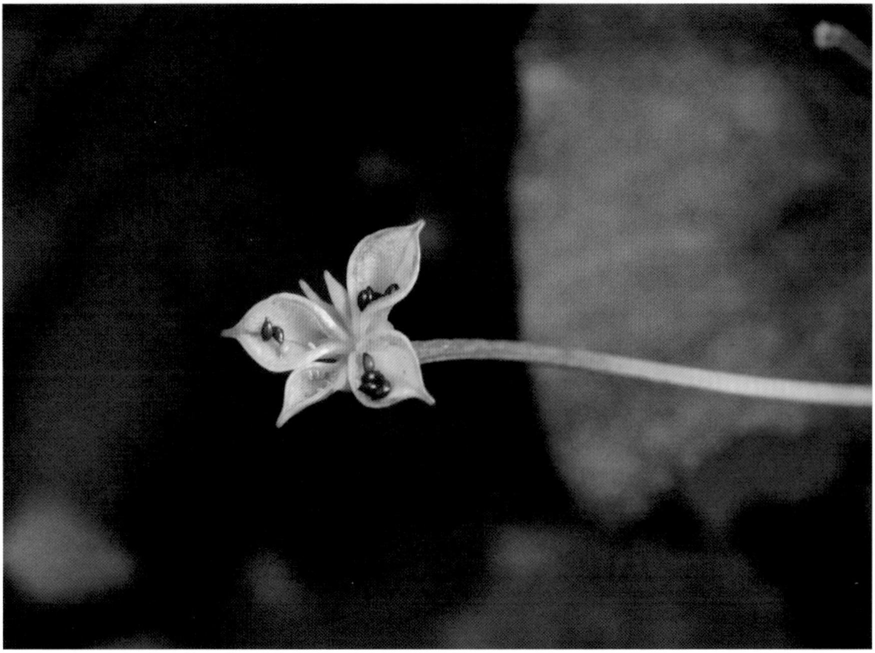

过山蕨

Camptosorus sibiricus Rupr.

【别　　名】马蹬草、过桥草

【基　　原】来源于铁角蕨科过山蕨属过山蕨**Camptosorus sibiricus** Rupr. 的全草入药。

【形态特征】多年生岩生植物。植株高达20 cm。根状茎短小，直立，顶端密被小鳞片；鳞片披针形，黑褐色膜质，全缘。叶簇生；基生叶不育，较小，柄长1～3 cm，叶片长1～2 cm，宽5～8 mm，椭圆形，钝头，基部阔楔形，略下延于叶柄；能育叶较大，柄长1～5 cm，叶片长10～15 cm，宽5～10 mm，披针形，全缘或略呈波状，基部楔形或圆楔形以狭翅下延于叶柄，顶端渐尖，且延伸成鞭状（长3～8 cm），末端稍卷曲，能着地生根行无性繁殖。叶脉网状，仅上面隐约可见，有网眼1～3行，靠近主脉的1行网眼狭长，与主脉平行，其外的1～2行网眼斜上，网眼外的小脉分离，不达叶边。叶草质干后暗绿色，无毛。孢子囊群线形或椭圆形，在主脉两侧各形成不整齐的1～3行，通常靠近主脉的1行较长，生于网眼向轴的一侧，囊群盖向主脉开口；囊群盖狭，同形，膜质，灰绿色或浅棕色。

【生　　境】生于湿润的岩石缝隙中，常聚生成片生长。

【分　　布】黑龙江、吉林、辽宁、内蒙古、河北、山西、陕西、山东、江苏、江西、河南。朝鲜、俄罗斯远东地区、日本也有分布。

【采集加工】春、夏秋三季采挖全草，除去泥土，洗净，晒干。

【性味功能】味淡，性平。止血消炎，活血散瘀。

【主治用法】治外伤出血，子宫出血，血栓闭塞性脉管炎，神经性皮炎，外伤出血，下肢溃疡，脉管炎及脑栓塞引起的偏瘫等。用量3～6 g。外用鲜品适量捣烂敷患处。

【附　　方】

1. 治子宫出血：过山蕨叶3～7片，水煎，打鸡蛋茶喝，轻者一天1次，重者一天2次，或用叶5片，研末，开水冲服。

2. 治冠心病，心绞痛：全草洗净切碎，晒干，做茶剂饮用。

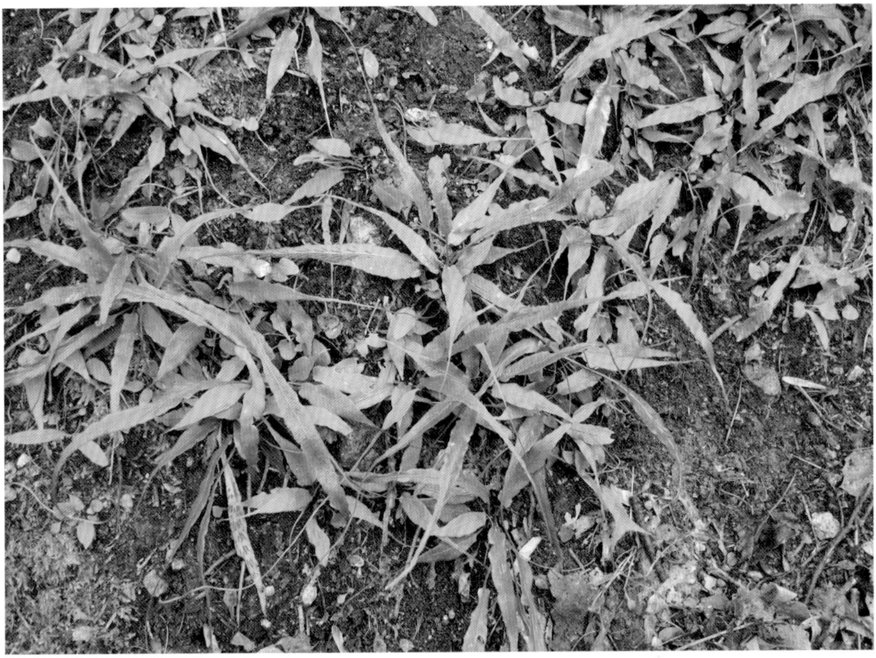

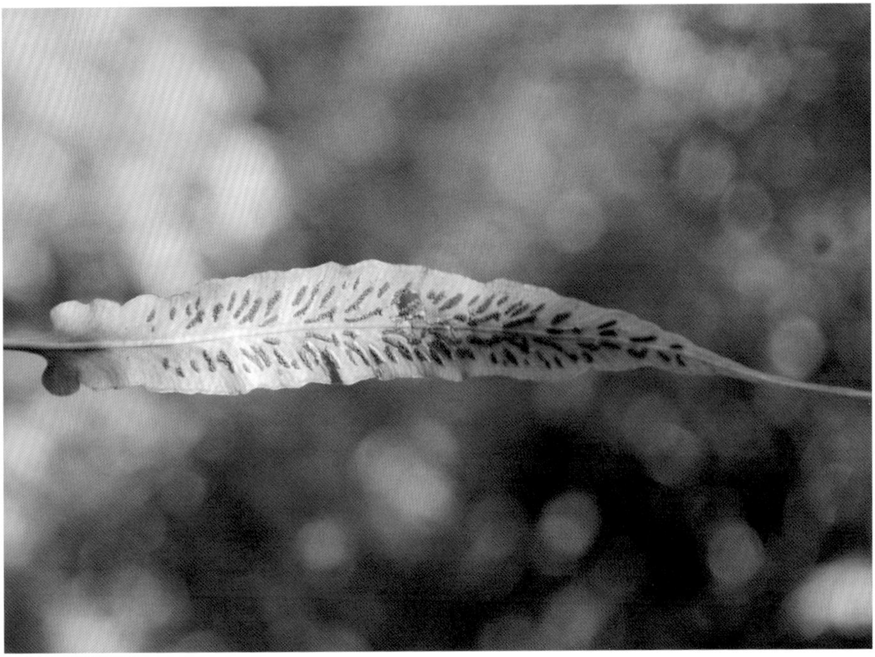

红花锦鸡儿

Caragana rosea Turcz. ex Maxim.

【别　　名】金雀儿、紫花锦鸡儿、黄枝条

【基　　原】来源于蝶形花科锦鸡儿属红花锦鸡儿**Caragana rosea** Turcz. ex Maxim. 的根入药。

【形态特征】落叶灌木，高0.4～1 m。树皮绿褐色或灰褐色，小枝细长，具条棱，托叶在长枝者成细针刺，长3～4 mm，短枝者脱落；叶柄长5～10 mm，脱落或宿存成针刺；叶假掌状；小叶4，楔状倒卵形，长1～2.5 cm，宽4～12 mm，顶端圆钝或微凹，具刺尖，基部楔形，近革质，上面深绿色，下面淡绿色，无毛，有时小叶边缘、小叶柄、小叶下面沿脉被疏柔毛。花梗单生，长8～18 mm，关节在中部以上，无毛；花萼管状，不扩大或仅下部稍扩大，长7～9 mm，宽约4 mm，常紫红色，萼齿三角形，渐尖，内侧密被短柔毛；花冠黄色，常紫红色或全部淡红色，凋时变为红色，长20～22 mm，旗瓣长圆状倒卵形，顶端凹入，基部渐狭成宽瓣柄，翼瓣长圆状线形，瓣柄较瓣片稍短，耳短齿状，龙骨瓣的瓣柄与瓣片近等长，耳不明显；子房无毛。荚果圆筒形，长3～6 cm，具渐尖头。花期4～6月；果期6～7月。

【生　　境】生于山地灌丛及山地沟谷灌丛中。

【分　　布】辽宁、内蒙古、华北、陕西、甘肃、山东、江苏、浙江、安徽、四川、河南。俄罗斯远东地区也有分布。

【采集加工】秋季采挖根部，洗净，切片，晒干。

【性味功能】健脾，益肾，通经，利尿。

【主治用法】治虚损劳热，咳嗽，淋浊，阳痿，妇女血崩，白带，乳少，子宫脱垂。用量10～25 g。

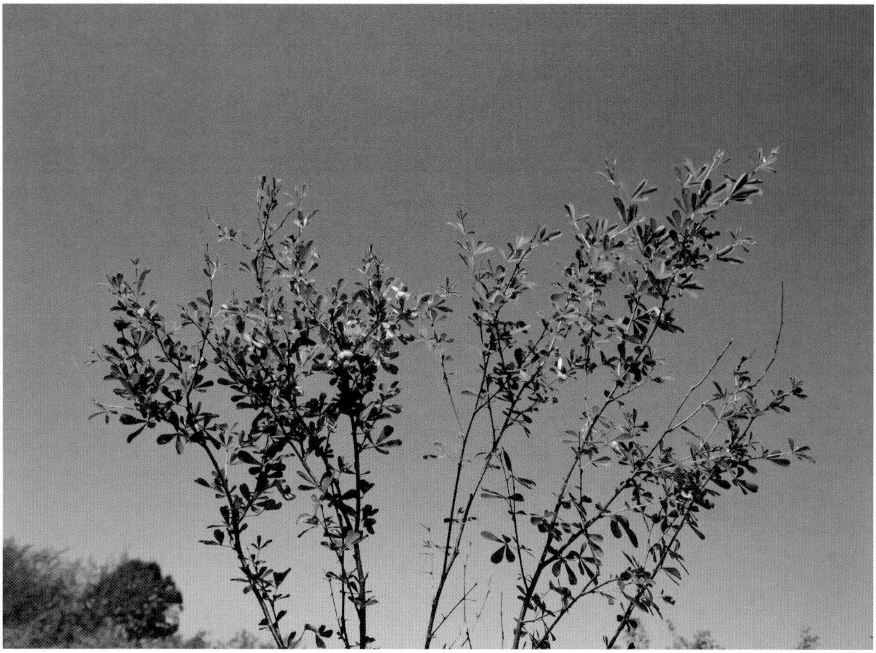

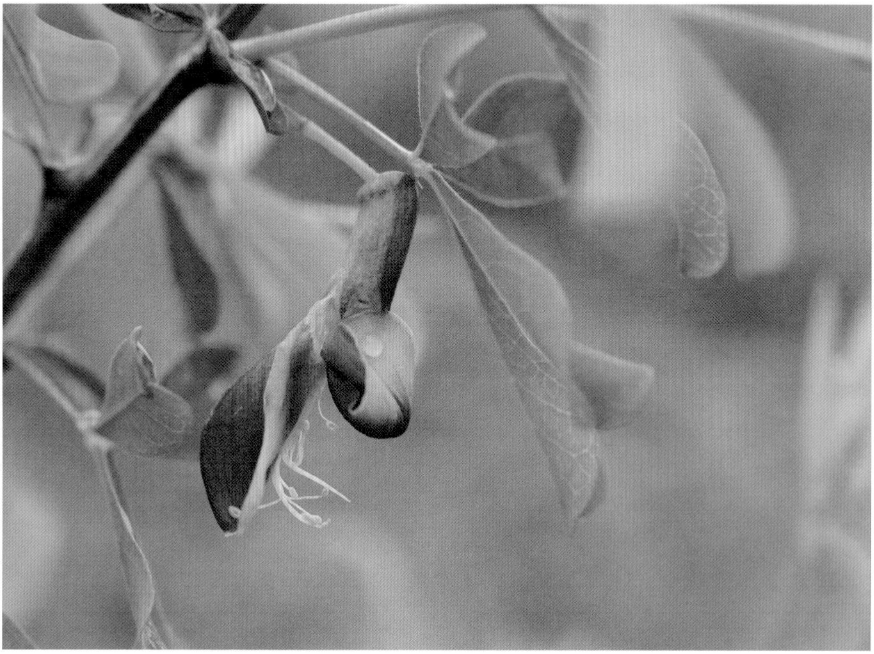

白花碎米荠

Cardamine leucantha (Tausch) O. E. Schulz

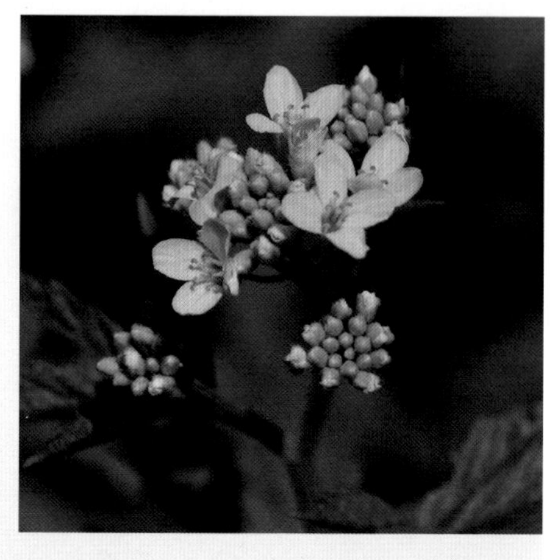

【别　　名】山芥菜

【基　　原】来源于十字花科碎米荠属白花碎米荠**Cardamine leucantha** (Tausch) O. E. Schulz 的根状茎入药。

【形态特征】多年生草本，高30～75 cm。根状茎短而匍匐。茎单一，不分枝，有时上部有少数分枝，表面有沟棱。基生叶有长叶柄，小叶2～3对，顶生小叶卵形至长卵状披针形，长3.5～5 cm，宽1～2 cm，顶端渐尖，边缘有不整齐的钝齿或锯齿，基部楔形或阔楔形，小叶柄长5～13 mm，侧生小叶的大小、形态和顶生相似，但基部不等、有或无小叶柄；茎中部叶有较长的叶柄，通常有小叶2对；茎上部叶有小叶1～2对，小叶阔披针形，较小。总状花序顶生，分枝或不分枝，花后伸长；花梗细弱，长约6 mm；萼片长椭圆形、长2.5～3.5 mm，边缘膜质，外面有毛；花瓣白色，长圆状楔形，长5～8 mm；花丝稍扩大；雌蕊细长；柱头扁球形。长角果线形，长1～2 cm，宽约1 mm，花柱长约5 mm；果梗直立开展，长1～2 cm。种子长圆形，长约2 mm，栗褐色，边缘具窄翅或无。花期5～6月；果期6～7月。

【生　　境】生于路边、山坡湿草地、杂木林下及山谷沟边阴湿处，常聚生成片生长。

【分　　布】黑龙江、吉林、辽宁、内蒙古、河北、山西、河南、安徽、江苏、浙江、湖北、江西、陕西、甘肃等地。日本、朝鲜、西伯利亚南部至东部地区也有分布。

【采集加工】春、秋季采挖根状茎，除去泥土，洗净，晒干。

【性味功能】味辛，性温。清热解毒，解痉，化痰止咳，活血止痛。

【主治用法】治百日咳，慢性支气管炎，咳嗽痰喘，顿咳，月经不调，跌打损伤。用量15～30 g。煎水调蜜服或研末酒调服。

【附　　方】治百日咳：白花碎米荠根状茎15～30 g，小儿减半，水煎分3次服。或晒干研粉用蜂蜜拌服。

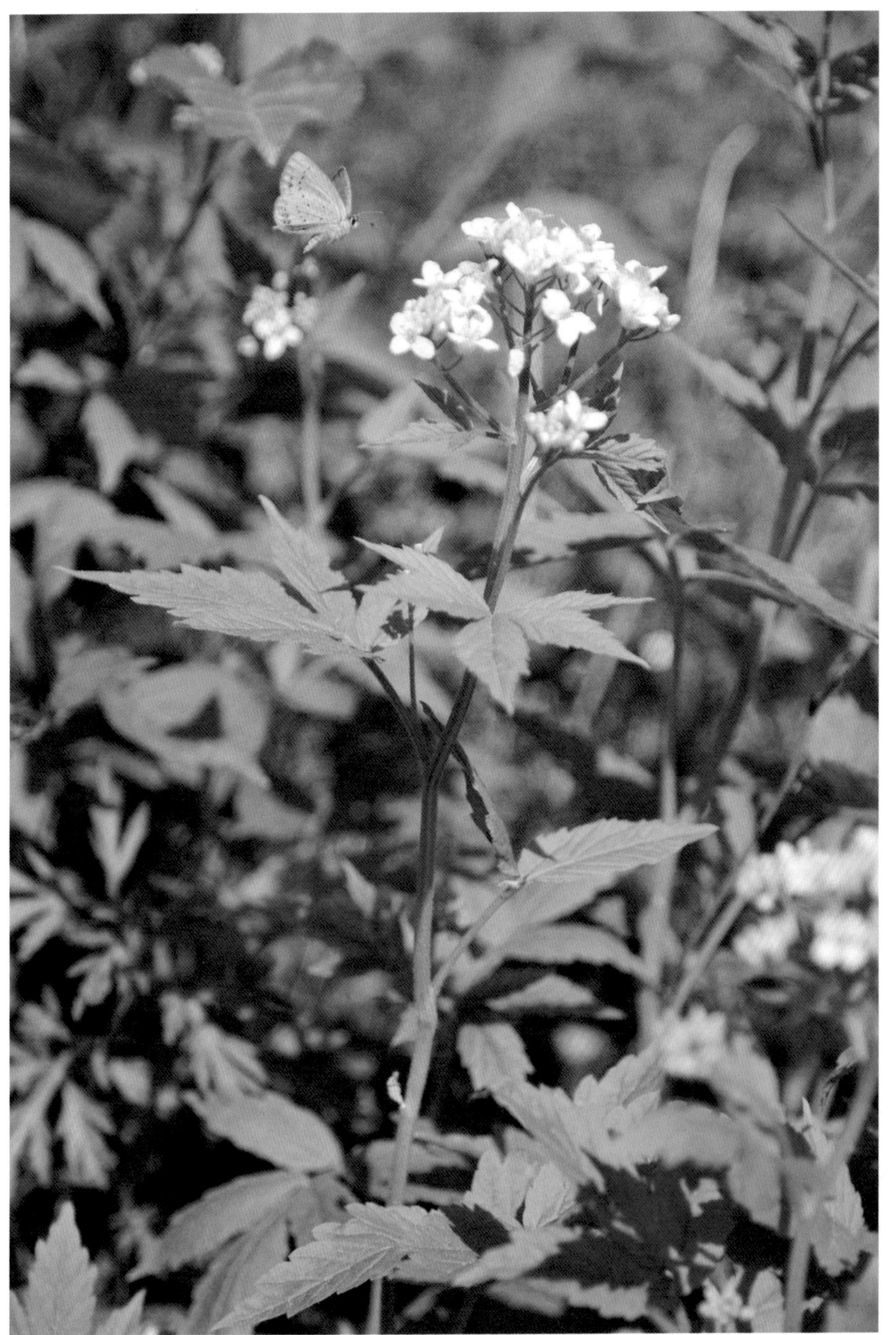

异穗苔草

Carex heterostachya Bunge

【基　　原】来源于莎草科苔草属异穗苔草**Carex heterostachya** Bunge的全草入药。

【形态特征】多年生草本。根状茎具长的地下匍匐茎。秆高20～40 cm，三棱形。叶短于秆，宽2～3 mm，平张，质稍硬，边缘粗糙，具稍长的叶鞘。苞片芒状。小穗3～4个，常较集中生于秆的上端，间距较短，上端1～2个为雄小穗，长圆形或棍棒状，长1～3 cm，无柄；其余为雌小穗，卵形或长圆形，长8～18 mm，密生多数花，近于无柄，或最下面的小穗具很短的柄。雄花鳞片卵形，长约5 mm，膜质，褐色，具白色透明的边缘，具3条脉；雌花鳞片圆卵形或卵形，长约3.5 mm，顶端急尖，具短尖，上端边缘有时呈啮蚀状，膜质，中间淡黄褐色，两侧褐色，边缘白色透明，具3条脉，中脉绿色。果囊斜展，稍长于鳞片，宽卵形或圆卵形，钝三棱形，长3～4 mm，革质，褐色，无毛，稍有光泽，脉不明显，基部急缩为钝圆形，顶端急狭为稍宽而短的喙。小坚果较紧地包于果囊内，宽倒卵形或宽椭圆形，三棱形，柱头3个。花期4～5月；果期5～6月。

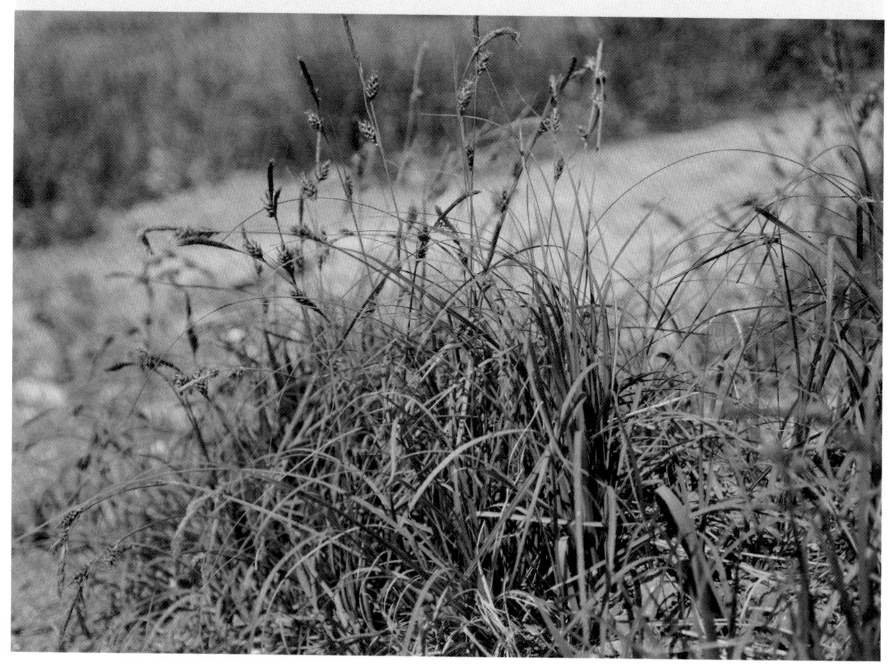

【生　　境】生于干燥的山坡或草地及道旁荒地等处。

【分　　布】黑龙江、吉林、辽宁、河北、山西、陕西、山东、河南等。朝鲜、俄罗斯远东地区也有分布。

【采集加工】夏、秋季采收全草，切段，晒干。

【性味功能】味辛、甘，性平。凉血，止血，解表透疹。

【主治用法】治痢疾，麻疹不出，消化不良。用量15～25 g。

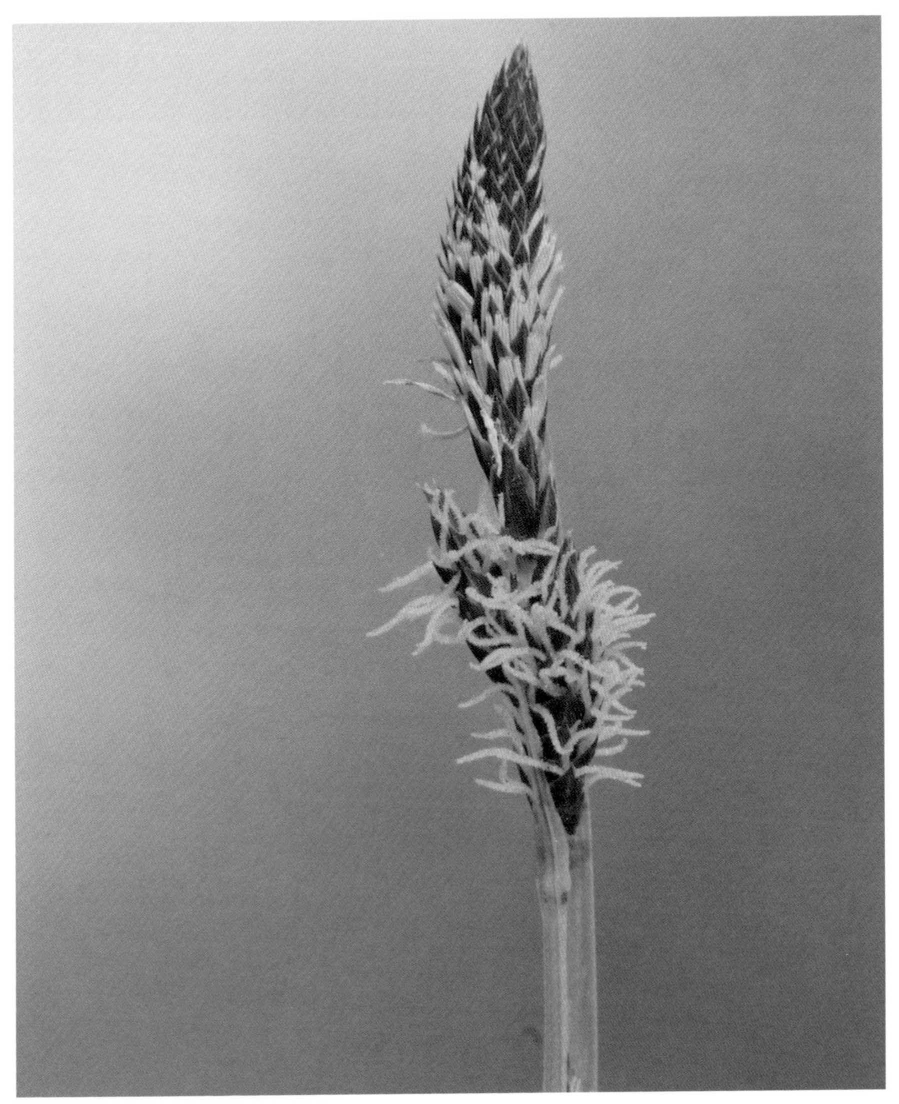

大花金挖耳

Carpesium macrocephalum Franch. et Sav.

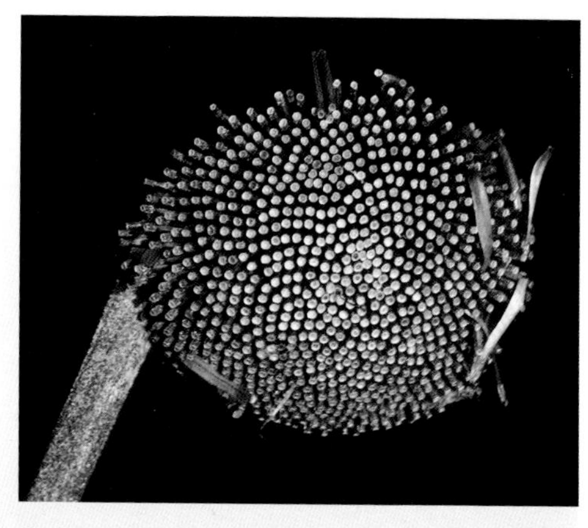

【别　　名】香油罐、大烟袋锅草

【基　　原】来源于菊科天名精属大花金挖耳 **Carpesium macrocephalum** Franch. et Sav. 的全草入药。

【形态特征】多年生草本。茎高60～140 cm。茎叶于花前枯萎，基下部叶大，具长柄，柄长15～18 cm，具狭翅，向叶基部渐宽，叶片广卵形至椭圆形，长15～20 cm，宽10～15 cm，顶端锐尖，基部骤然收缩成楔形，下延，边缘具粗大不规整的重牙齿，中部叶椭圆形至倒卵状椭圆形，顶端锐尖，中部以下收缩渐狭，无柄，基部略呈耳状，半抱茎，上部叶长圆状披针形，两端渐狭。头状花序单生于茎端及枝端，开花时下垂；苞叶多枚，椭圆形至披针形，长2～7 cm，叶状，边缘有锯齿。总苞盘状，直径2.5～3.5 cm，长8～10 mm，外层苞片叶状，披针形，长1.5～2 cm，宽5～9 mm，顶端锐尖，中层长圆状条形，较外层稍短，顶端草质，锐尖，下部干膜质，内层匙状条形，干膜质。两性花筒状，长4～5 mm，向上稍宽，冠檐5齿裂，花药基部箭形，具撕裂状的长尾，雌花较短，长3～3.5 mm。瘦果长5～6 mm。花期7～8月；果期9～10月。

【生　　境】生于林下、林缘、山坡及草地等处。

【分　　布】黑龙江、吉林、辽宁、河北、山西、陕西、四川、甘肃。朝鲜、西伯利亚、蒙古、日本也有分布。

【采集加工】夏、秋季采收全草，洗净鲜用或晒干入药。

【性味功能】味苦，性微凉。凉血，祛瘀。

【主治用法】治跌打损伤，外伤出血。用量15～30 g。外用鲜草捣烂敷或将鲜草搅汁敷患处。

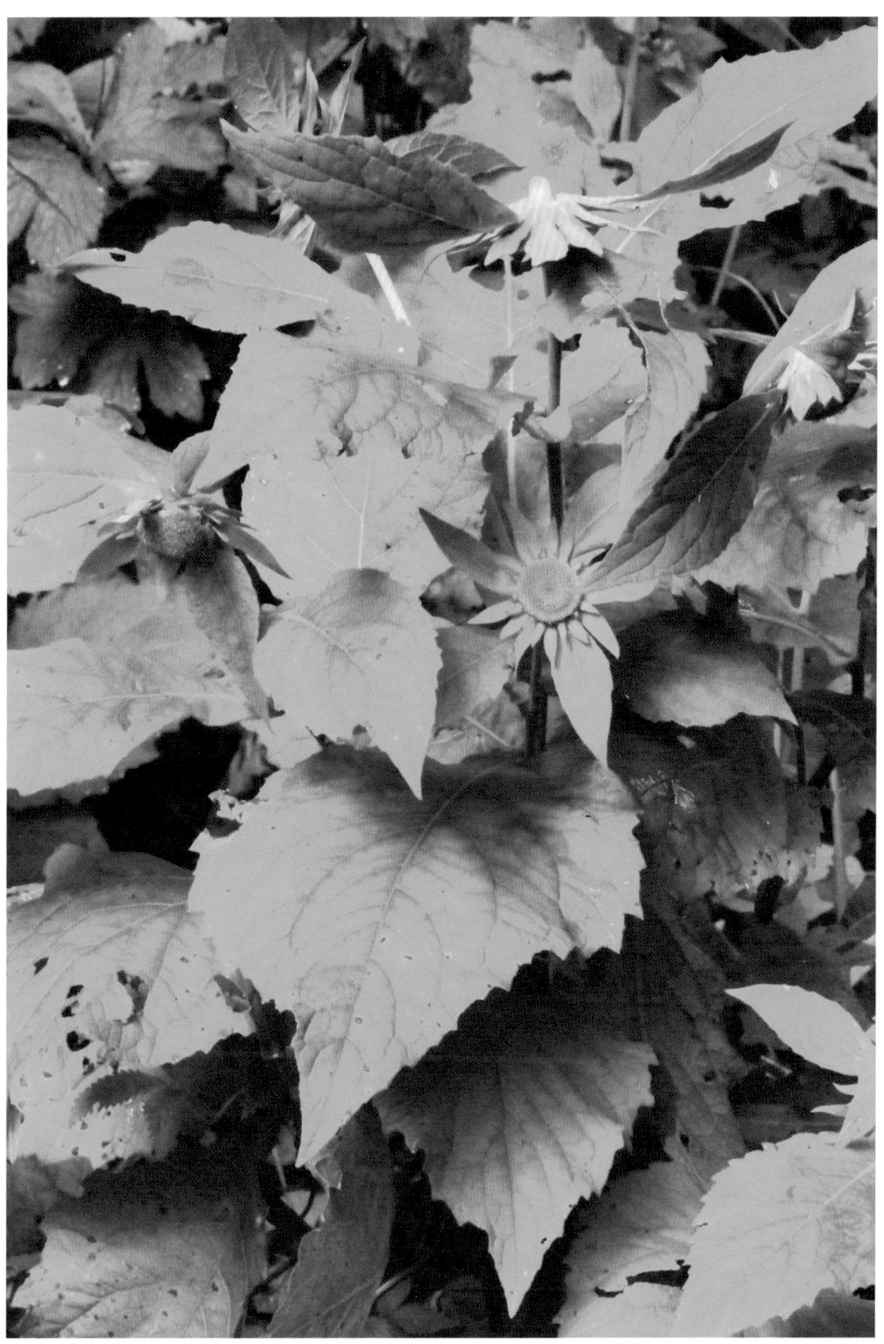

田葛缕子

Carum buriaticum Turcz.

【别　　名】野胡萝卜

【基　　原】来源于伞形科田葛缕子属田葛缕子**Carum buriaticum** Turcz.的根及果实入药。

【形态特征】多年生草本，高50～80 cm。根圆柱形，长达18 cm，直径0.5～2 cm。茎通常单生，稀2～5，基部有叶鞘纤维残留物，自茎中、下部以上分枝。基生叶及茎下部叶有柄，长6～10 cm，叶片轮廓长圆状卵形或披针形，长8～15 cm，宽5～10 cm，3～4回羽状分裂，末回裂片线形，长2～5 mm，宽0.5～1 mm；茎上部叶通常2回羽状分裂，末回裂片细线形，长5～10 mm，宽约0.5 mm。总苞片2～4，线形或线状披针形；伞辐10～15，长2～5 cm；小总苞片5～8，披针形；小伞形花序有花10～30，无萼齿；花瓣白色。果实长卵形，长3～4 mm，宽1.5～2 mm，每棱槽内油管1，合生面油管2。花期6～7月；果期9～10月。

【生　　境】生于田边、路旁、河岸、林下及山地草丛中等处。

【分　　布】黑龙江、辽宁、内蒙古、华北、西北、四川、西藏。俄罗斯、蒙古也有分布。

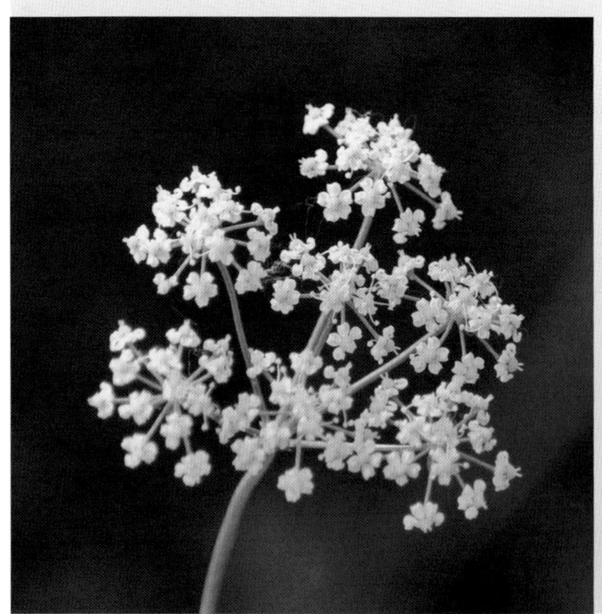

【采集加工】夏、秋季采挖根，以秋季为最佳，洗净，除去杂质，晒干备用。秋季采收果实，洗净，晒干。

【性味功能】味辛，性凉。驱风，行气散寒，消食健胃。

【主治用法】用于镇吐、驱虫。

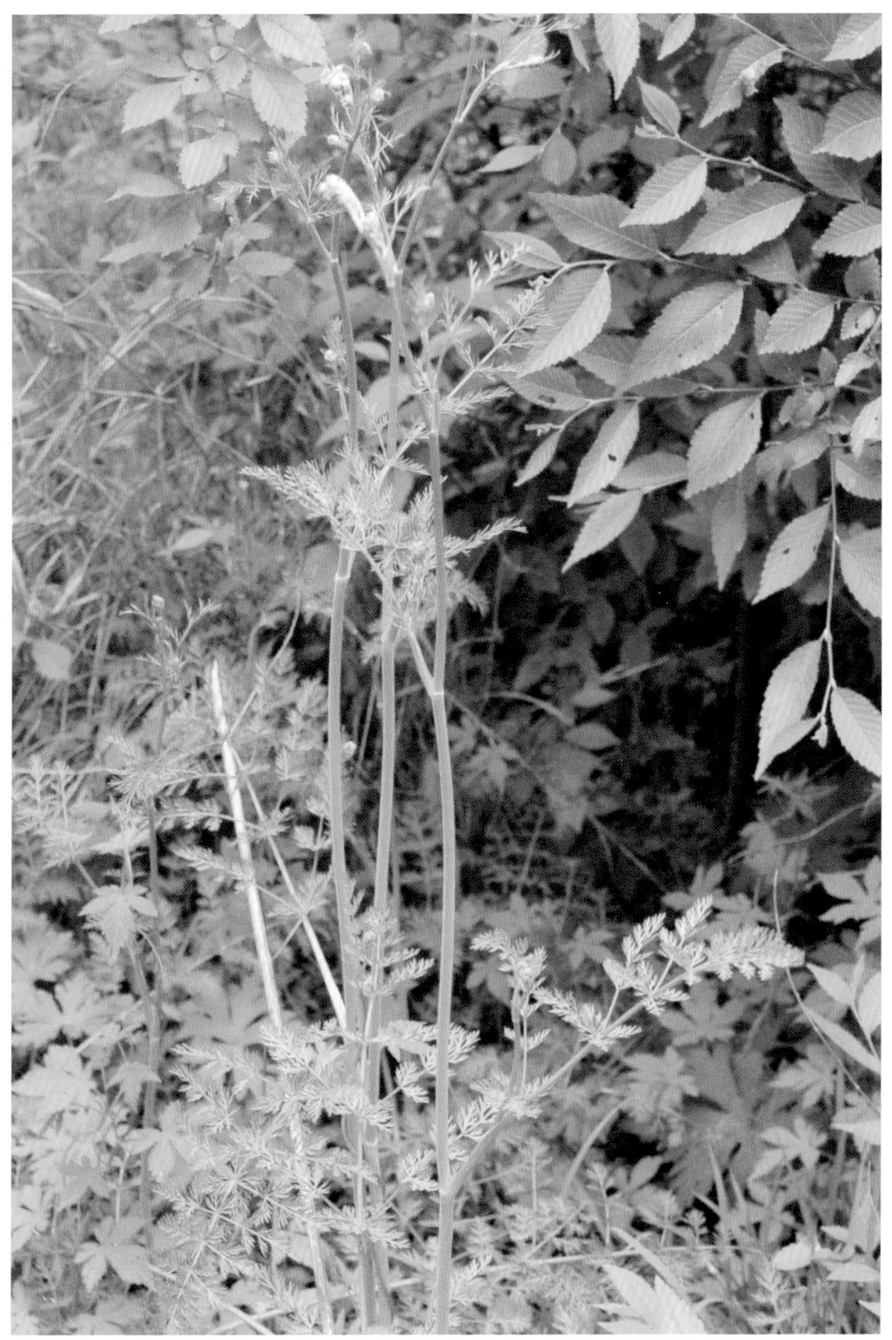

豆茶决明

Cassia nomame (Sieb.) Kitag.

【别　　名】山扁豆

【基　　原】来源于苏木科决明属豆茶决明**Cassia nomame** (Sieb.) Kitag. 的全草及种子入药。

【形态特征】一年生直立草本，茎直立或铺散，高25～60 cm，分枝或不分枝。茎上密生或疏生弯曲的细毛。偶数羽状复叶，互生，长4～8 cm，小叶8～28对，线状长圆形，长7～12 mm，宽1.5～3 mm，两端稍偏斜，顶端具刺尖，全缘，两面无毛或微有毛；托叶锥形，长3～7 mm，宿存；叶柄短。花黄色，腋生1～2朵，花梗纤细，长5 mm；苞片小，锥形或线状披针形，萼片5，披针形，分离，5深裂，外面疏被毛；花瓣5，倒卵形；雄蕊4，稀5个，子房密被短柔毛。荚果扁平，长圆状条形，两端稍偏斜，被短毛，长3～5 cm，宽5～6 mm。种子2～12粒，近菱形，平滑。花期7～8月；果期8～9月。

【生　　境】生于林缘、沟边、路边及荒山坡等处，常聚生成片生长。

【分　　布】吉林、辽宁、河北、山东、浙江、江苏、安徽、江西、湖南、湖北、四川、云南等。朝鲜、俄罗斯、日本也有分布。

【采集加工】夏、秋季采收全草，切段，洗净，鲜用或晒干。秋季采摘果实，除去果皮和杂质，获取种子，晒干。

【性味功能】全草：味甘、苦，性平。清肝明目，健脾利湿，止咳化痰，清热利尿，润肠通便。

【主治用法】全草：治慢性肾炎，咳嗽痰多，目花，夜盲，偏头痛，水肿，脚气，黄疸，便秘。种子：治小儿疳积，夜盲症，目翳。用量15～20 g。

【附　　方】

1. 治夜盲：豆茶决明全草粉末10 g，煮猪肝或用蜂蜜调服；或单用粉末100 g煎水服。

2. 治慢性肾炎：豆茶决明全草25 g，做茶剂饮用。

3. 治脾胃虚弱：豆茶决明嫩茎叶适量，代茶饮用。

4. 治小儿疳积：豆茶决明种子15 g，煎汤或和猪肝炖服。

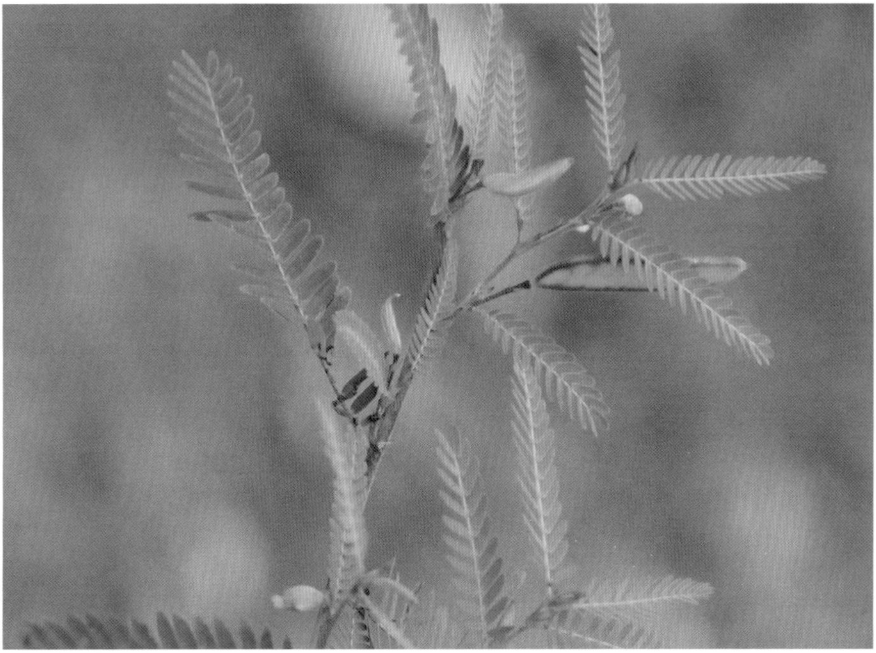

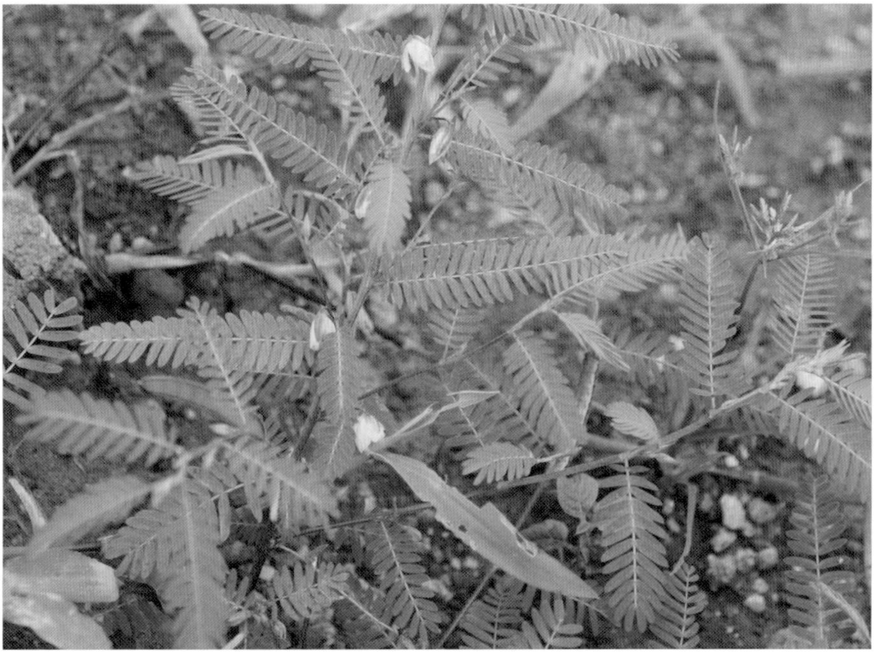

大叶朴

Celtis koraiensis Nakai

【别　　名】白麻子、山灰枣、石榆子

【基　　原】来源于榆科朴属大叶朴**Celtis koraiensis** Nakai 的根、茎及叶入药。

【形态特征】落叶乔木，高达15 m；树皮灰色或暗灰色，浅微裂；当年生小枝老后褐色至深褐色，散生小而微凸、椭圆形的皮孔；冬芽深褐色，内部鳞片具棕色柔毛。叶椭圆形至倒卵状椭圆形，少有为倒广卵形，长7～12 cm（连尾尖），宽3.5～10 cm，基部稍不对称，宽楔形至近圆形或微心形，顶端具尾状长尖，长尖常由平截状顶端伸出，边缘具粗锯齿，两面无毛，或仅叶背疏生短柔毛或在中脉和侧脉上有毛；叶柄长5～15 mm，无毛或生短毛；在萌发枝上的叶较大，且具较多和较硬的毛。果单生叶腋，果梗长1.5～2.5 cm，果近球形至球状椭圆形，直径约12 mm，成熟时橙黄色至深褐色；核球状椭圆形，直径约8 mm，有四条纵肋，表面具明显网孔状凹陷，灰褐色。花期4～5月；果期9～10月。

【生　　境】生于向阳山坡及沟谷林中。

【分　　布】吉林、辽宁、河北、山东、安徽、山西、河南、陕西、甘肃。朝鲜也有分布。

【采集加工】春、秋季采挖根，剥取根皮。四季砍割茎，切段或刨片。春季采摘嫩叶，晒干。

【性味功能】止咳，平喘。

【主治用法】治咳嗽，疮痈肿毒等，水煎服。

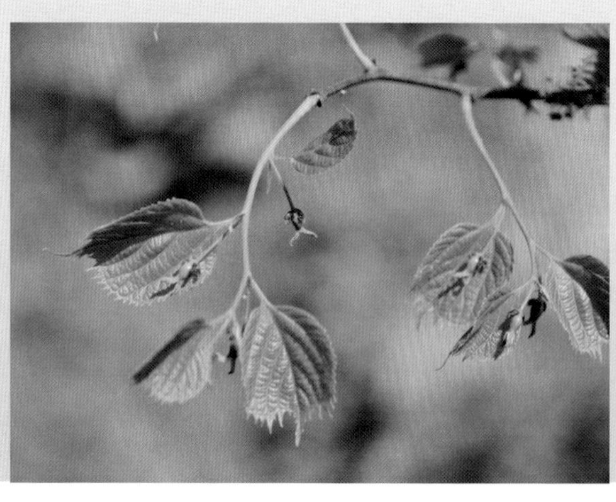

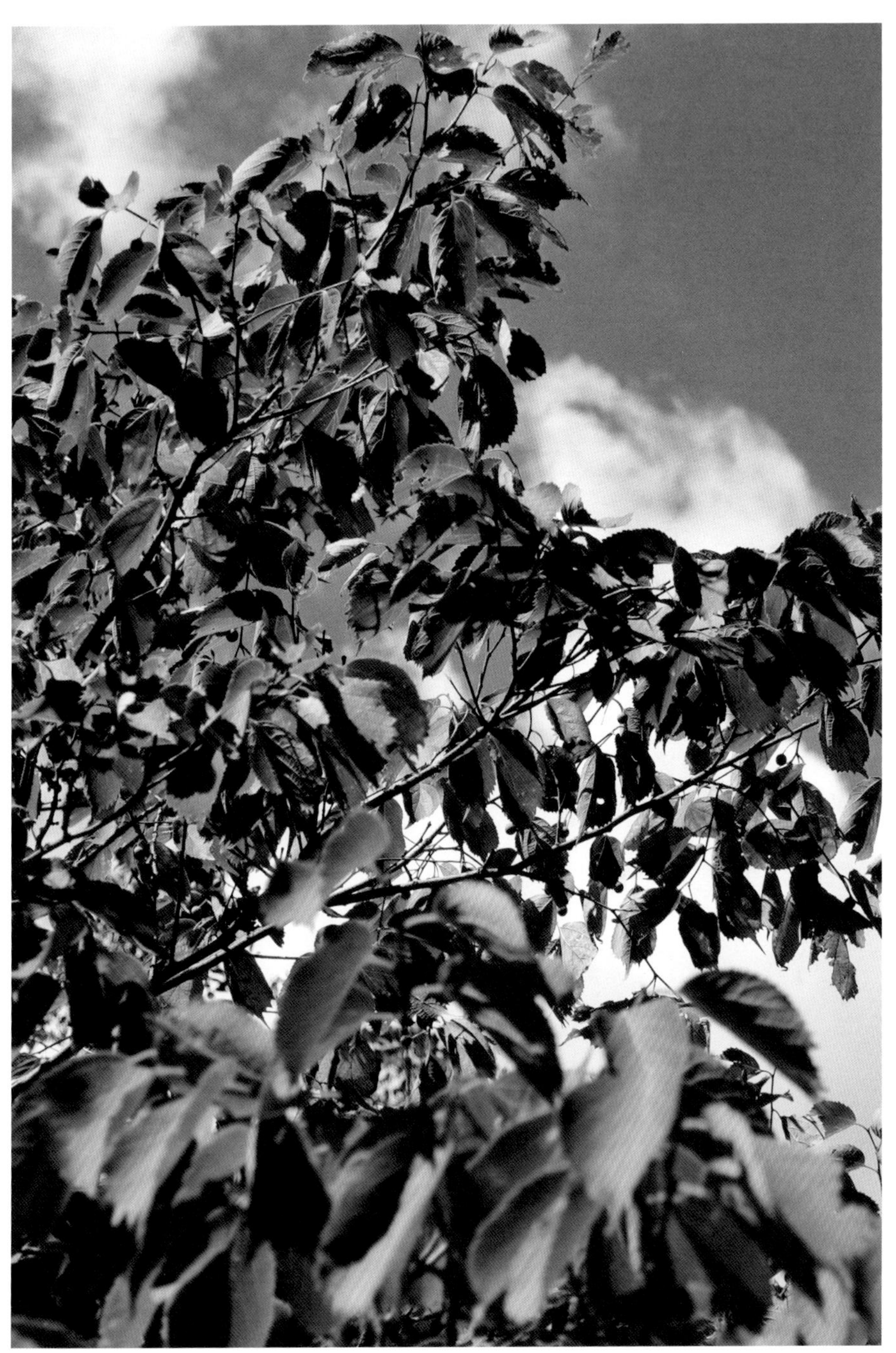

百金花

Centaurium pulchellum (Swartz) Druce var. **altaicum** (Griseb.) Kitag. et Hara

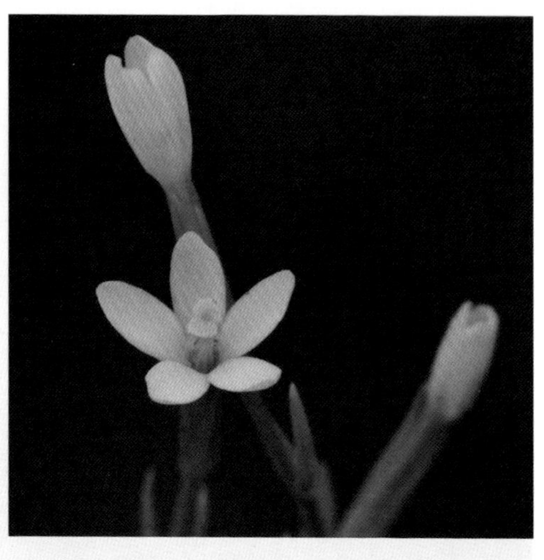

【别　　名】麦氏埃蕾、东北埃蕾

【基　　原】来源于龙胆科百金花属百金花**Centaurium pulchellum** (Swartz) Druce var. **altaicum** (Griseb.) Kitag. et Hara的全草入药。

【形态特征】一年生草本，高4～15 cm。茎直立，浅绿色，多分枝。叶无柄，叶脉1～3条；中下部叶椭圆形或卵状椭圆形，长6～17 mm，宽3～6 mm，顶端钝；上部叶椭圆状披针形，长6～13 mm，宽2～4 mm。顶端急尖。花多数，排列成疏散的二歧式或总状复聚伞花序；花具明显花梗；花萼5深裂，裂片钻形，长2.5～3 mm，边缘膜质，中脉在背面高高凸起呈脊状；花冠白色或粉红色，漏斗形，长13～15 mm，冠筒狭长，圆柱形，喉部突然膨大，顶端5裂，狭长圆形，长2.7～3.2 mm，顶端钝，全缘；雄蕊5，稍外露，着生于冠筒喉部，整齐，花丝短，线形，长1.5～2 mm，花药长圆形，长0.5～0.7 mm；子房半二室，椭圆形，长7～8 mm，花柱细，丝状，长2～2.2 mm，柱头2裂，裂片膨大，圆形。蒴果无柄，椭圆形，长7.5～9 mm，顶端具长的宿存花柱；种子黑褐色，球形，直径0.2～0.3 mm。花期5～6月；果期6～7月。

【生　　境】生于潮湿的田野、草地、海滨、水边及沙滩地等处。

【分　　布】吉林、辽宁、内蒙古、华北、西北、华东。朝鲜、俄罗斯西伯利亚地区、日本也有分布。

【采集加工】春末夏初采收开花的全草，晒干或鲜用。

【性味功能】味苦，性寒。清热解毒。

【主治用法】治胆囊炎，头痛，发烧，牙痛，咽喉肿痛，扁桃腺炎等。用量6～10 g。水煎服，或研末冲服。

【附　　方】治头痛发烧，牙痛，扁桃体炎：百金花、栀子、桃色女娄菜、黄连各等分，研末，每服2.5 g，日服2次。

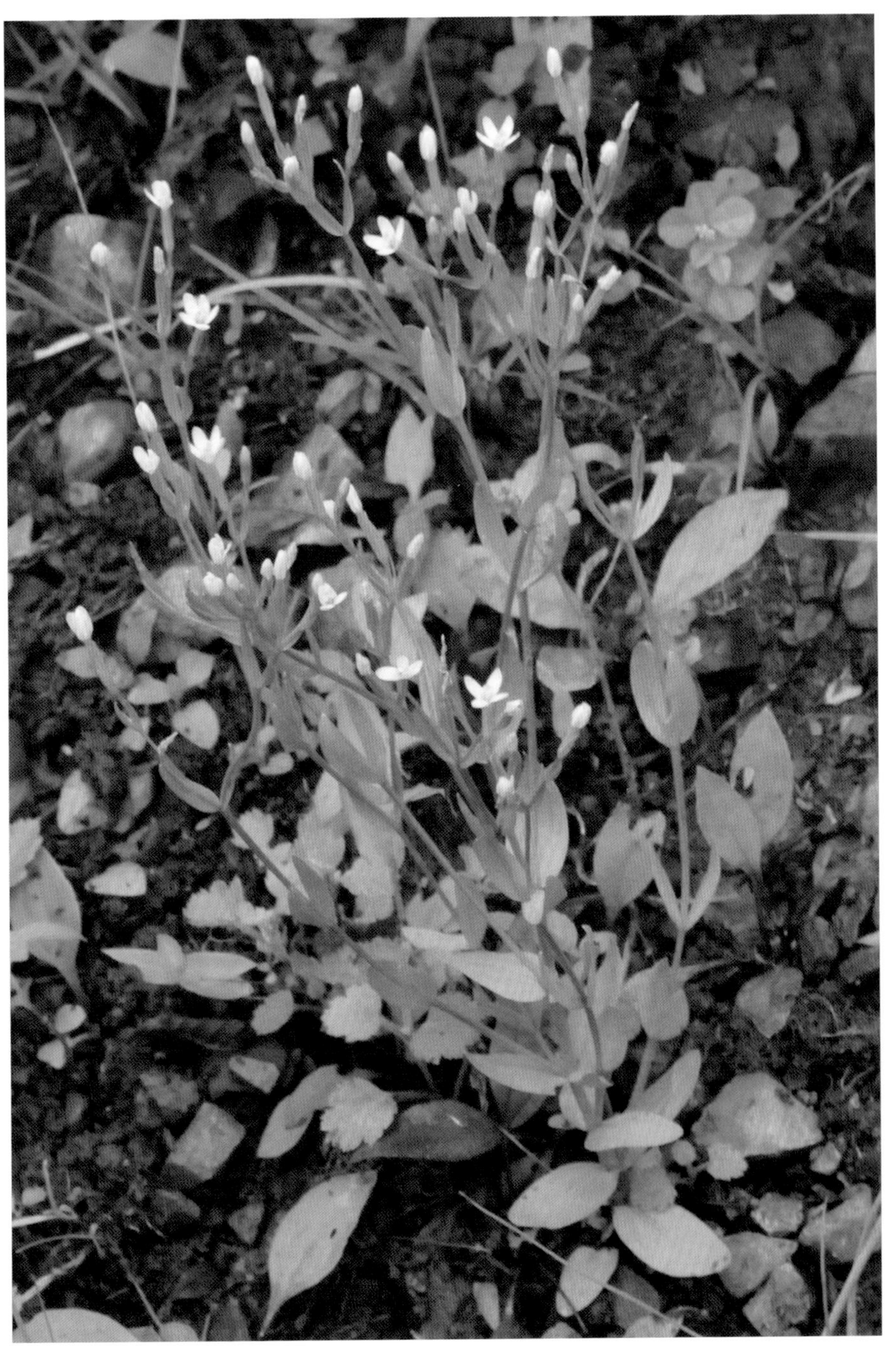

菊叶香藜

Chenopodium foetidum Schrad.

【别　　名】总状花藜、菊叶刺藜

【基　　原】来源于藜科藜属菊叶香藜**Chenopodium foetidum** Schrad.的全草入药。

【形态特征】一年生草本，高20～60 cm，有强烈气味，全体有具节的疏生短柔毛。茎直立，具绿色色条，通常有分枝。叶片长圆形，长2～6 cm，宽1.5～3.5 cm，边缘羽状浅裂至羽状深裂，顶端钝或渐尖，有时具短尖头，基部渐狭，上面无毛或幼嫩时稍有毛，下面有具节的短柔毛并兼有黄色无柄的颗粒状腺体，很少近于无毛；叶柄长2～10 mm。复二歧聚伞花序腋生；花两性；花被直径1～1.5 mm，5深裂；裂片卵形至狭卵形，有狭膜质边缘，背面通常有具刺状凸起的纵隆脊并有短柔毛和颗粒状腺体，果时开展；雄蕊5，花丝扁平，花药近球形。胞果扁球形，果皮膜质。种子横生，周边钝，直径0.5～0.8 mm，红褐色或黑色，有光泽，具细网纹；胚半环形，围绕胚乳。花期7～9月；果期9～10月。

【生　　境】生于林缘草地、沟岸、河沿及人家附近等处。

【分　　布】吉林、辽宁、内蒙古、山西、陕西、甘肃、青海、四川、云南、西藏。亚洲、欧洲、非洲也有分布。

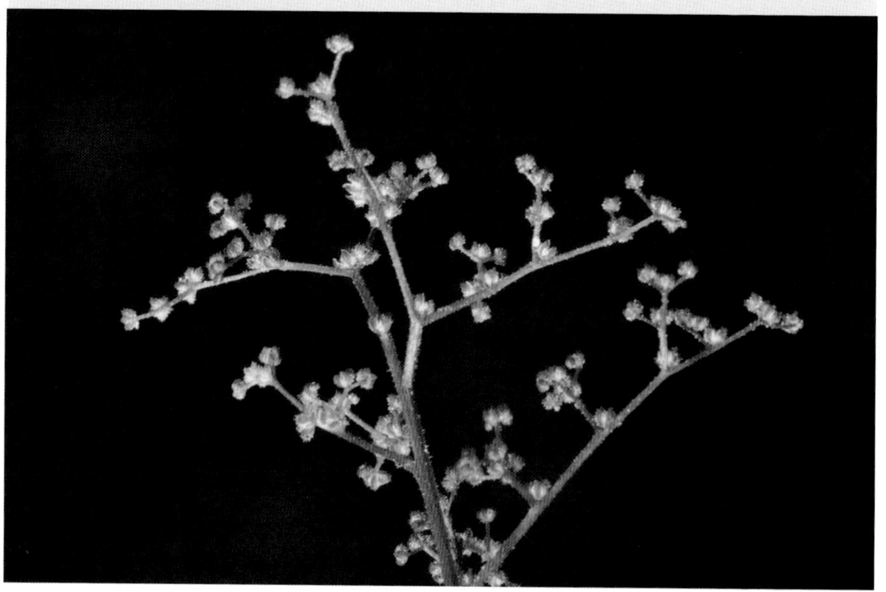

【采集加工】夏、秋季采收全草，洗净，切段，晒干。
【性味功能】味淡，性平。祛风止痒。
【主治用法】治哮喘，痉挛，偏头痛等，水煎服。

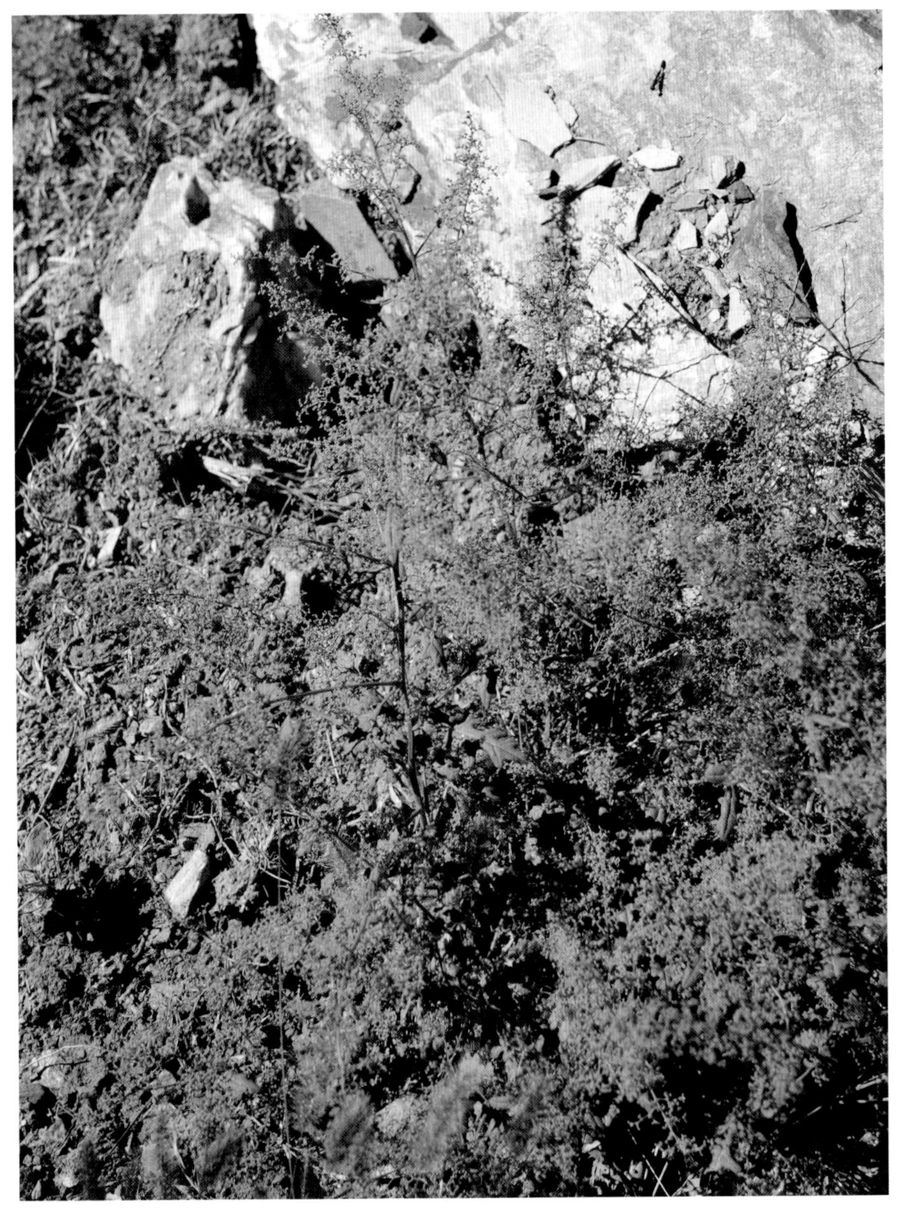

尖头叶藜

Chenopodium acuminatum Willd

【别　　名】绿珠藜、渐尖藜

【基　　原】来源于藜科藜属尖头叶藜**Chenopodium acuminatum** Willd的全草入药。

【形态特征】一年生草本，高20～80 cm。茎直立，具条棱及绿色色条，有时色条带紫红色，多分枝；枝斜升，较细瘦。叶片宽卵形至卵形，茎上部的叶片有时呈卵状披针形，长2～4 cm，宽1～3 cm，顶端急尖或短渐尖，有一短尖头，基部宽楔形、圆形或近截形，上面无粉，浅绿色，下面多少有粉，灰白色，全缘并具半透明的环边；叶柄长1.5～2.5 cm。花两性，团伞花序于枝上部排列成紧密的或有间断的穗状或穗状圆锥状花序，花序轴(或仅在花间)具圆柱状毛束；花被扁球形，5深裂，裂片宽卵形，边缘膜质，并有红色或黄色粉粒，果时背面大多增厚并彼此合成五角星形；雄蕊5，花药长约0.5 mm。胞果顶基扁，圆形或卵形。种子横生，直径约1 mm，黑色，有光泽，表面略具点纹。花期6～7月；果期8～9月。

【生　　境】生于路旁湿地、住宅附近、河岸沙地、杂草地及沙碱地等处。

【分　　布】黑龙江、吉林、辽宁、内蒙古、河北、山东、浙江、河南、山西、陕西、宁夏、甘肃、青海、新疆。朝鲜、俄罗斯西伯利亚地

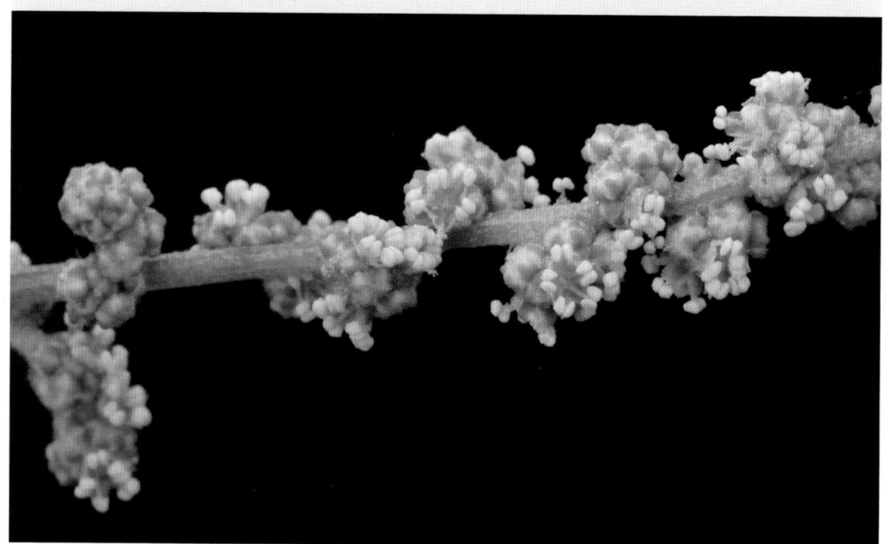

区、蒙古、日本也有分布。

【采集加工】夏末秋初采收全草，切段，洗净，晒干。

【主治用法】治风寒头痛，四肢胀痛等，水煎服。

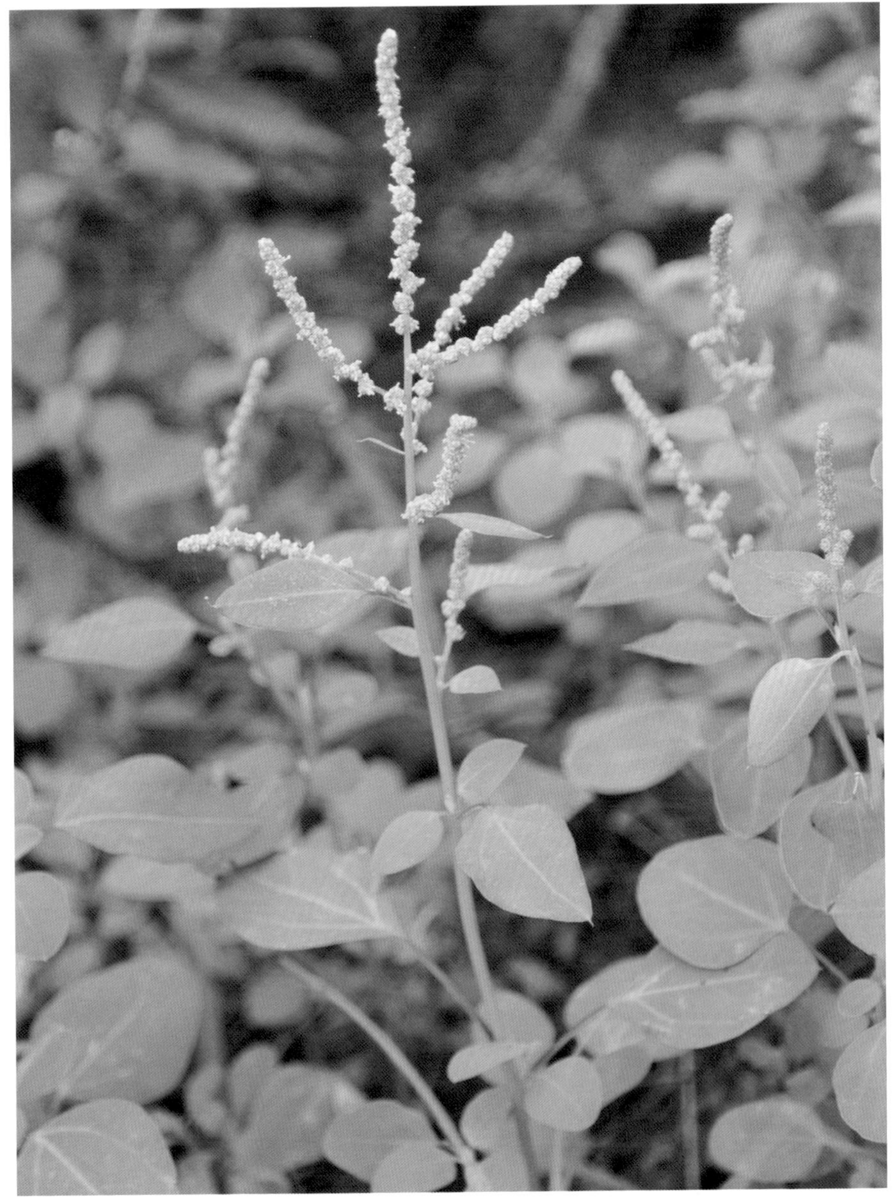

流苏树

Chionanthus retusus Lindl. et Paxt.

【别　　名】炭栗树

【基　　原】来源于木犀科流苏树属流苏树**Chionanthus retusus** Lindl. et Paxt. 的果实入药。

【形态特征】落叶灌木或乔木，高5～10 m。小枝灰褐色或黑灰色，圆柱形，幼枝淡黄色或褐色。叶片革质或薄革质，长圆形、椭圆形或圆形，有时卵形或倒卵形至倒卵状披针形，长3～12 cm，宽2～6.5 cm，顶端圆钝，有时凹入或锐尖，基部圆或宽楔形至楔形，全缘或有小锯齿，侧脉3～5对；叶柄长0.5～2 cm。聚伞状圆锥花序，长3～12 cm，顶生于枝端；苞片线形，长2～10 mm，花长1.2～2.5 cm，单性而雌雄异株或为两性花；花梗长0.5～2 cm，纤细；花萼长1～3 mm，4深裂，裂片尖三角形或披针形，长0.5～2.5 mm；花冠白色，4深裂，裂片线状倒披针形，长1～2.5 cm，宽0.5～3.5 mm，花冠管短，长1.5～4 mm；雄蕊藏于管内或稍伸出，花丝长在0.5 mm之下；子房卵形，长1.5～2 mm，柱头球形，稍2裂。果椭圆形，长1～1.5 cm，径6～10 mm，呈蓝黑色或黑色。花期5月；果期9～10月。

【生　　境】生于向阳山坡及河谷中。

【分　　布】辽宁、河北、河南、江苏、安徽、江西、云南、四川、广东、福建、台湾、陕西、山西、甘肃等。朝鲜、日本也有分布。

【采集加工】秋季采摘果实，除去杂质，洗净，晒干。

【性味功能】强壮，兴奋，益脑，健胃，活血脉。

【主治用法】治手足麻木。用量6～10 g。

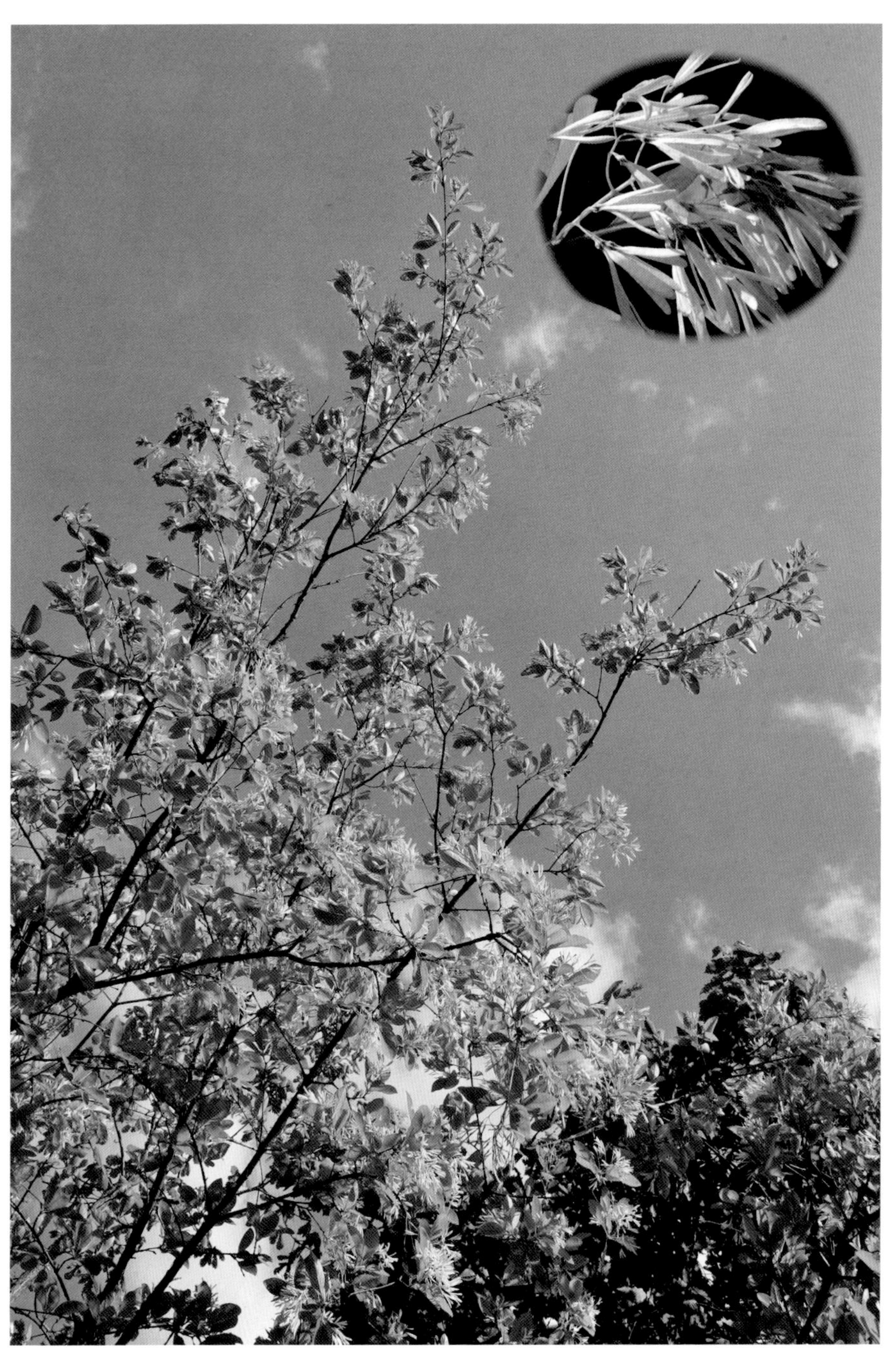

银线草

Chloranthus japonicus Sieb.

【别　　名】灯笼花、四块瓦

【基　　原】来源于金粟兰科金粟兰属银线草**Chloranthus japonicus** Sieb. 的全草、根及根茎入药。

【形态特征】多年生草本，高20～49 cm；根状茎多节，横走，分枝，生多数细长须根，有香气；茎直立，单生或数个丛生，不分枝，下部节上对生2片鳞状叶。叶对生，通常4片生于茎顶，成假轮生，纸质，宽椭圆形或倒卵形，长8～14 cm，宽5～8 cm，顶端急尖，基部宽楔形，边缘有齿牙状锐锯齿，齿尖有一腺体，近基部或1/4以下全缘，腹面有光泽，侧脉6～8对，网脉明显；叶柄长8～18 mm；鳞状叶膜质，三角形或宽卵形，长4～5 mm。穗状花序单一，顶生，连总花梗长3～5 cm；苞片三角形或近半圆形；花白色；雄蕊3枚，药隔基部连合，着生于子房上部外侧；中央药隔无花药，两侧药隔各有1个1室的花药；药隔延伸成线形，长约5 mm，水平伸展或向上弯，药室在药隔的基部；子房卵形，无花柱，柱头截平。核果近球形或倒卵形，长2.5～3 mm，具长1～1.5 mm的柄，绿色。花期4～5月；果期5～7月。

【生　　境】生于山坡或山谷腐殖土层厚、疏松、阴湿而排水良好的杂木林下，常聚生成片生长。

【分　　布】黑龙江、吉林、辽宁、河北、山西、山东、安徽、江西、四川、广西、陕西、甘肃。朝鲜、俄罗斯远东地区、日本也有分布。

【采集加工】夏、秋季全草，除去杂质，洗净，鲜用或晒干。春、秋季采挖根及根茎，除去泥土，洗净，鲜用或晒干。

【性味功能】全草：味苦、辛，性温；活血行瘀，散寒祛风，除湿，解毒。根及根茎：味苦、辛，性温，小毒；祛风胜湿，活血理气。

【主治用法】全草：治感冒，风寒咳嗽，风湿痛，胃气痛，经闭，白带病，跌打损伤，瘀血肿痛，疮疖，皮肤瘙痒及毒蛇咬伤。根及根茎：治风湿痛，劳伤，感冒，胃气痛，经闭，白带，跌打损伤，疖肿。用量：根1～3 g；全草6～9 g。外用鲜品适量捣烂敷患处。

【附　　方】

1. 治跌打损伤：鲜银线草叶一把，洗净，加绍酒捣烂，搓搽或敷伤处。或用银线草根1.5～2 g，研粉，用热黄酒送服能促进骨折愈合。亦可用银线草50 g，白酒250 g，泡3～5天，每服5 ml，每日2次。

2. 治蛇咬伤：鲜银线草叶3～5片，加些雄黄捣烂，贴在伤处。

3. 治痈肿疮疖，无名肿毒：银线草鲜根，洗净捣烂，加少许黄酒，调敷患处。

4. 治皮肤瘙痒症：银线草适量煎水洗。

5. 治乳腺炎：银线草、芦根适量，加红糖捣敷患处。

6. 治劳伤及风湿痛：银线草根15～25 g，白酒500 g，浸泡3～5日，每次服用2～3酒盅，每日1～2次。

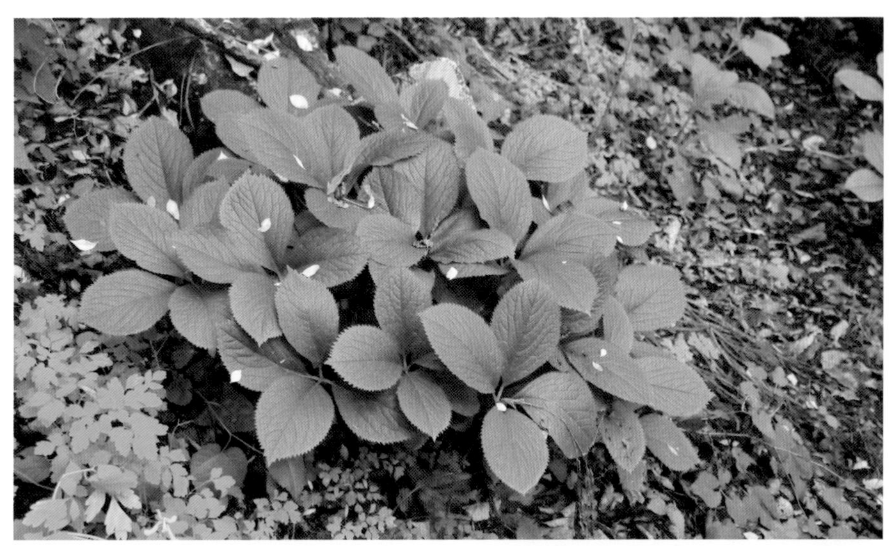

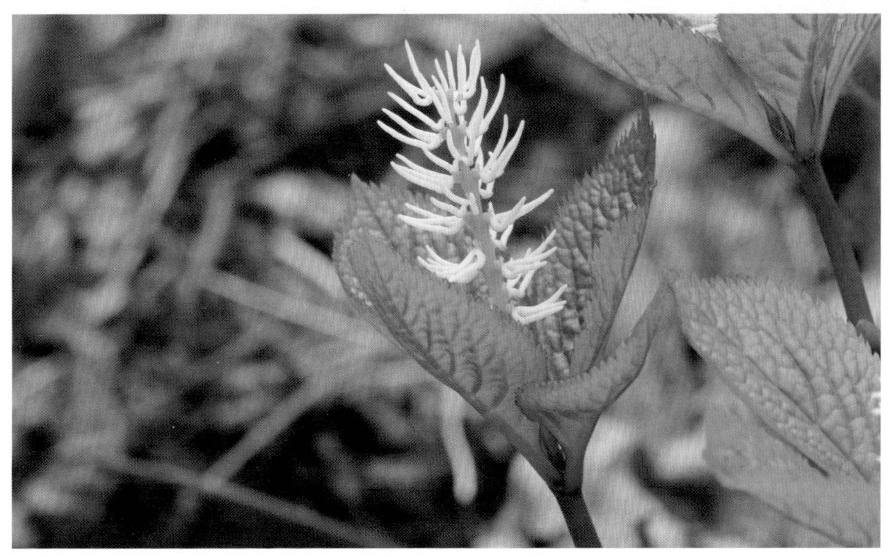

大三叶升麻

Cimicifuga heracleifolia Kom.

【别　　名】升麻

【基　　原】来源于毛茛科升麻属大三叶升麻**Cimicifuga heracleifolia** Kom.的根状茎入药。

【形态特征】多年生草本。根状茎粗壮，表面黑色，有许多下陷圆洞状的老茎残痕。茎高1 m或更高，下部微具槽。下部的茎生叶为二回三出复叶；叶片稍带革质，三角状卵形，宽达20 cm；顶生小叶倒卵形至倒卵状椭圆形，长6～12 cm，宽4～9 cm，顶端三浅裂，基部圆形、圆楔形或微心形，边缘有粗齿，侧生小叶通常斜卵形，比顶生小叶为小；叶柄长达20 cm。茎上部叶通常为一回三出复叶。花序具2～9条分枝，分枝和花序轴所成的角度通常小于45°；苞片钻形，长约1 mm；花梗长2～4 mm；萼片黄白色，倒卵状圆形至宽椭圆形，长3～4 mm，宽2.5～3 mm；退化雄蕊椭圆形，长2.5～4 mm，宽1.6～2 mm，顶部白色，近膜质，通常全缘；花丝丝形，长3～6 mm；心皮3～5枚，有短柄。蓇葖长5～6 mm，宽3～4 mm，下部有长约1 mm的细柄；种子通常2粒，长约3 mm，四周生膜质的鳞翅。花期7～8月；果期8～9月。

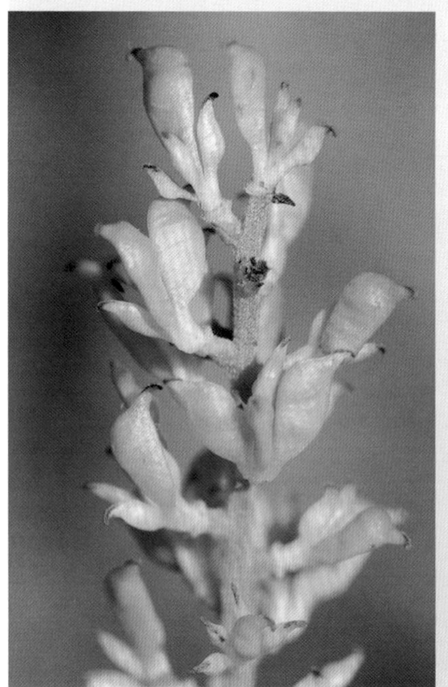

【生　　境】生于山坡、林缘、疏林下及河岸草地等处。

【分　　布】黑龙江、吉林、辽宁、内蒙古。朝鲜、俄罗斯远东地区、蒙古也有分布。

【采集加工】春、秋季采挖根状茎，剪去不定根，除去泥土，鲜用或晒干。

【性味功能】味辛、甘，性微寒。发表透疹，清热解毒，升举阳气。

【主治用法】治风热头痛，齿痛，口疮，咽喉肿痛，麻疹不透，阳毒发斑，脱肛，子宫脱垂。用量3～9 g。

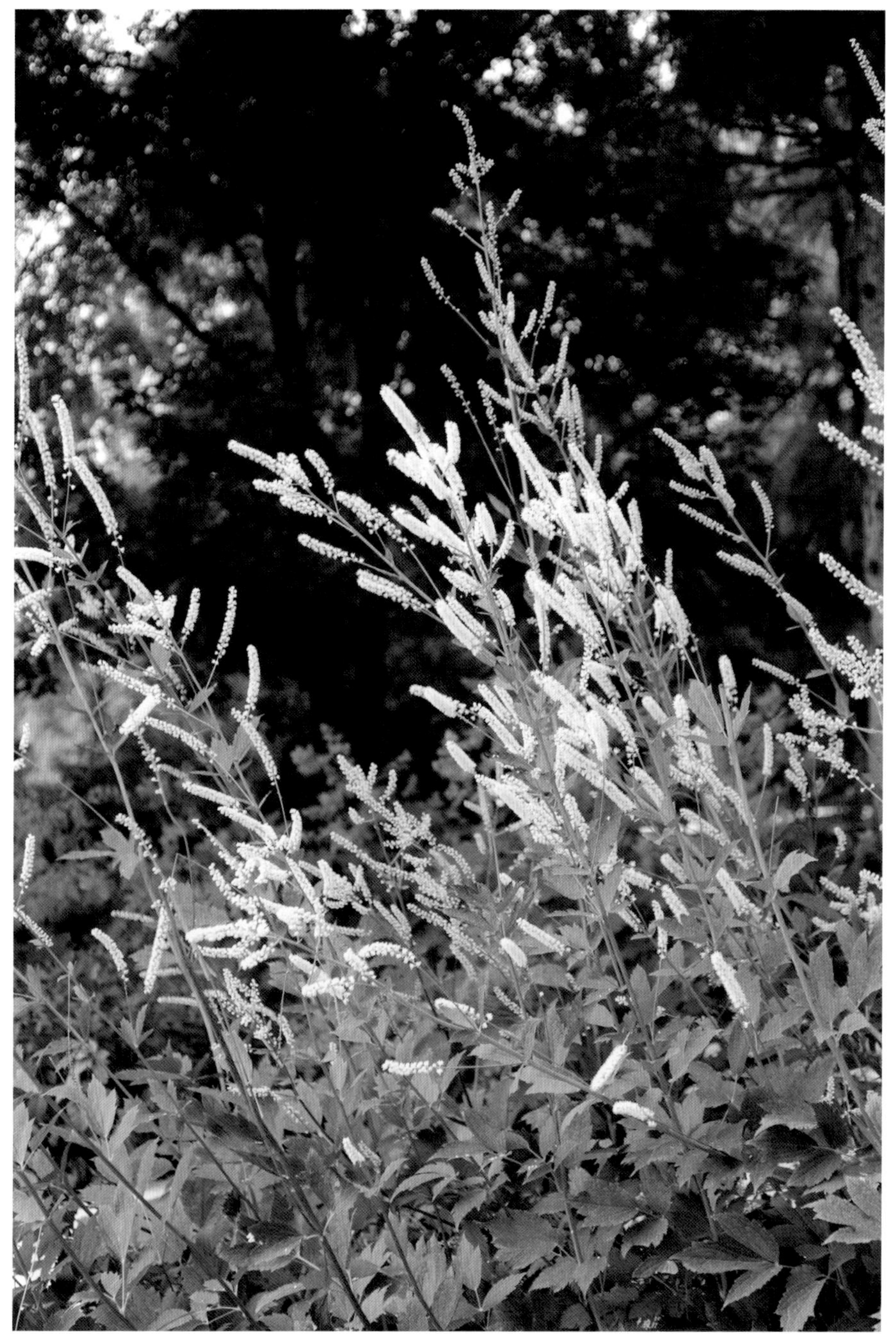

褐毛铁线莲

Clematis fusca Turcz.

【基　　原】来源于毛茛科铁线莲属褐毛铁线莲**Clematis fusca** Turcz.的全草及根入药。

【形态特征】多年直立草本或藤本，长0.6～2 m。根棕黄色，有膨大的节。茎表面暗棕色或紫红色。羽状复叶，连叶柄长10～15 cm，有5～9枚小叶，顶端小叶有时变成卷须；小叶片卵圆形、宽卵圆形至卵状披针形，长4～9 cm，宽2～5 cm，顶端钝尖，基部圆形或心形，边缘全缘或2～3分裂；小叶柄长1～2 cm；叶柄长2.5～4.5 cm。聚伞花序腋生，1～3花；花梗短或长达3 cm，中部生一对叶状苞片；花钟状，下垂，直径1.5～2 cm；萼片4枚，卵圆形或长方椭圆形，长2～3 cm，宽0.7～1.2 cm，内面淡紫色，边缘被白色毡绒毛；雄蕊较萼片为短，花丝线形，花药线形，内向着生，长4～5 mm，药隔外面被毛，顶端有尖头状凸起；花柱被绢状毛。瘦果扁平，棕色，宽倒卵形，长达7 mm，宽5 mm，边缘增厚，被稀疏短柔毛，宿存花柱长达3 cm，被开展的黄色柔毛。花期7～8月；果期8～9月。

【生　　境】生于山坡林内、林缘、灌丛及草坡上。

【分　　布】黑龙江、辽宁、内蒙古。朝鲜、日本、俄罗斯远东地区也

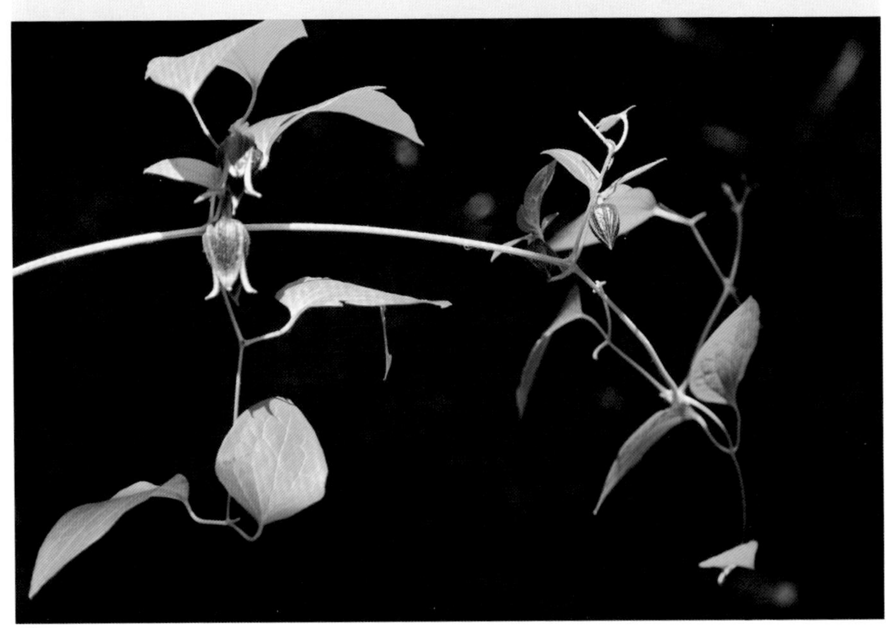

有分布。

【采集加工】夏、秋季采收全草，除去杂质，切段，洗净，鲜用或晒干。春、秋季采挖根，除去泥土，洗净，鲜用或晒干。

【性味功能】全草：活血祛瘀，消肿止痛。根：祛风湿，调经。

【主治用法】全草：治风湿性关节炎，周身疼痛等。根：治筋骨麻木，月经不调等。用量9～15 g。

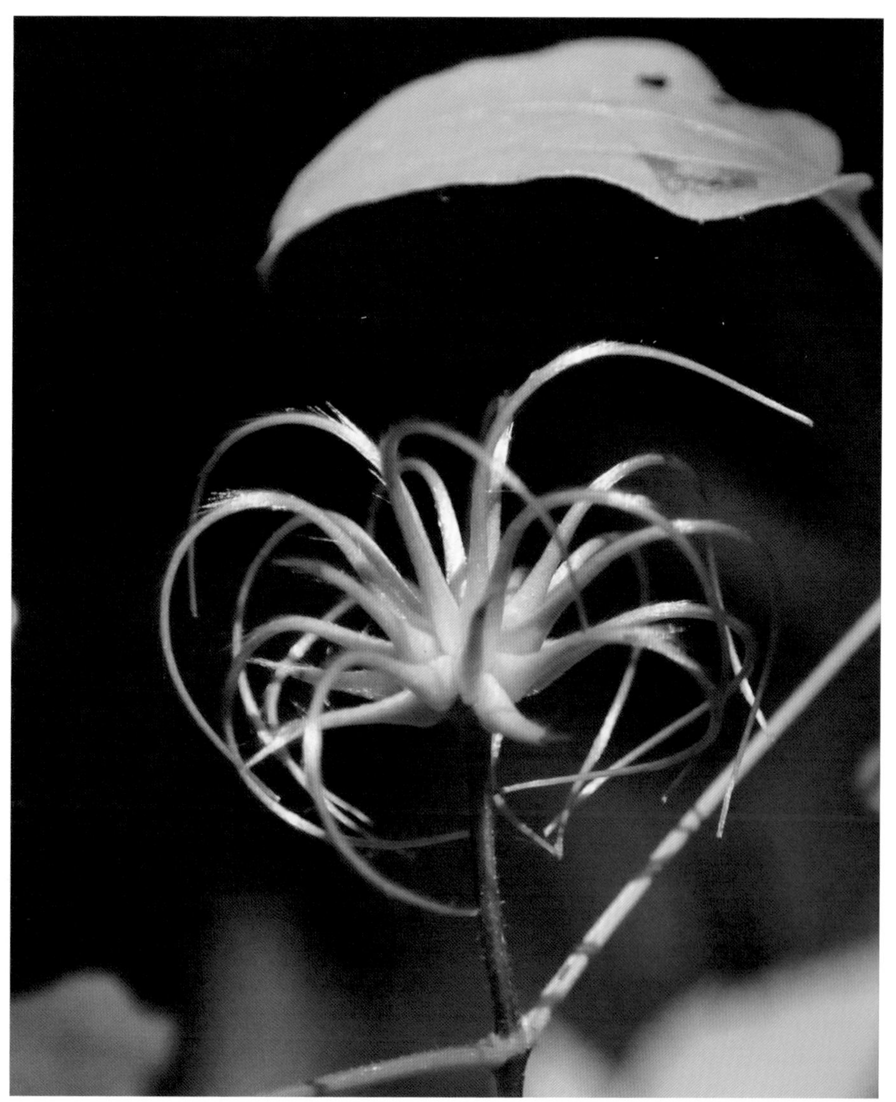

地丁草

Corydalis bungeana Turcz.

【别　　名】布氏地丁

【基　　原】来源于紫堇科紫堇属地丁草**Corydalis bungeana** Turcz. 的全草入药。

【形态特征】二年生灰绿色草本，高10～50 cm，具主根。茎自基部铺散分枝。基生叶多数，长4～8 cm，叶柄约与叶片等长，基部多少具鞘，边缘膜质；叶片二至三回羽状全裂，一回羽片3～5对，具短柄，二回羽片2～3对，顶端分裂成短小的裂片，裂片顶端圆钝。茎生叶与基生叶同形。总状花序长1～6 cm，多花，先密集，后疏离；果期伸长。苞片叶状。花梗短，长2～5 mm。萼片宽卵圆形至三角形，长约0.7～1.5 mm。花粉红色至淡紫色，平展。外花瓣顶端多少下凹，具浅鸡冠状凸起。上花瓣长1.1～1.4 cm；距长约4～5 mm，末端多少囊状膨大。下花瓣稍向前伸出；爪向后渐狭。内花瓣顶端深紫色。柱头小，圆肾形，顶端稍下凹。蒴果椭圆形，下垂，约长1.5～2 cm，宽4～5 mm，具2列种子。种子直径2～2.5 mm，边缘具4～5列小凹点；种阜鳞片状，长1.5～1.8 cm，远离。花期5～6月；果期6～7月。

【生　　境】生于山沟、溪旁、杂草丛、田边及砾质地等处。

【分　　布】黑龙江、吉林、辽宁、内蒙古、河北、山东、河南、山西、陕西、甘肃、宁夏、湖南、江苏。朝鲜、蒙古、俄罗斯远东地区也有分布。

【采集加工】夏、秋季采收全草，除去杂质，切段，洗净，晒干。

【性味功能】味苦，性寒。清热解毒，活血消肿。

【主治用法】治疗疮痈疽，化脓性炎症，瘰疬，感冒，流行性感冒，腮腺炎，咳嗽，目赤，肝炎，肾炎，水肿，肠痈，泄泻，眼结膜炎，角膜溃疡等症。用量15～30 g。

【附　　方】

1. 治急性传染性肝炎：地丁草50 g，水煎服。

2. 治指头感染初起，淋巴管炎(红丝疔)红肿热痛：地丁草、野菊花各50 g，水煎服。

3. 治疗疔肿：鲜地丁草、葱白、生蜂蜜捣敷。

4. 治湿热疮疡：地丁草、金银花、蒲公英各30 g，大青叶15 g，水煎服。

5. 治疮疖：鲜地丁草100 g，洗净捣烂，绞汁分两次服用。

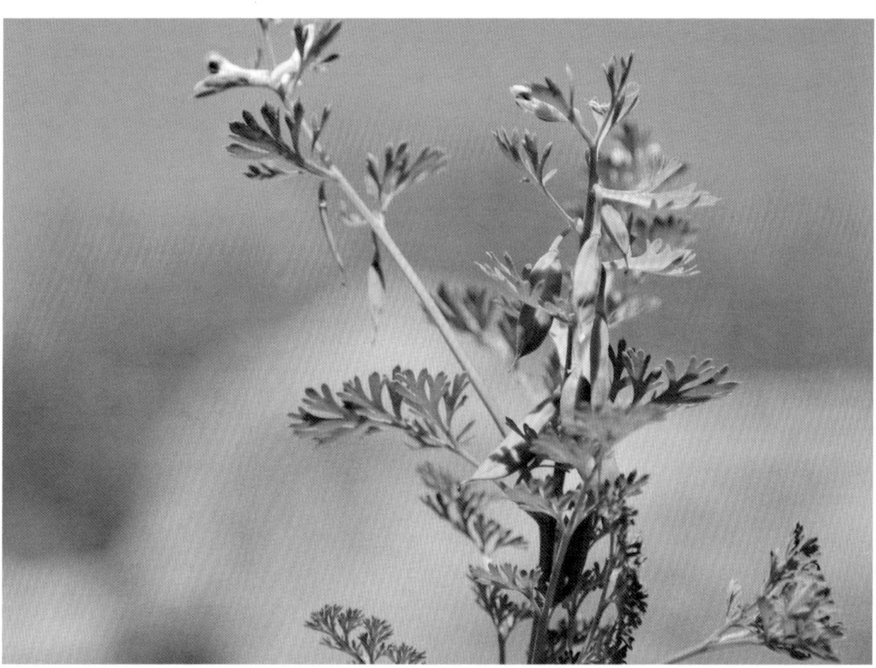

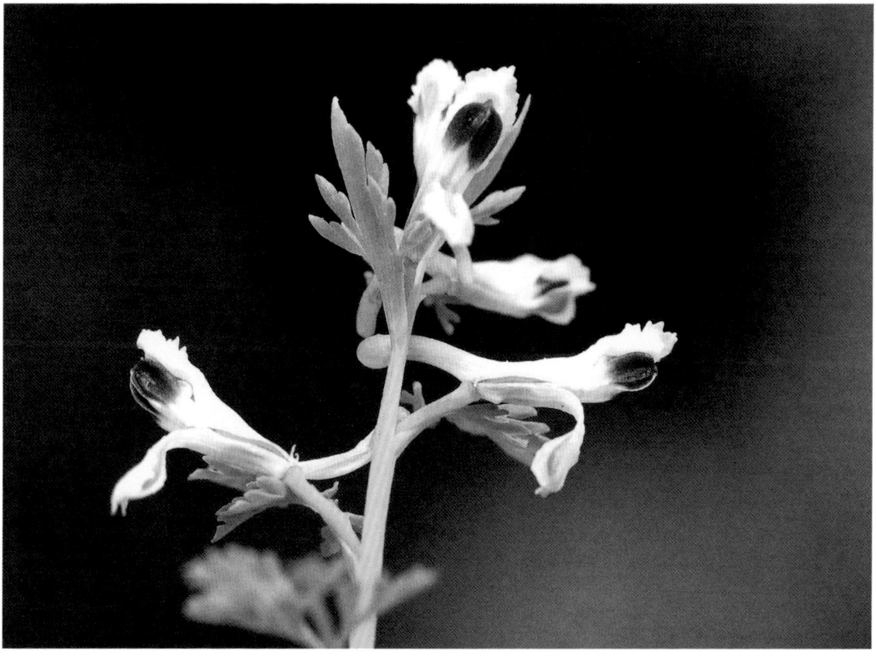

堇叶延胡索

Corydalis fumariifolia Maxim.

【别　　名】东北延胡索，元胡，延胡索

【基　　原】来源于紫堇科紫堇属堇叶延胡索**Corydalis fumariifolia** Maxim. 的块茎入药。

【形态特征】多年生草本，高8～28 cm。块茎圆球形，直径约1 cm。茎直立或上升，基部以上具1鳞片，不分枝或鳞片腋内具1分枝，上部具2～3叶。叶2～3回三出，小叶多变，全缘至深裂，末回裂片线形，披针形，椭圆形或卵圆形，全缘，有时具锯齿或圆齿。总状花序具5～15花。苞片宽披针形，卵圆形或倒卵形，全缘，有时篦齿状或扇形分裂。花梗纤细，直立伸展，长5～14 mm。萼片小，不明显。花淡蓝色或蓝紫色，稀紫色或白色；内花瓣色淡或近白色。外花瓣较宽展，全缘，顶端下凹。上花瓣长1.8～2.5 cm，瓣片多少上弯，两侧常反折；距直或末端稍下弯，长7～12 mm，常呈三角形。下花瓣直或浅囊状，瓣片基部较宽，约6～10 mm。柱头近四方形，顶端具4短柱状乳突。蒴果线形，常呈红棕色，15～30 mm，宽2.5～3 mm，背腹扁平，侧面常具龙骨状凸起，具1列种子。花期4月；果期5月。

【生　　境】生于山地灌丛间、杂木林下、坡地、阴湿山沟腐殖质多含有沙石的土壤中，常聚生成片生长。

【分　　布】黑龙江、吉林、辽宁。朝鲜、俄罗斯远东地区也有分布。

【采集加工】春季地上叶枯萎时采挖块茎，除去杂质和泥土，洗净，晒干。

【性味功能】味苦、微辛，性温。活血散瘀，行气止痛。

【主治用法】治气滞心腹作痛，咳喘，胃痛，冠心病，月经不调，痛经，崩中，尿血，产后瘀血腹痛，恶露不尽，疝痛及跌打损伤等。用量9～25 g。孕妇禁用。

【附　　方】

1. 治慢性胃炎，溃疡病，胃胀痛牵连两肋，口苦：堇叶延胡索、川楝子各50 g，研末，每服10 g，温开水送服，每日2～3次。或用上二药各15 g，水煎服。

2. 治跌打损伤、淤血肿痛：堇叶延胡索、当归、赤芍各15 g，水煎服。

3. 治胃痛吐酸，饮食不化：堇叶延胡索25 g，公丁香10 g，砂仁15 g，研细末，每服10 g，日服2次。

4. 治胃痉挛：堇叶延胡索75 g，血竭15 g，研细末，每次15 g，日服2次。

5. 治产后流血不止、胎衣不下：堇叶延胡索25 g，水煎服(辽宁省金县民间方)。

6. 治小便尿血：堇叶延胡索50 g，朴硝23 g，研成末，每服20 g，水煎服。

7. 治咳喘：醋制堇叶延胡索七成，枯矾三成。共研细末，每服5 g，1日3次。

8. 治胃病：乌鱼骨150 g，堇叶延胡索50 g，枯矾200 g，蜂蜜400 g。前3味药共研细末，调匀，炼蜜为丸，制成110丸，每日3次，饭后1丸，温开水送服。

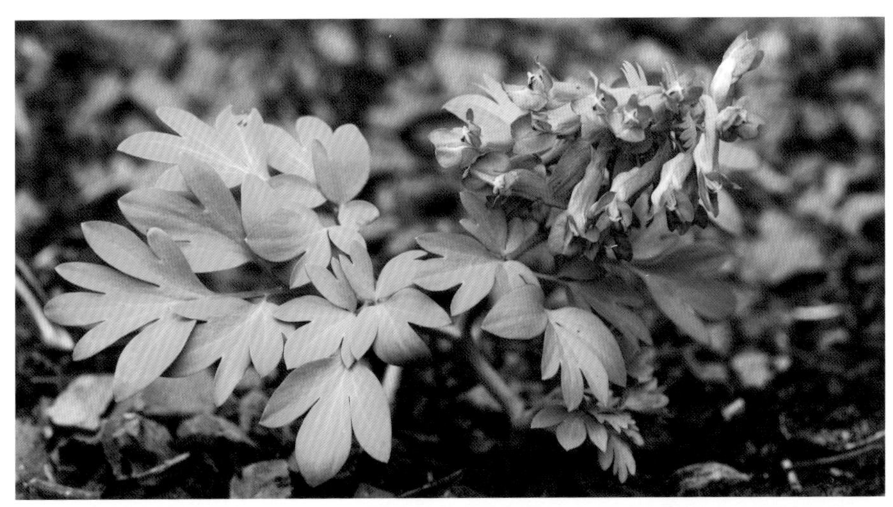

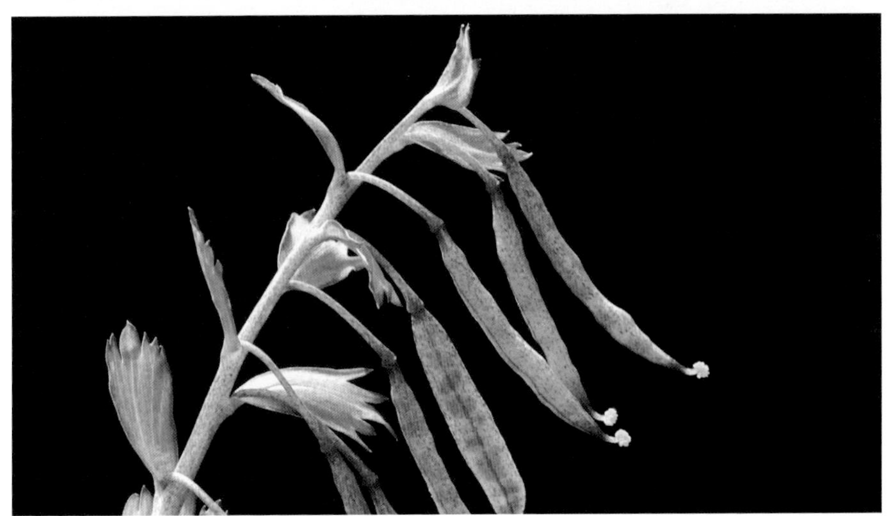

小黄紫堇

Corydalis raddeana Regel

【别　　名】黄花地丁

【基　　原】来源于紫堇科紫堇属科小黄紫堇**Corydalis raddeana** Regel的全草入药。

【形态特征】一年生或二年生草本，高60～90 cm。主根粗壮，长达13 cm。茎直立，基部粗达1 cm，具棱，通常自下部分枝。基生叶少数，具长柄，叶片轮廓三角形或宽卵形，长4～13 cm，宽2～9 cm，二至三回羽状分裂，第一回全裂片具长1～2.5 cm的柄，第二回具2～5 mm的柄，2～3深裂或浅裂，小裂片倒卵形、菱状倒卵形或卵形，顶端圆或钝，具尖头。总状花序顶生和腋生，长5～9 cm，果时达15 cm，有5～20花，排列稀疏；苞片狭卵形至披针形。萼片鳞片状，近肾形，长约1 mm；花瓣黄色，上花瓣长1.8～2 cm，花瓣片舟状卵形，距圆筒形，与花瓣片近等长或稍长，末端略下弯，下花瓣长1～1.2 cm，内花瓣长8～9 cm，花瓣片倒卵形，具1侧生囊，爪线形；雄蕊束长7～8 mm；子房狭椭圆形。蒴果圆柱形，长1.5～2.5 cm。种子近圆形，直径1.5～2 mm。花期7～8月；果期8～9月。

【生　　境】生于杂木林下或水沟边等处，常聚生成片生长。

【分　　布】黑龙江、吉林、辽宁、内蒙古、河北、山西、陕西、甘肃、河南、山东、台湾、浙江。朝鲜、俄罗斯远东地区、日本也有分布。

【采集加工】夏、秋季采收全草，除去杂质，切段，洗净，晒干。

【性味功能】味苦，性凉。清热燥湿，解毒疗疮。

【主治用法】治湿热，腹泻，赤白痢疾，小便不利，疮疖痈肿，肺结核，咯血等。用量10～20 g。外用鲜品捣敷或研末。

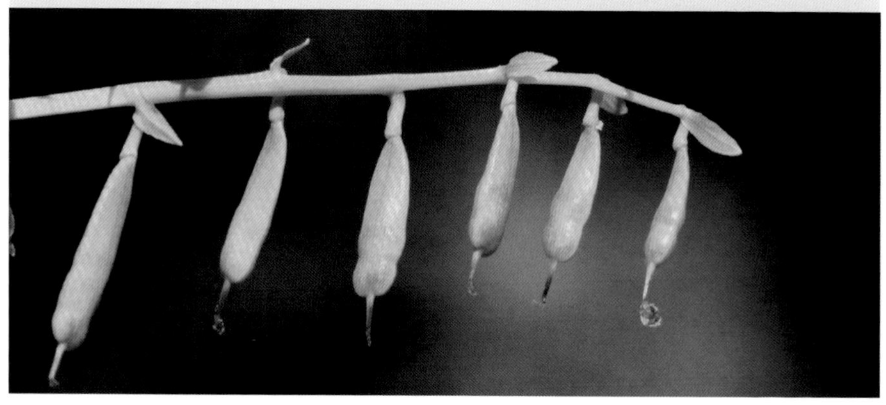

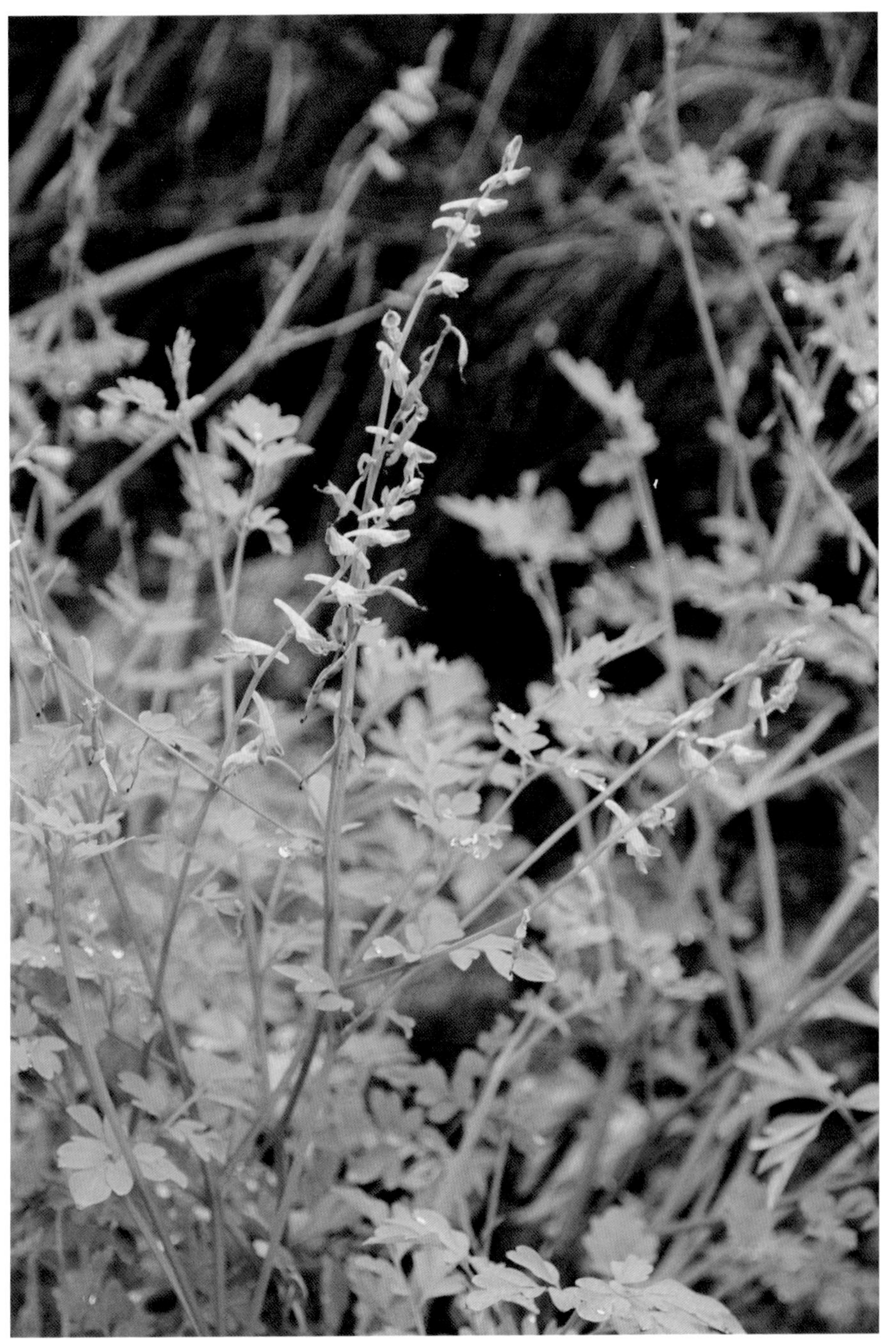

齿瓣延胡索

Corydalis turtschaninovii Bess.

【别　　名】蓝雀花、山地豆花、山梅豆

【基　　原】来源于紫堇科紫堇属齿瓣延胡索**Corydalis turtschaninovii** Bess. 的块茎入药。

【形态特征】多年生草本，高10～30 cm。块茎圆球形，直径1～3 cm，质色黄，有时瓣裂。茎多少直立或斜伸，通常不分枝，基部以上具1枚大而反卷的鳞片；鳞片腋内有时具1腋生的块茎或枝条；茎生叶腋通常无枝条，但有时常见于栽培条件下的个体。茎生叶通常2枚，二回或近三回三出，末回小叶变异极大，有全缘的，有具粗齿和深裂的，有篦齿分裂的，裂片宽椭圆形，倒披针形或线形，钝或具短尖。总状花序花期密集，具6～30花。苞片楔形，篦齿状多裂，稀分裂较少，约与花梗等长。花梗花期长5～10 mm；果期长10～20 mm。萼片小，不明显。花蓝色、白色或紫蓝色。外花瓣宽展，边缘常具浅齿，顶端下凹，具短尖。上花瓣长约2～2.5 cm；距直或顶端稍下弯，长1～1.4 cm；蜜腺体约占距长的1/3至1/2，末端钝。内花瓣长9～12 mm。柱头扁四方形，顶端具4乳突，基部下延成2尾状突起。蒴果线形，长1.6～2.6 cm，具1列种子，多少扭曲。种子平滑，直径约1.5 mm；种阜远离。花期4～5月；果期5～6月。

【生　　境】生于林下、林缘、灌丛及山谷溪流旁等处，常聚生成片生长。

【分　　布】黑龙江、辽宁、内蒙古、河北。朝鲜、俄罗斯远东地区、日本也有分布。

【采集加工】春季地上叶枯萎时采挖块茎，除去杂质和泥土，洗净，晒干。

【性味功能】味苦、辛，性温。行气止痛，镇静，止血，活血散瘀。

【主治用法】治胃痛，腹痛，心气痛，月经不调，闭经，血崩，产后血晕，恶露不尽，落胎，关节痛，疝痛，跌打损伤，外伤肿痛及泻痢。用量10～15 g。孕妇禁用。

【附　　方】

1. 治慢性胃炎，溃疡病，胃胀痛牵连两肋，口苦：齿瓣延胡索、川楝子各50 g，研末，每服10 g，温开水送服，每日2～3次；或用上二药各15 g，水煎服。

2. 治胃寒痛，吐清水：齿瓣延胡索、高良姜各15 g，水煎服。

3. 治跌打损伤、淤血肿痛：齿瓣延胡索、当归、赤芍各15 g，水煎服。

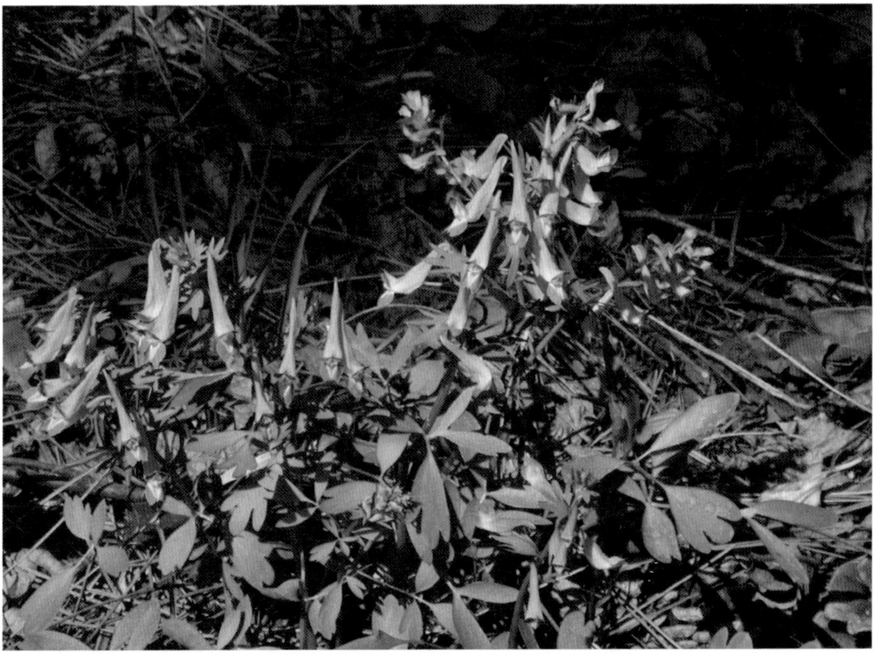

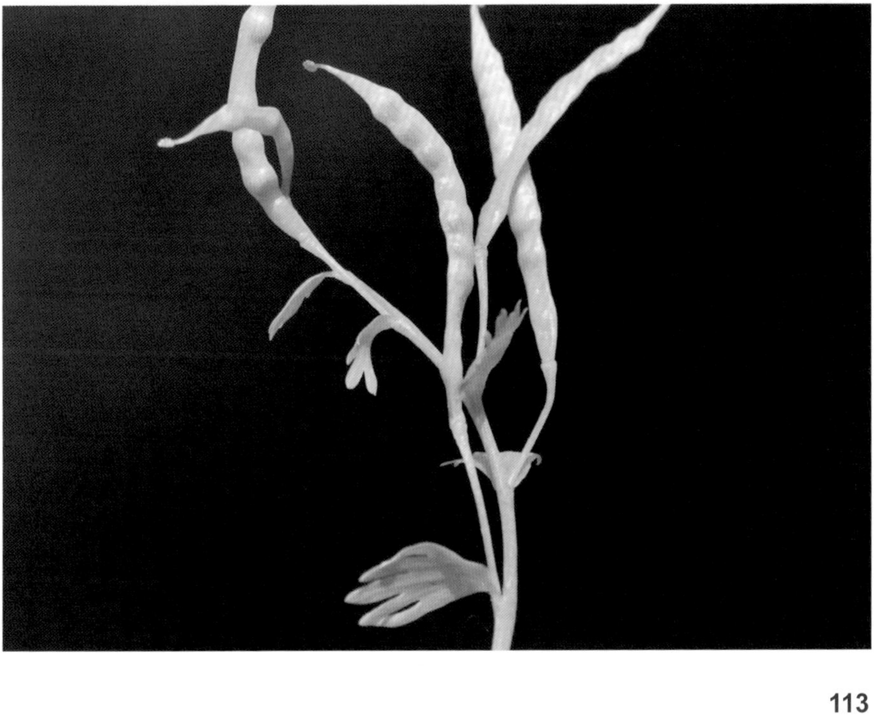

全缘栒子

Cotoneaster integerrimus Medic.

【别　　名】全缘栒子木

【基　　原】来源于蔷薇科栒子属全缘栒子**Cotoneaster integerrimus** Medic. 的枝叶、果实入药。

【形态特征】落叶灌木，高达2 m，多分枝；小枝圆柱形。棕褐色或灰褐色，嫩枝密被灰白色茸毛，以后逐渐脱落。叶片宽椭圆形、宽卵形或近圆形，长2～5 cm，宽1.3～2.5 cm，顶端急尖或圆钝，基部圆形，全缘，上面无毛或有稀疏柔毛，下面密被灰白色茸毛；叶柄长2～5 mm，有茸毛；托叶披针形，微具毛，至果期多数宿存。聚伞花序有花2～7朵，下垂，总花梗和花梗无毛或微具柔毛；苞片披针形，具稀疏柔毛；花梗长3～6 mm；花直径8 mm；萼筒钟状，外面无毛或下部微具疏柔毛，内面无毛；萼片三角卵形，顶端圆钝，内外两面无毛；花瓣直立，近圆形，长与宽各约3 mm，顶端圆钝，基部具爪，粉红色；雄蕊15～20，与花瓣近等长；花柱2，稀3，离生，短于雄蕊；子房顶部具柔毛。果实近球形，稀卵形，直径6～7 mm，红色，无毛，常具2小核，稀3～4小核。花期5～6月；果期8～9月。

【生　　境】生于石砾坡地上或林缘等处。

【分　　布】黑龙江、吉林、辽宁、内蒙古、河北、新疆。朝鲜、亚洲北部至欧洲也有分布。

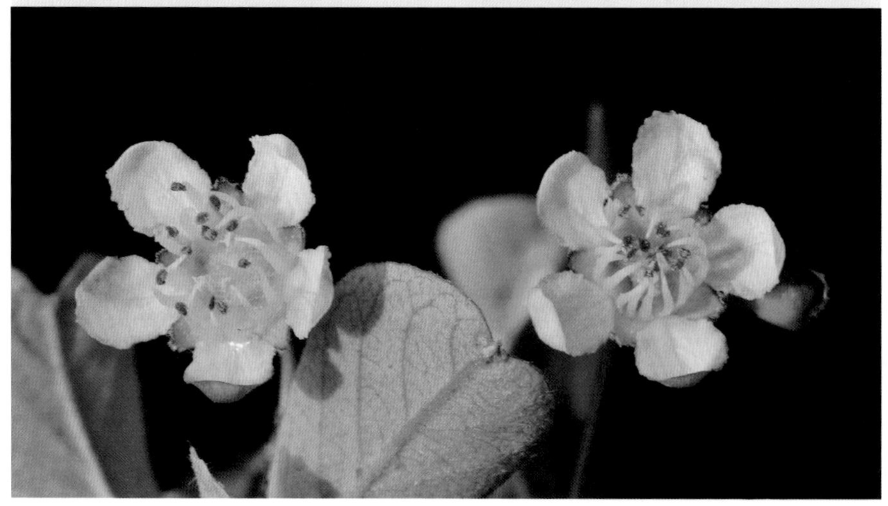

【采集加工】夏季采摘枝叶，鲜用或阴干。秋季采摘成熟果实，除去杂质，鲜用或晒干。

【性味功能】祛风湿，止血，消炎。

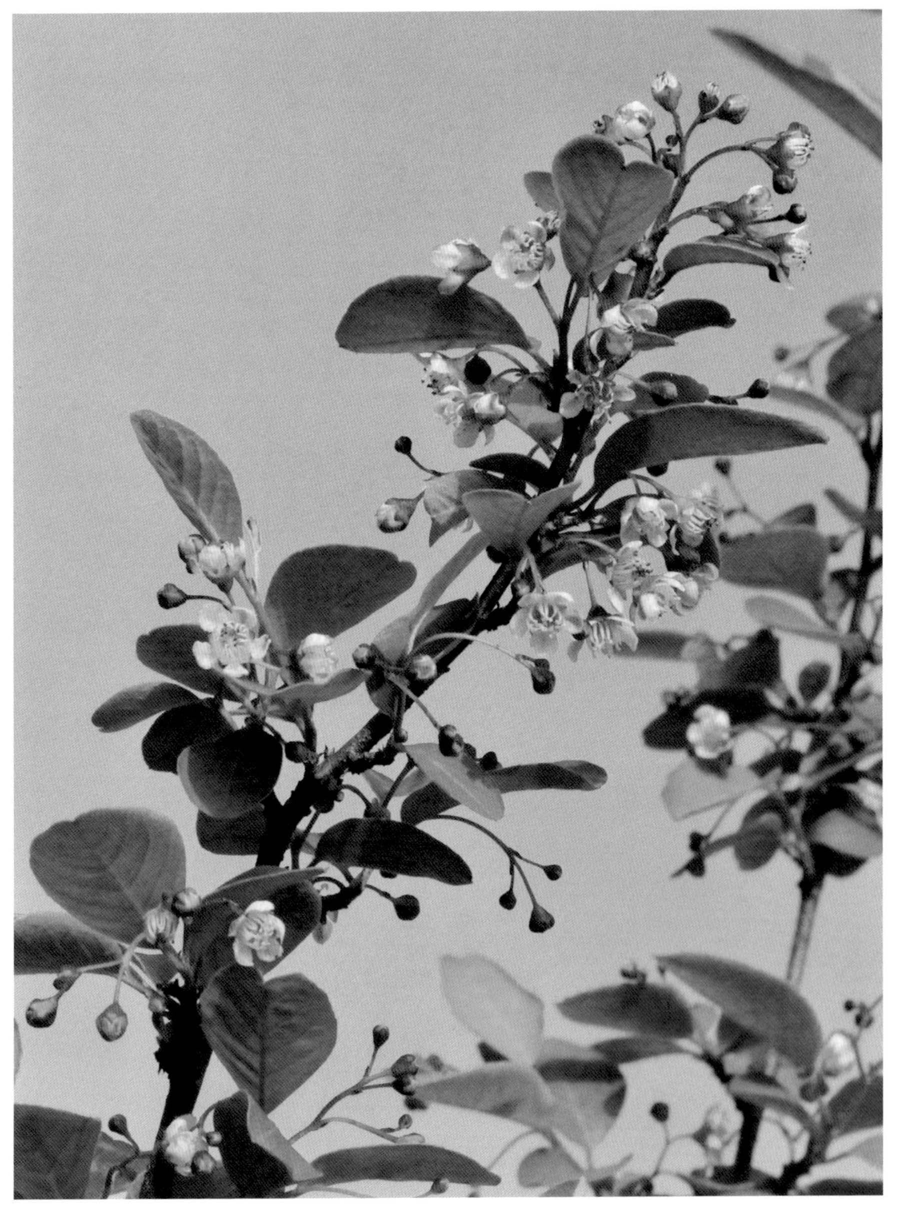

水栒子

Cotoneaster multiflorus Bge.

【别　　名】栒子木、多花栒子、多花灰栒子

【基　　原】来源于蔷薇科栒子属水栒子**Cotoneaster multiflorus** Bge.的枝、叶入药。

【形态特征】落叶灌木，高达4 m；枝条细瘦，常呈弓形弯曲，小枝圆柱形，红褐色或棕褐色，无毛，幼时带紫色，具短腺毛，不久脱落。叶片卵形或宽卵形，长2～4 cm，宽1.5～3 cm，顶端急尖或圆钝，基部宽楔形或圆形，上面无毛，下面幼时稍有茸毛，后渐脱落；叶柄长3～8 mm；托叶线形，疏生柔毛，脱落。花多数，约5～21朵，成疏松的聚伞花序，总花梗和花梗无毛，稀微具柔毛；花梗长4～6 mm；苞片线形，无毛或微具柔毛；花直径1～1.2 cm；萼筒钟状；萼片三角形，顶端急尖，通常除顶端边缘外；花瓣平展，近圆形，直径约4～5 mm，顶端圆钝或微缺，基部有短爪，内面基部有白色细柔毛，白色；雄蕊约20，稍短于花瓣；花柱通常2，离生，比雄蕊短；子房顶端有柔毛。果实近球形或倒卵形，直径8 mm，红色，有1个由2心皮合生而成的小核。花期5～6月；果期8～9月。

【生　　境】生于沟谷、山坡杂木林中。

【分　　布】黑龙江、辽宁、内蒙古、华北、西北、西南；俄罗斯高加索和西伯利亚、蒙古、亚洲中部至西部也有分布。

【采集加工】夏季采摘枝叶，鲜用。

【性味功能】消炎。

【主治用法】治烧伤，烫伤等。外用鲜品捣烂敷患处。

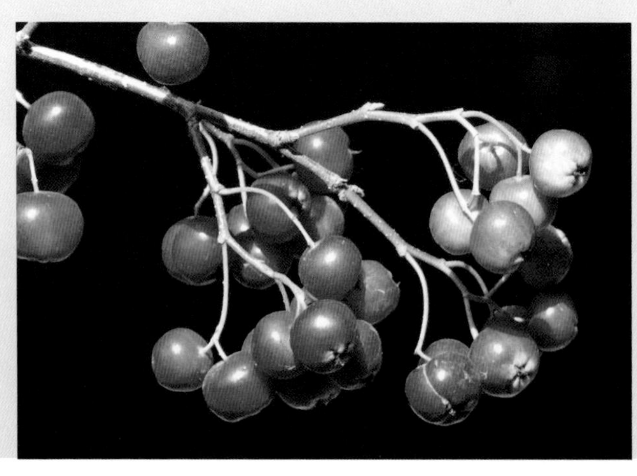

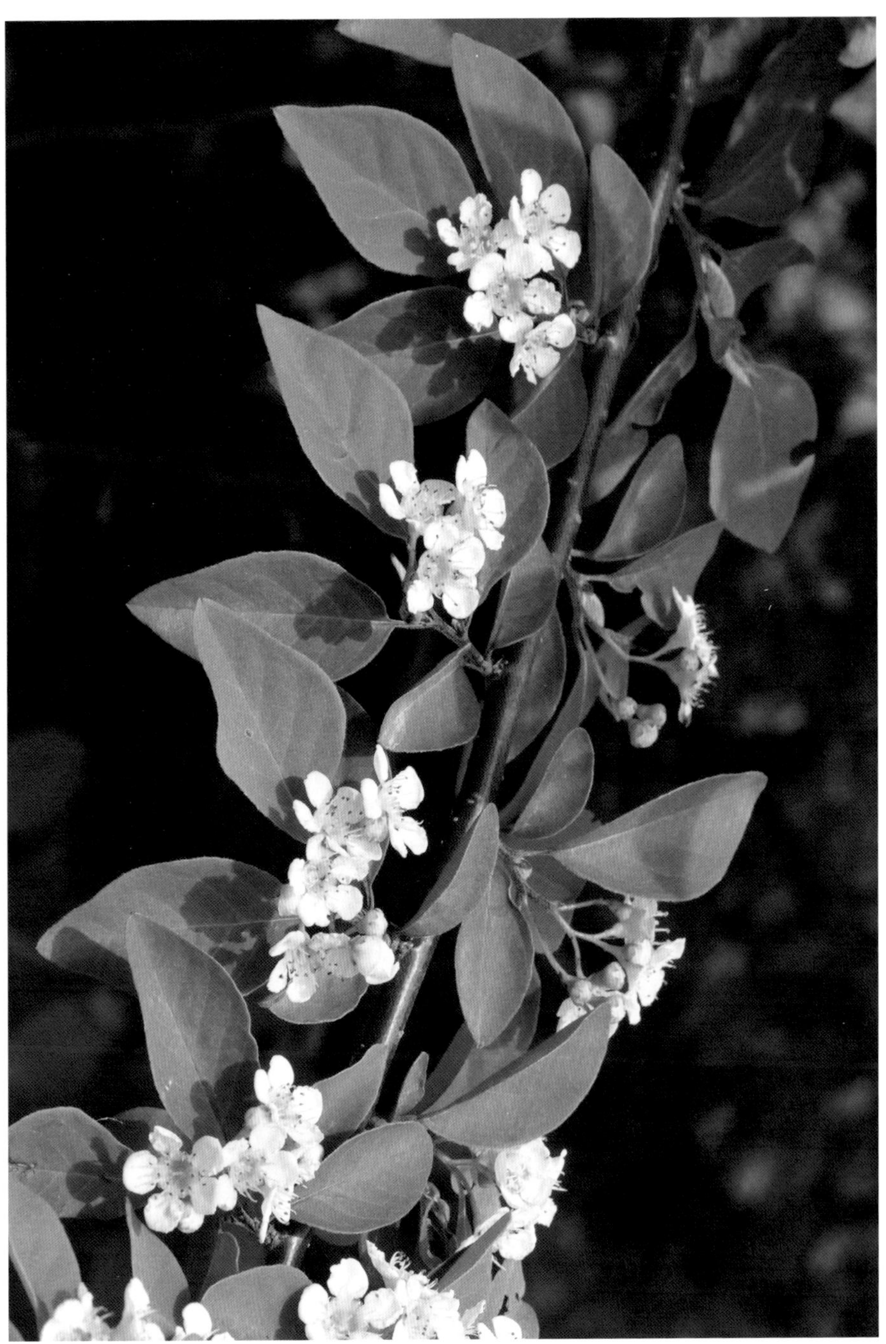

达乌里芯芭

Cymbaria dahurica Linn.

【别　　名】芯芭

【基　　原】来源于玄参科芯芭属达乌里芯芭**Cymbaria dahurica** Linn. 的全草入药。

【形态特征】多年生草本，高6～23 cm，密被白色绢毛，使植株成为银灰白色。根茎垂直或倾卧向下。茎多条自根茎分枝顶部发出，成丛，基部为紧密的鳞片所覆盖，老时基部木质化。叶对生。线形至线状披针形，全缘或偶有稍稍分裂，具2～3枚裂片，通常长10～20 mm，宽2～3 mm。总状花序顶生，花少数，每茎约1～4枚，单生于苞腋，直立或斜伸；梗与萼管基部连接处有2枚小苞片；小苞片长11～20 mm，线形或披针形；萼下部筒状；花冠黄色，长30～45 mm，二唇形，下唇三裂，在其两裂口后面有褶襞两条。中裂较两侧裂略长，通常长10～16 mm，上唇顶端2裂；雄蕊4枚，二强，微露于花冠喉部，前方一对较长，花丝基部被毛，花药背着，药室2枚，纵裂，长倒卵形；子房长圆形，花柱细长，柱头头状。蒴果革质，长卵圆形，长10～13 mm，宽8～9 mm，顶端有嘴；种子卵形。长3～4 mm。花期6～8月；果期7～9月。

【生　　境】生于山坡、荒地、路旁、林缘及草甸等处。

【分　　布】黑龙江、吉林、内蒙古、河北。俄罗斯西伯利亚地区、蒙古也有分布。

【采集加工】夏、秋季采收全草，除去杂质，洗净，晒干。

【性味功能】祛风除湿，利尿消肿，凉血止血。

【主治用法】治风湿关节痛，月经过多，吐血，衄血，便血，外伤出血，肾炎，水肿，双下肢水肿，黄水疮等。用量15～25 g。

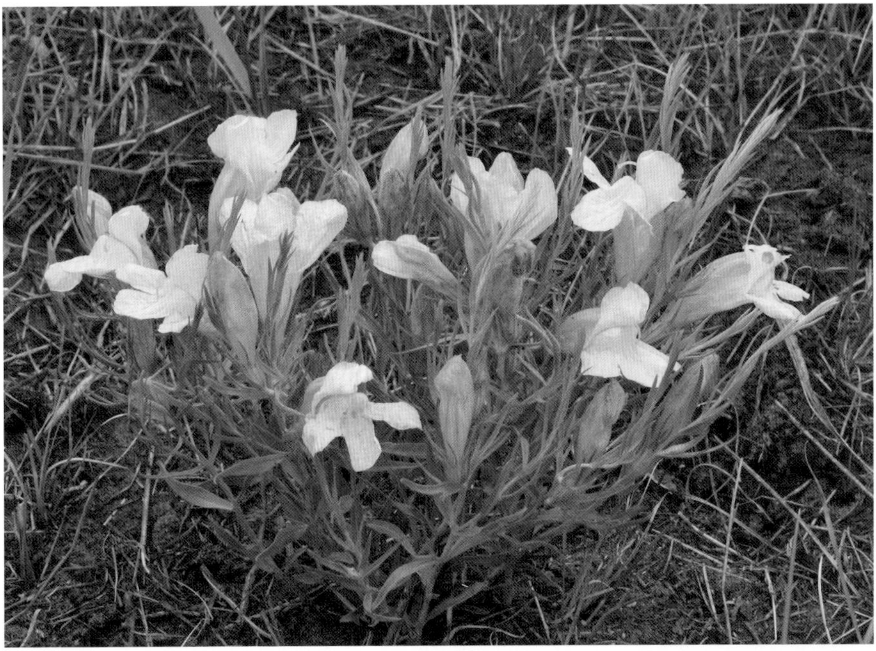

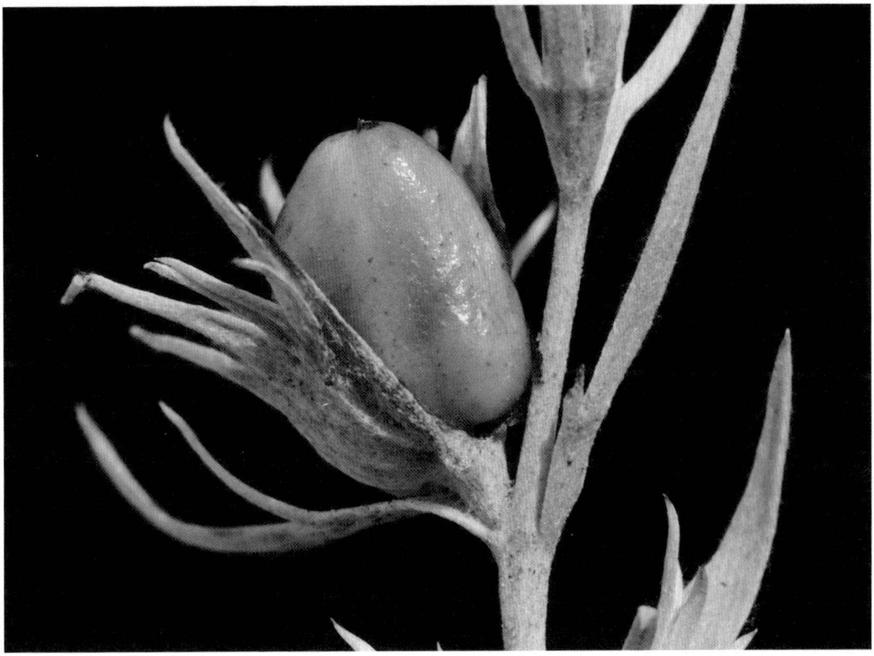

白首乌

Cynanchum bungei Decne

【别　　名】柏氏白前、何首乌

【基　　原】来源于萝藦科鹅绒藤属白首乌**Cynanchum bungei** Decne的块根入药。

【形态特征】攀援性半灌木；块根粗壮；茎纤细而韧，被微毛。叶对生，戟形，长3～8 cm，基部宽1～5 cm，顶端渐尖，基部心形，两面被粗硬毛，以叶面较密，侧脉约6对。伞形聚伞花序腋生，比叶为短；花萼裂片披针形，基部内面腺体通常没有或少数；花冠白色，裂片长圆形；副花冠5深裂，裂片呈披针形，内面中间有舌状片；花粉块每室1个，下垂；柱头基部5角状，顶端全缘。蓇葖单生或双生，披针形，无毛，向端部渐尖，长9 cm，直径1 cm；种子卵形，长1 cm，直径5 mm；种毛白色绢质，长4 cm。花期6～7月；果期7～10月。

【生　　境】生于山坡、山谷或河坝、路边的灌木丛中或岩石隙缝中。

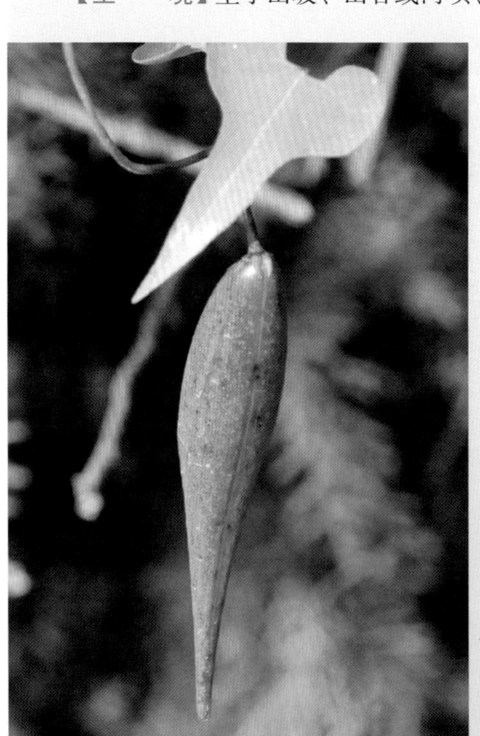

【分　　布】吉林、辽宁、内蒙古、河北、河南、山东、山西、甘肃。朝鲜也有分布。

【采集加工】春、秋季采挖块根，除去泥土，洗净，切片，晒干。

【性味功能】味甘、苦、涩，性微温。补肝肾，强筋骨，益精血。

【主治用法】治久病气虚，贫血，须发早白，风痹，腰膝酸软，神经衰弱，痔疮，肠出血，体虚。用量9～15 g。

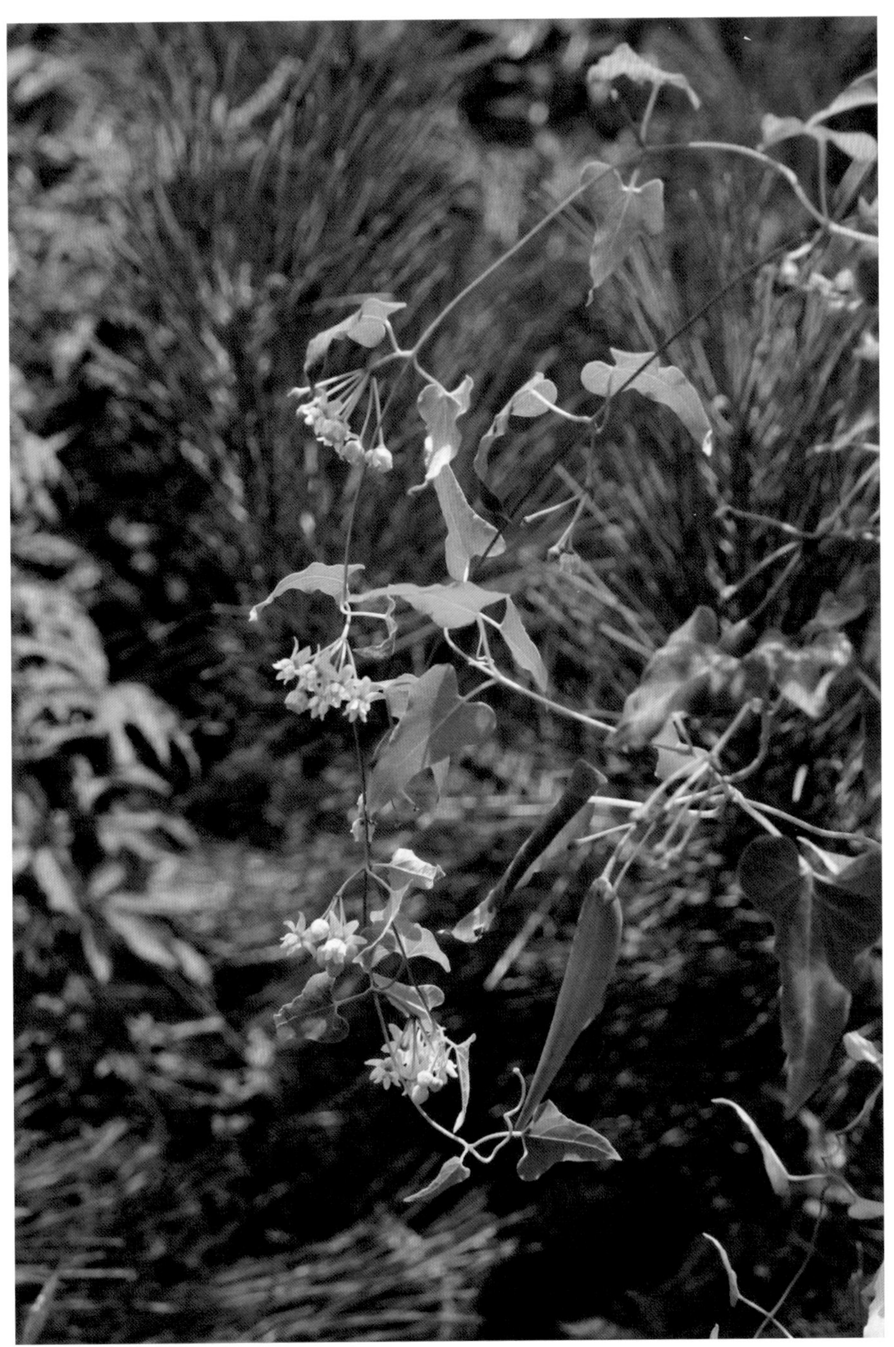

大花杓兰

Cypripedium macranthum Swartz

【别　　名】杓兰、敦盛草

【基　　原】来源于兰科杓兰属大花杓兰**Cypripedium macranthum** Swartz 的根及根状茎入药。

【形态特征】多年生草本。植株高25～50 cm，具粗短的根状茎。茎直立，基部具数枚鞘。叶片椭圆形或椭圆状卵形，长10～15 cm，宽6～8 cm，顶端渐尖或近急尖。花序顶生，具1花，极罕2花；花苞片叶状，通常椭圆形，较少椭圆状披针形，长7～9 cm，宽4～6 cm，顶端短渐尖，两面脉上通常被微柔毛；花梗和子房长3～3.5 cm；花大，紫色、红色或粉红色，通常有暗色脉纹，极罕白色；中萼片宽卵状椭圆形或卵状椭圆形，长4～5 cm，宽2.5～3 cm，顶端渐尖，无毛；合萼片卵形，长3～4 cm，宽1.5～2 cm，顶端2浅裂；花瓣披针形，长4.5～6 cm，宽1.5～2.5 cm，顶端渐尖，不扭转，内表面基部具长柔毛；唇瓣深囊状，近球形或椭圆形，长4.5～5.5 cm；囊口较小，直径约1.5 cm，囊底有毛；退化雄蕊卵状长圆形，长1～1.4 cm，宽7～8 mm，基部无柄，背面无龙骨状凸起。蒴果狭椭圆形，长约4 cm。花期5～6月；果期8～9月。

【生　　境】生于山地疏林下，林缘灌丛间及亚高山草地上。

【分　　布】黑龙江、吉林、辽宁、内蒙古、河北、山东、台湾、云南。朝鲜、俄罗斯、蒙古、日本、欧洲也有分布。

【采集加工】春、秋季采挖根及根状茎，除去泥土，洗净，晒干。

【性味功能】味苦、辛，性温；有小毒。利尿消肿，活血祛瘀，祛风镇痛。

【主治用法】治全身浮肿，下肢水肿，小便不利，尿少涩痛，带下病，风湿腰腿痛，跌打损伤，劳伤过度，痢疾等。用量3～6 g。

【附　　方】治急性菌痢：本品研末制片，每次含生药2 g，每天3～4次口服，有一定疗效。

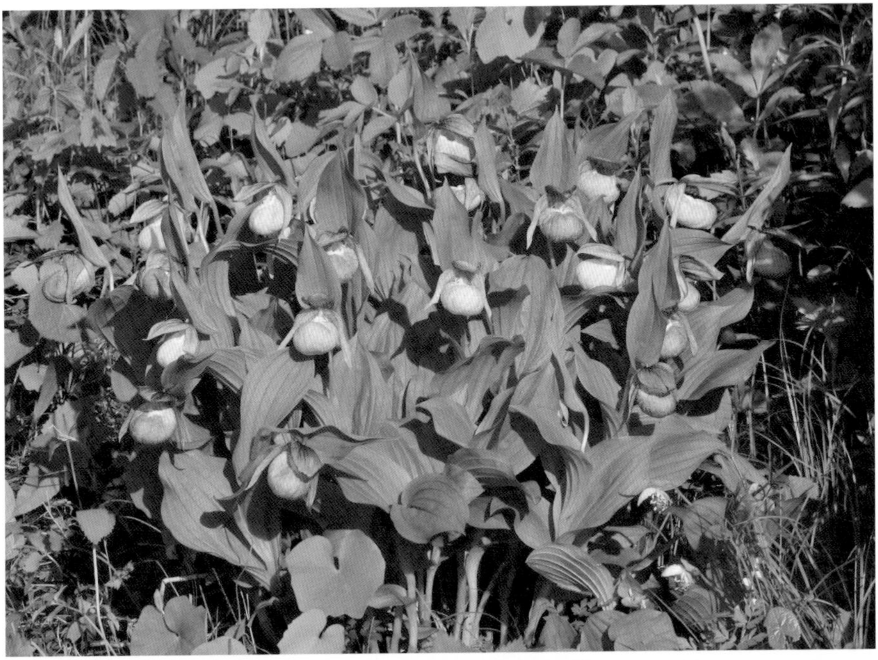

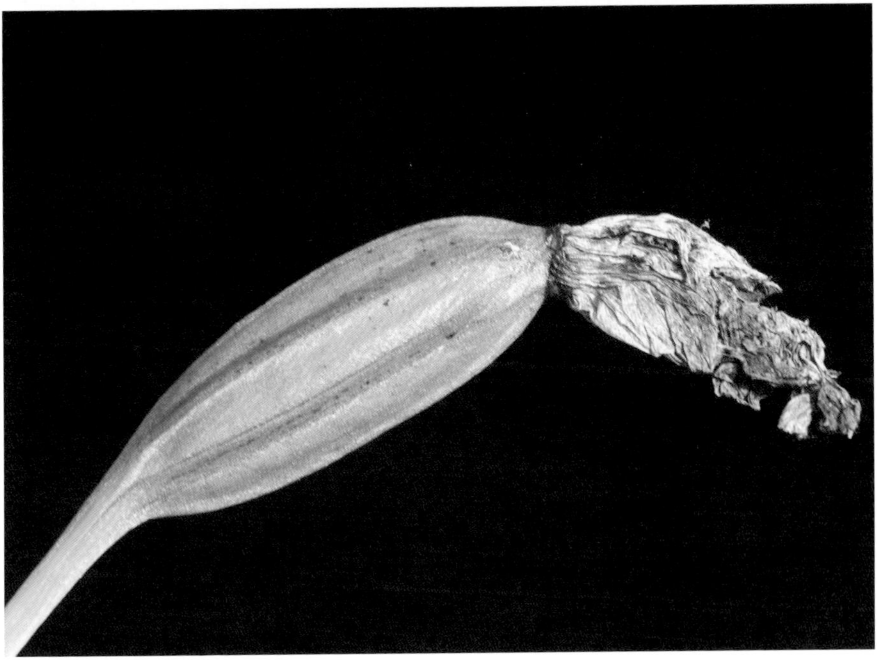

翠雀

Delphinium grandiforum Linn.

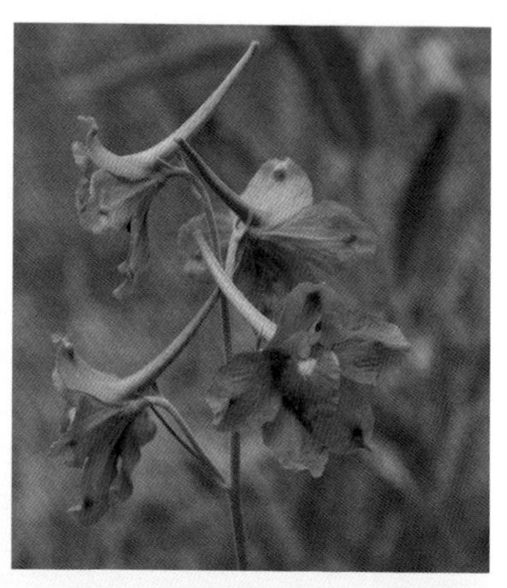

【别　　名】飞燕草、鸽子花、大花飞燕草

【基　　原】来源于毛茛科翠雀属翠雀 **Delphinium grandiforum** Linn. 的全草及根入药。

【形态特征】多年生草本。茎高35～65 cm，茎生叶等距着生，分枝。基生叶和茎下部叶有长柄；叶片圆五角形，长2.2～6 cm，宽4～8.5 cm，三全裂，中央全裂片近菱形，一至二回三裂近中脉，小裂片线状披针形至线形，宽0.6～3.5 mm，边缘干时稍反卷，侧全裂片扇形，不等二深裂近基部；叶柄长为叶片的3～4倍，基部具短鞘。总状花序有3～15花；下部苞片叶状，其他苞片线形；花梗长1.5～3.8 cm；小苞片生花梗中部或上部，线形或丝形，长3.5～7 mm；萼片紫蓝色，椭圆形或宽椭圆形，长1.2～1.8 cm，距钻形，长1.7～2.3 cm，直或末端稍向下弯曲；花瓣蓝色，顶端圆形；退化雄蕊蓝色，瓣片近圆形或宽倒卵形，顶端全缘或微凹，腹面中央有黄色髯毛；雄蕊无毛；心皮3，子房密被贴伏的短柔毛。蓇葖直，长1.4～1.9 cm；种子倒卵状四面体形，长约2 mm，沿棱有翅。花期7～8月；果期8～9月。

【生　　境】生于山坡草地、草原及路旁等处。

【分　　布】黑龙江、吉林、辽宁、内蒙古、河北、四川、云南。朝鲜、俄罗斯西伯利亚地区、蒙古也有分布。

【采集加工】夏、秋季采收全草，除去杂质，切段，洗净，鲜用或晒干。春、秋季采挖根，除去泥土，洗净，鲜用或晒干。

【性味功能】味苦，性寒。清热，泻火，止痛，除湿，止痒，杀虫。

【主治用法】含漱治风热牙痛，牙龈肿痛。外治疥癣，脚气病，疮痈溃疡，头虱，蝇，蛆。外用鲜品捣烂敷患处。

【附　　方】

1. 治牙痛：将翠雀根洗净含口中，或用干根2.5～5 g，水煎含漱，均不可咽下。

2. 治疥癣：翠雀(飞燕草)配苦参研末调擦。

3. 治头虱：翠雀(飞燕草)新鲜全草，捣碎，水浸洗头。

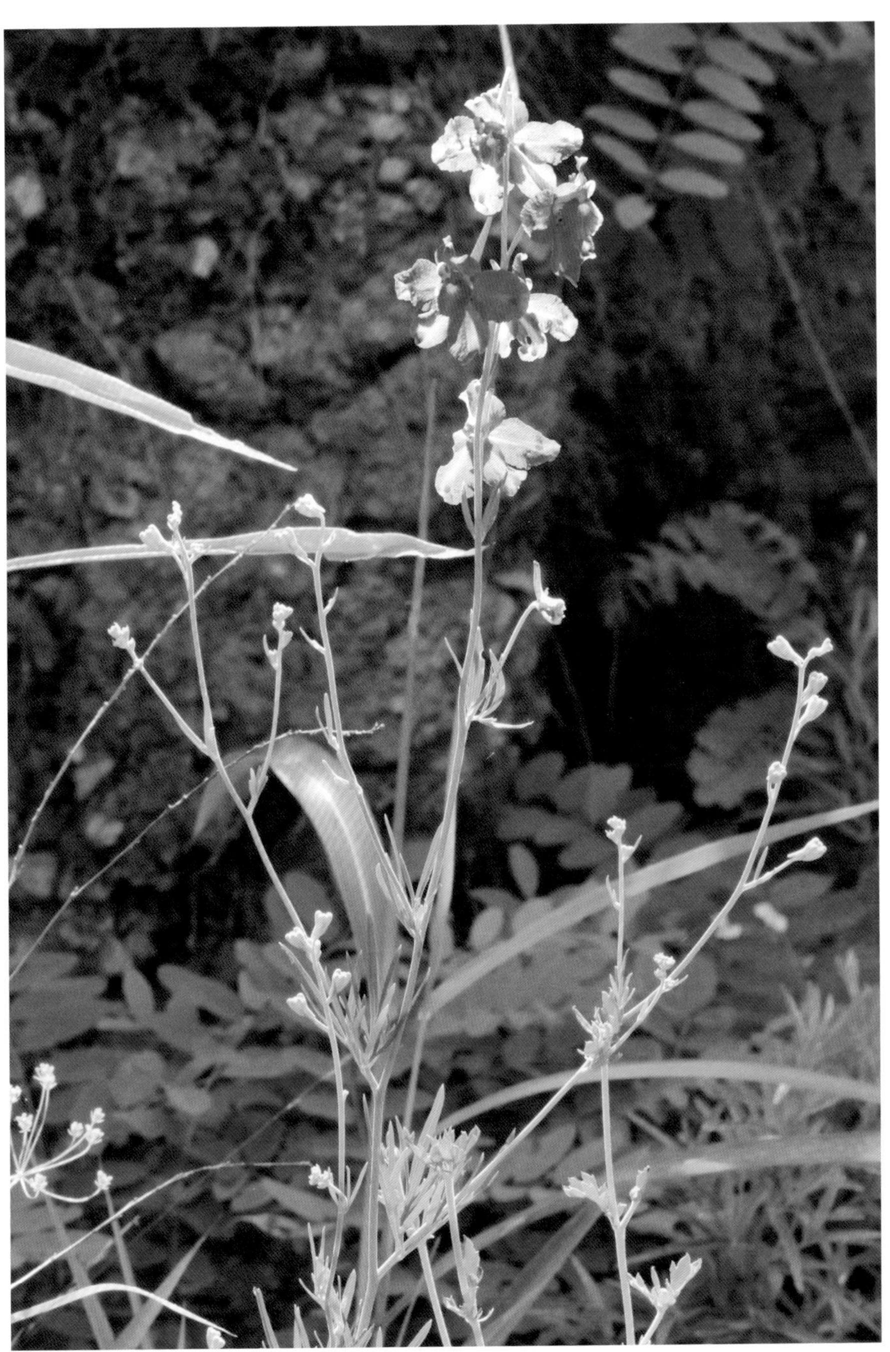

溪洞碗蕨

Dennstaedtia wilfordii (Moore) Christ

【别　　名】魏氏碗蕨

【基　　原】来源于碗蕨科碗蕨属溪洞碗蕨 **Dennstaedtia wilfordii** (Moore) Christ的全草入药。

【形态特征】多年生土生植物。根状茎细长，横走，黑色，疏被棕色节状长毛。叶二列疏生或近生；柄长14 cm左右，粗仅1.5 mm，基部栗黑色，被与根状茎同样的长毛，向上为红棕色，或淡禾秆色，无毛，光滑，有光泽。叶片长27 cm左右，竟6～8 cm，长圆披针形，顶端渐尖或尾头，2～3回羽状深裂；羽片12～14对，长2～6 cm，宽1～2.5 cm，卵状阔披针形或披针形，顶端渐尖或尾尖，羽柄长3～5 mm，互生，相距2～3 cm，斜向上，1～2回羽状深裂；一回小羽片长1～1.5 cm，宽不及1 cm，长圆卵形，上先出，基部楔形，下延，斜向上，羽状深裂或为粗锯齿状；末回羽片顶端为2～3叉的短尖头，边缘全缘。中脉不显，侧脉羽状分叉。叶薄草质，干后淡绿或草绿色，通体光滑无毛；叶轴上面有沟，下面圆形，禾秆色。孢子囊群圆形，生末回羽片的腋中或上侧小裂片顶端；囊群盖半盅形，淡绿色。

【生　　境】生于灌丛、砾石地及溪边湿地等处。

【分　　布】黑龙江、河北、山东、江苏、浙江、安徽、江西、福建、湖南、湖北、四川、陕西。朝鲜、西伯利亚地区、蒙古、日本也有分布。

【采集加工】夏、秋季采挖全草，除去泥土，鲜用。

【性味功能】清热解毒。

【主治用法】治跌打损伤。外用鲜品捣烂敷患处。

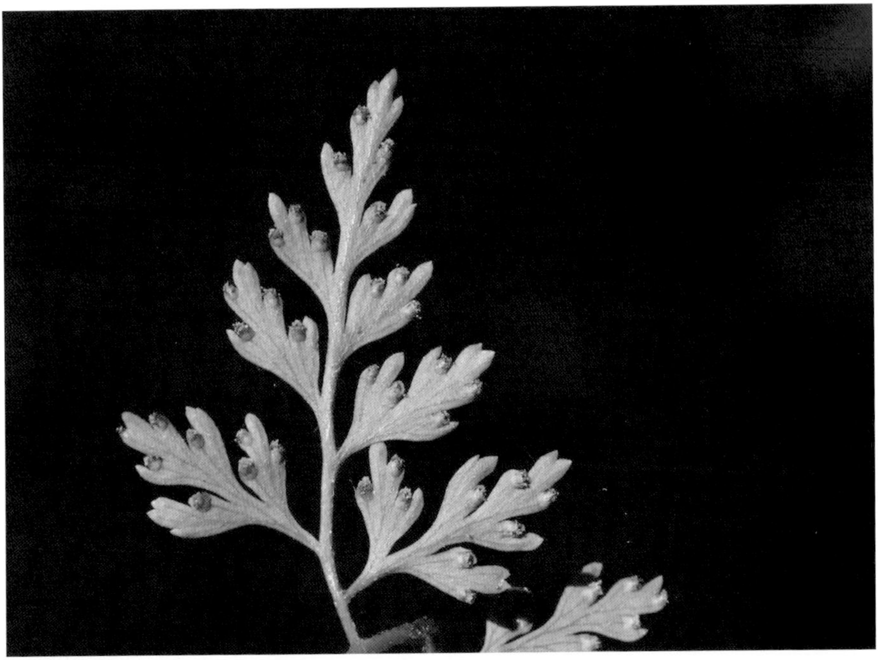

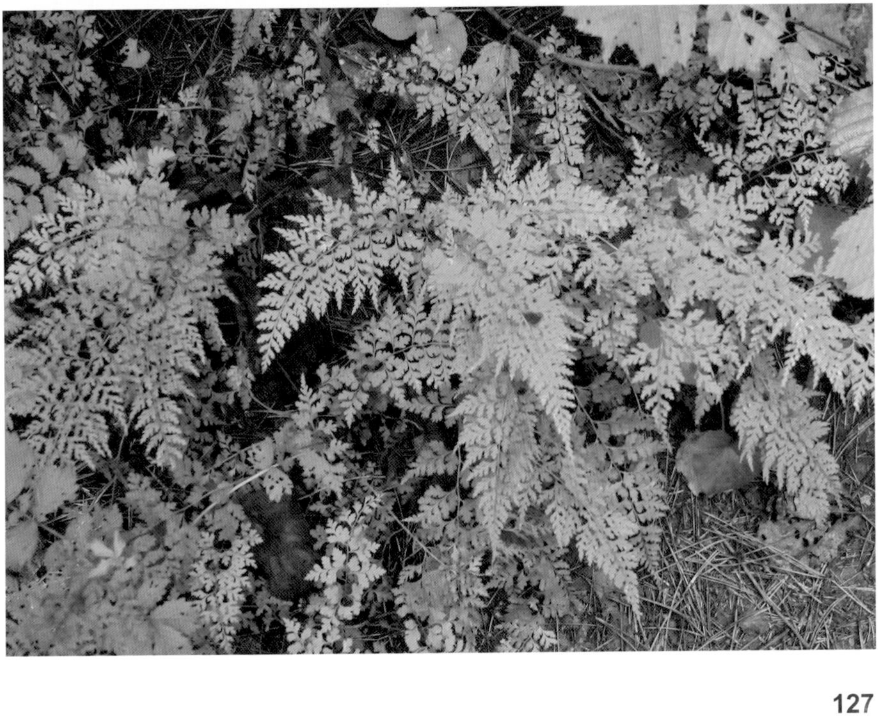

无毛溲疏

Deutzia glabrata Kom.

【别　　名】崂山溲疏、光萼溲疏、光叶溲疏

【基　　原】来源于绣球科溲疏属光萼溲疏**Deutzia glabrata** Kom. 的全株入药。

【形态特征】落叶灌木，高约3 m；老枝灰褐色，表皮常脱落；花枝长6～8 cm，常具4～6叶，红褐色，无毛。叶薄纸质，卵形或卵状披针形，长5～10 cm，宽2～4 cm，顶端渐尖基部阔楔形或近圆形，边缘具细锯齿，上面无毛或疏被3～5辐射星状毛，下面无毛；侧脉每边3～4条；叶柄长2～4 mm，花枝上叶近无柄或叶柄长1～2 mm。伞房花序直径3～8 cm，有花5～30朵，花序轴无毛；花蕾球形或倒卵形；花冠直径1～1.2 cm；花梗长10～15 mm；萼筒杯状，高约2.5 mm，直径约3 mm，无毛；裂片卵状三角形，长约1 mm，顶端稍钝；花瓣白色，圆形或阔倒卵形，长约6 mm，宽约4 mm，顶端圆，基部收狭，两面被细毛，花蕾时覆瓦状排列；雄蕊长4～5 mm，花丝钻形，基部宽扁；花柱3，约与雄蕊等长。蒴果球形，直径4～5 mm，无毛。花期6～7月；果期8～9月。

【生　　境】生于山地岩石间或陡山坡林下。

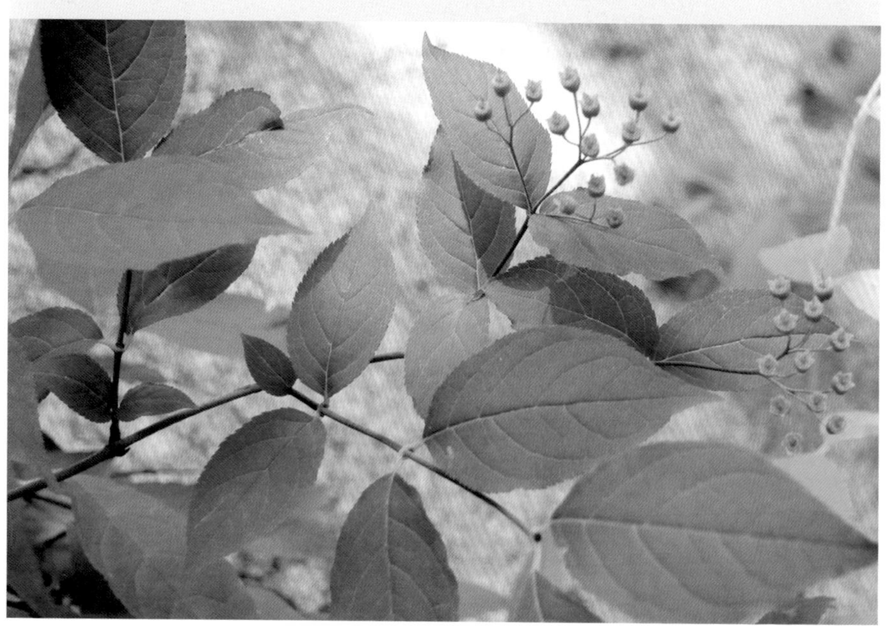

【分　　布】黑龙江、吉林、辽宁、山东、河南。朝鲜、俄罗斯远东地区也有分布。

【采集加工】四季采收全株，切段，洗净，晒干。

【性味功能】清热，利尿，下气。

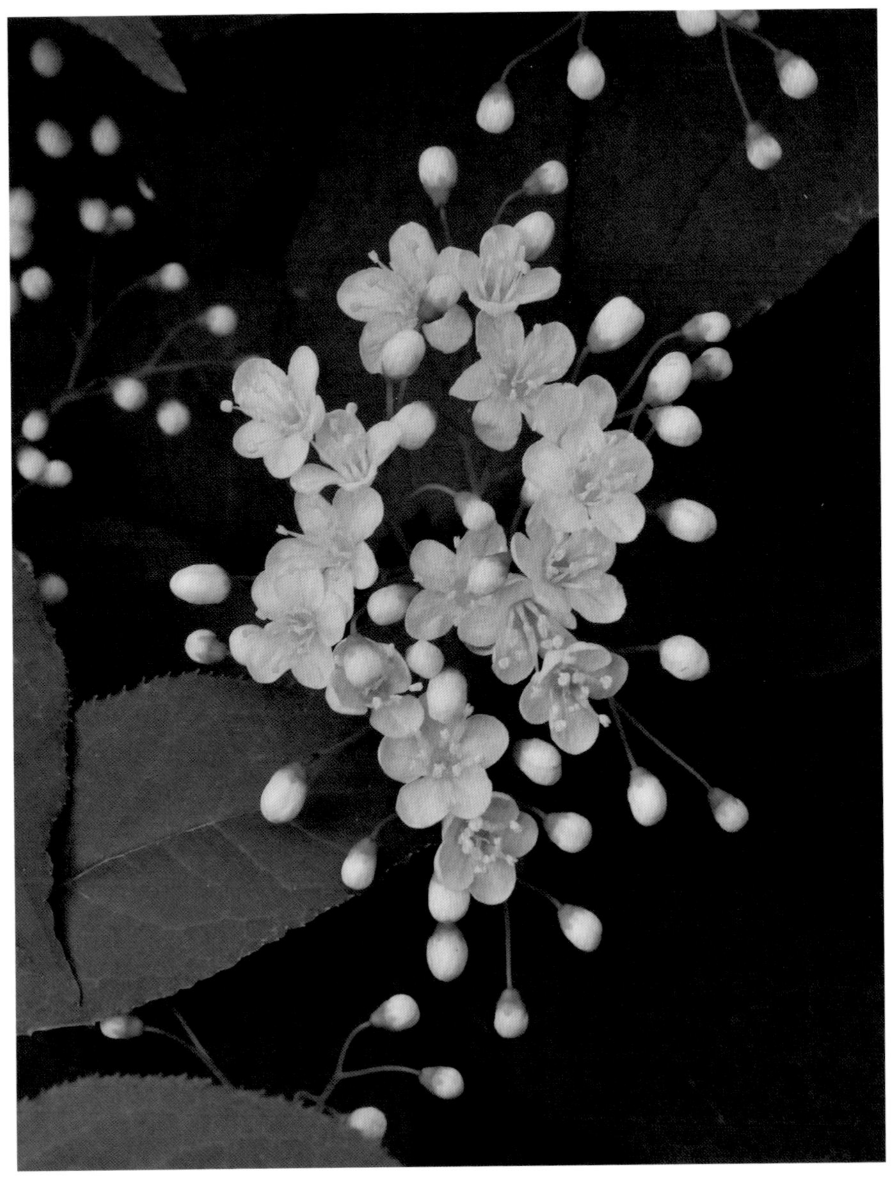

东北溲疏

Deutzia amurensis (Regel) Airy-Shaw

【别　　名】黑龙江溲疏

【基　　原】来源于绣球科溲疏属东北溲疏**Deutzia amurensis** (Regel) Airy-Shaw 的茎皮入药。

【形态特征】落叶灌木，高2～3 m。小枝稍弯曲，皮褐色，老枝暗灰色。叶对生，叶卵状椭圆形或长圆形，长3～8 cm，宽2.5～4 cm，基部近圆形或广楔形，顶端渐尖，边缘具不规则细锯齿，上面绿色，散生4～5条放射状星状毛，沿叶脉为单毛，下面色淡，有星状毛、沿叶脉为单毛；叶柄长2～8 mm。伞房花序，直径3～7 cm，常有花15～20朵，花序轴及花柄密被星状毛，花直径约1.2 cm；花萼裂片5，卵形，较萼筒短，灰褐色；花瓣5，白色；花丝锥形或顶端具不明显的齿牙；花柱常3裂，比雄蕊短。蒴果扁球形，有星状毛。花期6～7月；果期7～9月。

【生　　境】生于山坡、林缘、林内及灌丛中。

【分　　布】黑龙江、吉林、辽宁。朝鲜、俄罗斯远东地区也有分布。

【采集加工】春、秋季剥皮，除去杂质，切段，洗净，晒干。

【性味功能】解热，祛风解表，宣肺止咳。

【主治用法】治感冒风热，头痛发热，风热咳嗽，支气管炎等。用量10～15 g。

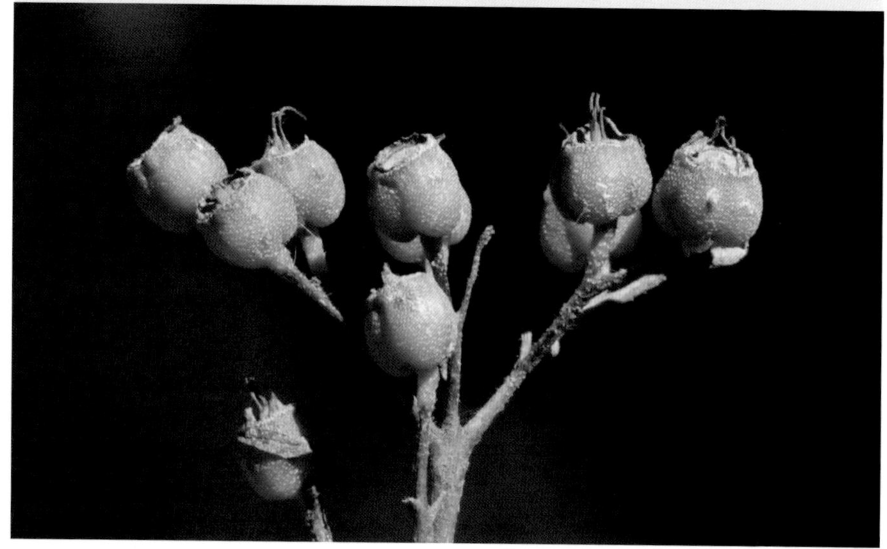

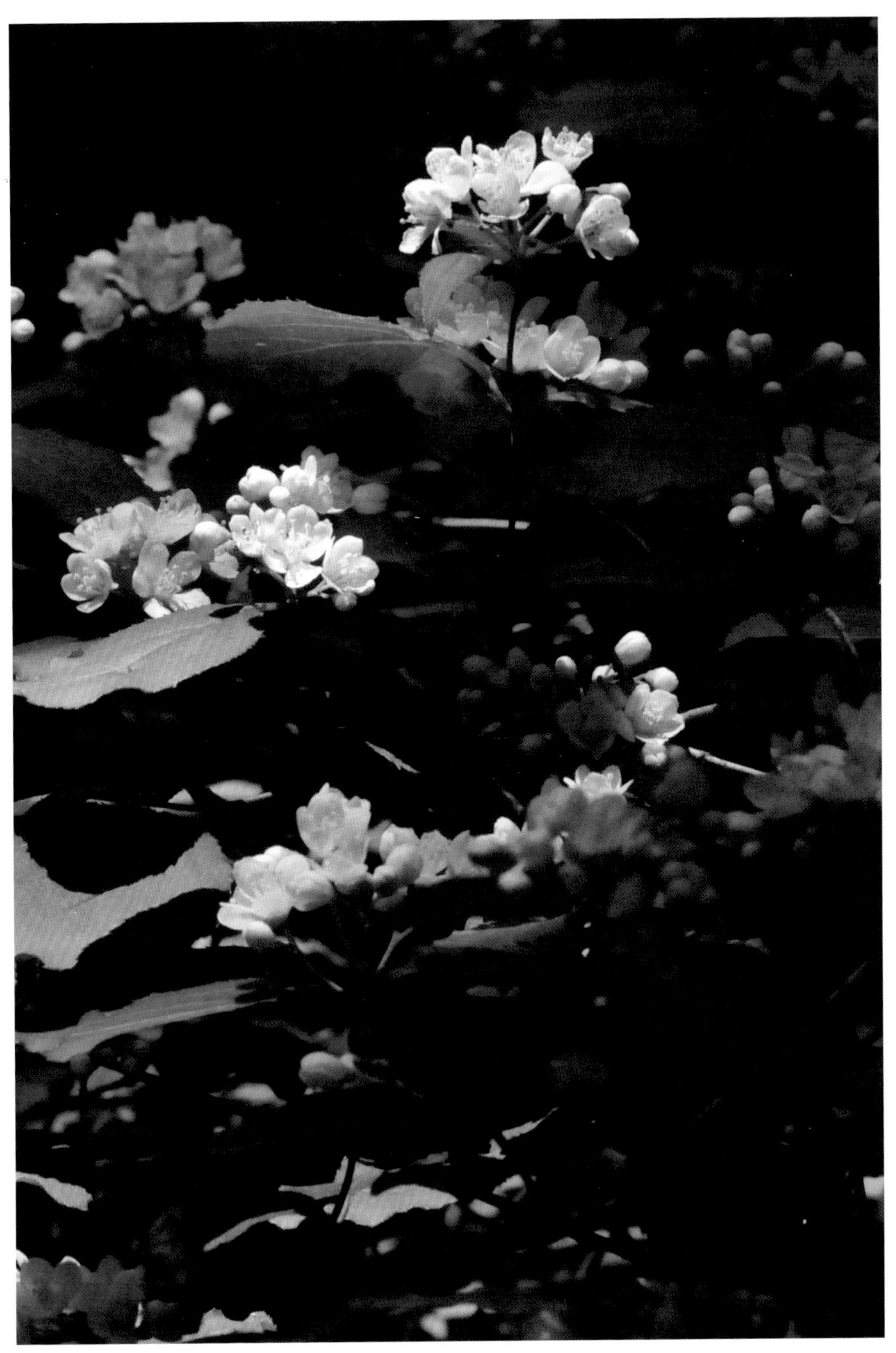

大花溲疏

Deutzia grandiflora Bge.

【别　　名】华北溲疏

【基　　原】来源于绣球科溲疏属大花溲疏**Deutzia grandiflora** Bge. 的果实入药。

【形态特征】落叶灌木，高约2 m；老枝紫褐色或灰褐色，表皮片状脱落；花枝开始极短，以后延长达4 cm，具2～4叶，黄褐色。叶纸质，卵状菱形或椭圆状卵形，长2～5.5 cm，宽1～3.5 cm，顶端急尖，基部楔形或阔楔形，边缘具大小相间或不整齐锯齿，侧脉每边5～6条；叶柄长1～4 mm。聚伞花序长和直径均1～3 cm，具花1～3朵；花蕾长圆形；花冠直径2～2.5 cm；花梗长1～2 mm；萼筒浅杯状，高约2.5 mm，直径约4 mm，裂片线状披针形，较萼筒长，宽1～1.5 mm；花瓣白色，长圆形或倒卵状长圆形，长约1.5 cm，宽约7 mm，顶端圆形，中部以下收狭，花蕾时内向镊合状排列；外轮雄蕊长6～7 mm，花丝顶端2齿，齿平展或下弯成钩状，花药卵状长圆形，具短柄，内轮雄蕊较短，形状与外轮相同；花柱3～4，约与外轮雄蕊等长。蒴果半球形，直径4～5 mm，宿存萼裂片外弯。花期4～5月；果期9～10月。

【生　　境】生于山坡、灌丛及岩缝等处，常聚生成片生长。

【分　　布】吉林、辽宁、河北、山西、陕西、甘肃、山东、江苏、河南、湖北等。朝鲜也有分布。

【采集加工】秋季采收果实，除去杂质，晒干。

【性味功能】清热，利尿，下气。

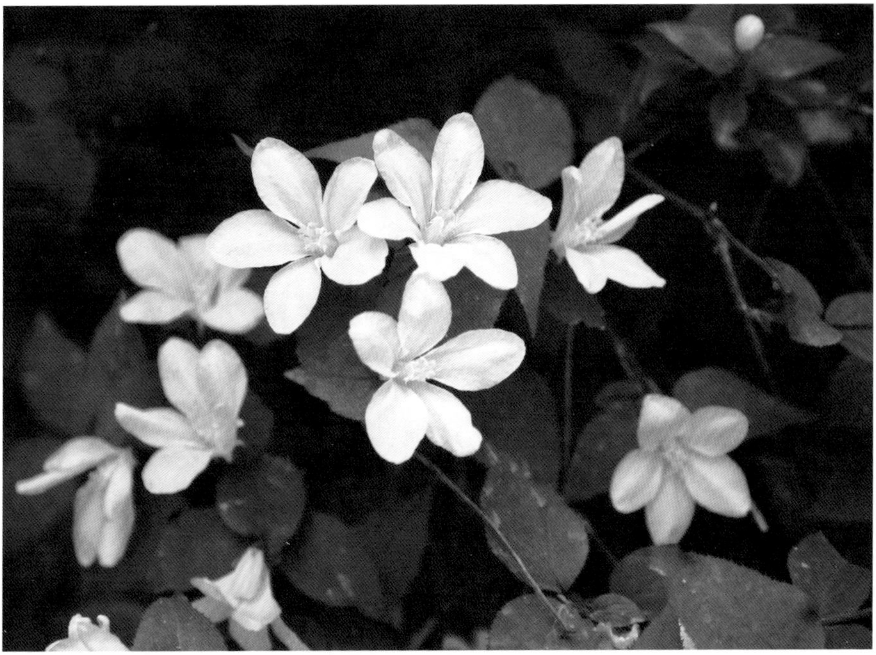

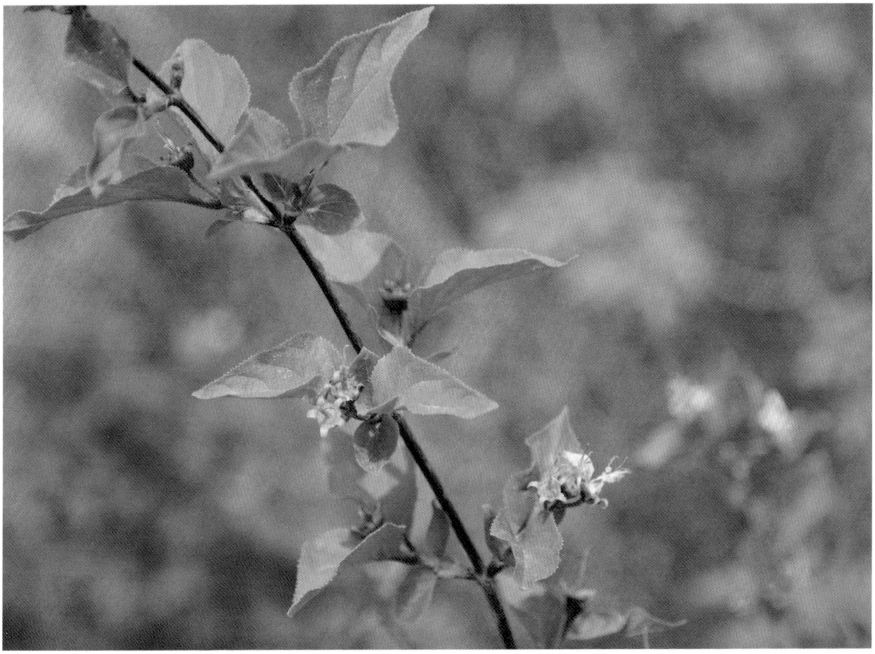

草瑞香

Diarthron linifolium Turcz.

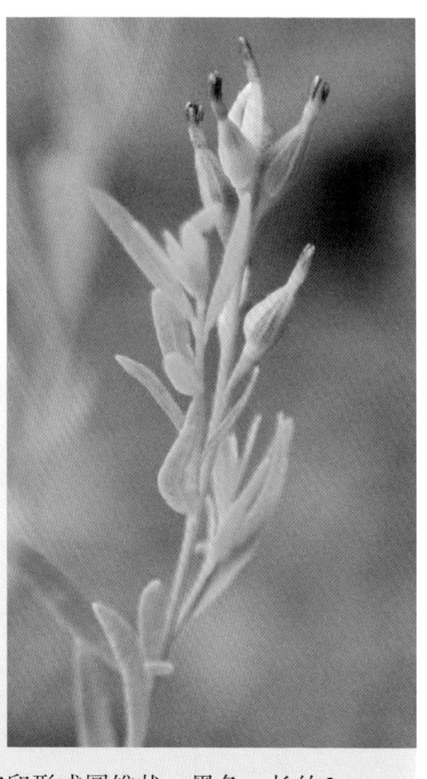

【别　　名】粟麻、元棍条

【基　　原】来源于瑞香科瑞香属草瑞香**Diarthron linifolium** Turcz.的根皮及茎皮入药。

【形态特征】一年生草本，高10～40 cm，多分枝，扫帚状，小枝纤细，圆柱形，淡绿色，茎下部淡紫色。叶互生，稀近对生，散生于小枝上，草质，线形至线状披针形或狭披针形，长7～15 mm，宽1～3 mm，顶端钝圆形，基部楔形或钝形，边缘全缘，微反卷。花绿色，顶生总状花序；无苞片；花梗短，长约1 mm，顶端膨大，花萼筒细小，筒状，长2.2～3 mm，裂片4，卵状椭圆形，长约0.8 mm，渐尖，直立或微开展；雄蕊4，稀5，一轮，着生于花萼筒中部以上，不伸出，花丝长约0.5 mm，花药极小，宽卵形；花盘不明显；子房具柄，椭圆形，无毛，长约0.8 mm，花柱纤细，长0.8～1 mm，柱头棒状略膨大。果实卵形或圆锥状，黑色，长约2 mm，直径约1.1 mm，为横断的宿存的花萼筒所包围，果实上部的花萼筒长约1 mm，宿存，基部具关节；果皮膜质，无毛。花期5～7月；果期6～8月。

【生　　境】生于石砾质地、沙质荒地、干燥山坡及灌丛等处。

【分　　布】黑龙江、吉林、辽宁、河北、山西、陕西、甘肃、新疆、江苏。西伯利亚地区也有分布。

【采集加工】秋季采挖根，剥取根皮，晒干。秋季采收全草，剥取茎皮，晒干。

【性味功能】活血止痛。

【主治用法】治风湿痛等。用量6～12 g。

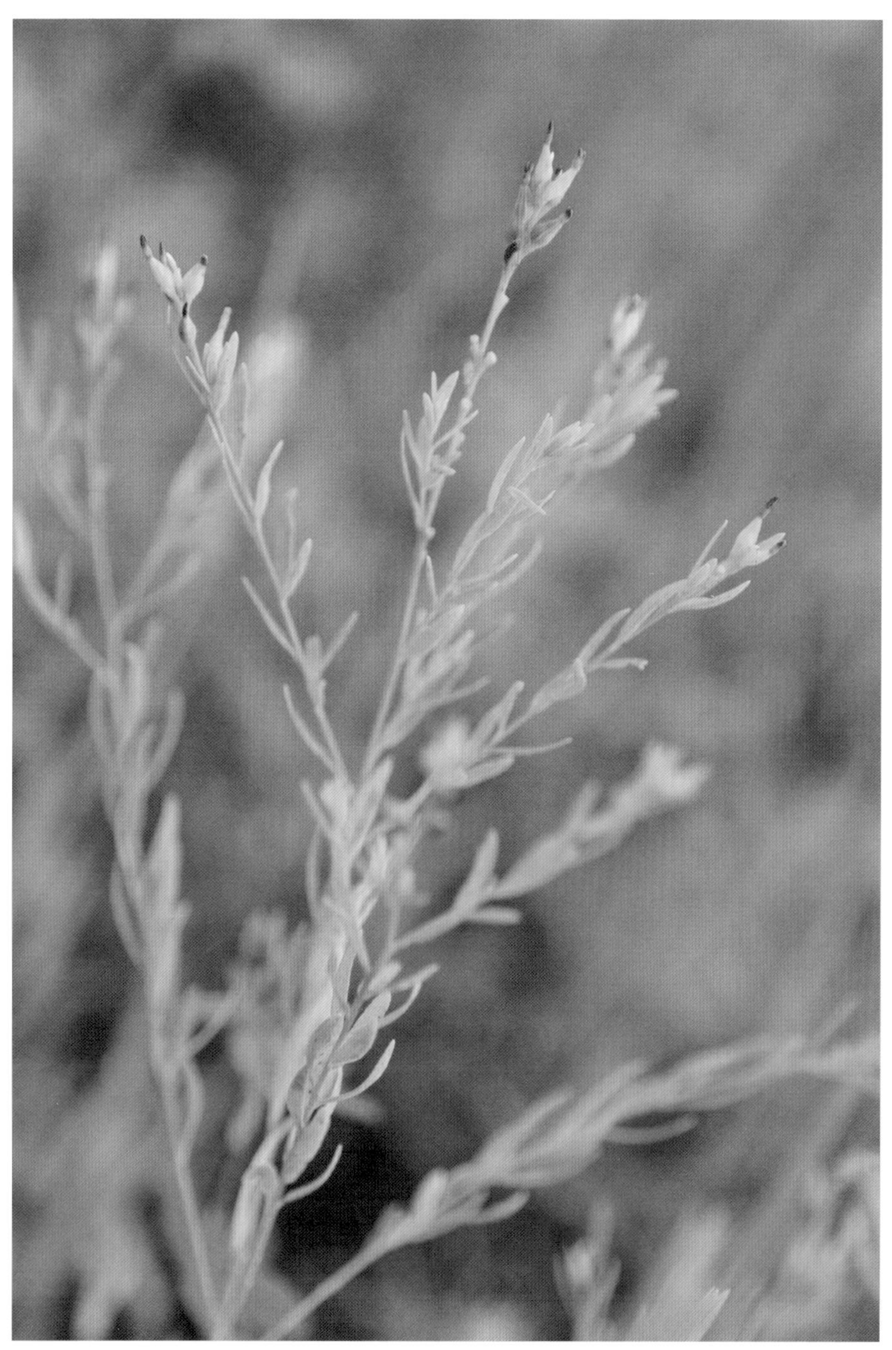

穿龙薯蓣

Dioscorea nipponica Makino

【别　　名】穿地龙、穿山龙

【基　　原】来源于薯蓣科薯蓣属穿龙薯蓣**Dioscorea nipponica** Makino的块茎入药。

【形态特征】缠绕草质藤本。根状茎横生，圆柱形。茎左旋，长达5 m。单叶互生，叶柄长10～20 cm；叶片掌状心形，茎基部叶长10～15 cm，宽9～13 cm，边缘作不等大的三角状浅裂、中裂或深裂，顶端叶片小，近于全缘，叶表面黄绿色，有光泽，无毛或有稀疏的白色细柔毛，尤以脉上较密。花雌雄异株。雄花序为腋生的穗状花序，花序基部常由2～4朵集成小伞状，至花序顶端常为单花；苞片披针形，顶端渐尖，短于花被；花被碟形，6裂，裂片顶端钝圆；雄蕊6枚，着生于花被裂片的中央，药内向。雌花序穗状，单生；雌花具有退化雄蕊，有时雄蕊退化仅留有花丝；雌蕊柱头3裂，裂片再2裂。蒴果成熟后枯黄色，三棱形，顶端凹入，基部近圆形，每棱翅状，大小不一，一般长约2 cm，宽约1.5 cm；种子每室2枚，有时仅1枚发育，着生于中轴基部，四周有不等的薄膜状翅，上方呈长方形，长约比宽大2倍。花期6～7月；果期9～10月。

【生　　境】生于林缘、灌丛及沟谷等处。

【分　　布】黑龙江、吉林、辽宁、内蒙古、河北、河南、江西、山东、山西、陕西、四川、甘肃、宁夏、青海。朝鲜、俄罗斯远东地区、日本也有分布。

【采集加工】春、秋季采挖块茎，剪掉须根，除去泥土，切段，洗净，鲜用或晒干。

【性味功能】味苦、甘，性平；有小毒。祛风除湿，舒筋活血，祛痰，止咳平喘，消食利水，止痛，截疟。

【主治用法】治风寒湿痹，风湿性关节炎，筋骨麻木，慢性气管炎，消化不良，劳损扭伤，闪腰岔气，劳伤无力，疟疾，痈肿恶疮，咳嗽痰喘，大骨节病，跌打损伤等。用量15～30 g。外用适量捣烂敷患处。

【附　　方】

1. 治风湿热，风湿关节痛：穿龙薯蓣15 g，水煎服。

2. 治风湿性关节炎：穿龙薯蓣100 g，白酒0.5 kg，泡7天，每服10～15 ml，每日2～3次。

3. 治腰腿酸痛，筋骨麻木：鲜穿龙薯蓣根茎100 g，水一壶，可煎5～6次，加红糖效力更佳(东北民间方)。

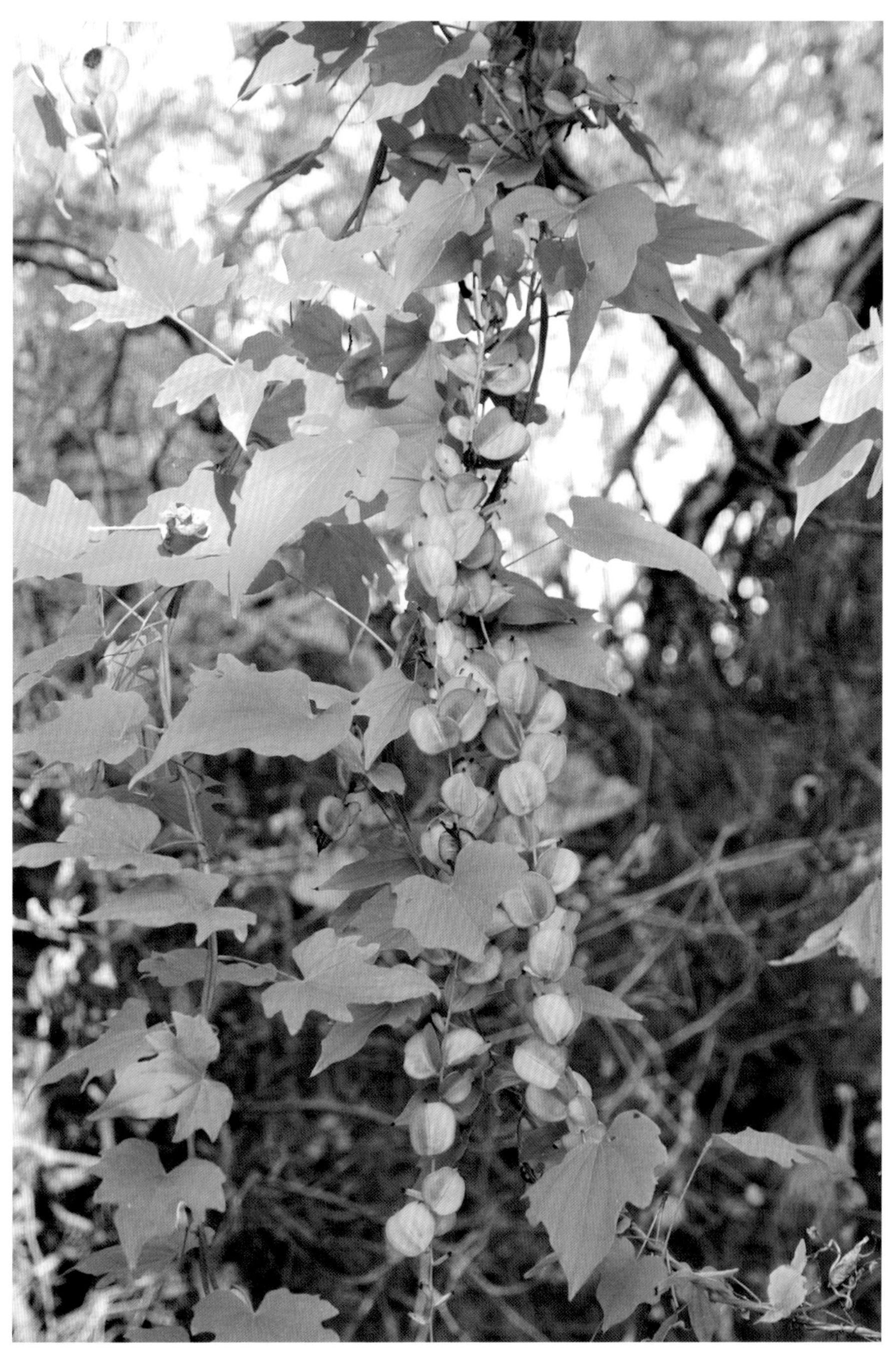

宝珠草

Disporum viridescens (Maxim.) Nakai

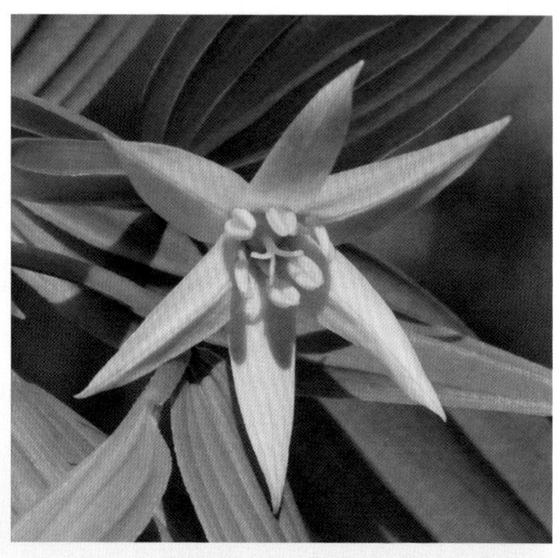

【别　　名】绿宝铎草

【基　　原】来源于百合科万寿竹属宝珠草**Disporum viridescens** (Maxim.) Nakai的干燥根入药。

【形态特征】多年生草本，高30～80 cm。根状茎短，通常有长匍匐茎；根多而较细。茎直立，光滑，下部数节具白色膜质的鞘，有时分枝。叶纸质，椭圆形至卵状长圆形，长5～12 cm，宽2～5 cm，顶端短渐尖或有短尖头，横脉明显，下面脉上和边缘稍粗糙，基部收狭成短柄或近无柄。花漏斗状，淡绿色，1～2朵生于茎或枝的顶端；花梗长1.5～2.5 cm；花被片6，张开，长圆状披针形，长15～20 mm，宽3～4 mm，脉纹明显，顶端尖，基部囊状；雄蕊6，花药长3～4 mm，与花丝近等长；花柱长3～4 mm，柱头3裂，向外弯卷，子房与花柱等长或稍短。浆果球形，直径约1 cm，黑色，有2～3颗种子。种子红褐色，直径约4 mm。花期5～6月；果期8～9月。

【生　　境】生于林下、林缘、灌丛及山坡草地等处。

【分　　布】黑龙江、吉林、辽宁。朝鲜、俄罗斯远东地区、日本也有分布。

【采集加工】春、秋季采挖根，除去泥沙，洗净，晒干。

【性味功能】味苦，性凉。清肺止咳，健脾和胃。

【主治用法】治结核咳嗽，食欲不振，胸腹胀满，筋骨疼痛，腰腿痛，烧烫伤及骨折等。用量10～18 g。外用适量捣烂敷患处。

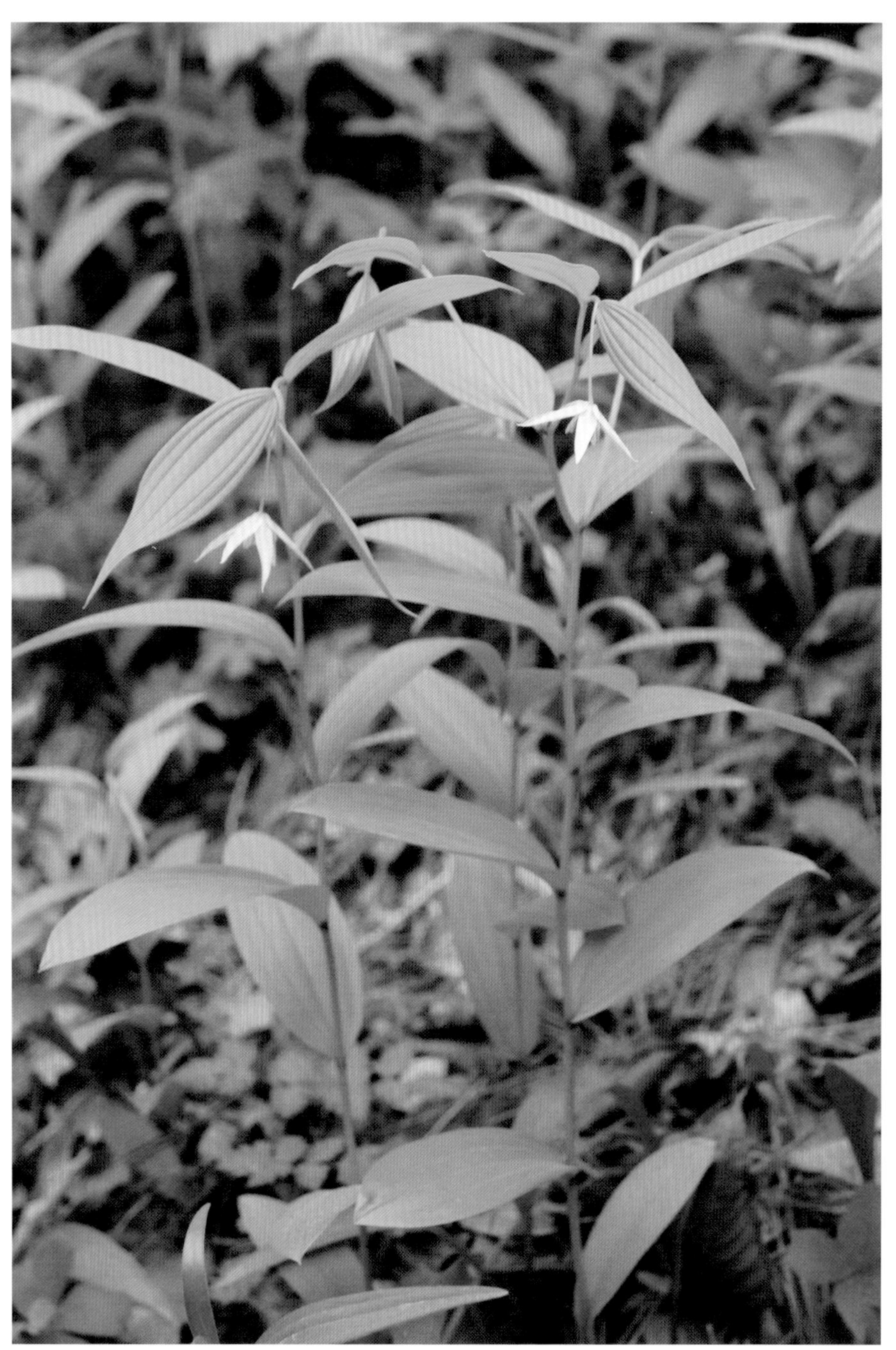

花旗杆

Dontostemon dentatus (Bunge) Ledeb.

【别　　名】齿叶花旗杆

【基　　原】来源于十字花科花旗杆属花旗杆 **Dontostemon dentatus** (Bunge) Ledeb. 的全草及种子入药。

【形态特征】二年生草本，高15～50 cm，植株散生白色弯曲柔毛；茎单一或分枝，基部常带紫色。叶椭圆状披针形，长3～6 cm，宽3～12 mm，两面稍具毛。总状花序生枝顶，结果时长10～20 cm；萼片椭圆形，长3～4.5 mm，宽1～1.5 mm，具白色膜质边缘，背面稍被毛；花瓣淡紫色，倒卵形，长6～10 mm，宽约3 mm，顶端钝，基部具爪。长角果长圆柱形，光滑无毛，长2.5～6 cm，宿存花柱短，顶端微凹。种子棕色，长椭圆形，长1～1.3 mm，宽0.5～0.8 mm，具膜质边缘；子叶斜缘倚胚根。花期5～6月；果期7～8月。

【生　　境】生于石砬质山地、岩石缝隙等处。

【分　　布】黑龙江、吉林、辽宁、内蒙古、河北、山西、山东、河南、安徽、江苏、陕西。朝鲜、俄罗斯、日本也有分布。

【采集加工】夏、秋季采收全草，除去杂质，洗净，晒干。秋季采摘成熟果实，除去杂质，打下种子，晒干。

【性味功能】清热解毒，利尿。

【主治用法】治肾炎，尿道炎，水肿等。用量10～15 g。

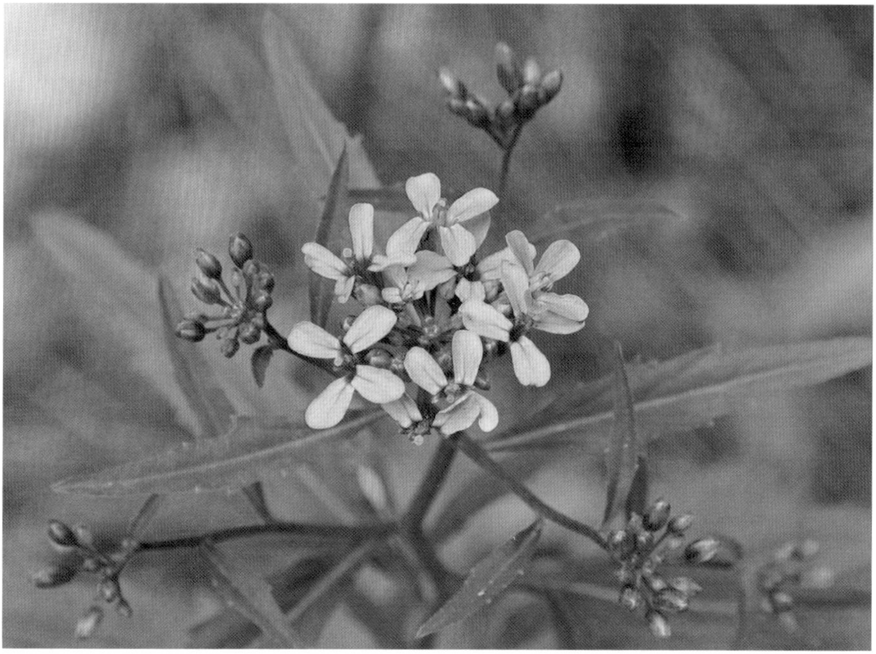

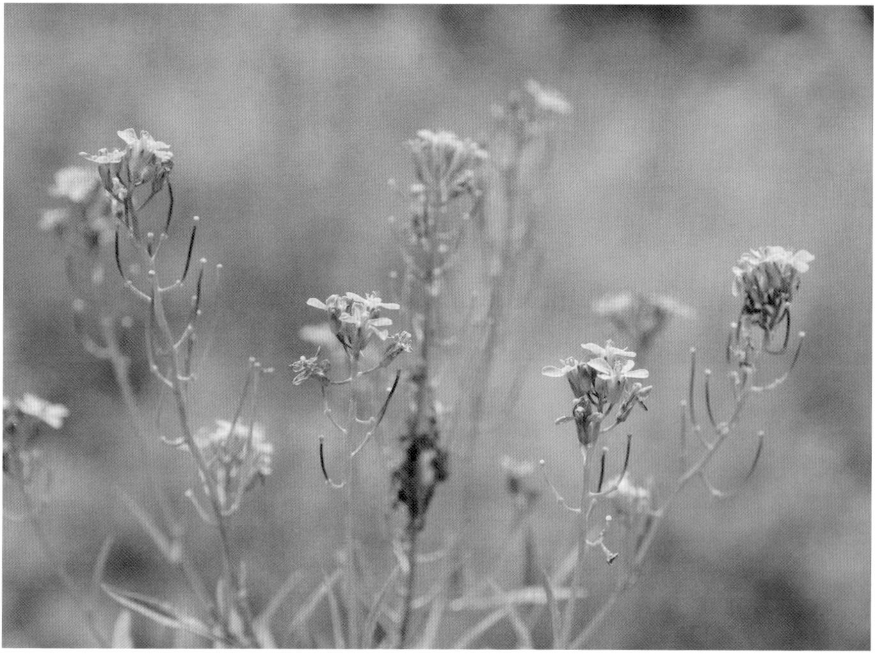

葶苈

Draba nemorosa Linn.

【别　　名】猫耳朵菜、四月老

【基　　原】来源于十字花科葶苈属葶苈**Draba nemorosa** Linn. 的全草或种子入药。

【形态特征】一年或二年生草本。茎直立，高5～45 cm，单一或分枝，疏生叶片或无叶，但分枝茎有叶片；下部密生单毛、叉状毛和星状毛，上部渐稀至无毛。基生叶莲座状，长倒卵形，顶端稍钝，边缘有疏细齿或近于全缘；茎生叶长卵形或卵形，顶端尖，基部楔形或渐圆，边缘有细齿，无柄，上面被单毛和叉状毛，下面以星状毛为多。总状花序有花25～90朵，密集成伞房状，花后显著伸长，疏松，小花梗细，长5～10 mm；萼片椭圆形，背面略有毛；花瓣黄色，花期后成白色，倒楔形，长约2 mm，顶端凹；雄蕊长1.8～2 mm；花药短心形；雌蕊椭圆形，密生短单毛，花柱几乎不发育，柱头小。短角果长圆形或长椭圆形，长4～10 mm，宽1.1～2.5 mm，被短单毛；果梗长8～25 mm，与果序轴成直角开展，或近于直角向上开展。种子椭圆形，褐色，种皮有小疣。花期4～5月；果期5～6月。

【生　　境】生于田野、路旁、沟边及村屯住宅附近等处，常聚成片生长。

【分　　布】黑龙江、辽宁、河北、浙江、江苏、山西、陕西、宁夏、甘肃、广东、广西、云南、西藏。朝鲜、俄罗斯远东地区、日本也有分布。

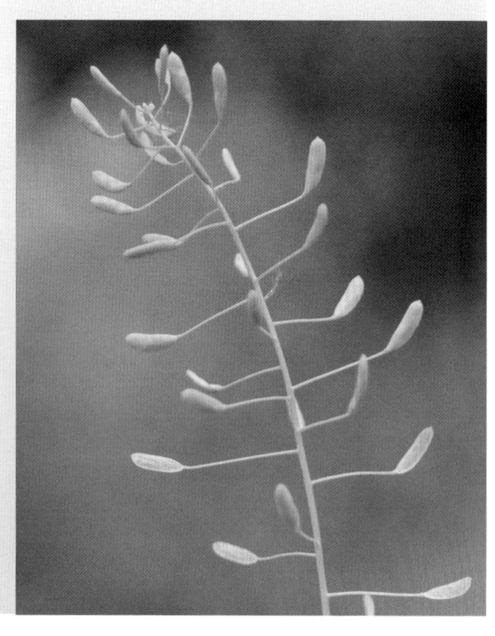

【采集加工】春、夏季采收全草，除去杂质，洗净，鲜用或晒干。春末夏初采摘果序，除去杂质，打下种子，晒干。

【性味功能】味苦，性寒。祛痰平喘，清热，利尿。

【主治用法】治浮肿，咳逆，喘鸣，肋膜炎，痰饮，咳喘，胀满，肺痈，小便不利等。用量3～9 g。

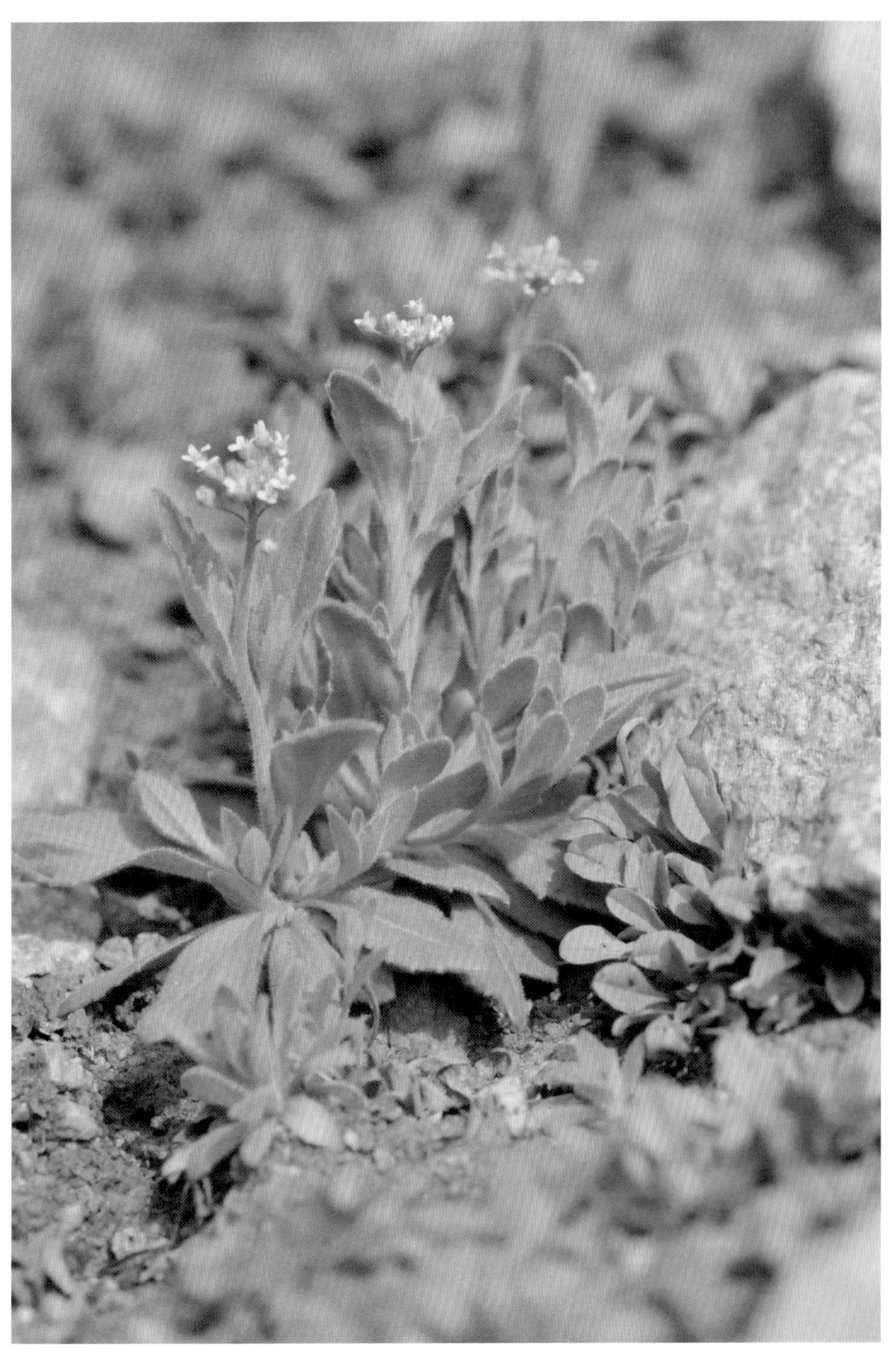

绒果芹

Eriocycla albescens (Franch.) Wolff

【别　　名】滇羌活

【基　　原】来源于伞形科绒果芹属绒果芹 **Eriocycla albescens** (Franch.) Wolff 的干燥根入药。

【形态特征】多年生草本，高30～70 cm。全株带淡灰绿色。根圆锥形，粗约1 cm，褐色。茎直立，有细沟纹，基部稀疏分枝，分枝斜上开展。基生叶和茎下部叶的叶片1回羽状全裂，有4～7对羽叶，末回裂片长圆形，长0.8～1.1 cm，宽0.6～0.8 cm，基部有柄，向上近无柄，基部多不对称，全缘或顶端2～3深裂，裂片边缘有粗的深锯齿，叶片质硬；茎生叶的末回裂片3深裂，最上部的叶简化成披针形，全缘，基部为膜质叶鞘。复伞形花序直径3～5 cm，花序梗长达10 cm；总苞片1或无，线形；伞辐4～6，不等长；小伞形花序直径约1 cm，有花10～20，小总苞片5～9，披针状线形，顶端尖，比花柄短1/2～1/3；萼齿小，卵状披针形；花瓣倒卵形，白色，背部有短毛；花柱基短圆锥状，花期淡黄色；果期呈紫色，花柱长，叉开。分生果卵状长圆形，长3～4 mm，每槽中有油管1，合生面油管2。花期8～9月；果期9～10月。

【生　　境】生于石灰岩干燥山坡上及岩石缝隙中。

【分　　布】辽宁、内蒙古、河北。

【采集加工】夏、秋季采挖根，以秋季为最佳，洗净，除去杂质，晒干备用。

【性味功能】解表散寒。

【主治用法】治风湿性关节炎。用量9～15 g。

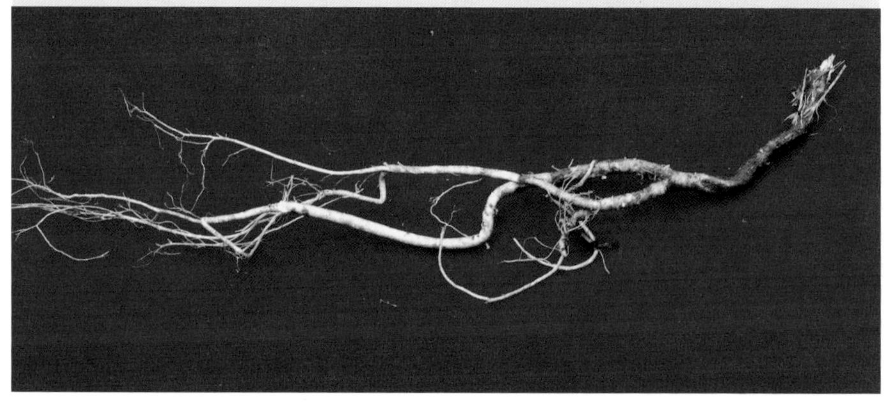

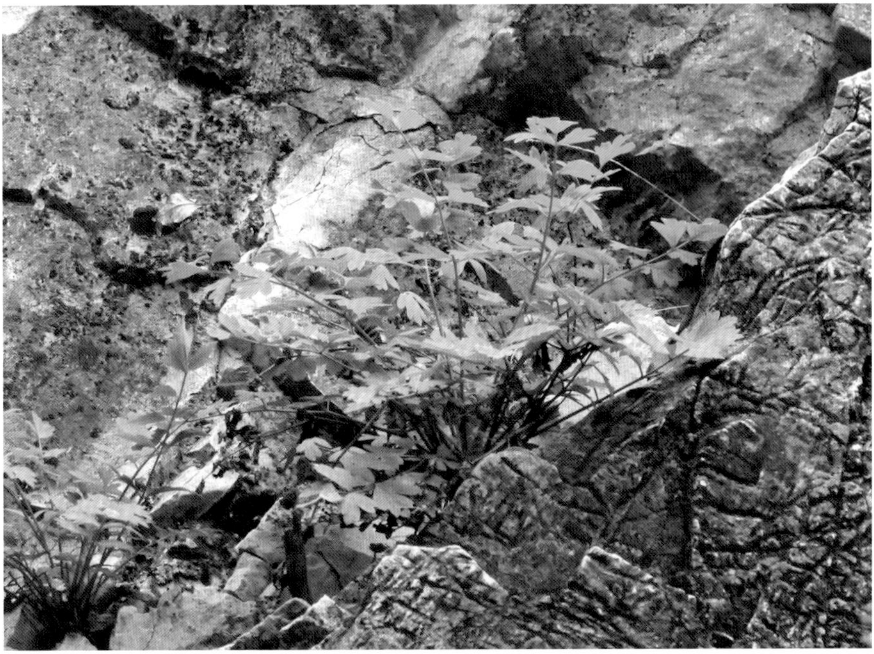

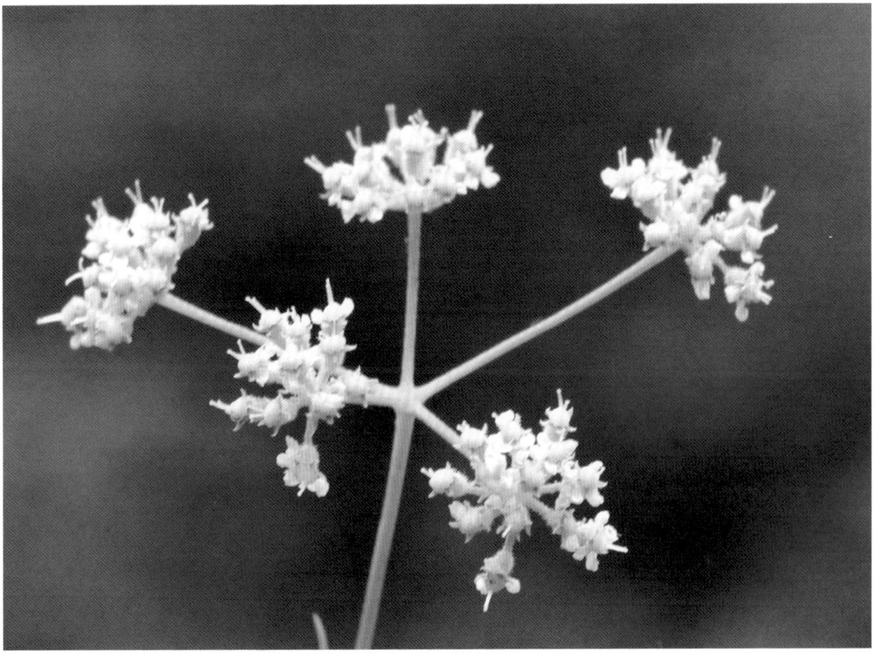

狼 毒

Euphorbia fischeriana Steud.

【别　　名】狼毒大戟

【基　　原】来源于大戟科大戟属狼毒**Euphorbia fischeriana** Steud. 的根入药。

【形态特征】多年生草本。根圆柱状，肉质，常分枝，长20～30 cm，直径4～6 cm。茎单一不分枝，高15～45 cm，直径5～7 mm。叶互生，于茎下部鳞片状，呈卵状长圆形，长1～2 cm，宽4～6 mm，向上渐大，逐渐过渡到正常茎生叶；茎生叶长圆形，长4～6.5 cm，宽1～2 cm，顶端圆或尖；总苞叶同茎生叶，常5枚；伞幅5，长4～6 cm；次级总苞叶常3枚，卵形，长约4 cm，宽约2 cm；苞叶2枚，三角状卵形，长与宽均约2 cm。花序单生二歧分枝的顶端；总苞钟状，高约4 mm，直径4～5 mm，边缘4裂，裂片圆形；腺体4，半圆形，淡褐色。雄花多枚，伸出总苞之外；雌花1枚，子房柄长3～5 mm；花柱3，中部以下合生；柱头不分裂，中部微凹。蒴果卵球状，长约6 mm，直径6～7 mm；花柱宿存；成熟时分裂为3个分果片。种子扁球状，长与直径均约4 mm，灰褐色；种阜无柄。花期5～6月；果期6～7月。

【生　　境】生于林下、灌丛、草地及干燥的石质山坡上。

【分　　布】黑龙江、吉林、辽宁、内蒙古、河北、山东。朝鲜、西伯利亚地区、蒙古也有分布。

【采集加工】春、秋季采挖根，除去杂质，洗净，晒干。

【性味功能】味辛，性平；有大毒。逐水祛痰，破积杀虫，除湿止痒。

【主治用法】治水肿腹胀，心腹疼痛，气管炎，咳嗽，气喘，淋巴结炎，皮肤结核，骨结核，附睾结核，疥癣，牛皮癣，神经性皮炎，痔瘘，阴道滴虫等。用量1～3 g。本品有毒，内服要特别小心，体弱者或孕妇禁用。

【附　　方】

1. 治淋巴结结核：狼毒大戟片2 kg，大枣2 kg。将狼毒大戟片放锅内加水，上坐笼屉，把大枣洗净放屉上，将水烧开，保持开锅3小时，取大枣服用。日服3次，初服每次10个。如无副作用，可连续服用，以后每次增加1个。如有副作用，可减少1～2个。增加至每次20个枣即每日总量60个枣为极量。饭前服。忌辛辣食物，孕妇忌服。在蒸制狼毒枣时，尽量避免接触食具，饭锅用后彻底刷净，严防中毒。

2. 治牛皮癣，神经性皮炎：将狼毒熬膏，每日或隔日外搽1次。

3. 治阴道滴虫：狼毒2.5 g，荆芥15 g，苦参10 g，蛇床子15 g，枯矾2.5 g，水煎熏洗。

4. 治肿瘤：取狼毒5 g放入200 ml水中煮后捞出，再打入鸡蛋2个煮熟后吃蛋喝汤。治疗胃癌、肝癌、肺癌、甲状腺乳头状腺癌等，治后症状减轻，少数病例可见肿瘤缩小。

5. 治睾丸结核：狼毒、核桃、白矾各等量，烧存性，共研细末，每日1次，每次4 g，开水送服。

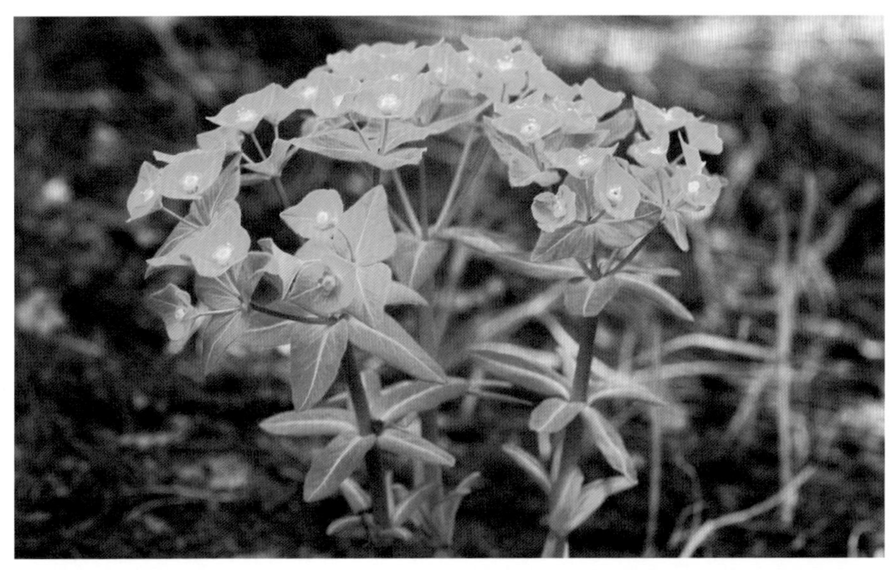

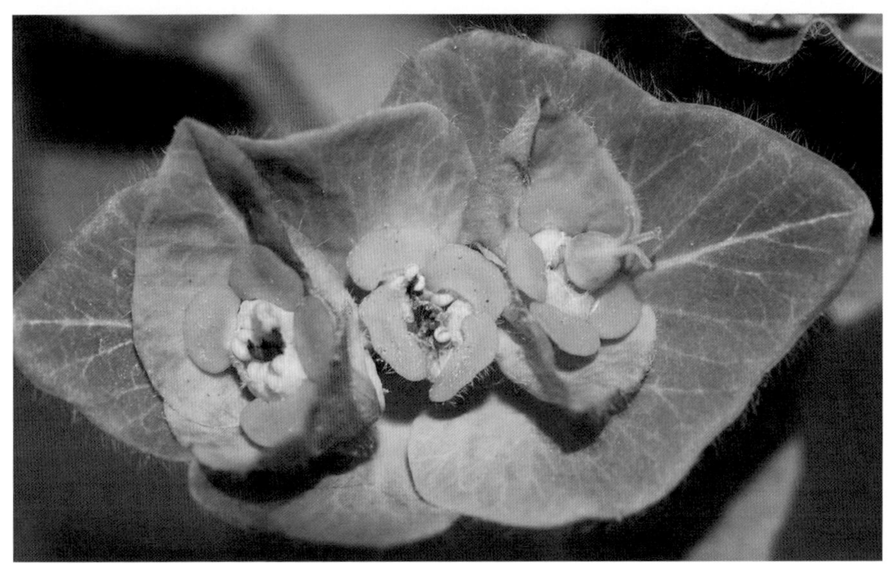

林大戟

Euphorbia lucorum Rupr.

【别　　名】猫眼草

【基　　原】来源于大戟科大戟属林大戟**Euphorbia lucorum** Rupr. 的根入药。

【形态特征】多年生草本。根自基部多分枝或不分枝，呈圆锥状，长10～15 cm，暗褐色。茎单一或数个发自基部，向上直立，高达50～80 cm，顶部多分枝。叶互生，椭圆形或长椭圆形，长3～5 cm，宽1～1.5 cm，顶端圆，基部渐狭；侧脉羽状；近无叶柄；总苞叶常为5枚，近卵形，长1.5～2.2 cm，宽1.0～1.3 cm，顶端渐尖或尖；伞幅5；长5.5～6.0 cm；次级苞叶3枚，棱状卵形或近圆形，长与宽均1.0～1.2 cm，顶端圆或钝；苞叶2枚。花序单生二歧聚伞分枝的顶端；总苞钟状，直径约2.5 mm，高约2 mm，边缘4裂，裂片钝圆；腺体4，狭椭圆形，暗褐色。雄花多数，微伸出总苞外；雌花1枚，子房柄明显伸出总苞外；子房除沟外被长瘤；花柱3，近基部合生；柱头2裂。蒴果三棱状球形，长约3.5 mm，直径约4 mm，具3个纵沟。种子近球状，长1.5～2.0 mm，直径约1.5 mm。花期5～6月；果期7～8月。

【生　　境】生于林缘、路旁、山坡、灌丛及河岸附近等处。

【分　　布】黑龙江、吉林、辽宁。朝鲜、俄罗斯远东地区也有分布。

【采集加工】春、秋季挖根，除去泥土，洗净，晒干。

【性味功能】味辛，性平；有大毒。逐水，通便，消肿，散结。

【主治用法】治水肿腹胀，心腹疼痛，皮肤结核，骨结核及疥癣等。用量1～3 g。本品有毒，内服要特别小心，体弱者或孕妇禁用。

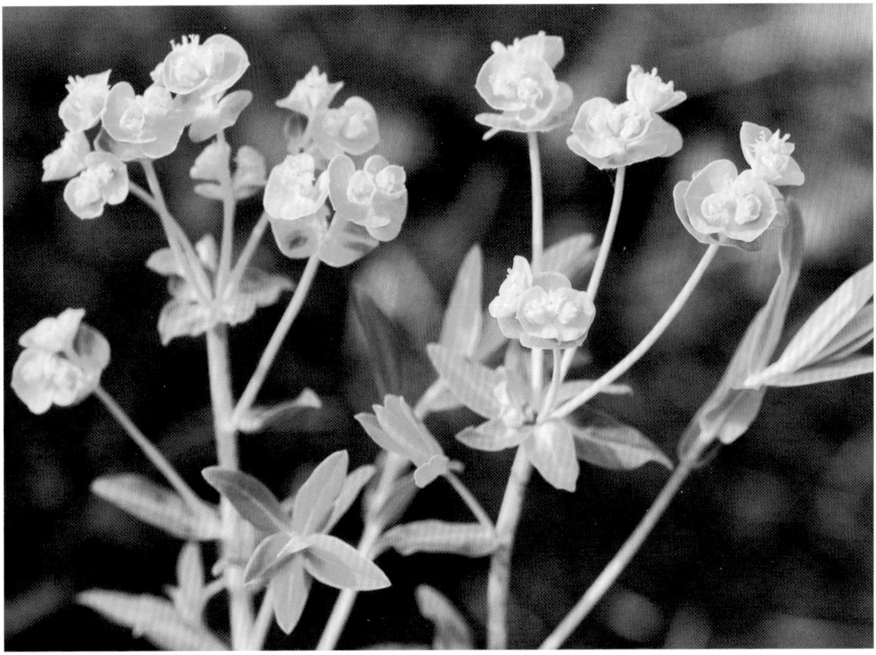

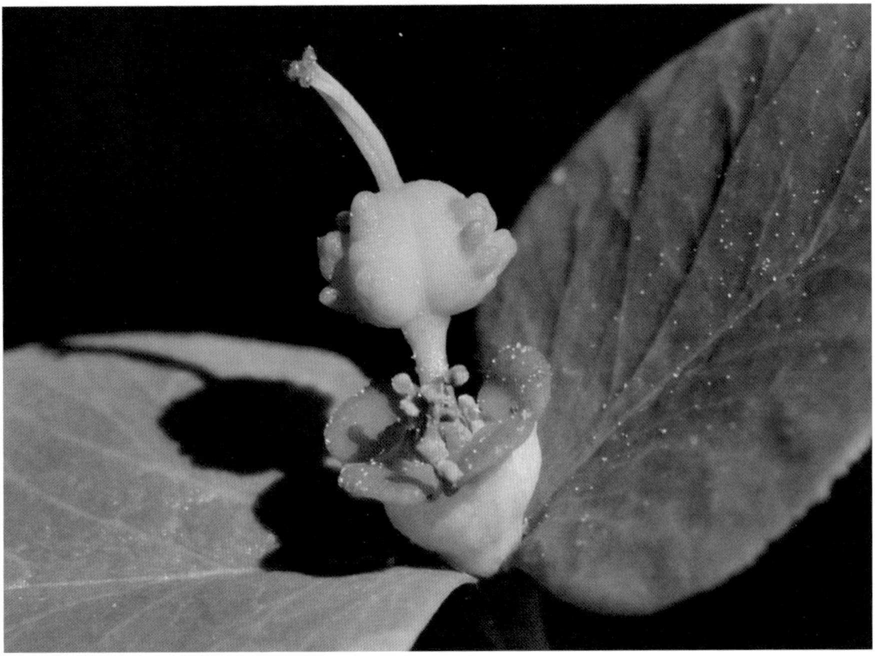

斑地锦

Euphorbia maculata Linn.

【基　　原】来源于大戟科大戟属斑地锦**Euphorbia maculata** Linn. [*Euphorbia supina* Raf.] 的全草入药。

【形态特征】一年生草本。根纤细，长4～7 cm，直径约2 mm。茎匍匐，长10～17 cm。叶对生，长椭圆形至肾状长圆形，长6～12 mm，宽2～4 mm，顶端钝，基部偏斜，不对称，略呈渐圆形，边缘中部以下全缘，中部以上常具细小疏锯齿；叶面绿色，中部常具有一个长圆形的紫色斑点，叶背淡绿色或灰绿色，新鲜时可见紫色斑；叶柄极短，长约1 mm；托叶钻状，不分裂，边缘具睫毛。花序单生于叶腋，基部具短柄，柄长1～2 mm；总苞狭杯状，高0.7～1.0 mm，直径约0.5 mm，边缘5裂，裂片三角状圆形；腺体4，黄绿色，横椭圆形。雄花4～5，微伸出总苞外；雌花1，子房柄伸出总苞外；花柱短，近基部合生；柱头2裂。蒴果三角状卵形，长约2 mm，直径约2 mm，成熟时易分裂为3个分果片。种子卵状四棱形，长约1 mm，直径约0.7 mm，每个棱面具5个横沟，无种阜。花期7～8月；果期8～9月。

【生　　境】生于田野、路旁、草地、荒地及住宅附近。

【分　　布】吉林、辽宁、江苏、江西、浙江、湖北、河南、河北、台湾。原产北美，归化于欧亚大陆。

【采集加工】夏、秋采收全草，洗净晒干备用。

【性味功能】味辛，性平。清热解毒，凉血止血，清湿热，通乳。

【主治用法】治黄疸，泄泻，疳积，血痢，尿血，便血，痔疮出血，血崩，外伤出血，创伤出血，乳汁不通，痈肿疮毒，尿路感染，子宫出血，跌打损伤及毒蛇咬伤等。用量15～30 g。外用适量捣烂敷患处。

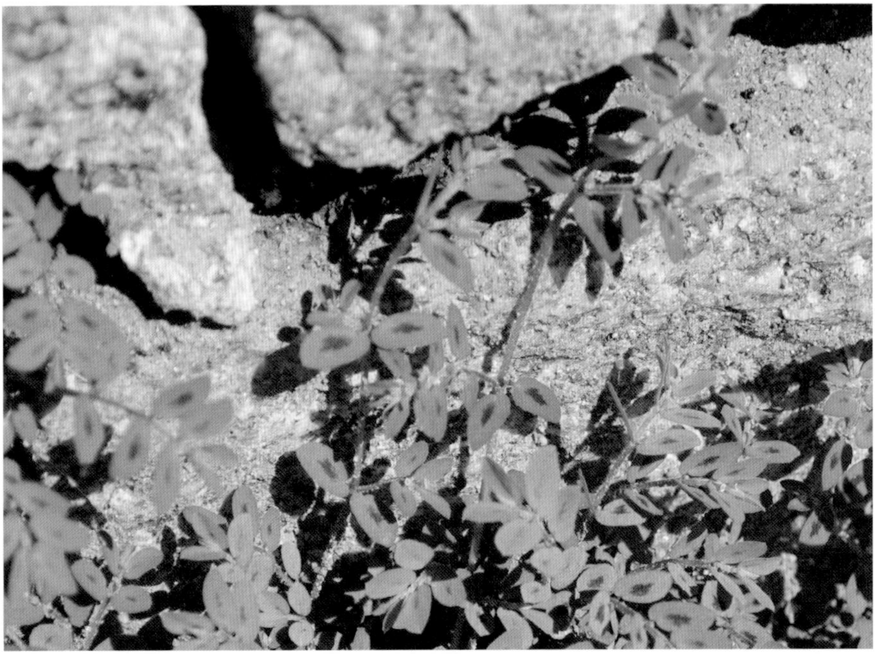

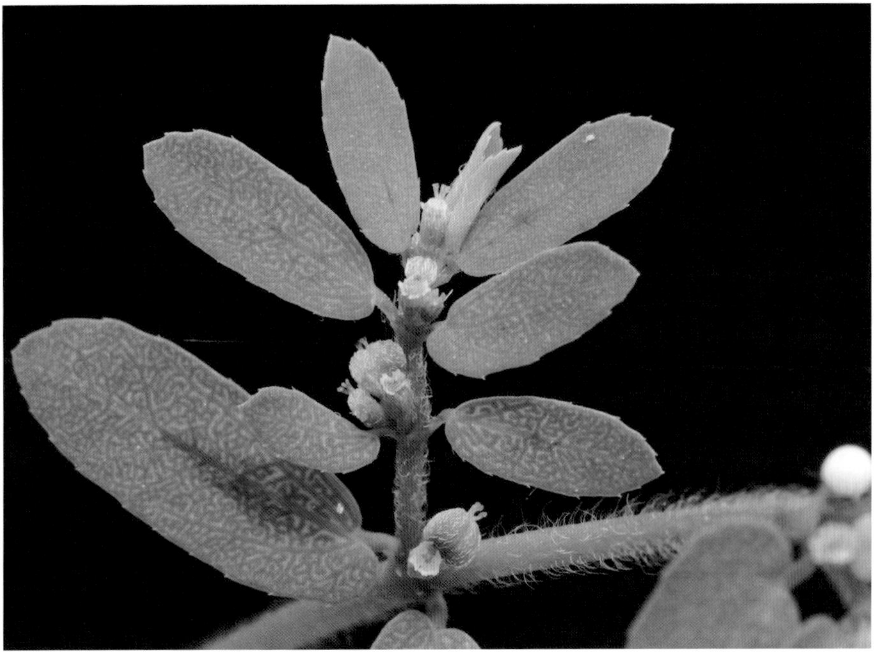

齿翅蓼

Fallopia dentato-alata (F. Schm) Holub

【别　　名】卷旋蓼

【基　　原】来源于蓼科何首乌属齿翅蓼**Fallopia dentato-alata** (F. Schm) Holub的全草入药。

【形态特征】一年生草本。茎缠绕，长1～2 m，分枝，具纵棱，沿棱密生小凸起。有时茎下部小凸起脱落。叶卵形或心形，长3～6 cm，宽2.5～4 cm，顶端渐尖，基部心形，两面无毛，沿叶脉具小凸起，边缘全缘，具小凸起；叶柄长2～4 cm，具纵棱及小凸起；托叶鞘短，偏斜，膜质，长3～4 mm。花序总状，腋生或顶生，长4～12 cm，花排列稀疏，间断，具小叶；苞片漏斗状，膜质，长2～3 mm，偏斜，顶端急尖，每苞内具4～5花；花被5深裂，红色；花被片外面3片背部具翅，果时增大，翅通常具齿，基部沿花梗明显下延；花被果时外形呈倒卵形，长8～9 mm，直径5～6 mm；花梗细弱，果后延长，长可达6 mm，中下部具关节；雄蕊8，比花被短；花柱3，极短，柱头头状。瘦果椭圆形，具3棱，长4～4.5 mm，黑色，密被小颗粒，微有光泽，包于宿存花被内。花期7～8月；果期9～10月。

【生　　境】生于山坡草丛、山谷湿地、河岸及田野等处。

【分　　布】黑龙江、吉林、辽宁、内蒙古、河北、山西、陕西、江苏、安徽、河南、湖北、贵州、甘肃、青海、四川、云南。朝鲜、俄罗斯远东地区、日本也有分布。

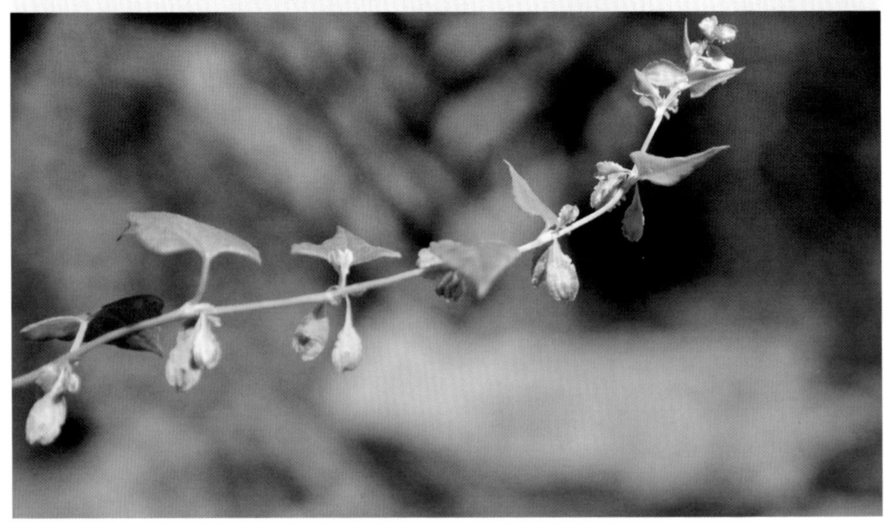

【采集加工】秋季采收全草，洗净，晒干。
【性味功能】润肠通便。
【主治用法】用于便秘，水煎服。

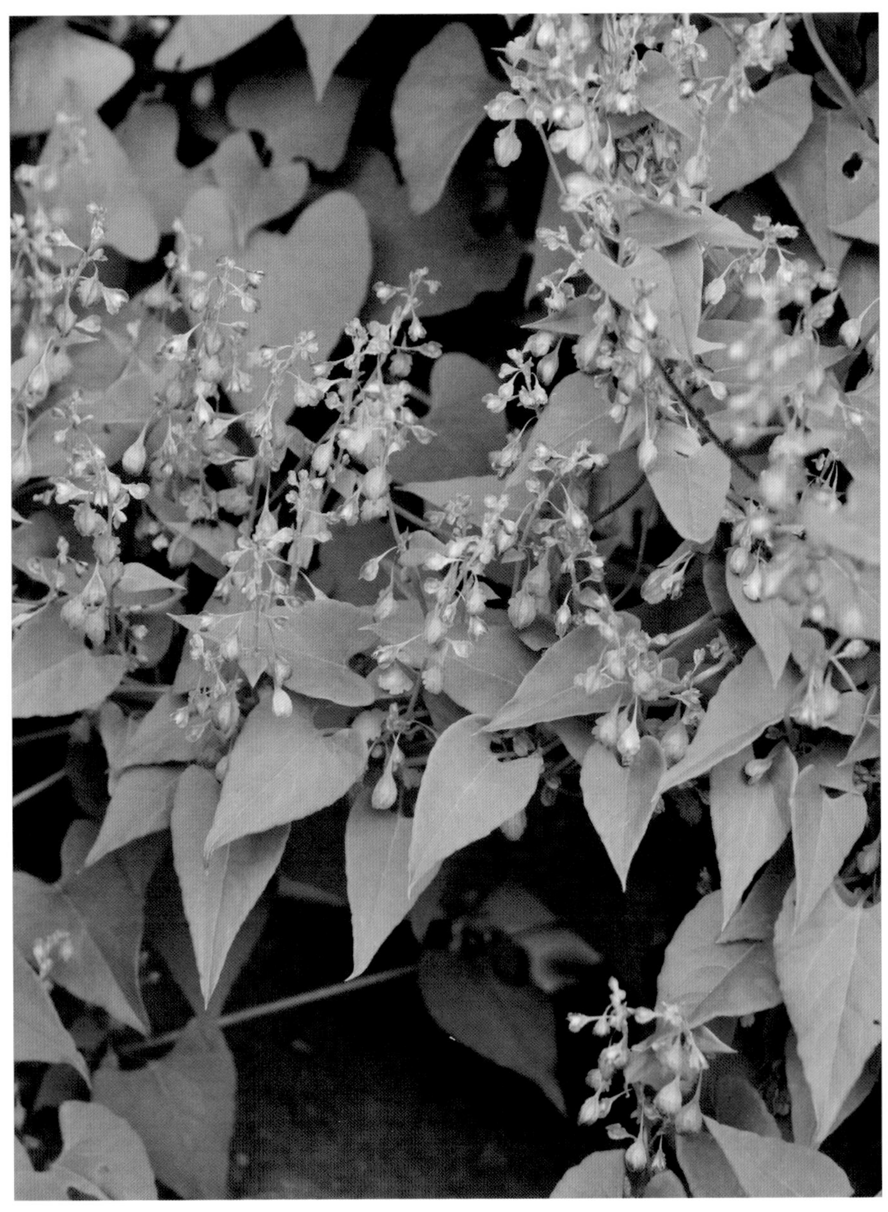

篱蓼

Fallopia dumetorum (Linn.) Holub

【别　　名】荞麦蓼

【基　　原】来源于蓼科何首乌属篱蓼**Fallopia dumetorum** (Linn.) Holub 的全草入药。

【形态特征】一年生草本。茎缠绕，长1～1.5 m，具纵棱，自基部分枝，具小凸起。叶卵形或心形，长2～6 cm，宽1.5～4 cm，顶端渐尖，基部心形，两面无毛，下面沿叶脉具小凸起，边缘全缘，具小凸起；叶柄长1.5～5 cm，沿棱具小凸起；托叶鞘膜质，长3～4 mm，偏斜，无缘毛。花序总状，腋生或顶生，花稀疏，下部间断，有时成花簇，生于叶腋；苞片长卵形，顶端尖，每苞具2～4花；花梗细弱，比苞片长，中上部具关节；花被5深裂，淡绿色，边缘白色，花被片长椭圆形，外面3片背部具龙骨状突起或狭翅，被小凸起；果时稍增大，雄蕊8，比花被短；花柱3，极短，柱头头状。瘦果椭圆形，具3棱，长3～3.5 mm，黑色，密被小颗粒，无光泽，包于宿存花被内。花期7～8月；果期8～9月。

【生　　境】生于山坡草地、山谷灌丛、沟边湿地、路旁、荒地、田间、田边及住宅附近。

【分　　布】吉林、辽宁、河北、山东、江苏、新疆。朝鲜、俄罗斯、蒙古、日本、印度也有分布。

【采集加工】秋季采收全草，洗净，晒干。

【性味功能】润肠通便。

【主治用法】治便秘。用量20～30 g。

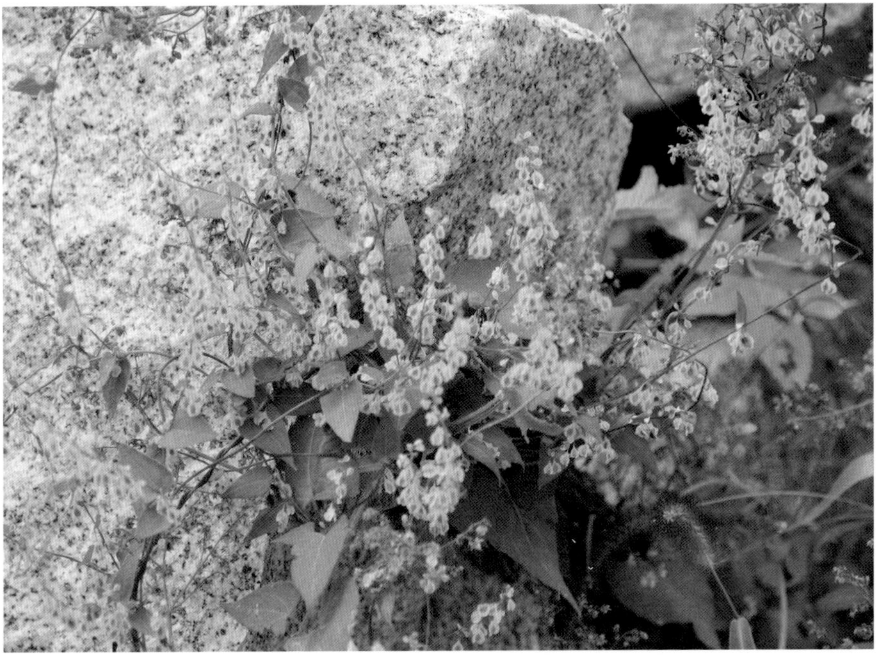

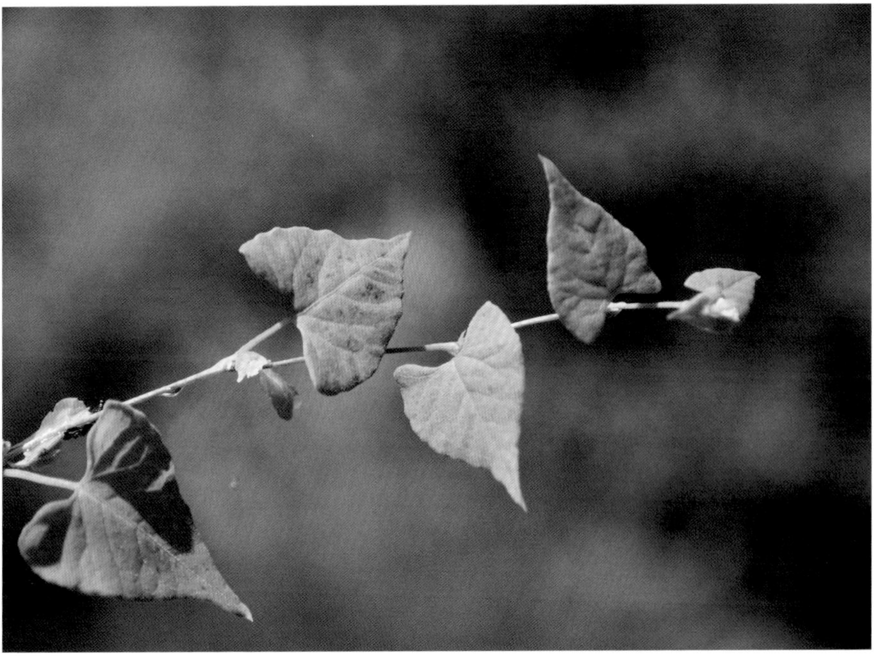

雪　柳

Fontanesia fortunei Carr.

【别　　名】五谷树

【基　　原】来源于木犀科雪柳属雪柳**Fontanesia fortunei** Carr. 的根入药。

【形态特征】落叶灌木或小乔木，高达8 m；树皮灰褐色。枝灰白色，圆柱形，小枝淡黄色或淡绿色，四棱形或具棱角。叶片纸质，披针形、卵状披针形或狭卵形，长3～12 cm，宽0.8～2.6 cm，顶端锐尖至渐尖，基部楔形，全缘，侧脉2～8对；叶柄长1～5 mm，上面具沟。圆锥花序顶生或腋生，顶生花序长2～6 cm，腋生花序较短，长1.5～4 cm；花两性或杂性同株；苞片锥形或披针形，长0.5～2.5 mm；花梗长1～2 mm；花萼微小，杯状，深裂，裂片卵形，膜质，长约0.5 mm；花冠深裂至近基部，裂片卵状披针形，长2～3 mm，宽0.5～1 mm，顶端钝，基部合生；雄蕊花丝长1.5～6 mm，伸出或不伸出花冠外，花药长圆形，长2～3 mm；花柱长1～2 mm，柱头2叉。果黄棕色，倒卵形至倒卵状椭圆形，扁平，长7～9 mm，顶端微凹，花柱宿存，边缘具窄翅；种子长约3 mm，具三棱。花期5～6月；果期9～10月。

【生　　境】生于水沟及溪边或林中。

【分　　布】辽宁、河北、陕西、山东、江苏、安徽、浙江、河南、湖北。

【采集加工】春、秋季采挖根鲜用。

【性味功能】消炎杀菌。

【主治用法】治脚气病。外用鲜品捣烂敷患处。

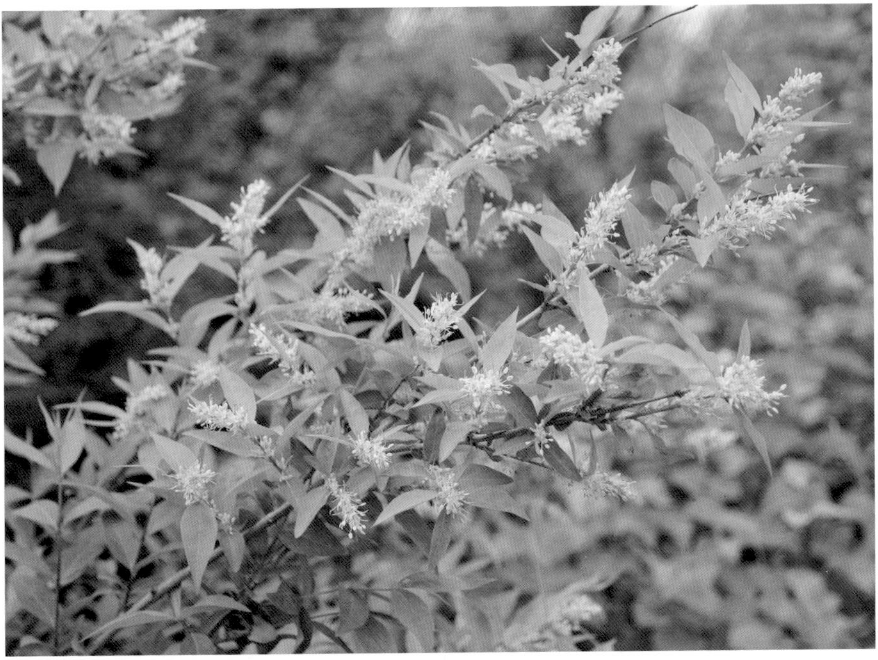

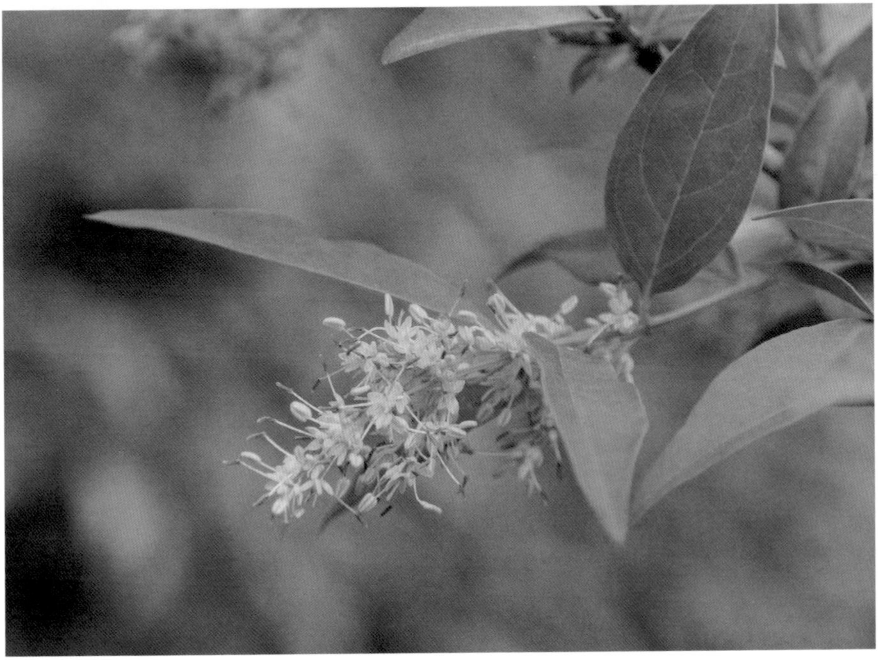

平贝母

Fritillaria ussuriensis Maxim.

【别　　名】平贝

【基　　原】来源于百合科贝母属平贝母**Fritillaria ussuriensis** Maxim.的鳞茎入药。

【形态特征】多年生草本，株高40～70 cm。地下鳞茎圆而略扁平，由2～3枚肉质鳞叶组成，白色，直径1～2 cm，周围常附有少数容易脱落的小鳞茎，基部簇生须根，细而弯曲，淡黄色。茎直立。叶轮生或对生，在中上部常兼有少数散生的，条形至披针形，长5～15 cm，宽2～6 mm，上部叶顶端稍卷曲或不卷曲。花钟形，1～3朵生于茎顶部，顶花常具4～6枚叶状苞片，苞片顶端强烈卷曲，苞片长6～10 cm，宽2～5 mm；花被片6，离生，2轮排列，花被片外面淡紫褐色，内面淡紫色，散生黄色方格状斑纹；外花被片长约3.5 cm，宽约1.5 cm，比内花被片稍长而宽；蜜腺窝在背面明显凸出；雄蕊6，长约为花被片的3/5，着生于花被片基部，花丝具小乳突，上部更多。子房棱柱形，3室，柱头3深裂，花柱也有乳突，柱头裂片长约5 mm。蒴果宽倒卵形，具六棱，顶端钝圆，内含多数种子。种子扁平，近半圆形，边缘具翅。花期5月；果期6月。

【生　　境】生于腐殖质湿润肥沃的林中、林缘及灌丛草甸中。

【分　　布】黑龙江、辽宁、吉林。朝鲜、俄罗斯远东地区也有分布。

【采集加工】春末夏初采挖鳞茎，去掉须根，除去泥土，拌上草木灰或石灰在热炕上烘干，筛去杂物，备用。

【性味功能】味苦，性微寒。润肺散结，止咳化痰。

【主治用法】治虚痨咳嗽，肺热燥咳，干咳少痰，咳痰带血，阴虚劳咳，心胸郁结，肺痿，肺痈，瘰疬，瘿瘤，喉痹，乳痈及痈疽等。用量3～9 g。本品反藜芦。

【附　　方】

1. 治慢性气管炎：平贝母、百合、苏叶、五味子、桔梗各250 g，水煎2次，浓缩至5 kg，加糖1 g，每次服15～20 ml，每日3次。

2. 治肺结核及气管炎干咳：平贝母100 g，杏仁200 g，冰糖250 g，共研细末，每服5 g，每日2次。

3. 治吐血、衄血，或发或止，皆心藏极热所致：平贝母50 g(炮令黄)，捣细罗为散，不计时候，以温浆调下10 g。

4. 治乳痈初起：平贝母为末，每服10 g，温酒调下，即以两手覆于桌上，垂乳良久乃通。

5. 治咳嗽：平贝母球茎7 g，加水两碗，煎成一碗，取掉球茎，打入3个红皮鸡蛋，煮熟，喝汤吃蛋(本溪县民间方)。又方：平贝母15 g，生甘草10 g，水煎服。

6. 治百日咳：平贝母25 g，黄郁金、葶苈子、桑白皮、白前、马兜铃各2.5 g。共轧为极细末，备用。1.5～3岁患儿每次服1 g；4～7岁每次2.5 g；8～10岁每次服3.5 g。均为一日3次，温水调冲，小儿可酌加白糖或蜜糖。

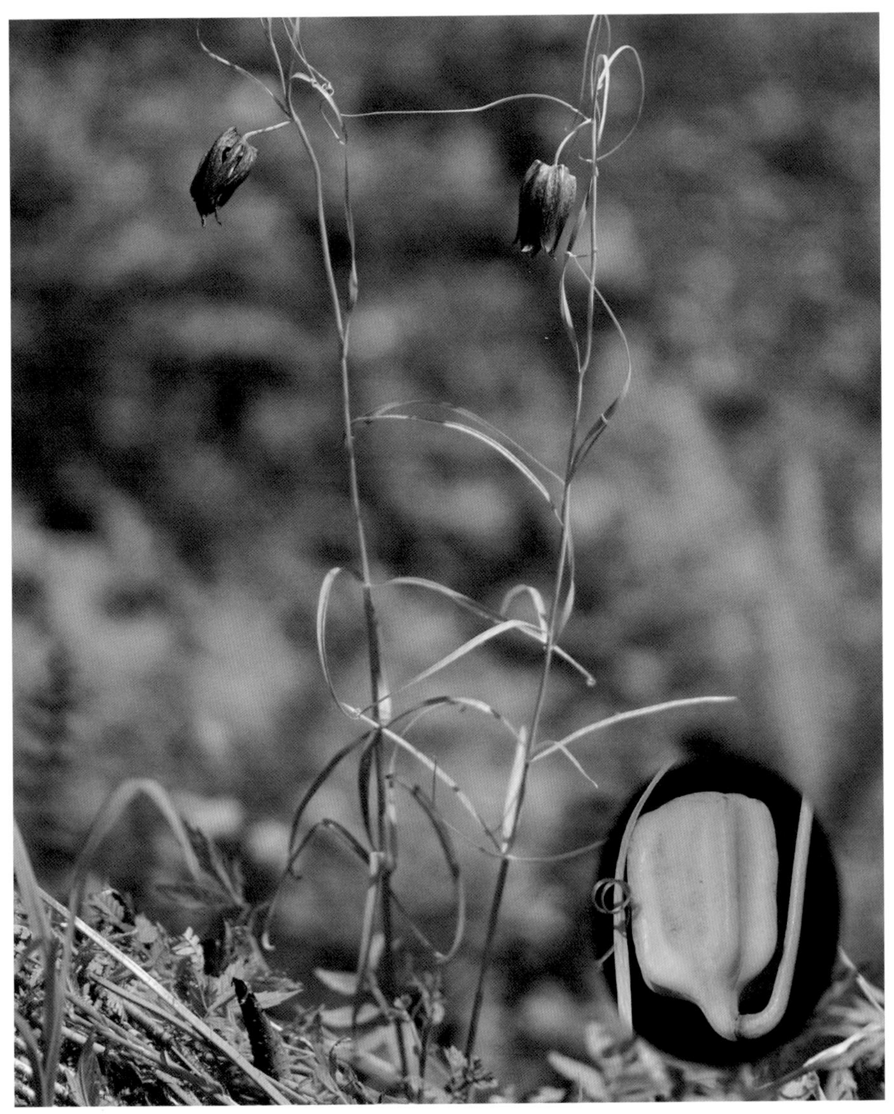

长白山龙胆

Gentiana jamesii Hemsl.

【别　　名】白山龙胆

【基　　原】来源于龙胆科龙胆属长白山龙胆**Gentiana jamesii** Hemsl.的全草入药。

【形态特征】多年生草本，高10～18 cm，具匍匐茎。茎直立，常带紫红色。叶略肉质，宽披针形或卵状长圆形，长7～15 mm，宽2.5～4 mm，顶端钝，基部钝圆，半抱茎，边缘外卷，叶柄光滑，极短，长0.5～1 mm；下部叶较密集，长于节间，有时呈莲座状，中、上部叶开展，疏离，远短于节间。花数朵，单生于小枝顶端；花梗紫红色，藏于最上部叶中；花萼倒锥形，长8.5～10 mm，萼筒膜质，裂片略肉质，开展或外折，绿色，叶状；花冠蓝色或蓝紫色，宽筒形，长23～30 mm，裂片卵状椭圆形或长圆形，长6～7 mm，顶端钝圆；雄蕊着生于冠筒中部，整齐，花丝丝状钻形，长5～5.5 mm，花药狭长圆形，长1.8～2 mm；子房椭圆形，长6.5～7.5 mm，花柱线形，长1.5～2.5 mm，柱头2裂，裂片宽长圆形。蒴果内藏，宽长圆形，长6～9 mm，顶端钝圆，具宽翅；种子褐色，长0.9～1.1 mm。花期7～8月；果期8～9月。

【生　　境】生于亚高山草地、草甸、林缘及高山苔原带上。

【分　　布】黑龙江、吉林、辽宁。朝鲜、日本也有分布。

【采集加工】夏、秋季采挖全草，除去杂质，洗净，晒干。

【性味功能】味苦，性寒。清热，祛风，除湿，解毒。

【主治用法】治肝炎，胆囊炎，头痛，风湿症及外伤肿痛等。用量3～6 g。外用适量鲜品捣烂敷患处。

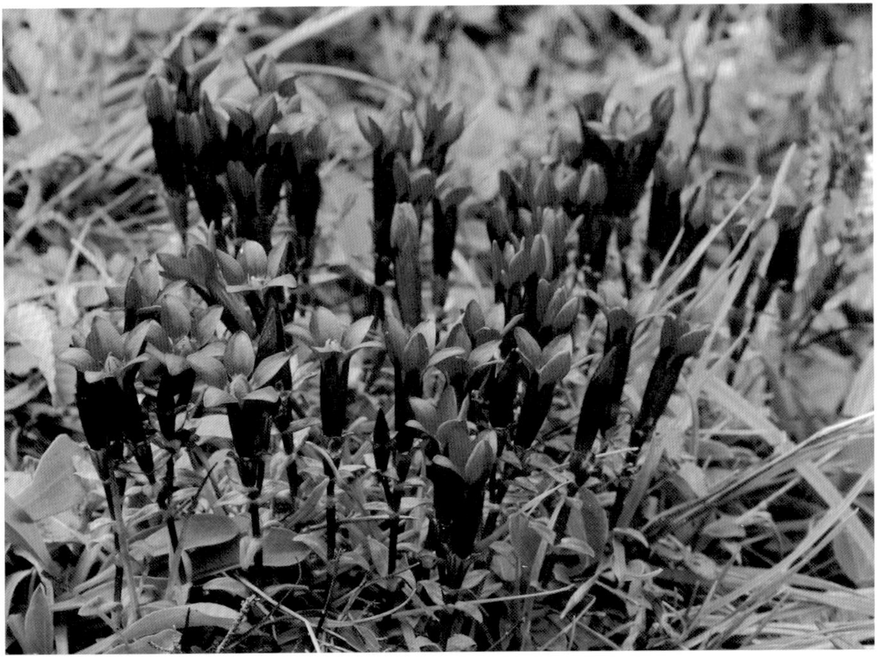

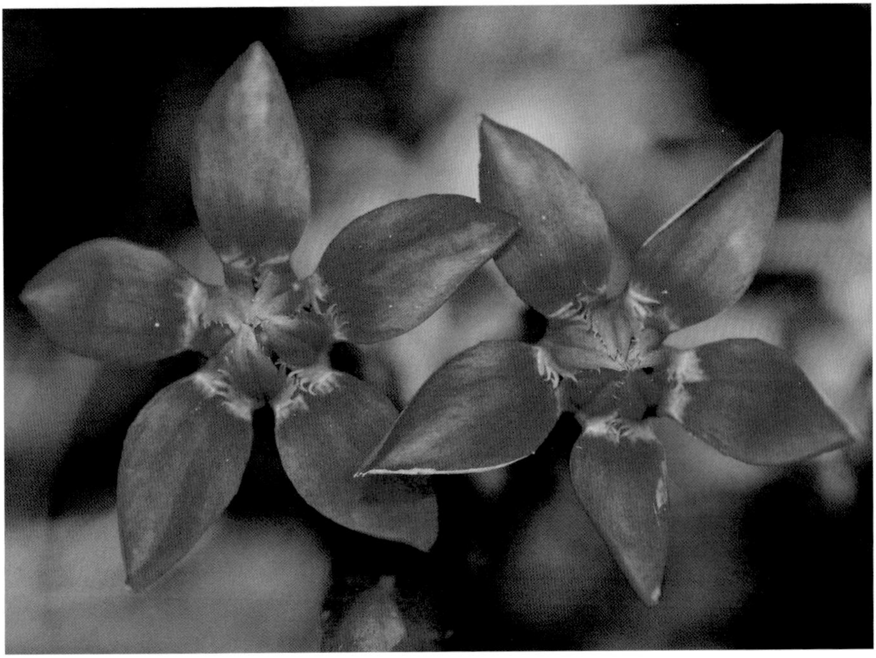

笔龙胆

Gentiana zollingeri Fawc.

【别　　名】邵氏龙胆

【基　　原】来源于龙胆科龙胆属笔龙胆**Gentiana zollingeri** Fawc. 的全草入药。

【形态特征】一年生草本，高3～6 cm。茎直立，紫红色，从基部起分枝，稀不分枝。叶卵圆形或卵圆状匙形，长10～13 mm，宽3～8 mm，顶端钝圆或圆形，具小尖头，边缘软骨质，叶脉1～3条，中脉在下面呈脊状凸起，叶柄光滑，长1～2 mm，有时最上部叶狭窄，披针形或狭椭圆形，长7～9 mm，宽1.5～2 mm，顶端渐尖，有短小尖头；基生叶在花期不枯萎，与茎生叶相似而较小；茎生叶常密集，覆瓦状排列，稀疏离。花多数，单生于小枝顶端，小枝密集呈伞房状；花萼漏斗形，长7～9 mm，裂片狭三角形或卵状椭圆形；花冠淡蓝色，外面具黄绿色宽条纹。漏斗形，长14～18 mm，裂片卵形；雄蕊着生于冠筒中部，整齐，花丝丝状钻形，长4～5 mm，花药长圆形，长1.5～2 mm；子房椭圆形，长4.5～5.5 mm。蒴果外露或内藏，倒卵状长圆形，长6～7 mm；种子褐色，椭圆形，长0.3～0.4 mm，表面具细网纹。花期4～5月；果期5～6月。

【生　　境】生于草甸、灌丛中及林下等处。

【分　　布】黑龙江、辽宁、河北、河南、山东、湖北、安徽、江苏、浙江、山西、陕西。朝鲜、俄罗斯、日本也有分布。

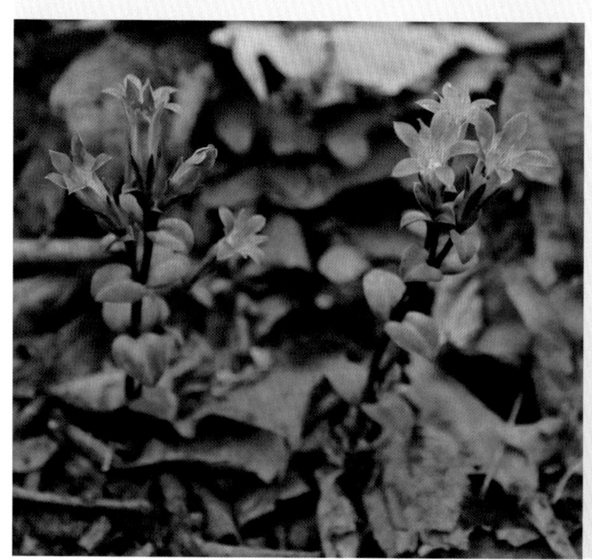

【采集加工】春末夏初采收开花的全草，晒干或鲜用。

【性味功能】味苦，性寒。清热解毒。

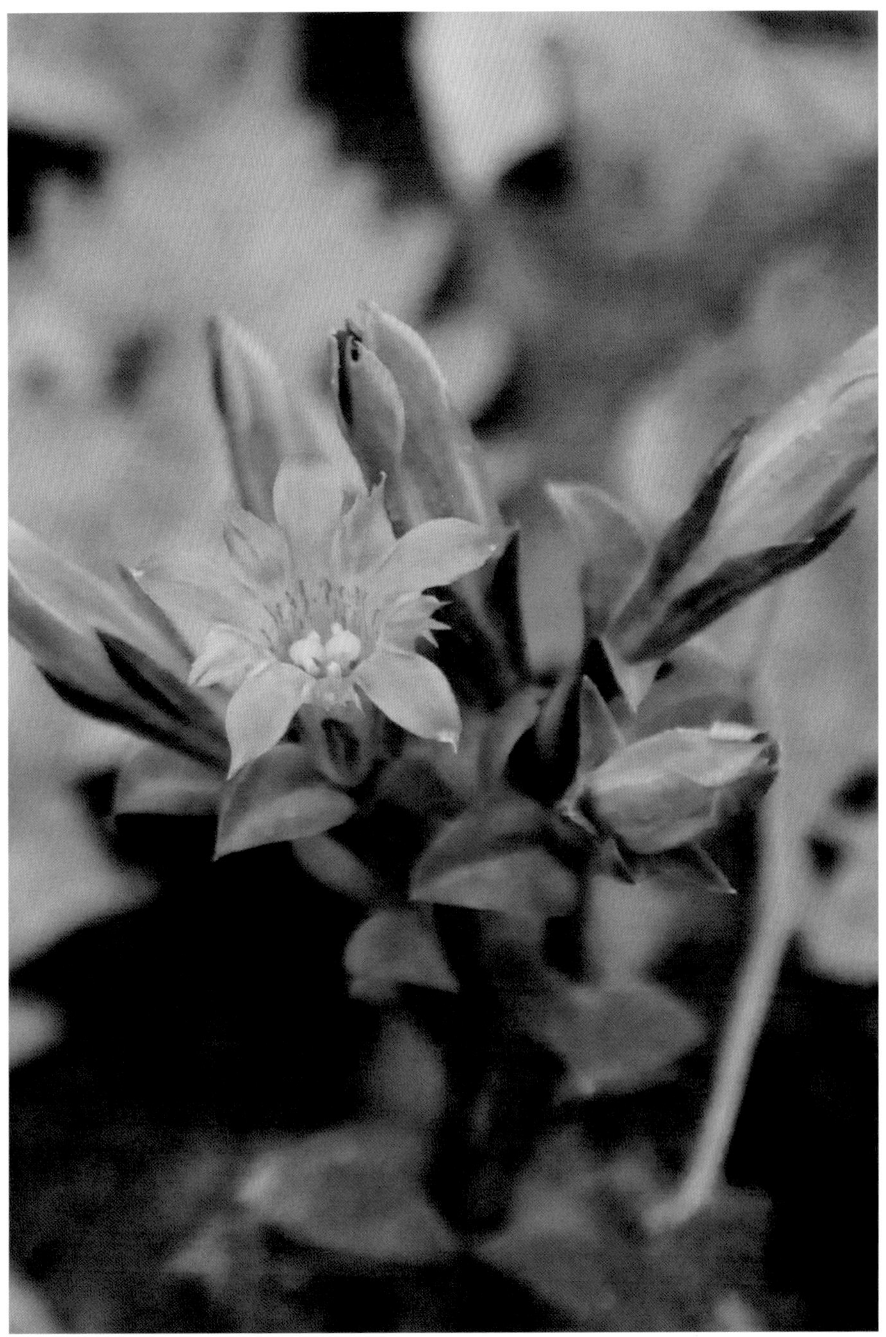

粗根老鹳草

Geranium dahuricum DC.

【基　　原】来源于牻牛儿苗科老鹳草属粗根老鹳草**Geranium dahuricum** DC. 的全草入药。

【形态特征】多年生草本，高20～60 cm。根茎短粗，斜生，具簇生纺锤形块根。茎多数，直立，具棱槽，假二叉状分枝，叶基生和茎上对生；托叶披针形或卵形，长6～8 mm，宽2～3 mm，顶端长渐尖；基生叶和茎下部叶具长柄，柄长为叶片的3～4倍，向上叶柄渐短，最上部叶几无柄；叶片七角状肾圆形，长3～4 cm，宽5～6 cm，掌状7深裂近基部，裂片羽状深裂，小裂片披针状条形。花序腋生和顶生，长于叶，总花梗具2花；苞片披针形，长4～9 mm，宽约2 mm；花梗与总梗相似，长约为花的2倍，花、果期下弯；萼片卵状椭圆形，长5～7 mm，宽约3 mm，顶端具短尖头，背面和边缘被长柔毛；花瓣紫红色，倒长卵形，长约为萼片的1.5倍，顶端圆形，基部楔形，密被白色柔毛；雄蕊稍短于萼片，花丝棕色，下部扩展，被睫毛，花药棕色；雌蕊密被短伏毛。种子肾形，具密的微凹小点。花期7～8月；果期8～9月。

【生　　境】生于林缘、灌丛、山地草甸及亚高山草甸等处。

【分　　布】黑龙江、吉林、内蒙古、河北、山西、陕西、宁夏、甘肃、青海、四川、西藏。朝鲜、西伯利亚地区、蒙古也有分布。

【采集加工】夏、秋季采收全草，切段，洗净，鲜用或晒干。

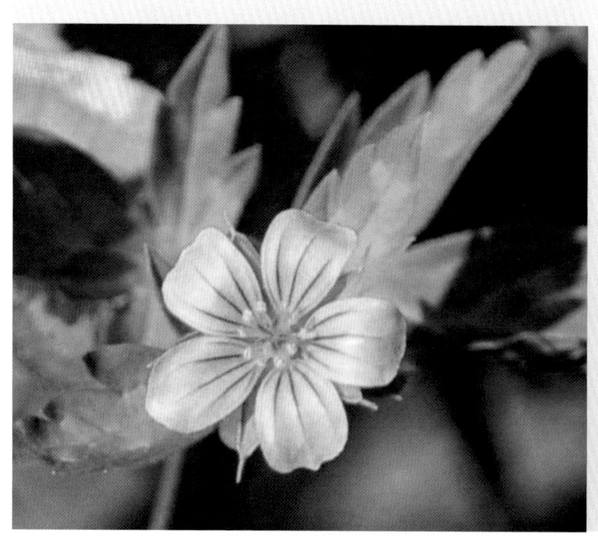

【性味功能】清湿热，祛风湿，通经络，止泻痢。

【主治用法】治风湿痹痛，筋骨酸痛，拘挛麻木，痈疽，跌打损伤，肠炎，泄泻，痢疾等。用量10～15 g。外用适量浸酒或熬膏敷患处。

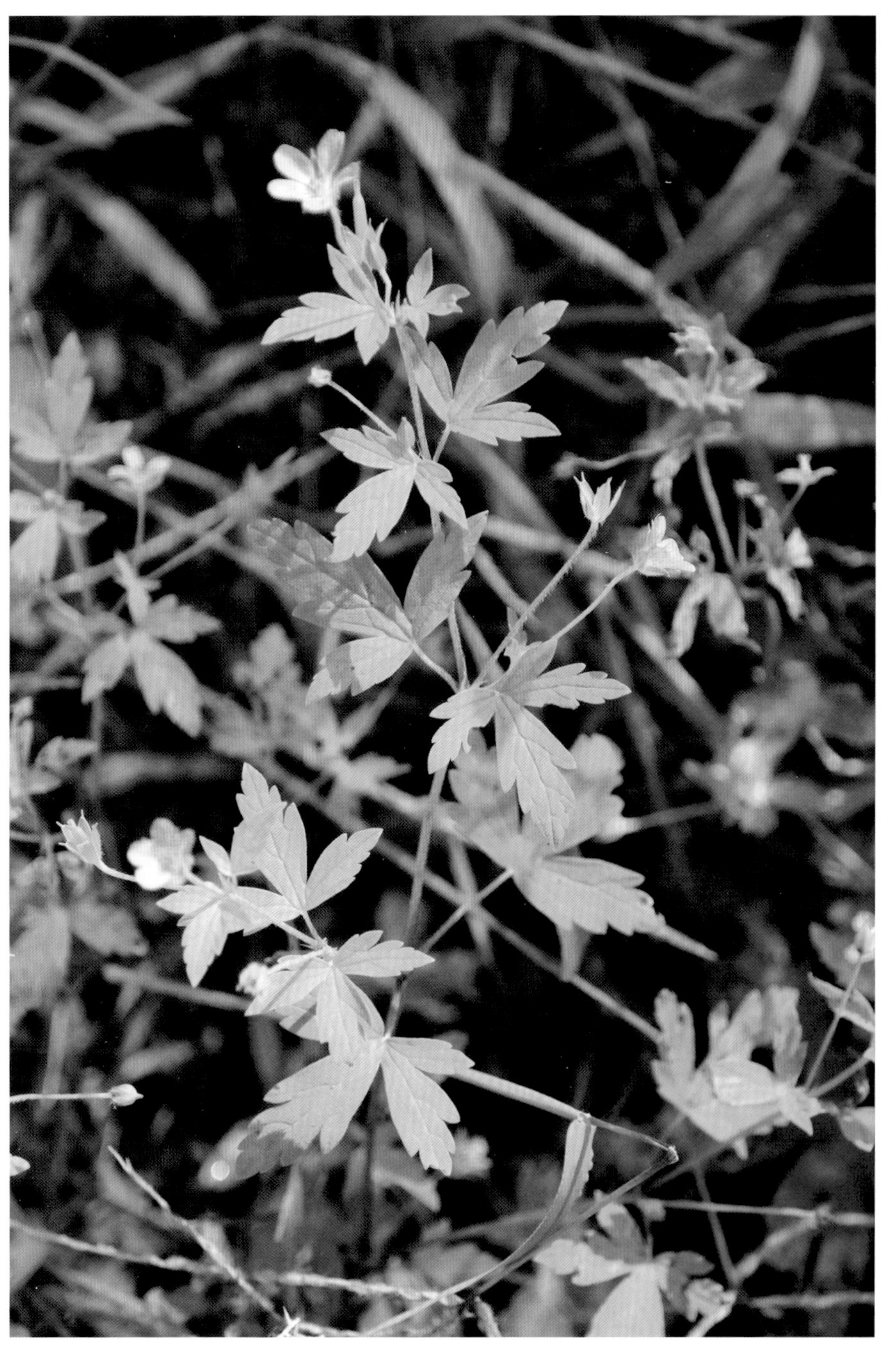

突节老鹳草

Geranium krameri Franch. et Sav.

【基　　原】来源于牻牛儿苗科老鹳草属突节老鹳草**Geranium krameri** Franch. et Sav. 的地上部分入药。

【形态特征】多年生草本，高30～70 cm，根茎短粗，直生或斜生，具束生细长纺锤形块根，上部围以残存基生托叶。茎直立，2～3簇生，具棱槽，假二叉状分枝，被倒生糙毛或下部近无毛，节部稍膨大。叶基生和茎上对生；托叶三角状卵形，长4～6 mm，宽约2 mm；基生叶和茎下部叶具长柄；叶片肾圆形，长4～6 cm，宽6～10 cm，掌状5深裂近基部，裂片狭菱形或楔状倒卵形，下部全缘，上部羽状浅裂至深裂，小裂片卵形或大齿状。花序腋生和顶生，长于叶，每梗具2花；苞片钻状，长2～3 mm；花梗与总花梗相似，长6～8 mm，宽约3 mm，顶端具短尖头；萼片椭圆状卵形，长6～9 mm；花瓣紫红色或苍白色，倒卵形，具深紫色脉纹，长为萼片的1.5倍，顶端圆形，基部楔形；雄蕊与萼片近等长，花丝棕色，下部扩展，具长缘毛；花柱棕色，分枝长达5 mm。蒴果长约2.5 cm，被短糙毛。花期7～8月；果期8～9月。

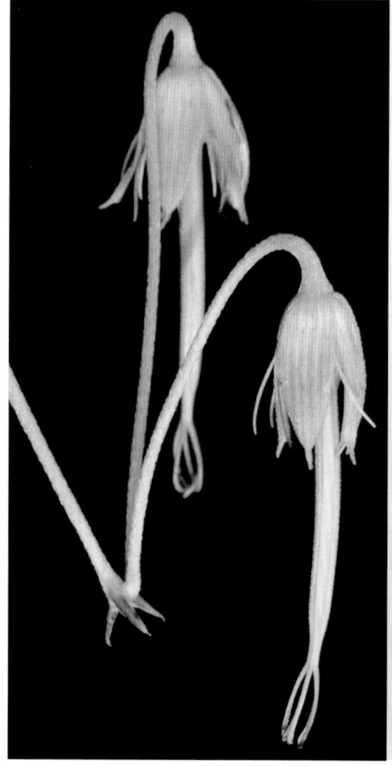

【生　　境】生于草甸、灌丛、岗地及路边等处。

【分　　布】黑龙江、吉林、辽宁、内蒙古。朝鲜、西伯利亚地区、日本也有分布。

【采集加工】夏、秋季采收地上部分，切段，洗净，鲜用或晒干。

【性味功能】味苦、辛，性平。祛风除湿，强筋骨，清热活血，收敛止泻。

【主治用法】治风寒湿痹，筋骨酸软，四肢麻木，陈伤，腹泻，痢疾，肠炎等。用量10～15 g。外用适量浸酒或熬膏敷患处。

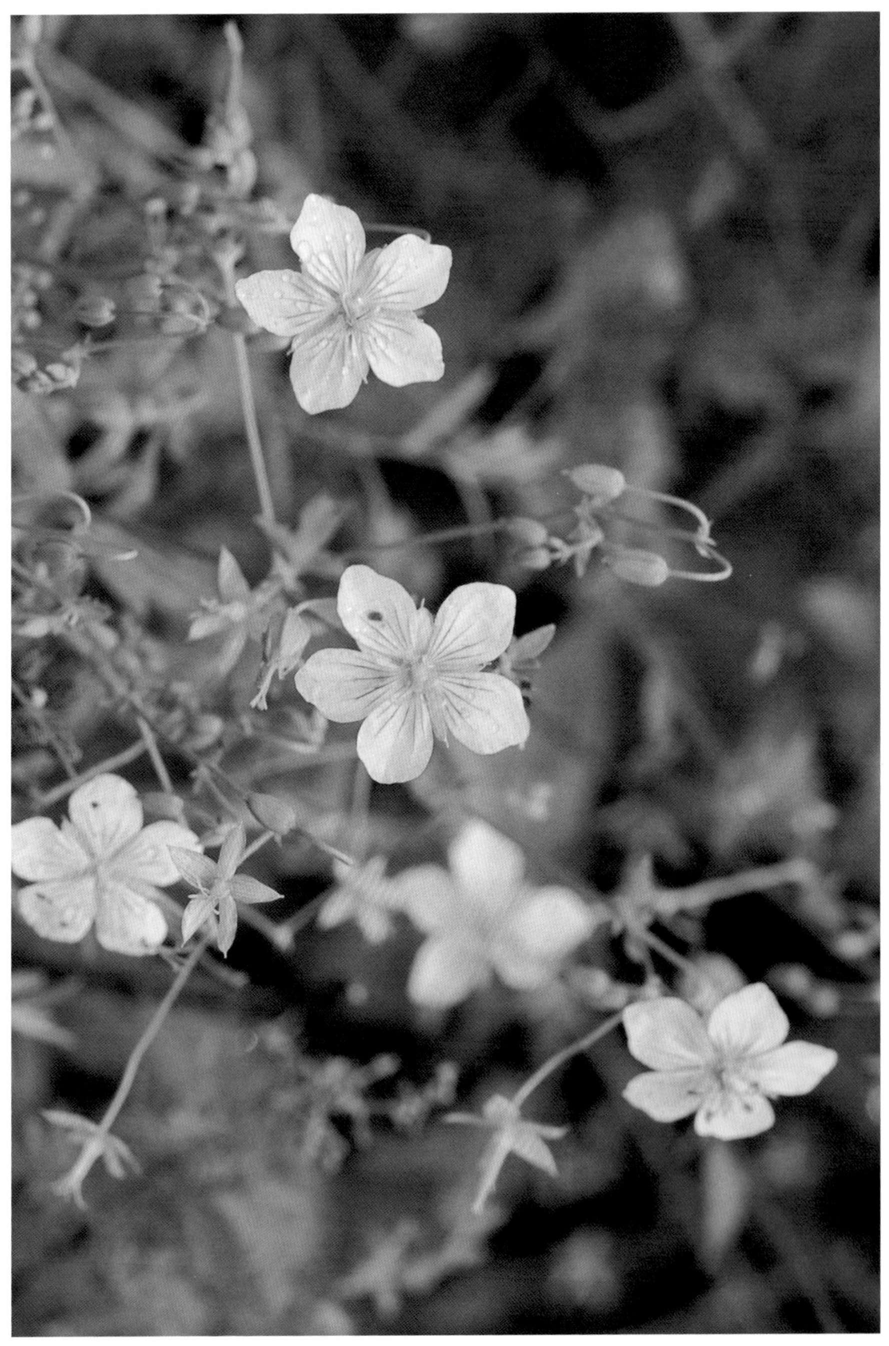

蝎子草

Girardinia cuspidata Wedd.

【别　　名】蝥麻子

【基　　原】来源于荨麻科蝎子草属蝎子草**Girardinia cuspidata** Wedd.的全草入药。

【形态特征】一年生草本。茎高30～100 cm，麦秆色或紫红色疏生刺毛和细糙伏毛，几不分枝。叶膜质，宽卵形或近圆形，长5～19 cm，宽4～18 cm，顶端短尾状或短渐尖，基部近圆形、截形或浅心形，边缘有8～13枚缺刻状的粗牙齿或重牙齿，稀在中部3浅裂，基出脉3，侧脉3～5对，稍弧曲；叶柄长2～11 cm；托叶披针形或三角状披针形。花雌雄同株，雌花序单个或雌雄花序成对生于叶腋；雄花序穗状，长1～2 cm；雌花序短穗状，常在下部有一短分枝，长1～6 cm；团伞花序枝密生刺毛。雄花具梗，在芽时直径约1 mm；花被片4深裂卵形，外面疏生短硬毛；退化雌蕊杯状。雌花近无梗：花被片大的一枚近盔状，顶端3齿，长约0.4 mm，在果时增长至约0.8 mm。瘦果宽卵形，双凸透镜状，长约2 mm，熟时灰褐色，有不规则的粗疣点。花期7～8月，果期9～10月。

【生　　境】生于林内石间、石砬子或林缘等处，常聚生成片生长。

【分　　布】黑龙江、吉林、辽宁、内蒙古、河北、河南、陕西。朝鲜也有分布。

【采集加工】夏、秋季采收全草，洗净，晒干。

【性味功能】祛风除湿。

【主治用法】治风湿关节痛，四肢麻木，水煎服。用量15～25 g。

【附　　注】本种植株上有蝥毛，蝥毛有毒，成分是高浓度的酸类，能刺激皮肤引起红肿、瘙痒和疼痛，有如荨麻疹症状，可用肥皂水或苏打水洗涤，内服本海拉明25 mg，日服3次。

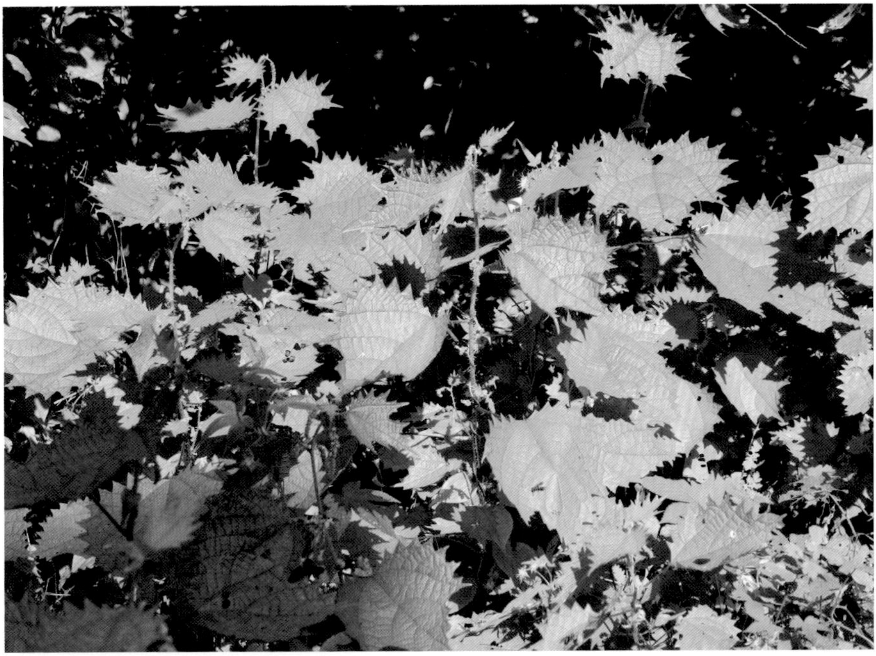

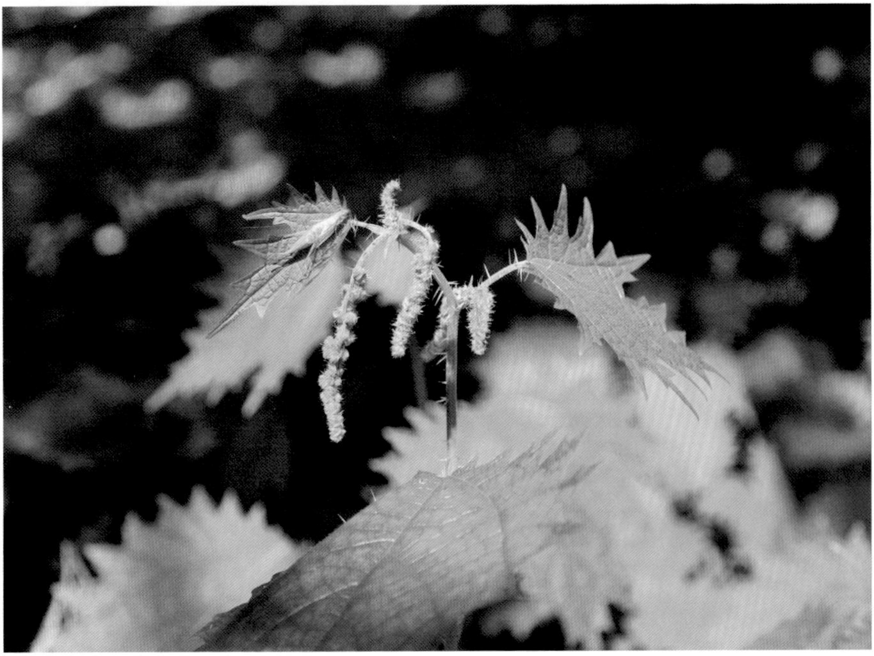

山皂荚

Gleditsia japonica Miq.

【别　　名】日本皂荚

【基　　原】来源于苏木科皂荚属山皂荚**Gleditsia japonica** Miq. 的果实(称"皂角")和枝刺(称"皂角刺")入药。

【形态特征】落叶乔木或小乔木，高达10 m；小枝紫褐色或脱皮后呈灰绿色；刺略扁，粗壮，紫褐色至棕黑色，常分枝，长2～15.5 cm。叶为一回或二回羽状复叶(具羽片2～6对)，长11～25 cm；小叶3～10对，纸质至厚纸质，卵状长圆形或卵状披针形至长圆形，长2～9 cm，宽1～4 cm(二回羽状复叶的小叶显著小于一回羽状复叶的小叶)；小叶柄极短。花黄绿色，组成穗状花序；花序腋生或顶生，雄花序长8～20 cm，雌花序长5～16 cm；雄花：直径5～6 mm；花托长1.5 mm，深棕色；萼片3～4，三角状披针形；花瓣4，椭圆形；雄蕊6～9；雌花：直径5～6 mm；花托长约2 mm；萼片和花瓣均为4～5形状与雄花的相似；不育雄蕊4～8；花柱短，下弯，柱头膨大，2裂；胚珠多数。荚果带形，扁平，长20～35 cm，宽2～4 cm，不规则旋扭或弯曲作镰刀状；种子多数，椭圆形。花期6～7月；果期8～9月。

【生　　境】生于向阳山坡或谷地、溪边路旁等处。

【分　　布】黑龙江、辽宁、河北、河南、江苏、安徽、浙江、江西、福建、湖北、湖南、四川、贵州、云南。朝鲜也有分布。

【采集加工】秋季采摘果实，去掉杂质，晒干。夏、秋季采集枝刺，切段，洗净，晒干。

【性味功能】果实：味辛，性温，有小毒；祛痰开窍。枝刺：味辛，性温，活血祛瘀，消肿溃脓，下乳。

【主治用法】治咳嗽气喘，卒然昏迷，癫痫痰盛，中风牙关紧闭。枝刺：治淋巴结结核，乳腺炎，恶疮，痈肿不溃。用量：果实0.9～1.5 g，宜入丸、散剂；枝刺3～10 g。

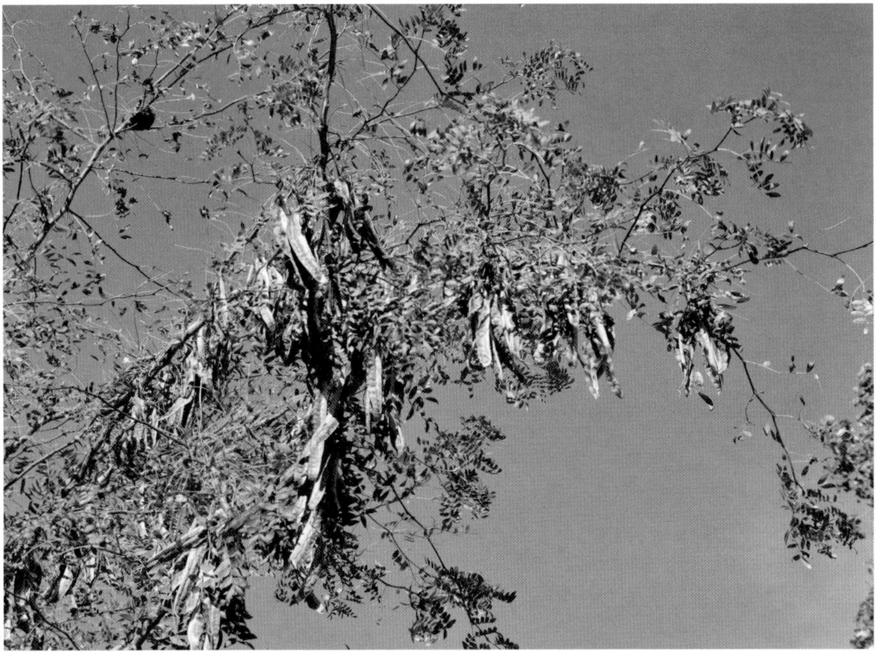

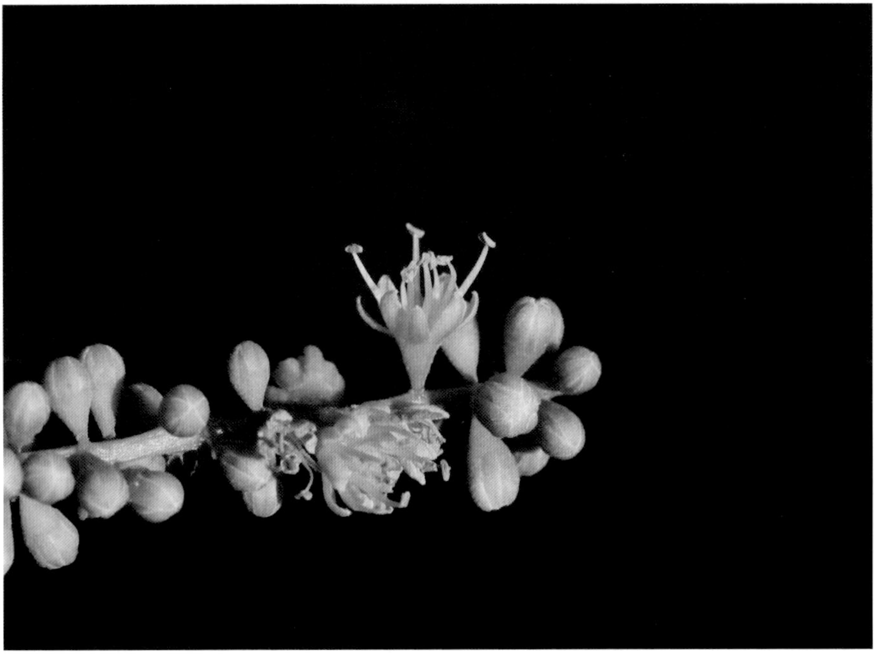

野皂荚

Gleditsia microphylla Gordon ex Y. T. Lee

【别　　名】短荚皂角

【基　　原】来源于苏木科皂荚属野皂荚**Gleditsia microphylla** Gordon ex Y. T. Lee 的嫩茎枝、果实及枝刺入药。

【形态特征】落叶灌木或小乔木，高2～4 m；枝灰白色至浅棕色；刺不粗壮，长针形，长1.5～6.5 cm，有少数短小分枝。叶为一回或二回羽状复叶(具羽片2～4对)，长7～16 cm；小叶5～12对，斜卵形至长椭圆形，长6～24 mm，宽3～10 mm，植株上部的小叶远比下部的为小。花杂性，绿白色，近无梗，簇生，组成穗状花序或顶生的圆锥花序；花序长5～12 cm；苞片3，最下一片披针形，长1.5 mm，上面两片卵形，长1 mm；雄花：直径约5 mm；花托长约1.5 mm；萼片3～4，披针形，长2.5～3 mm；花瓣3～4，卵状长圆形，长约3 mm；雄蕊6～8；两性花：直径约4 mm；萼裂片4，三角状披针形，长1.5～2 mm；花瓣4，卵状长圆形，长2 mm；雄蕊4，与萼片对生；子房具长柄，有胚珠1～3。荚果扁薄，斜椭圆形或斜长圆形，长3～6 cm，宽1～2 cm，红棕色至深褐色；种子1～3颗，扁卵形或长圆形，长7～10 mm，宽6～7 mm，褐棕色，光滑。花期6～7月；果期9～10月。

【生　　境】生于山坡阳处或路边，常聚生成片生长。

【分　　布】辽宁、河北、山东、河南、山西、陕西、江苏、安徽。

【采集加工】夏、秋季割取枝条，洗净，切段，晒干。秋季采摘果实，去掉杂质，晒干。夏、秋季采集枝刺，切段，洗净，晒干。

【性味功能】枝条：搜风拔毒，消肿排脓。果实：开窍，通便，润肠，镇咳。枝刺：去毒通关。

【主治用法】枝条：治肿痈，疮毒，疬风，癣疮，胎衣不下。果实：治驱蛔虫，水煎服。枝刺：治痈疽，水煎服或捣烂敷患处。

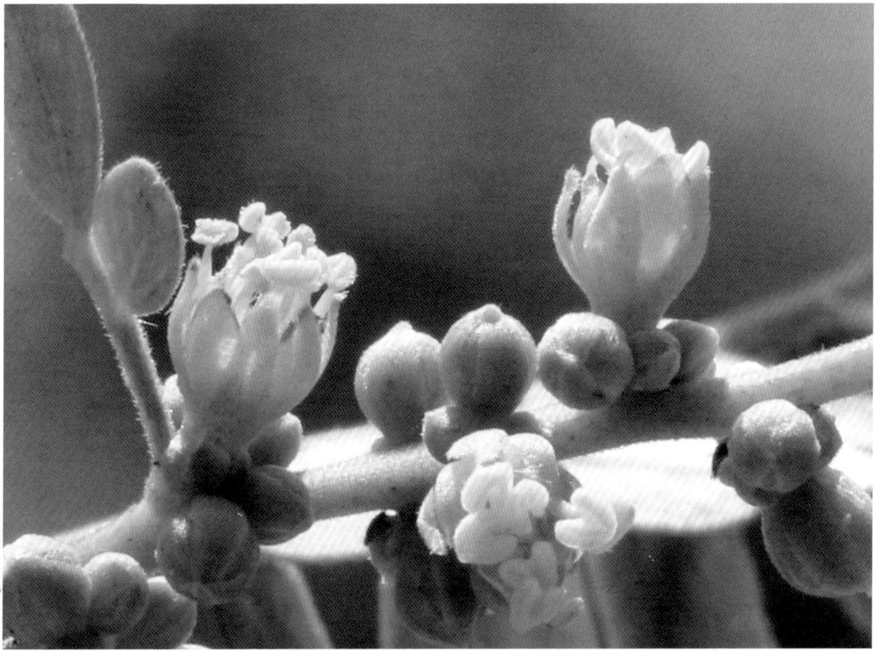

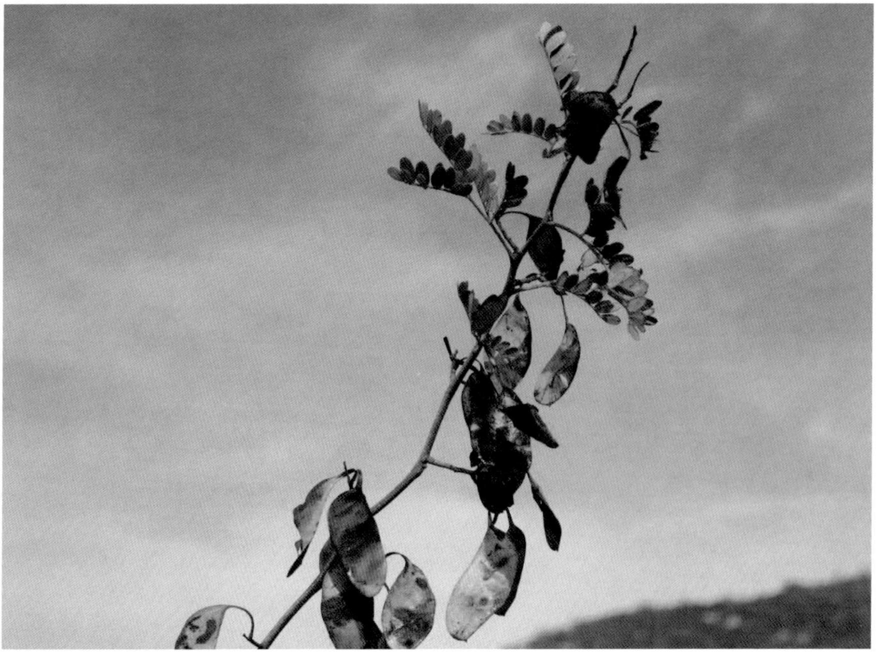

长蕊石头花

Gypsophila oldhamiana Miq.

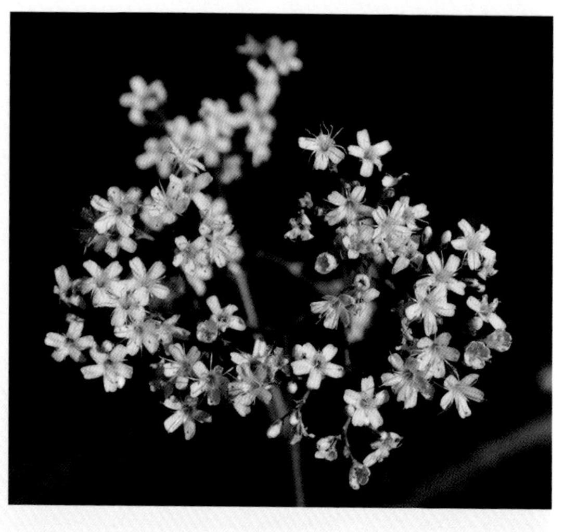

【别　　名】长蕊丝石竹、霞草、石头花

【基　　原】来源于石竹科石头花属长蕊石头花 **Gypsophila oldhamiana** Miq. 的根入药。

【形态特征】多年生草本，高60～100 cm。根粗壮，木质化，淡褐色至灰褐色。茎数个由根颈处生出，二歧或三歧分枝，开展，老茎常红紫色。叶片近革质，稍厚，长圆形，长4～8 cm，宽5～15 mm，顶端短凸尖，基部稍狭，两叶基相连成短鞘状，微抱茎，脉3～5条，中脉明显，上部叶较狭，近线形。伞房状聚伞花序较密集，顶生或腋生，无毛；花梗长2～5 mm，直伸，无毛或疏生短柔毛；苞片卵状披针形，长渐尖尾状，膜质，大多具缘毛；花萼钟形或漏斗状，长2～3 mm，萼齿卵状三角形，略急尖，脉绿色，伸达齿端，边缘白色，膜质，具缘毛；花瓣粉红色，倒卵状长圆形，顶端截形或微凹，长于花萼1倍；雄蕊长于花瓣；子房倒卵球形，花柱长线形，伸出。蒴果卵球形，稍长于宿存萼，顶端4裂；种子近肾形，长1.2～1.5 mm，灰褐色，两侧压扁，具条状凸起，脊部具短尖的小疣状凸起。花期7～9月；果期8～10月。

【生　　境】生于山坡草地、灌丛、沙滩乱石间及海滨沙地等处。

【分　　布】吉林、辽宁、内蒙古、河北、山西、陕西、山东、江苏、河南。朝鲜也有分布。

【采集加工】春、秋季采挖根，除去泥土，洗净，晒干。

【性味功能】清热凉血，消肿止痛，化腐生肌长骨。

【主治用法】治阴虚劳疟，潮热，烦温，骨蒸盗汗，小儿疳积，肝炎等，水煎服。

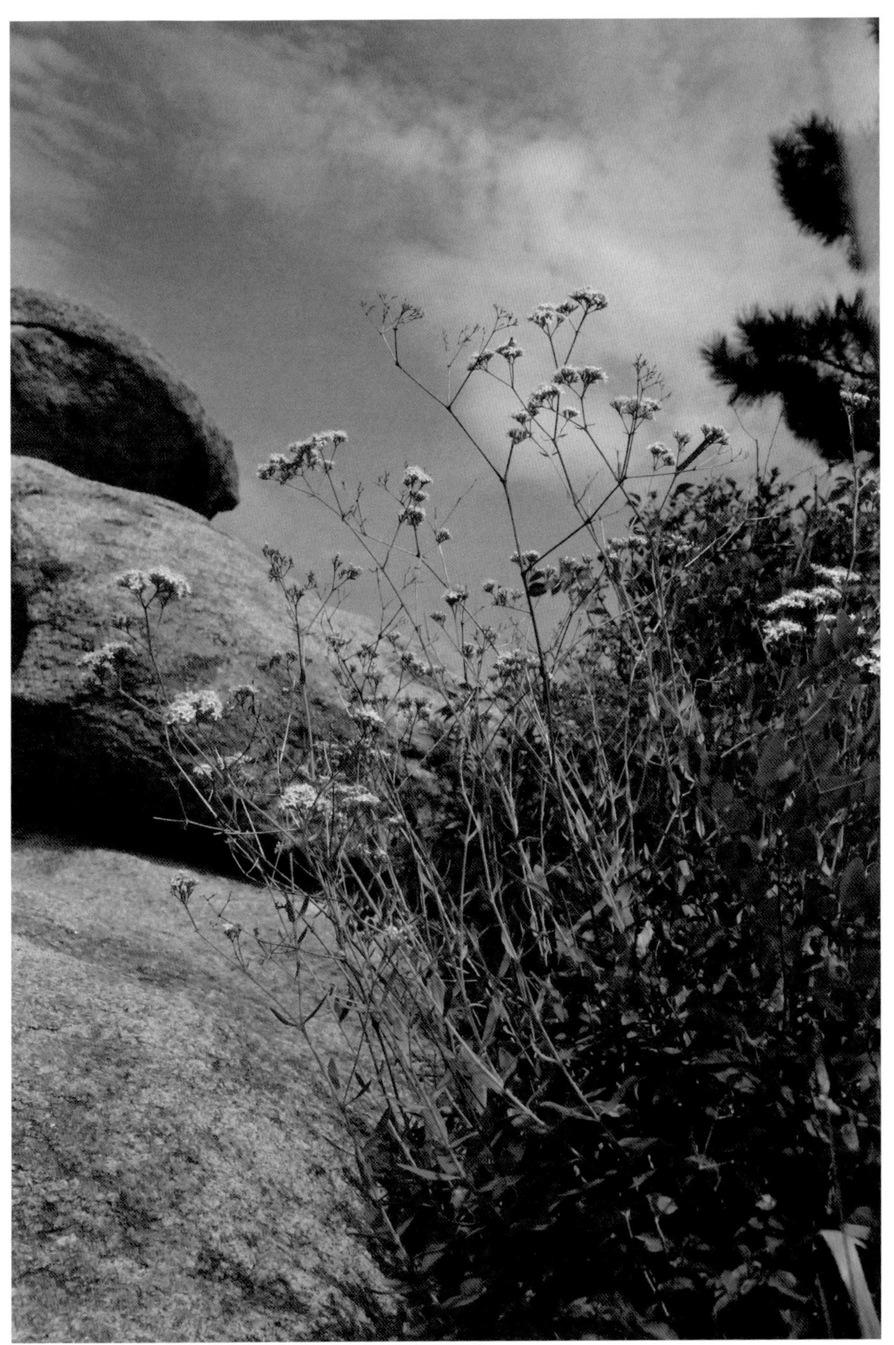

水葫芦苗

Halerpestes cymbalaria (Pursh) Green

【别　　名】圆叶碱毛茛

【基　　原】来源于毛茛科碱毛茛属水葫芦苗**Halerpestes cymbalaria** (Pursh) Green 的全草入药。

【形态特征】多年生草本。匍匐茎细长，横走。叶多数；叶片纸质，多近圆形，或肾形、宽卵形，长0.5～2.5 cm，宽稍大于长，基部圆心形、截形或宽楔形，边缘有1～3个圆齿，有时3～5裂，无毛；叶柄长2～12 cm，稍有毛。花葶1～4条，高5～15 cm，无毛；苞片线形；花小，直径6～8 mm；萼片绿色，卵形，长3～4 mm，无毛，反折；花瓣5，狭椭圆形，与萼片近等长，顶端圆形，基部有长约1 mm的爪，爪上端有点状蜜槽；花药长0.5～0.8 mm，花丝长约2 mm；花托圆柱形，长约5 mm，有短柔毛。聚合果椭圆球形，直径约5 mm；瘦果小而极多，斜倒卵形，长1.2～1.5 mm，两面稍臌起，有3～5条纵肋，无毛，喙极短，呈点状。花期6～7月；果期7～8月。

【生　　境】生于盐碱性沼泽地、塔头草甸及河边湿地等处。

【分　　布】黑龙江、吉林、辽宁、内蒙古、河北、山东、山西、四川、陕西、甘肃、青海、新疆、西藏。亚洲和北美的其他温带地区也有分布。

【采集加工】夏、秋季采挖全草，除去泥土，洗净，晒干。

【性味功能】味甘、淡，性寒。利水消肿，祛风除湿。

【主治用法】治关节炎，水肿等。用量3～6 g。

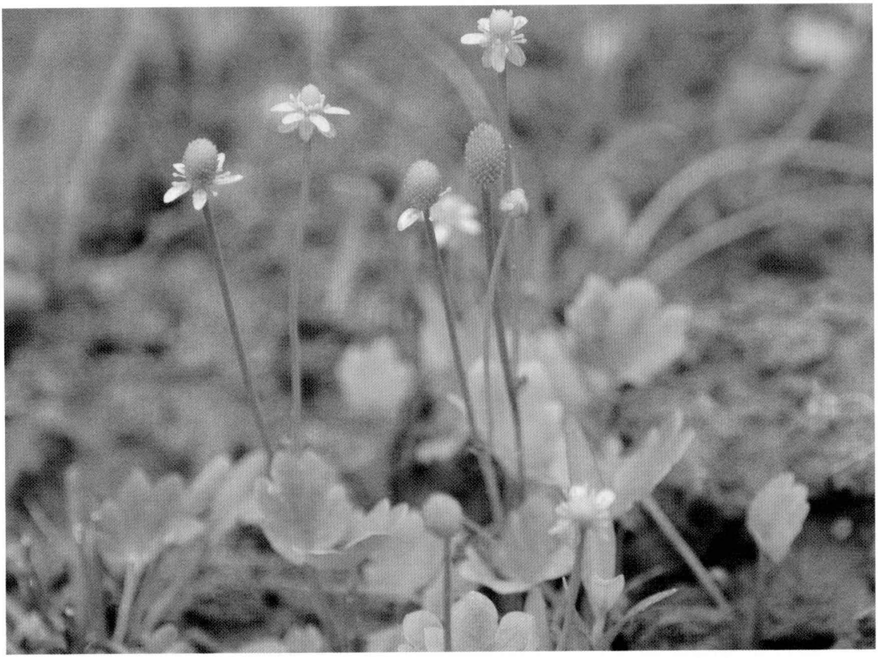

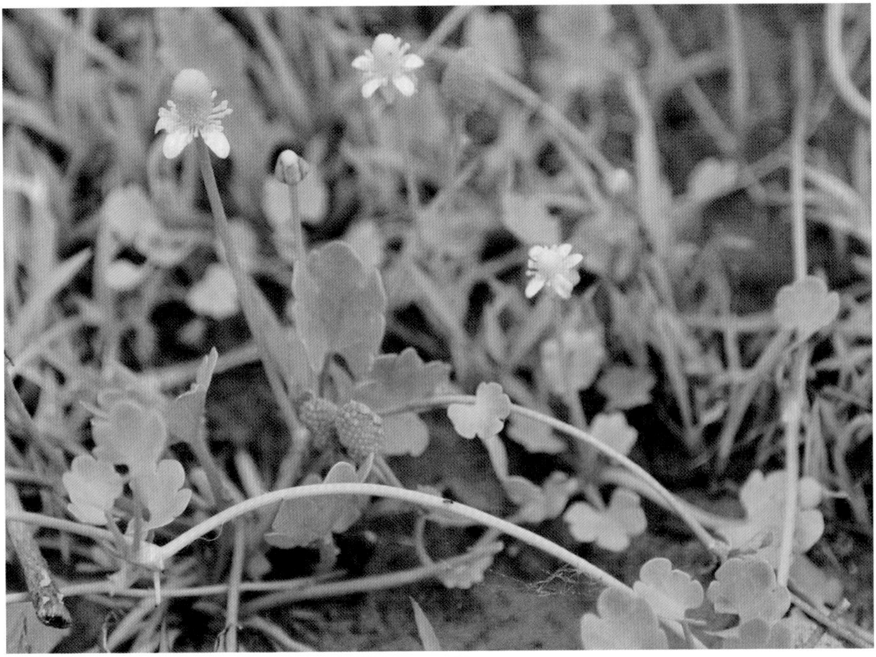

北黄花菜

Hemerocallis lilio-asphodelus Linn.

【别　　名】黄花菜、黄花萱草

【基　　原】来源于百合科黄花菜属北黄花菜**Hemerocallis lilio-asphodelus** Linn. 的根入药。

【形态特征】多年生草本。具短的根状茎和稍肉质呈绳索状的须根，粗2～4 mm。叶基生，2列，条形，长30～70 cm，宽5～12 mm，基部抱茎。花葶由叶丛中抽出，高70～90 cm；花序分枝，常由4至多数花组成假二歧状的总状花序或圆锥花序；花序基部的苞片较大，披针形，长3～6 cm，上部的渐小，长0.5～3 cm，宽3～7 mm；花梗长1～2 cm；花淡黄色或黄色，芳香，花被管长1.5～2.5 cm，花被裂片长5～7 cm，外轮3片倒披针形，宽1～1.2 cm，内轮3片长圆状椭圆形，宽1.5～2 cm，花径7～8 cm；雄蕊6，花丝长3.5～4 cm，花药长4～5 mm；子房圆柱形，花柱丝状。蒴果椭圆形，长约2 cm，宽约1.5 cm或更宽。种子扁圆，黑色，有光泽。花期6～7月；果期8～9月。

【生　　境】生于山坡草地、湿草甸子、草原、灌丛及林下。

【分　　布】黑龙江、辽宁、内蒙古、河北、山东、江苏、山西、陕西、甘肃。朝鲜、欧洲、西伯利亚地区也有分布。

【采集加工】春、秋季采挖根，除去泥土，洗净，晒干。

【性味功能】味甘，性凉。清热利尿，凉血止血。

【主治用法】治腮腺炎，黄疸，膀胱炎，尿血，小便不利，乳汁缺乏，月经不调，衄血，便血，乳腺炎。用量10～15 g。外用鲜品适量捣烂敷患处。

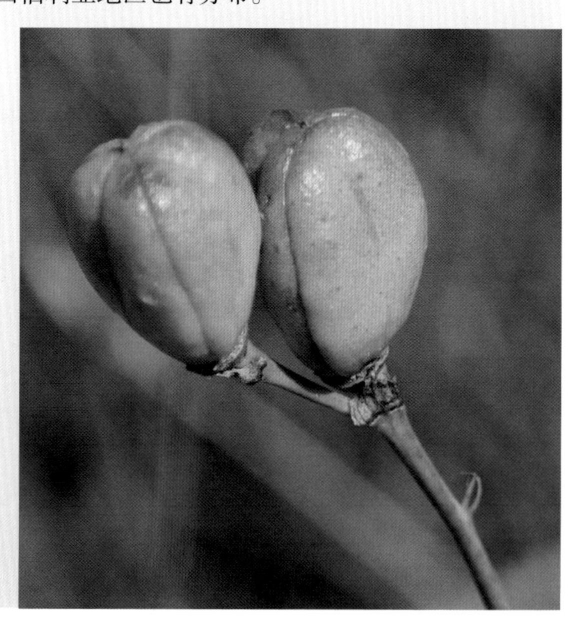

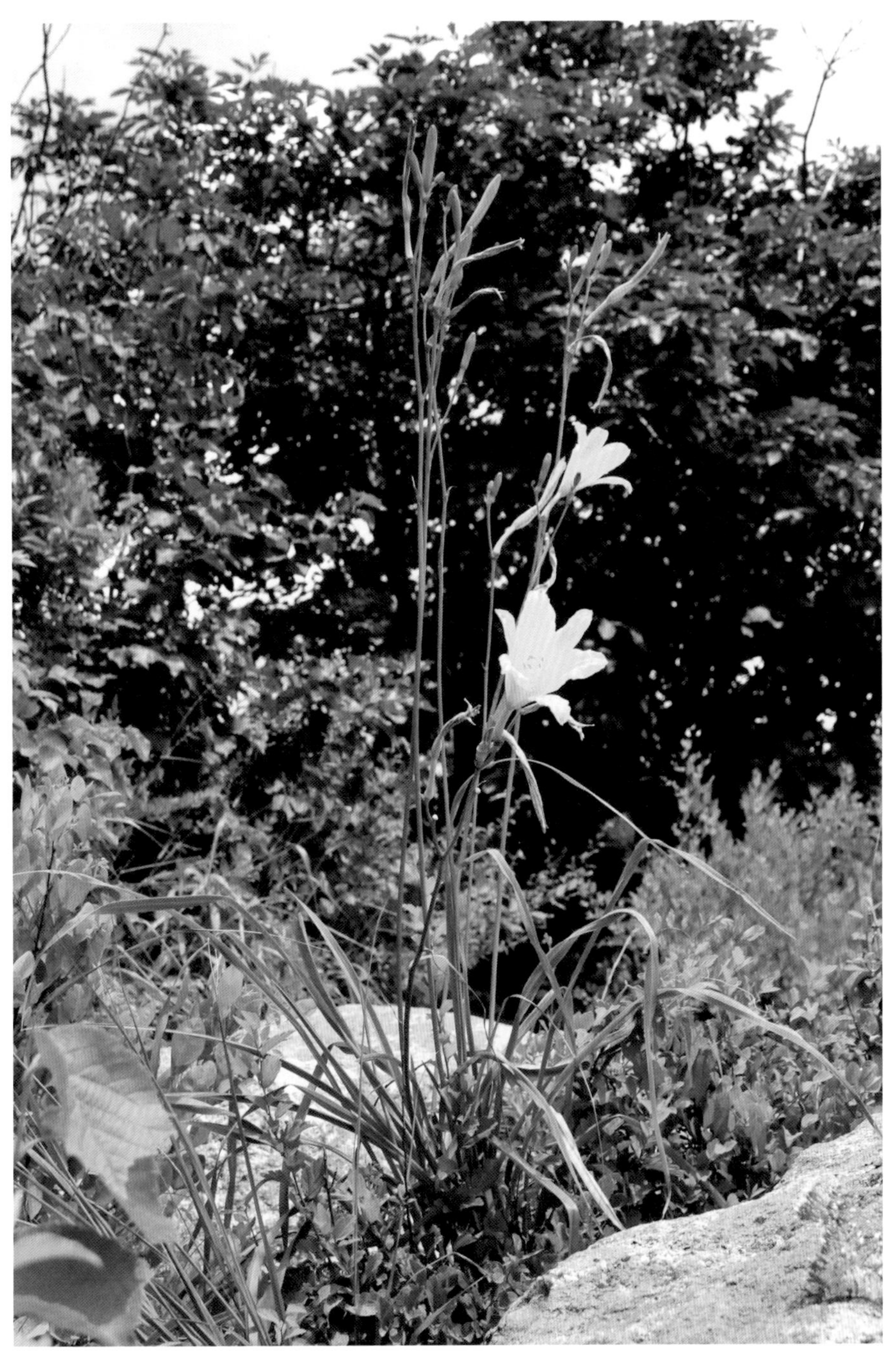

刺榆

Hemiptelea davidii (Hance) Planch.

【别　　名】枢、钉枝榆、刺榆针子

【基　　原】来源于榆科刺榆属刺榆 **Hemiptelea davidii** (Hance) Planch. 的根皮、树皮及嫩叶入药。

【形态特征】落叶小乔木，高可达10 m，或呈灌木状；树皮深灰色或褐灰色，不规则的条状深裂；小枝灰褐色或紫褐色，被灰白色短柔毛，具粗而硬的棘刺；刺长2～10 cm；冬芽常3个聚生于叶腋，卵圆形。叶椭圆形或椭圆状长圆形，稀倒卵状椭圆形，长4～7 cm，宽1.5～3 cm，顶端急尖或钝圆，基部浅心形或圆形，边缘有整齐的粗锯齿，叶面绿色，幼时被毛，后脱落残留有稍隆起的圆点，叶背淡绿，光滑无毛，或在脉上有稀疏的柔毛，侧脉8～12对，排列整齐，斜直出至齿尖；叶柄短，长3～5 mm，被短柔毛；托叶长圆形、长长圆形或披针形，长3～4 mm，淡绿色，边缘具睫毛。小坚果黄绿色，斜卵圆形，两侧扁，长5～7 mm，在背侧具窄翅，形似鸡头，翅端渐狭呈缘状，果梗纤细，长2～4 mm。花期4～5月；果期9～10月。

【生　　境】生于向阳山坡、路旁及村落附近。

【分　　布】吉林、辽宁、内蒙古、河北、山西、陕西、甘肃、山东、江苏、安徽、浙江、江西、河南、湖北、湖南和广西。朝鲜、俄罗斯远东地区也有分布。

【采集加工】春、秋季采挖根，剥取根皮。四季剥取树皮。春季采摘嫩叶，晒干。

【性味功能】味淡、涩，性平。解毒消肿。

【主治用法】鲜树皮或根皮：治疮痈肿毒，鲜品捣烂外敷。嫩叶：治水肿；用量10～15 g。鲜叶：治毒蛇咬伤，捣烂敷伤口周围。

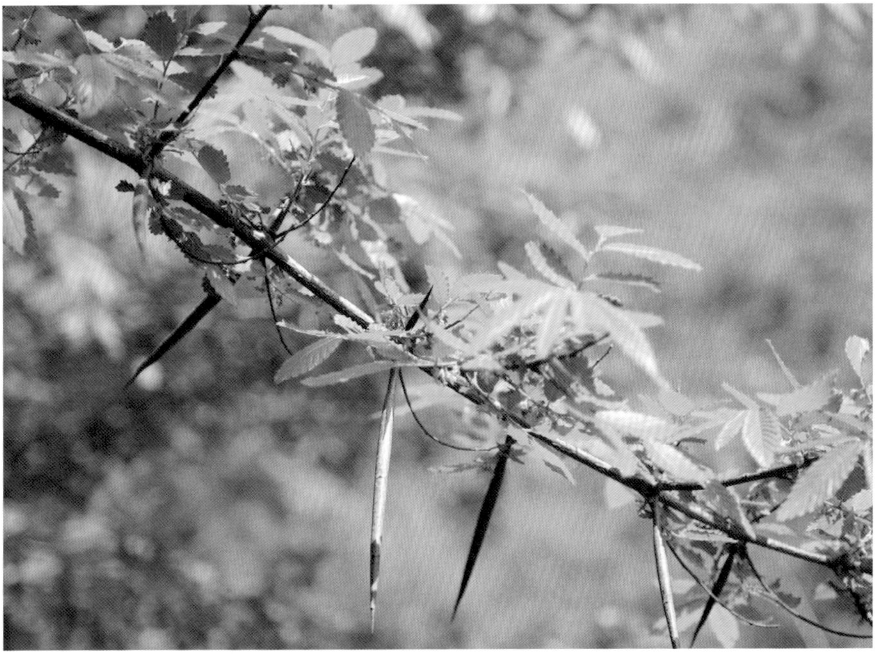

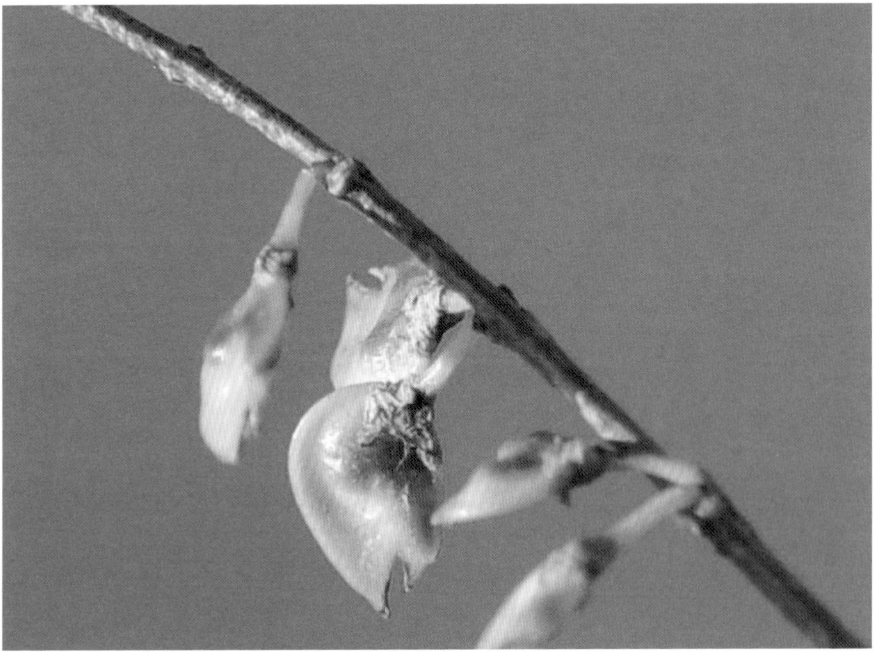

狗娃花

Heteropappus hispidus (Thunb.) Less.

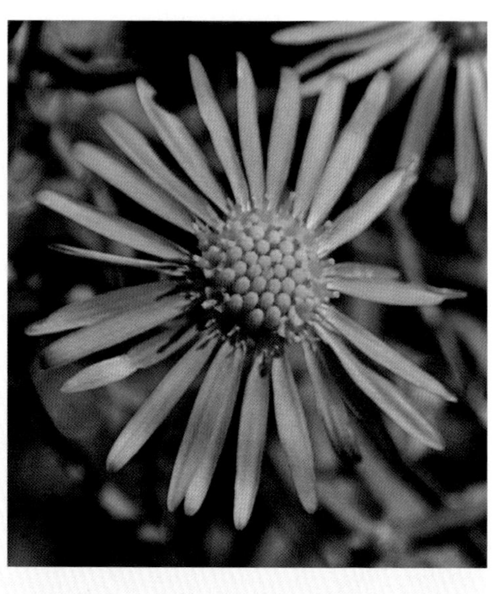

【别　　名】野菊花

【基　　原】来源于菊科狗娃花属狗娃花 **Heteropappus hispidus** (Thunb.) Less. 的根入药。

【形态特征】一或二年生草本，有垂直的纺锤状根。茎高30～150 cm，单生，有时数个丛生。基部及下部叶在花期枯萎，倒卵形，长4～13 cm，宽0.5～1.5 cm，渐狭成长柄，顶端钝或圆形，全缘或有疏齿；中部叶长圆状披针形或条形，长3～7 cm，宽0.3～1.5 cm，常全缘，上部叶小，条形；全部叶质薄。头状花序直径3～5 cm，单生于枝端而排列成伞房状。总苞半球形，长7～10 mm，直径10～20 mm；总苞片2层，近等长，条状披针形，宽1 mm，草质，常有腺点。舌状花约30余个，管部长2 mm；舌片浅红色或白色，条状长圆形，长12～20 mm，宽2.5～4 mm；管状花花冠长5～7 mm，管部长1.5～2 mm，裂片长1或1.5 mm。瘦果倒卵形，扁，长2.5～3 mm，宽1.5 mm，有细边肋，被密毛。冠毛在舌状花极短，白色，膜片状或部分带红色，长，糙毛状；在管状花糙毛状，初白色，后带红色，与花冠近等长。花期7～8月；果期8～9月。

【生　　境】生于荒地、路旁、林缘及草地等处。

【分　　布】黑龙江、吉林、辽宁、内蒙古、安徽、江西、浙江、台湾、四川、湖北、陕西、宁夏、甘肃等；朝鲜、日本、西伯利亚蒙古也有分布。

【采集加工】春、秋季采挖根，除去泥土，洗净，晒干。

【性味功能】味苦，性凉。解毒消肿。

【主治用法】治疮疖，毒蛇咬伤等。用量10～15 g。外用鲜品捣烂敷患处。

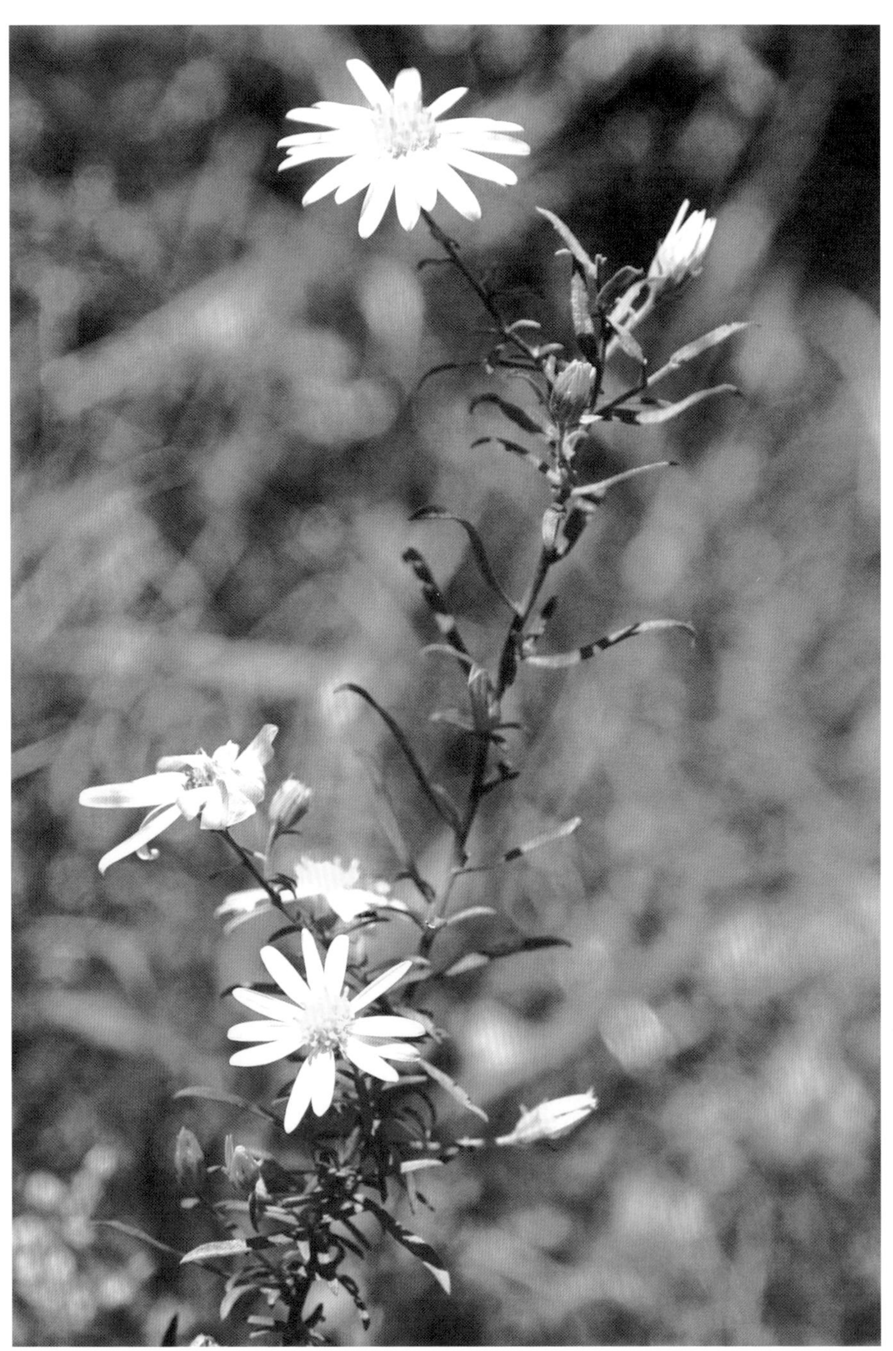

长药八宝

Hylotelephium spectabile (Bor.) H. Ohba

【别　　名】长药景天、石头菜、蝎子掌

【基　　原】来源于景天科八宝属长药八宝**Hylotelephium spectabile** (Bor.) H. Ohba 的全草入药。

【形态特征】多年生草本。茎直立，高30～70 cm。叶对生或3叶轮生，卵形至宽卵形，或长圆状卵形，长4～10 cm，宽2～5 cm，顶端急尖，钝，基部渐狭，全缘或多少有波状牙齿。花序大形，伞房状，顶生，直径7～11 cm；花密生，直径约1 cm，萼片5，线状披针形至宽披针形，长1 mm，渐尖；花瓣5，淡紫红色至紫红色，披针形至宽披针形，长4～5 mm，雄蕊10，长6～8 mm，花药紫色；鳞片5，长方形，长1～1.2 mm，顶端有微缺；心皮5，狭椭圆形，长4.2 mm，花柱长1.2 mm在内。蓇葖直立。花期8～9月；果期9～10月。

【生　　境】石质山坡或干石缝隙中。

【分　　布】黑龙江、吉林、辽宁、河北、河南、山东、安徽、陕西。朝鲜、俄罗斯远东地区、日本也有分布。

【采集加工】夏、秋季采收全草，除去杂质，洗净，晒干，或临时采鲜用。

【性味功能】味酸、苦，性平。清热解毒，镇静止痛。

【主治用法】治外感发热，咽喉肿痛，头痛，疔疮痈肿，跌打损伤，鸡眼，烧烫伤，毒蛇咬伤，带状疱疹，脚癣。用量15～30 g。外用鲜品捣烂敷患处。

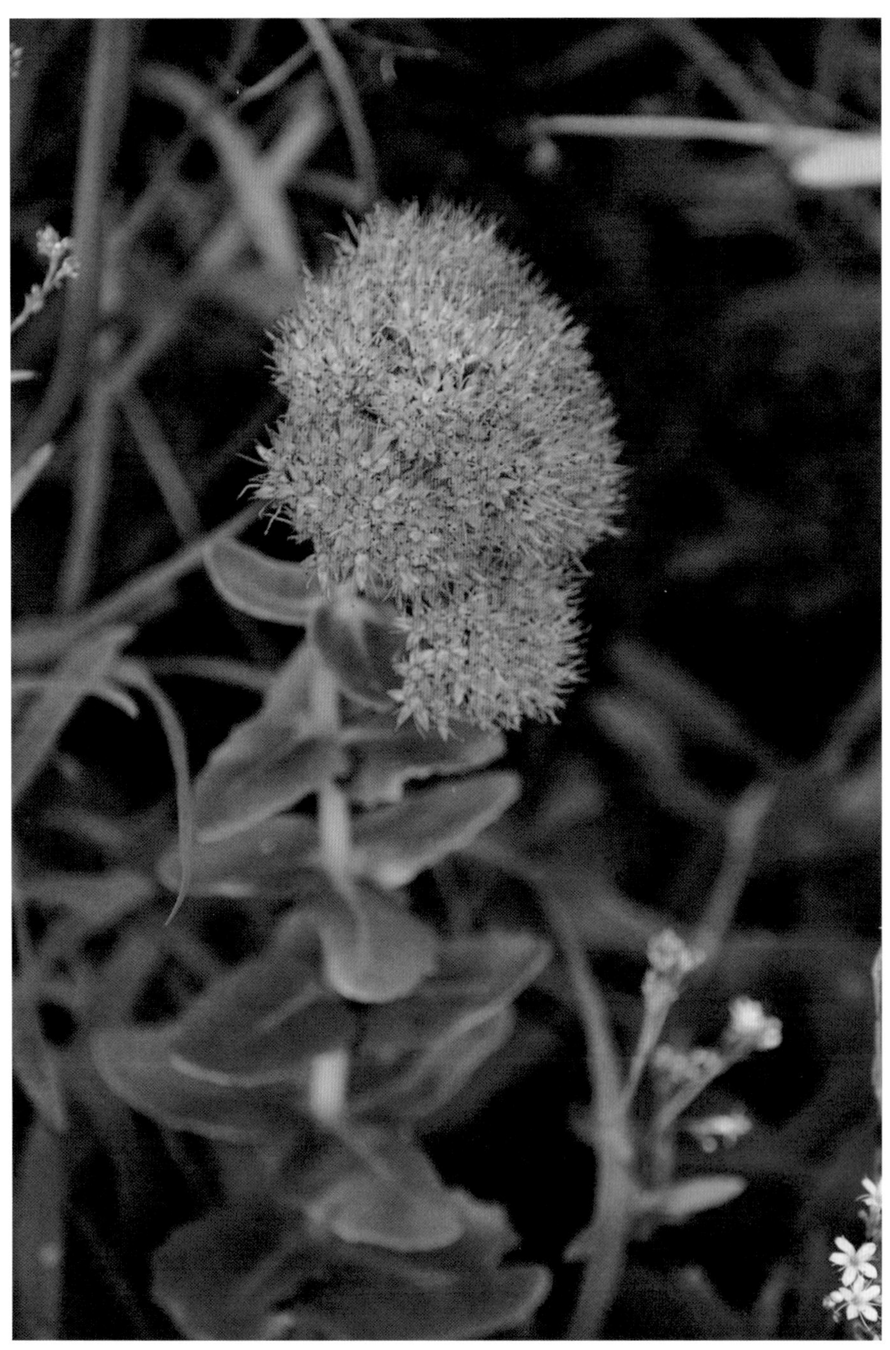

天仙子

Hyoscyamus niger Linn.

【别　　名】莨菪

【基　　原】来源于茄科天仙子属天仙子**Hyoscyamus niger** Linn. 的种子入药。

【形态特征】二年生草本，高达1 m，全体被黏性腺毛。根较粗壮。一年生的茎极短，自根茎发出莲座状叶丛，卵状披针形或长长圆形，长可达30 cm，宽达10 cm；第二年春茎伸长而分枝，下部渐木质化，茎生叶卵形或三角状卵形，顶端钝或渐尖，边缘羽状浅裂或深裂，向茎顶端的叶成浅波状，裂片多为三角形。花在茎中部以下单生于叶腋，在茎上端则单生于苞状叶腋内而聚集成蝎尾式总状花序，通常偏向一侧，近无梗或仅有极短的花梗。花萼筒状钟形，长1～1.5 cm，5浅裂，裂片大小稍不等，花后增大成坛状，基部圆形，长2～2.5 cm，直径1～1.5 cm，有10条纵肋，裂片开张，顶端针刺状；花冠钟状，长约为花萼的一倍，黄色而脉纹紫堇色；雄蕊稍伸出花冠；子房直径约3 mm。蒴果包藏于宿存萼内，长卵圆状，长约1.5 cm，直径约1.2 cm。种子近圆盘形，直径约1 mm，淡黄棕色。花期7～8月；果期8～9月。

【生　　境】生于村舍、路边及田野等处。

【分　　布】黑龙江、吉林、内蒙古。朝鲜、俄罗斯、蒙古、印度、欧洲也有分布。

【采集加工】秋季果皮变黄时采摘果实，曝晒，打下种子，除去杂质，晒干。

【性味功能】味苦、辛，性温；有大毒。解痉，止痛，安神。

【主治用法】治胃痉挛疼痛，哮喘，泄泻，癫狂，震颤性麻痹，眩晕，痈肿疮疖，龋齿痛，脱肛。本品有大毒，一般入丸、散剂。外用煎水洗或研末调敷或烧烟熏。

【附　　方】

1. 治胃痛：天仙子粉末1 g，温开水送服，每天2次。

2. 治龋齿痛（蛀牙）：天仙子粉末0.5 g，装烟袋中吸烟熏牙，但不要咽下唾液。

3. 治痈疖肿毒：天仙子适量，捣烂敷患处。

4. 治恶疮似癞者：天仙子烧灰外敷。

5. 治癣：天仙子根鲜品捣碎，调蜜外敷。

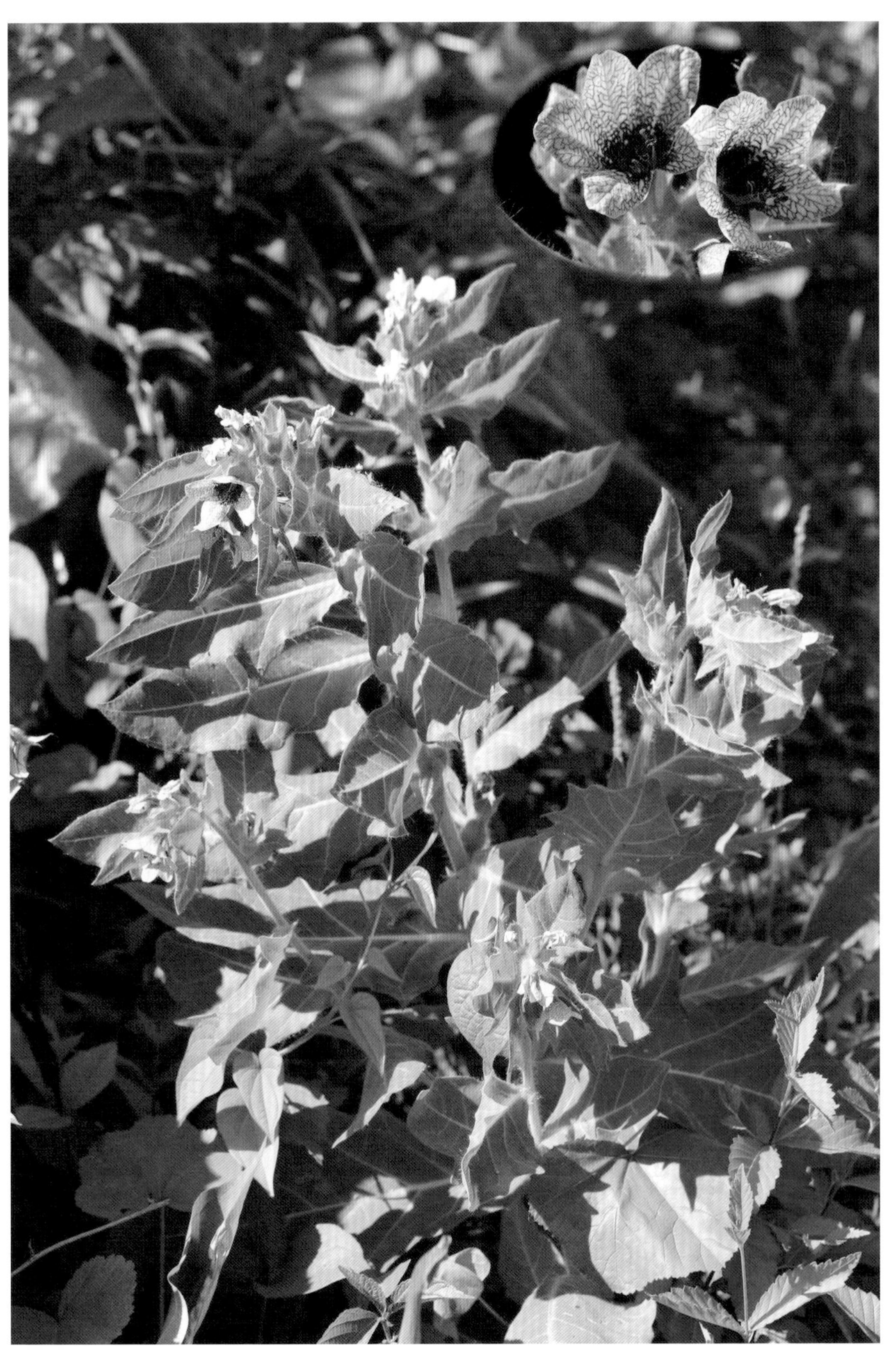

河北木蓝

Indigofera bungeana Walp.

【别　　名】本氏木蓝、铁扫帚

【基　　原】来源于蝶形花科木蓝属河北木蓝**Indigofera bungeana** Walp. 的枝条及根茎入药。

【形态特征】落叶直立灌木，高40～100 cm。茎褐色，圆柱形，有皮孔，枝银灰色，被灰白色丁字毛。羽状复叶长2.5～5 cm；叶柄长达1 cm，叶轴上面有槽，与叶柄均被灰色平贴丁字毛；托叶三角形，长约1 mm，早落；小叶2～4对，对生，椭圆形，稍倒阔卵形，长5～1.5 mm，宽3～10 mm，顶端钝圆，基部圆形，上面绿色，疏被丁字毛，下面苍绿色，丁字毛较粗；小叶柄长0.5 mm；小托叶与小叶柄近等长或不明显。总状花序腋生，长4～8 cm；总花梗较叶柄短；苞片线形，长约1.5 mm；花梗长约1 mm；花萼长约2 mm，外面被白色丁字毛，萼齿近相等，三角状披针形，与萼筒近等长；花冠紫色或紫红色，旗瓣阔倒卵形，长达5 mm，外面被丁字毛，翼瓣与龙骨瓣等长，龙骨瓣有距；花药圆球形，顶端具小凸尖；子房线形，被疏毛。荚果褐色，线状圆柱形，长不超过2.5 cm，被白色丁字毛，种子间有横隔，内果皮有紫红色斑点；种子椭圆形。花期5～6月；果期8～10月。

【生　　境】生于向阳干山坡、草地或河滩地等处。

【分　　布】辽宁、内蒙古、河北、山西、陕西。

【采集加工】春、秋季采挖根茎，除去杂质，洗净，晒干。夏、秋季采收枝条，切段，洗净，晒干。

【性味功能】清热解毒，消肿止血，收口生肌，利湿。

【主治用法】治创伤，枪伤，刀伤，伤口久不收口，肿毒，口疮，胸疮，吐血等。用量10～15 g。外用鲜品捣烂敷患处。

【附　　方】

1. 治伤口久不收：河北木蓝晒干，研末外敷。

2. 治枪伤及刀伤：河北木蓝全草或花、叶适量，捣烂外敷。

3. 治无名肿毒：河北木蓝叶，晒干，研末，调水外敷。

4. 治臁疮：河北木蓝根皮适量(依患处大小而定)，蒸酒取汁，擦其周围。

5. 治吐血：河北木蓝叶15 g，兑开水服。

6. 治水泻：河北木蓝50 g，加糯米煎服。本方去糯米治痢疾。日服3次，每次半茶杯。

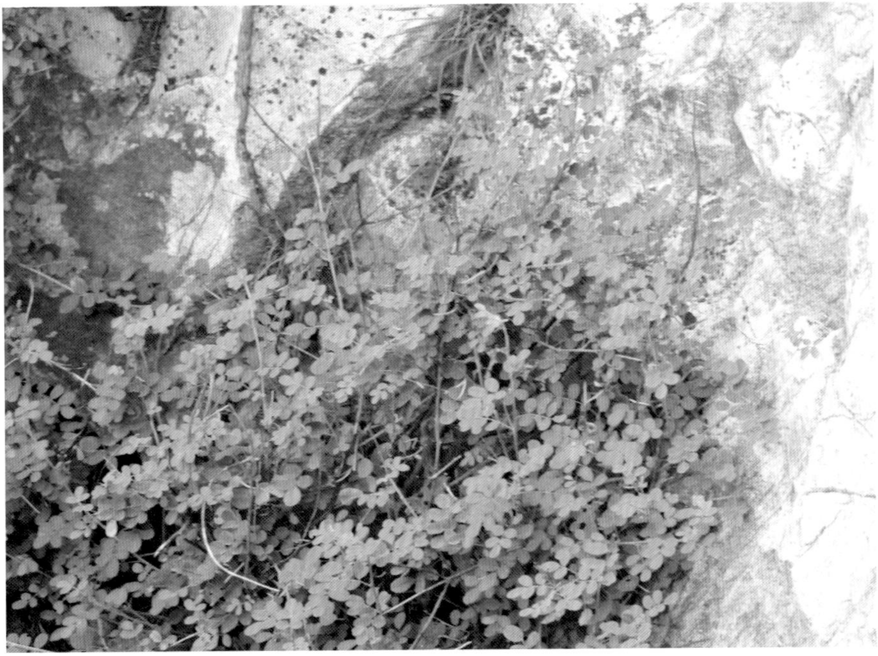

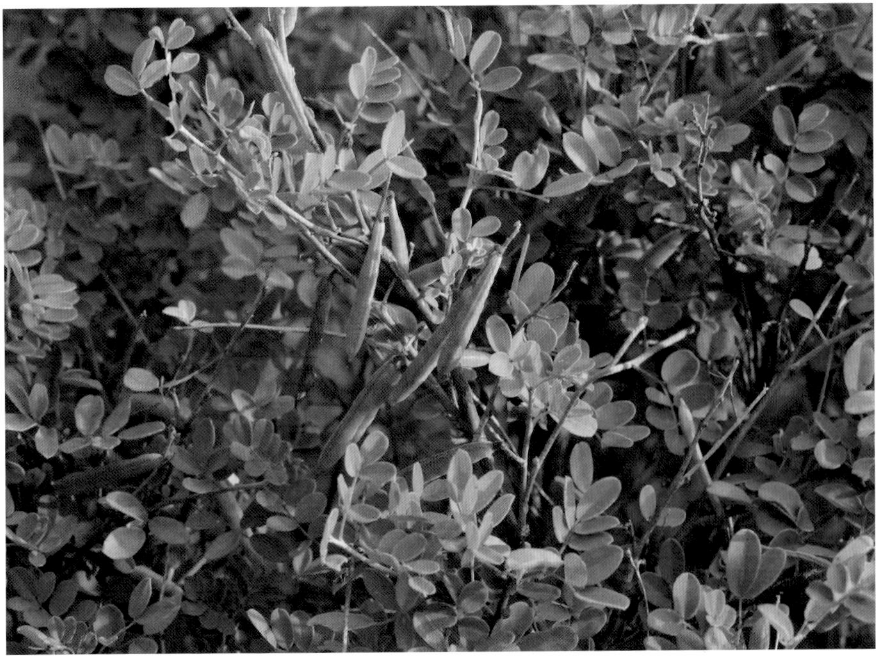

花木蓝

Indigofera kirilowii Maxim. ex Palib.

【别　　名】吉氏木蓝

【基　　原】来源于豆科木蓝属花木蓝**Indigofera kirilowii** Maxim. ex Palib. 的根入药。

【形态特征】落叶小灌木，高30～100 cm。茎圆柱形，幼枝有棱。羽状复叶长6～15 cm；叶柄长0.5～1～2.5 cm；托叶披针形，长4～6 mm；小叶2～5对，对生，阔卵形、卵状菱形或椭圆形，长1.5～4 cm，宽1～2.3 cm，顶端圆钝或急尖，具长的小尖头，基部楔形或阔楔形，侧脉两面明显；小叶柄长2.5 mm；小托叶钻形，长2～3 mm，宿存。总状花序长5～20 cm，疏花；总花梗长1～2.5 cm，花序轴有棱；苞片线状披针形，长2～5 mm；花梗长3～5 mm；花萼杯状，长约3.5 mm，萼筒长约1.5 mm，萼齿披针状三角形，最下萼齿长达2 mm；花冠淡红色，稀白色，花瓣近等长，旗瓣椭圆形，长12～17 mm，翼瓣边缘有毛；花药阔卵形。荚果棕褐色，圆柱形，长3.5～7 cm，径约5 mm，内果皮有紫色斑点，有种子10余粒；果梗平展；种子赤褐色，长圆形，长约5 mm。花期6～7月；果期8～9月。

【生　　境】生于向阳干山坡、山野丘陵坡地或灌丛与疏林内等处。

【分　　布】吉林、辽宁、河北、山东、江苏。朝鲜、日本也有分布。

【采集加工】春、秋季采挖根，除去杂质，洗净，晒干。

【性味功能】味苦，性寒。清热解毒，消肿止痛，舒筋活络，通便。

【主治用法】治咽喉肿痛，肺热咳嗽，黄疸，热结便秘，痔疮，肿毒，风湿性关节炎，毒蛇咬伤。用量6～15 g。

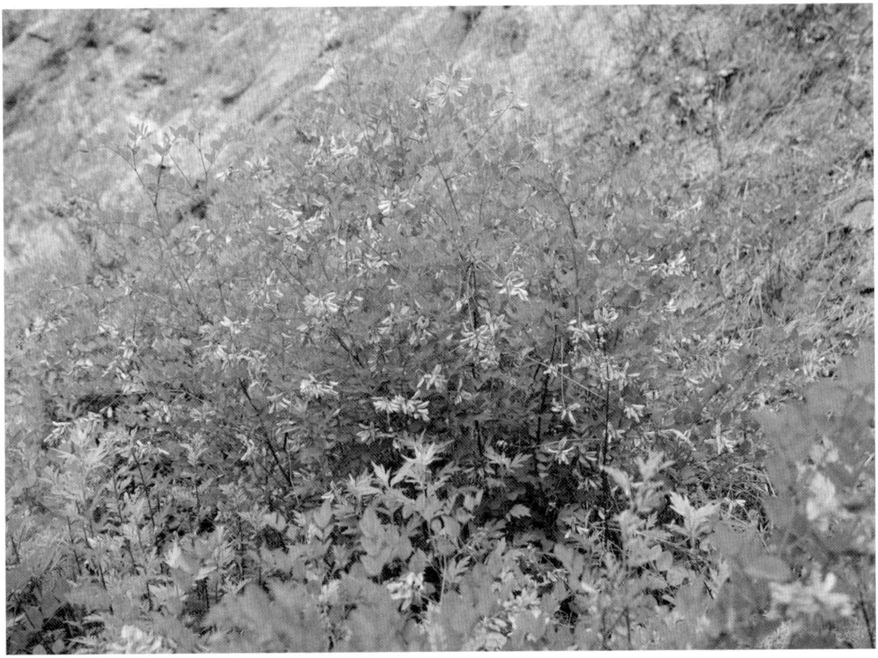

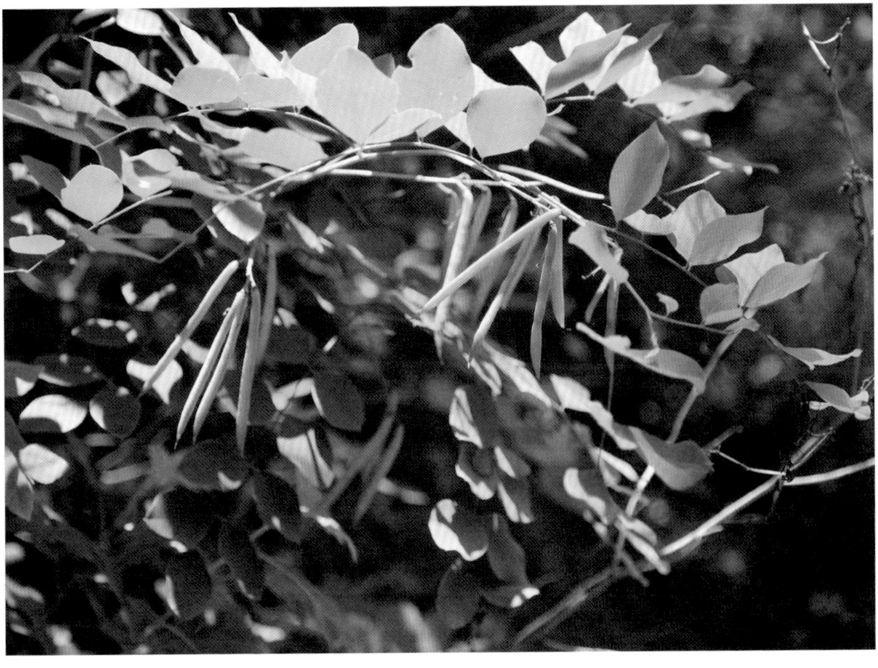

长萼鸡眼草

Kummerowia stipulacea (Maxim.) Makino

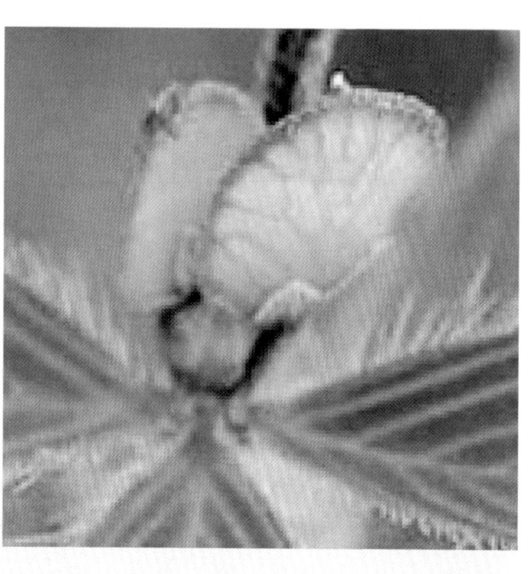

【别　　名】短萼鸡眼草

【基　　原】来源于豆科鸡眼草属长萼鸡眼草**Kummerowia stipulacea** (Maxim.) Makino 的全草入药。

【形态特征】一年生草本，高7～15 cm。茎平伏，上升或直立，多分枝，茎和枝上被疏生向上的白毛，有时仅节处有毛。叶为三出羽状复叶；托叶卵形，长3～8 mm，比叶柄长或有时近相等，边缘通常无毛；叶柄短；小叶纸质，倒卵形、宽倒卵形或倒卵状楔形，长5～18 mm，宽3～12 mm，顶端微凹或近截形，基部楔形，全缘；下面中脉及边缘有毛，侧脉多而密。花常1～2朵腋生；小苞片4，较萼筒稍短、稍长或近等长，生于萼下，其中1枚很小，生于花梗关节之下，常具1～3条脉；花梗有毛；花萼膜质，阔钟形，5裂，裂片宽卵形，有缘毛；花冠上部暗紫色，长5.5～7 mm，旗瓣椭圆形，顶端微凹，下部渐狭成瓣柄，较龙骨瓣短，翼瓣狭披针形，与旗瓣近等长，龙骨瓣钝，上面有暗紫色斑点；雄蕊二体(9+1)。荚果椭圆形或卵形，稍侧偏，长约3 mm，常较萼长1.5～3倍。花期7～8月；果期8～9月。

【生　　境】生于路旁、草地、山坡、固定或半固定沙丘等处。

【分　　布】黑龙江、吉林、辽宁、内蒙古、华北、华东、中南、西北等省区。朝鲜、日本、俄罗斯远东地区也有分布。

【采集加工】夏、秋季采收全草，除去杂质，洗净，鲜用或晒干。

【性味功能】味苦，性凉。清热解毒，健脾利湿，除火毒。

【主治用法】治黄疸型肝炎，水肿，尿道感染，跌打损伤，痢疾，急性胃肠炎，脱肛，子宫脱垂，夜盲症。用量15～30 g。外用适量鲜品捣烂敷患处。

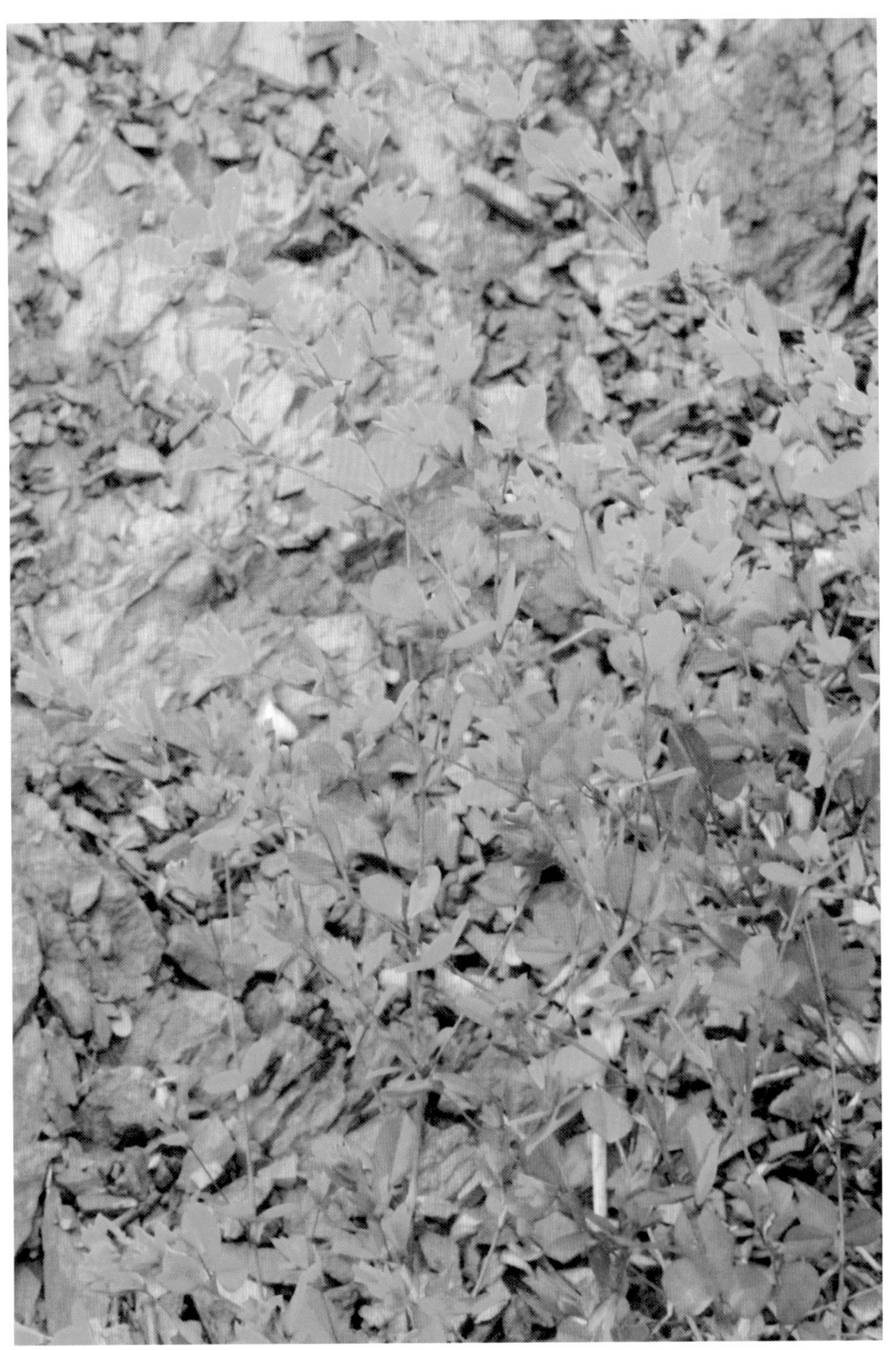

落叶松

Larix gmelinii (Rupr.) Rupr.

【别　　名】兴安落叶松、达乌里落叶松

【基　　原】来源于松科落叶松属落叶松 **Larix gmelinii** (Rupr.) Rupr. 的松节油入药。

【形态特征】落叶乔木，高达35 m，胸径60～90 cm；幼树树皮深褐色，老树树皮灰色、暗灰色或灰褐色；枝斜展或近平展，树冠卵状圆锥形；一年生长枝较细，淡黄褐色或淡褐黄色，直径约1 mm，二、三年生枝褐色、灰褐色或灰色；冬芽近圆球形，芽鳞暗褐色。叶倒披针状条形，长1.5～3 cm，宽0.7～1 mm，顶端尖或钝尖，上面中脉不隆起，有时两侧各有1～2条气孔线。球果幼时紫红色，成熟前卵圆形或椭圆形，成熟时上部的种鳞张开，黄褐色、褐色或紫褐色，长1.2～3 cm，直径1～2 cm，种鳞约14～30枚；中部种鳞五角状卵形，长1～1.5 cm，宽0.8～1.2 cm；苞鳞较短，长为种鳞的1/3～1/2；种子斜卵圆形，灰白色，具淡褐色斑纹，长3～4 mm，径2～3 mm，连翅长约1 cm，种翅中下部宽，上部斜三角形，顶端钝圆；子叶4～7枚，针形，长约1.6 cm。花期5～6月，球果9月成熟。

【生　　境】生于山麓、沼泽、泥炭沼泽、草甸、山坡、河谷及山顶等。在土层深厚、肥润、排水良好的北向缓坡及丘陵地带生长旺盛。常组成大面积的单纯林，或与白桦、黑桦、丛桦、山杨、樟子松、红皮云杉、鱼鳞云杉等针阔叶树组成以落叶松为主的混交林。

【分　　布】黑龙江、吉林、辽宁、内蒙古。俄罗斯远东地区、蒙古也有分布。

【采集加工】在采伐前1～2年，用刀割破树皮，等树脂流出半凝固后，再用刀刮去，加工成松节油。

【性味功能】祛风，止痛。

【主治用法】治肌肉痛，关节痛。外用研末入膏药或掺敷患处。

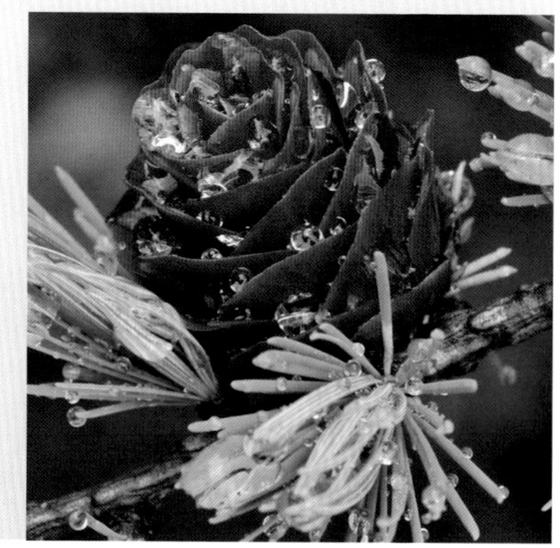

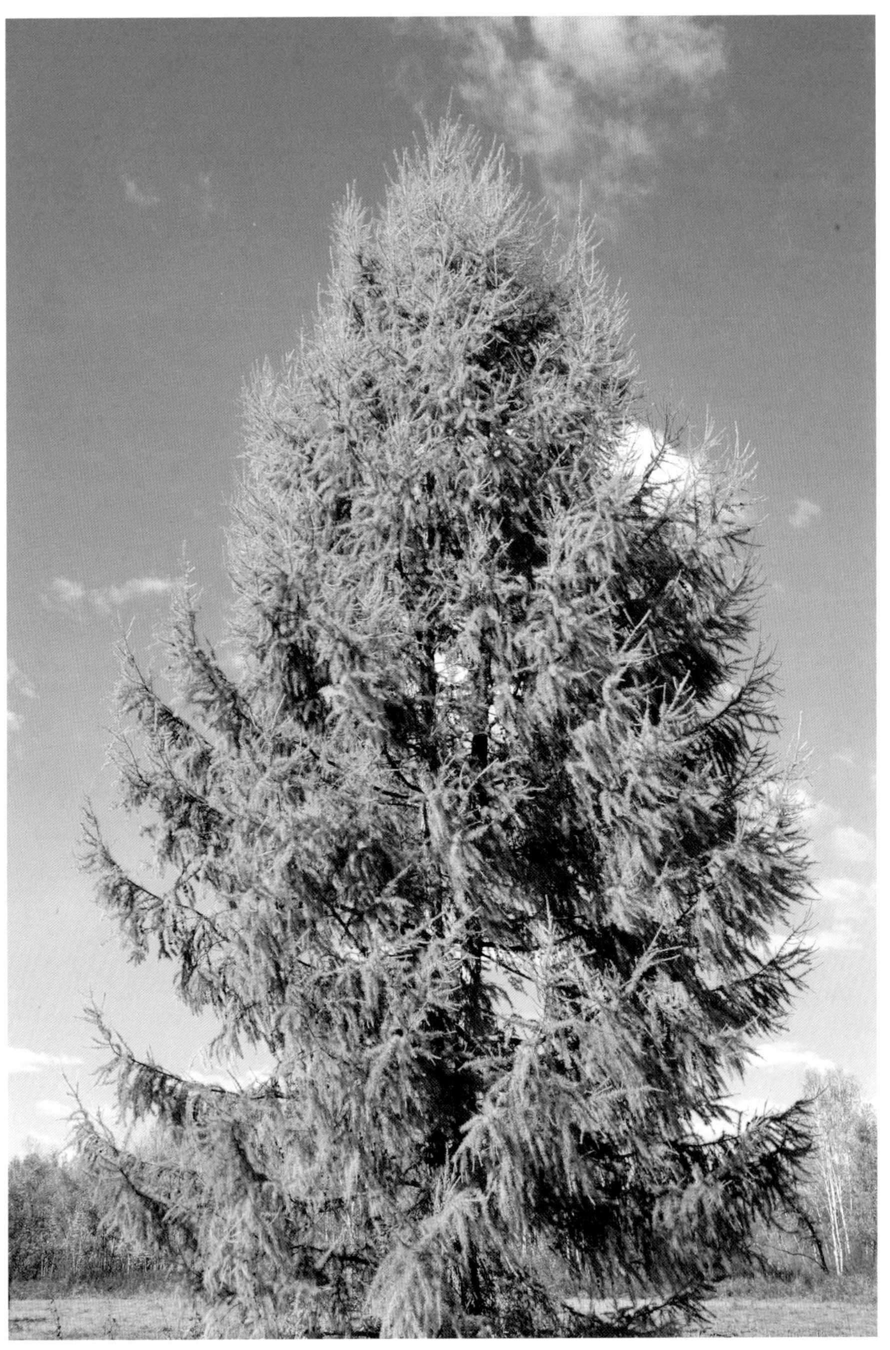

黄花落叶松

Larix olgensis A. Henry

【别　　名】长白落叶松、朝鲜落叶松

【基　　原】来源于松科落叶松属黄花落叶松**Larix olgensis** A. Henry的树脂入药。

【形态特征】落叶乔木，高达30 m，胸径达1 m；树皮灰色、暗灰色、灰褐色，纵裂成长鳞片状翅离，易剥落，剥落后呈酱紫红；枝平展或斜展，树冠塔形；当年生长枝淡红褐色或淡褐色；短枝深灰色，直径2～3 mm；冬芽淡紫褐色，顶芽卵圆形或微成圆锥状。叶倒披针状条形，长1.5～2.5 cm，宽约1 mm，顶端钝或微尖，上面中脉平，稀每边有1～2条气孔线，下面中脉隆起，两边各有2～5条气孔线。球果成熟前淡红紫色或紫红色，熟时淡褐色，或稍带紫色，长卵圆形，种鳞微张开，通常长1.5～2.6 cm，直径1～2 cm，种鳞16～40枚；中部种鳞广卵形常成四方状，或近方圆形，长0.9～1.2 cm，宽约1 cm；苞鳞暗紫褐色，长圆状卵形或卵状椭圆形；种子近倒卵圆形，淡黄白色或白色，具不规则的紫色斑纹，长3～4 mm，直径约2 mm，种翅顶端钝尖，种子连翅长约9 mm。花期5月，球果9～10月成熟。

【生　　境】生于水沟、阴湿的山坡及火山灰质地和石砬子上，在谷地中的沼泽地上，常形成大面积纯林，俗称“黄花松甸子”。也常在土壤潮湿的低坡、平地及溪河两岸的山麓与山谷湿地组成混交林，常见的针叶树阔叶树种有红松、长白鱼鳞云杉、红皮云杉、臭冷杉、沙松、白桦、赤杨、水曲柳、色木槭、紫椴、蒙古栎等，常在不同立地条件组成以黄花松为主的不同类型的森林。

【分　　布】黑龙江、吉林、辽宁。俄罗斯远东地区也有分布。

【采集加工】在采伐前1～2年，用刀割破树皮，等树脂流出半凝固后，再用刀刮去。

【性味功能】祛风，止痛。

【主治用法】治肌肉痛，关节痛。外用研末入膏药或掺敷患处。

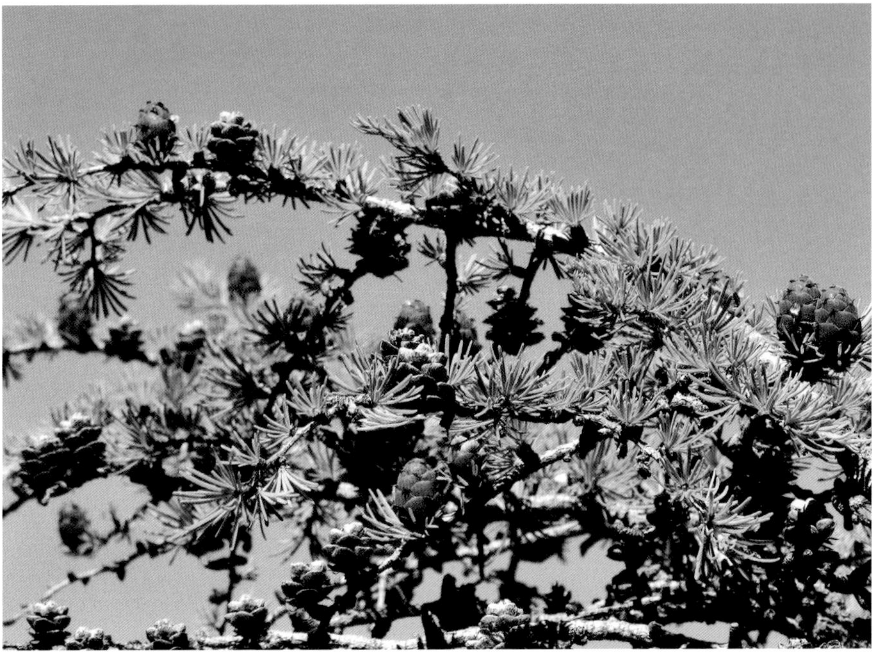

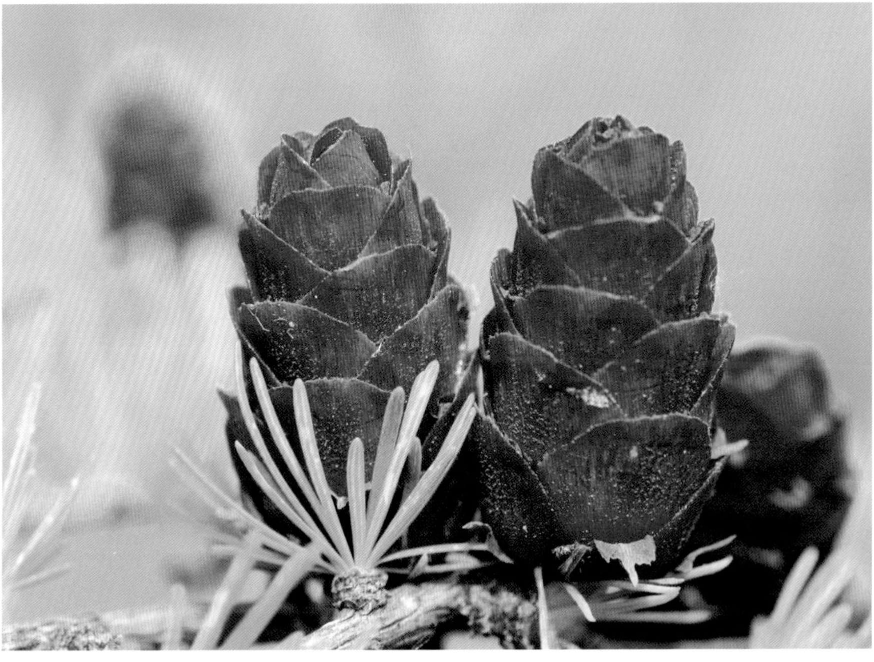

华北落叶松

Larix principis-rupprechtii Mayr

【别　　名】雾灵落叶松

【基　　原】来源于松科落叶松属华北落叶松**Larix principis-rupprechtii** Mayr 的树脂入药。

【形态特征】落叶乔木，高达30 m，胸径1 m；树皮暗灰褐色，不规则纵裂，成小块片脱落；枝平展，具不规则细齿；苞鳞暗紫色，近带状长圆形，长0.8～1.2 cm，基部宽，中上部微窄，顶端圆截形，中肋延长成尾状尖头，仅球果基部苞鳞的顶端露出；种子斜倒卵状椭圆形，灰白色，具不规则的褐色斑纹，长3～4 mm，直径约2 mm，种翅上部三角状，中部宽约4 mm，种子连翅长1～1.2 cm；子叶5～7枚，针形，长约1 cm，下面无气孔线。花期4～5月，球果10月成熟。

【生　　境】生于阳坡、阴坡及沟谷边。常形成大面积的单纯林。

【分　　布】内蒙古、河北、山西等。

【采集加工】在采伐前1～2年，用刀割破树皮，等树脂流出半凝固后，再用刀刮去。

【性味功能】祛风，止痛。

【主治用法】治关节痛。外用研末入膏药或掺敷患处。

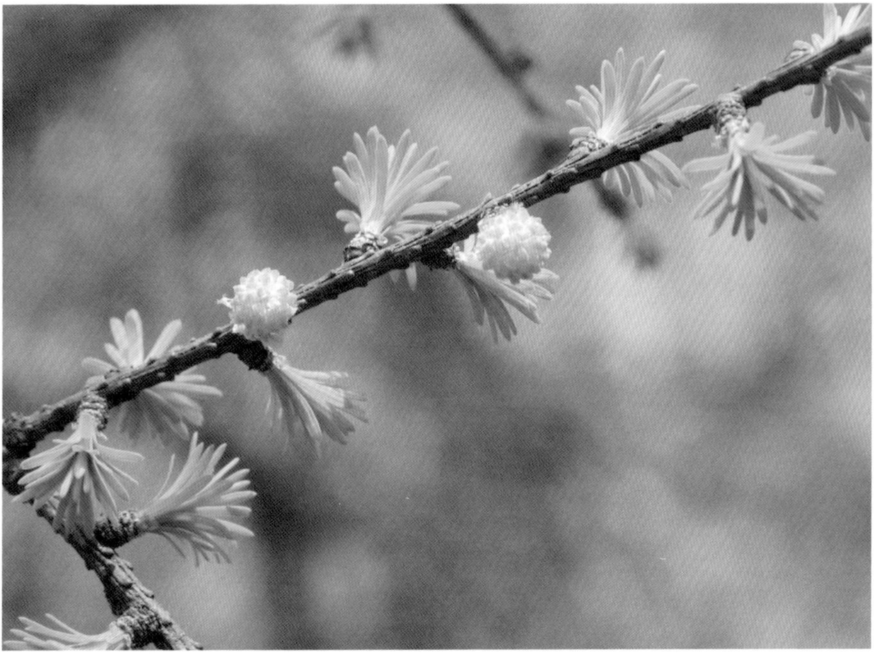

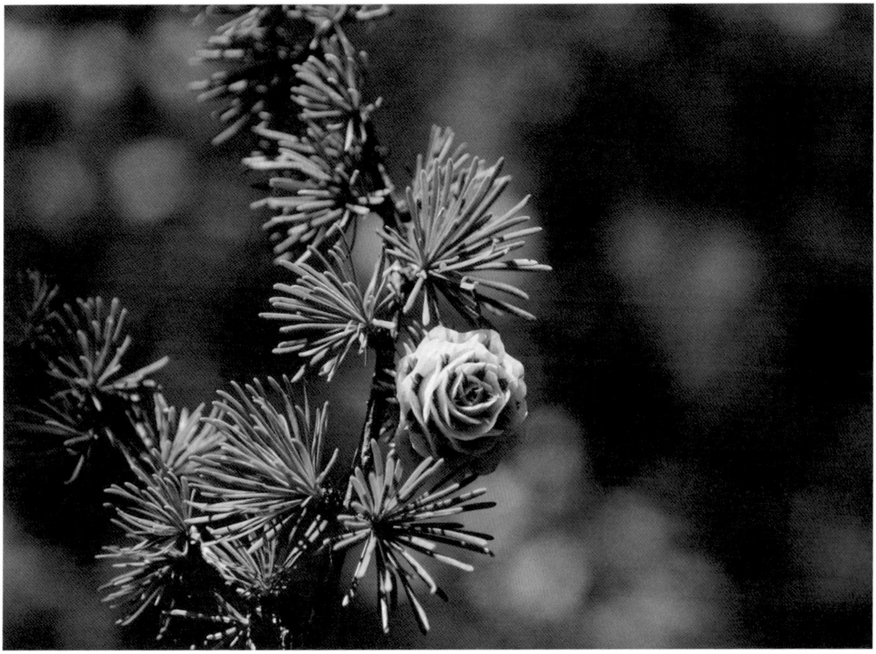

大山黧豆

Lathyrus davidii Hance

【别　　名】茳茫决明香豌豆、大豆花、大豌豆、豌豆花

【基　　原】来源于豆科山黧豆属大山黧豆**Lathyrus davidii** Hance的种子入药。

【形态特征】多年生草本，具块根，高1～1.8 m。茎粗壮，通常直径5 mm，圆柱状，具纵沟，直立或上升，无毛。托叶大，半箭形，全缘或下面稍有锯齿，长4～6 cm，宽2～3.5 cm；叶轴末端具分枝的卷须；小叶2～5对，通常为卵形，具细尖，基部宽楔形或楔形，全缘，长4～6 cm，宽2～7 cm，两面无毛，上面绿色，下面苍白色，具羽状脉。总状花序腋生，约与叶等长，有花10余朵。萼钟状，长约5 mm，无毛，萼齿短小，最小萼齿长2 mm，最上萼齿长1 mm；花深黄色，长1.5～2 cm，旗瓣长1.6～1.8 cm，瓣片扁圆形，瓣柄狭倒卵形，与瓣片等长，翼瓣与旗瓣瓣片等长，具耳及线形长瓣柄，龙骨瓣约与翼瓣等长，瓣片卵形，顶端渐尖，基部具耳及线形瓣柄；子房线形，无毛。荚果线形，长8～15 cm，宽5～6 mm，具长网纹。种子紫褐色。宽长圆形，长3～5 mm，光滑。花期6～7月；果期8～9月。

【生　　境】生于山坡、草地、林缘及灌丛等处。

【分　　布】黑龙江、吉林、辽宁、内蒙古、河北、陕西、山东、安徽、河南、湖北、甘肃等。朝鲜、俄罗斯远东地区、日本也有分布。

【采集加工】秋季采收成熟果实，晒干，打下种子，除去杂质，晒干。

【性味功能】味辛，性温。清热解毒，止痛化痰。

【主治用法】治痢疾腹痛，胃痛，肝脓肿，喉炎，淋巴腺炎，困乏无力，口渴，咳嗽痰多，阴道滴虫，烧烫伤。用量6～15 g。

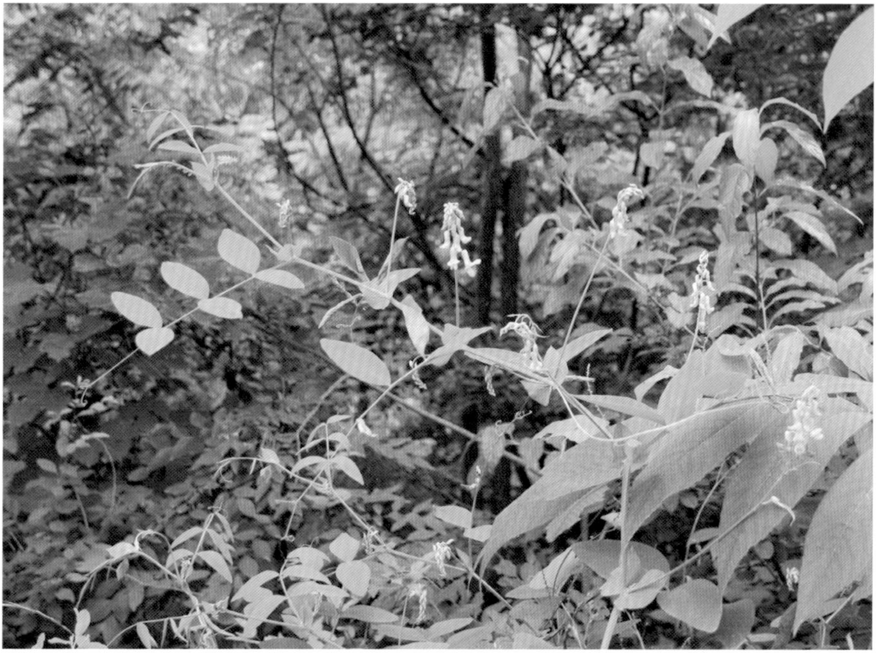

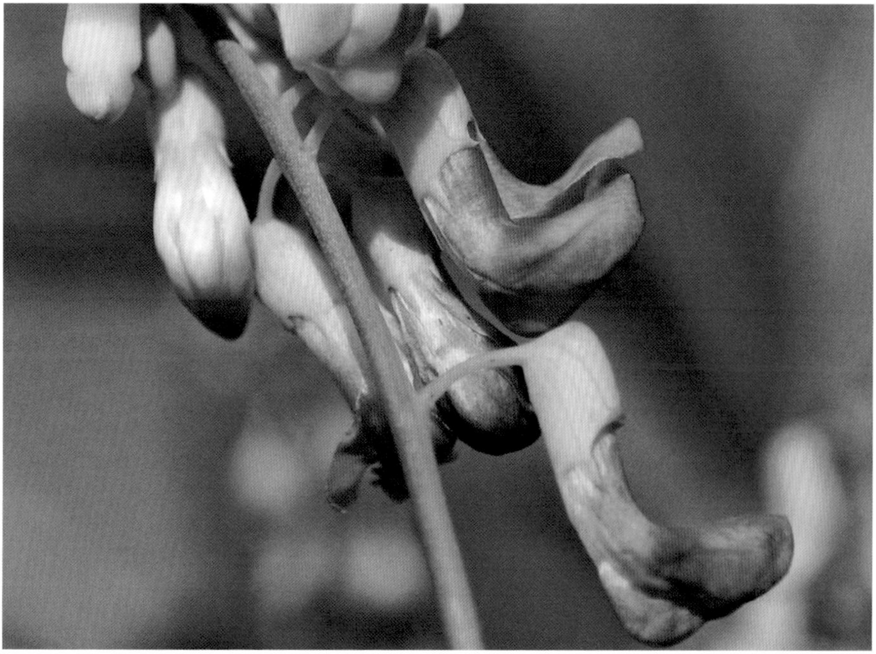

杜 香

Ledum palustre Linn.

【别　　名】细叶杜香、狭叶杜香、喇叭茶

【基　　原】来源于杜鹃花科杜香属杜香**Ledum palustre** Linn. 的枝和叶入药。

【形态特征】半常绿小灌木，直立或茎下部俯卧，高达50 cm以上；幼枝黄褐色，密生锈褐色或白色毛；芽卵形，鳞片密被毛。叶质稍厚，密而互生，有强烈香味，狭条形，叶长通常为1.5～4 cm，宽1.5～3 mm，壮枝叶披针状条形，长3.5～4.5 cm，宽约8 mm以上，顶端钝头，基部狭成短柄，上面深绿色，中脉凹入，有皱纹，下面密生锈褐色和白色茸毛及腺鳞，中脉凸起，全缘。伞房花序，生于前一年生枝的顶端，花梗细，长1～2 cm，密生锈褐色茸毛；花多数，小形，白色；萼片5，圆形，尖头，宿存；花冠5深裂，裂片长卵形；雄蕊10，花丝基部有细毛；花柱宿存。蒴果卵形，生有褐色细毛。花期6～7月；果期7～8月。

【生　　境】生于泥炭藓类沼泽中或落叶松林缘、林下、湿润山坡等处，常成单优势的大面积群落。

【分　　布】黑龙江、吉林、辽宁、内蒙古。朝鲜、西伯利亚北欧也有分布。

【采集加工】春、夏、秋三季采收枝条和采摘叶，除去杂质，阴干药用。

【性味功能】味辛、苦，性寒。解热，止咳平喘，祛痰，利尿，调经，催乳，止痒。

【主治用法】治感冒咳嗽，糖尿病，结肠炎，胃溃疡，月经不调，不孕症，皮肤瘙痒，头癣，脚气等。用量6～15 g。民间常用叶制成药膏。

【附　　方】

1. 治月经不调，妇女不孕：杜香叶及嫩枝适量，水煎过滤，浓缩成膏，酌情内服(吉林省安图县朝鲜族民间方)。

2. 治胃溃疡：杜香嫩枝叶15 g，水煎，日服2次。

3. 治慢性气管炎：杜香原油胶囊100 mg，每日服3次，一个月为一个疗程。或用杜香油单萜烃馏分胶囊，每丸50 mg，每次2丸，每日3次。

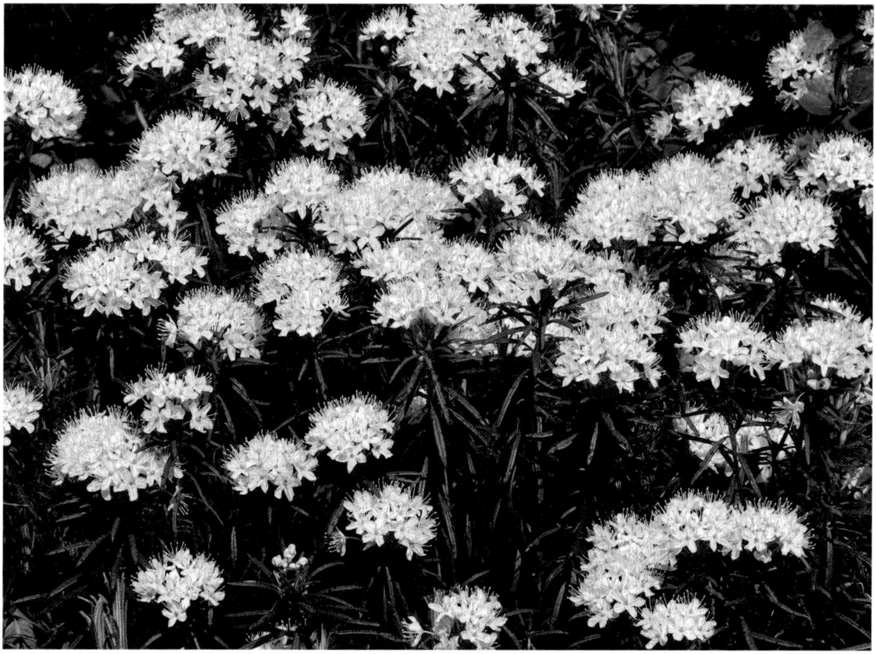

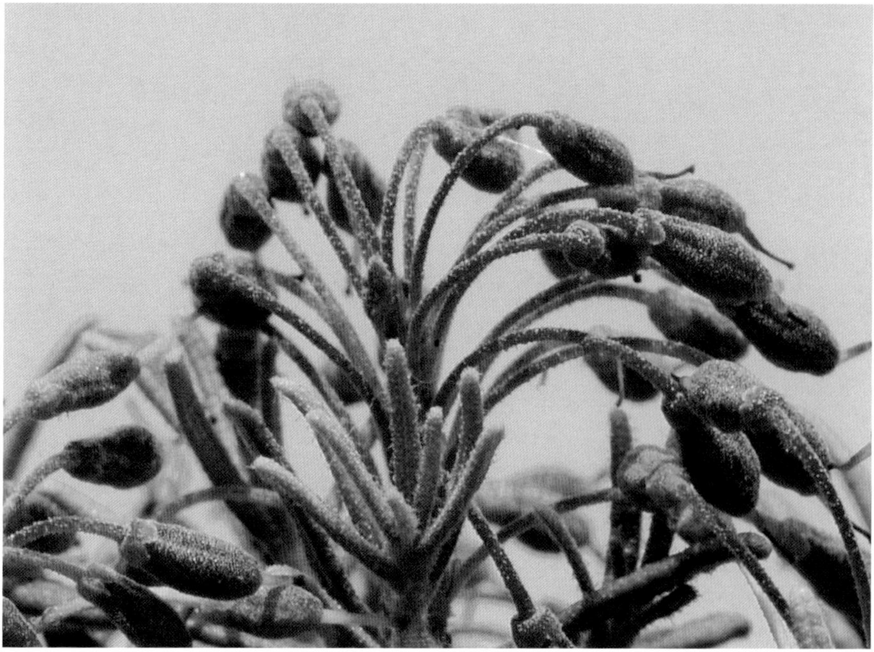

雀儿舌头

Leptopus chinensis (Bunge) Pojark.

【别　　名】黑钩叶、断肠草

【基　　原】来源于大戟科雀舌木属雀儿舌头**Leptopus chinensis** (Bunge) Pojark. 的根入药。

【形态特征】落叶直立灌木，高达3 m；茎上部和小枝条具棱。叶片膜质至薄纸质，卵形、近圆形、椭圆形或披针形，长1～5 cm，宽0.4～2.5 cm，顶端钝或急尖，基部圆或宽楔形，叶面深绿色，叶背浅绿色；叶柄长2～8 mm；托叶小，卵状三角形。花小，雌雄同株，单生或2～4朵簇生于叶腋；萼片、花瓣和雄蕊均为5；雄花：花梗丝状，长6～10 mm；萼片卵形或宽卵形，长2～4 mm，宽1～3 mm，浅绿色，膜质，具有脉纹；花瓣白色，匙形，长1～1.5 mm，膜质；花盘腺体5，分离，顶端2深裂；雄蕊离生，花丝丝状，花药卵圆形；雌花：花梗长1.5～2.5 cm；花瓣倒卵形，长1.5 mm，宽0.7 mm；萼片与雄花的相同；花盘环状，10裂至中部，裂片长圆形；子房近球形，3室，每室有胚珠2颗，花柱3，2深裂。蒴果圆球形或扁球形，直径6～8 mm；果梗长2～3 cm。花期5～8月；果期7～10月。

【生　　境】生于山地灌丛、林缘、路旁、岩崖及石缝中。

【分　　布】我国除黑龙江、新疆、福建、海南和广东外其余地区均有分布。朝鲜也有分布。

【采集加工】夏秋采挖根晒干备用。

【性味功能】味辛，性温。理气止痛。

【主治用法】治脾胃气滞所致痛，脘腹胀痛，食欲不振，寒疝腹痛，下痢腹痛。用量6～12 g。

【附　　注】嫩枝叶有毒，羊类多吃会致死。

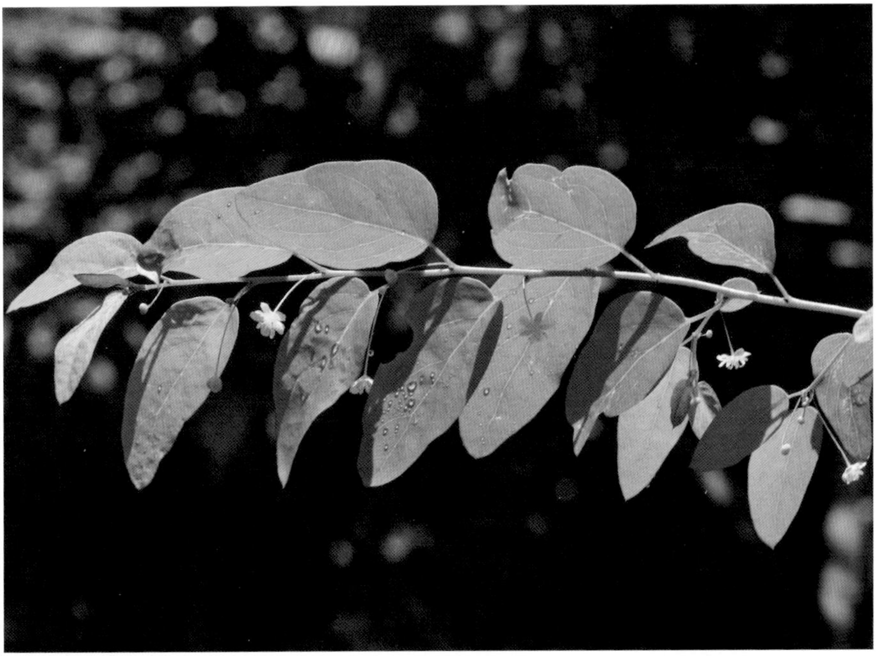

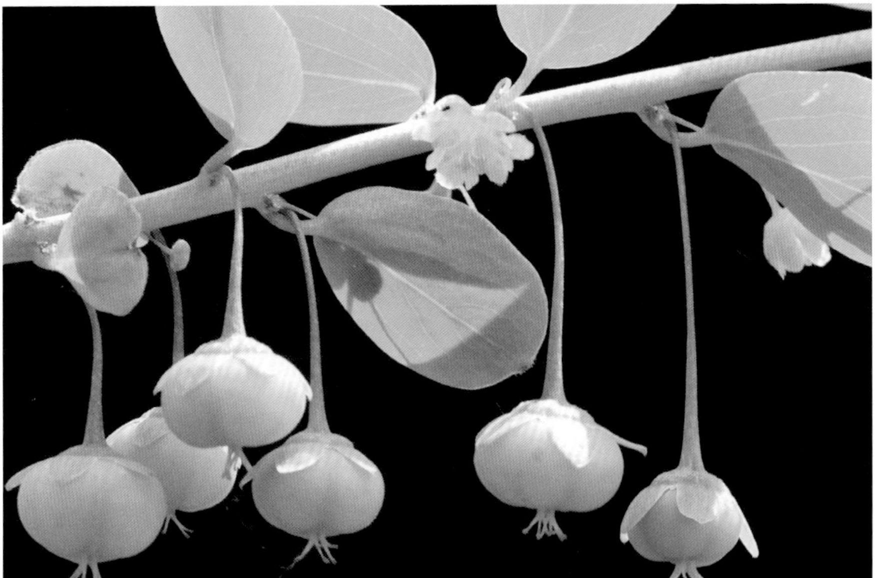

辽藁本

Ligusticum jeholense Nakai et Kitagawa

【别　　名】热河藁本、北藁本、藁本

【基　　原】来源于伞形科藁本属辽藁本**Ligusticum jeholense** Nakai et Kitagawa 的根入药。

【形态特征】多年生草本，高30～80 cm。根圆锥形，分叉，表面深褐色。茎直立，圆柱形，中空，具纵条纹，常带紫色，上部分枝。叶具柄，基生叶柄长可达19 cm，向上渐短；叶片轮廓宽卵形，长10～20 cm，宽8～16 cm，2～3回三出式羽状全裂，羽片4～5对，轮廓卵形，长5～10 cm，宽3～7 cm，基部羽片具柄，柄长2～5 cm；小羽片3～4对，卵形，长2～3 cm，宽1～2 cm，基部心形至楔形，边缘常3～5浅裂；裂片具齿，齿端有小尖头。复伞形花序顶生或侧生，直径3～7 cm；总苞片2，线形，长约1 cm；伞辐8～10，长2～3 cm；小总苞片8～10，钻形，长3～5 mm；小伞形花序具花15～20；花柄不等长；萼齿不明显；花瓣白色，长圆状倒卵形；花柱基隆起，半球形，花柱长；果期向下反曲。分生果背腹扁压，椭圆形，长3～4 mm，宽2～2.5 mm，背棱凸起，侧棱具狭翅；每棱槽内油管1～2。花期8月；果期9～10月。

【生　　境】生于林缘、草地及干燥的石质山坡上。

【分　　布】吉林、辽宁、内蒙古、河北、山西、山东。朝鲜、俄罗斯远东地区也有分布。

【采集加工】春、秋季采挖根，洗净，晒干。

【性味功能】味辛，性温。祛风散寒，祛湿止痛。

【主治用法】治感冒风寒，头痛，牙痛，风湿痹痛，腹痛，胃痉挛，泄泻，疟疾，疥癣及痈疽等。用量15～25 g。

【附　　方】

1. 治风寒感冒头痛：辽藁本、川穹各15 g，白芷、菊花各10 g，水煎服。

2. 治胃痉挛、腹痛：辽藁本25 g，苍术15 g，水煎服。

3. 治寒邪郁于足太阳经、头痛及巅顶痛：辽藁本、川芎、细辛、葱头，水煎服。

4. 治疥癣：辽藁本煎汤水浴，

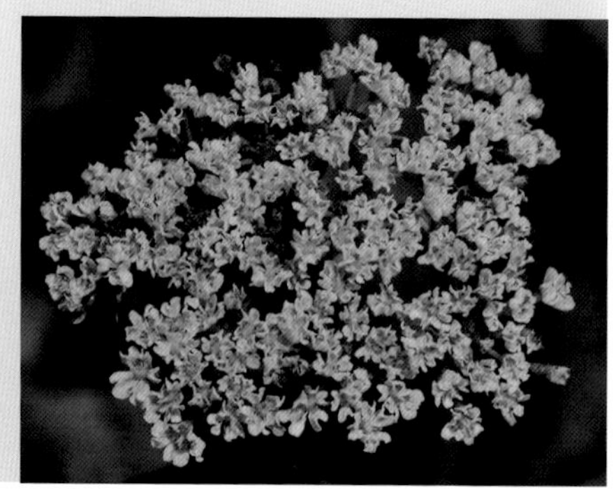

并用洗患者衣服。

5. 治神经性皮炎：用50%辽藁本注射液于病损处皮下注射。一般对每个病损每周注射2次，每次5～10 ml；如病损较多，或范围较大，每日轮流注射，以便每周内每个病损均能注射2次。每次注射后的晚间，局部可热敷，避免形成硬结。一般在注射3～4次后痒感减退，逐渐好转；病损较小者8～10次可痊愈，最多达20次。

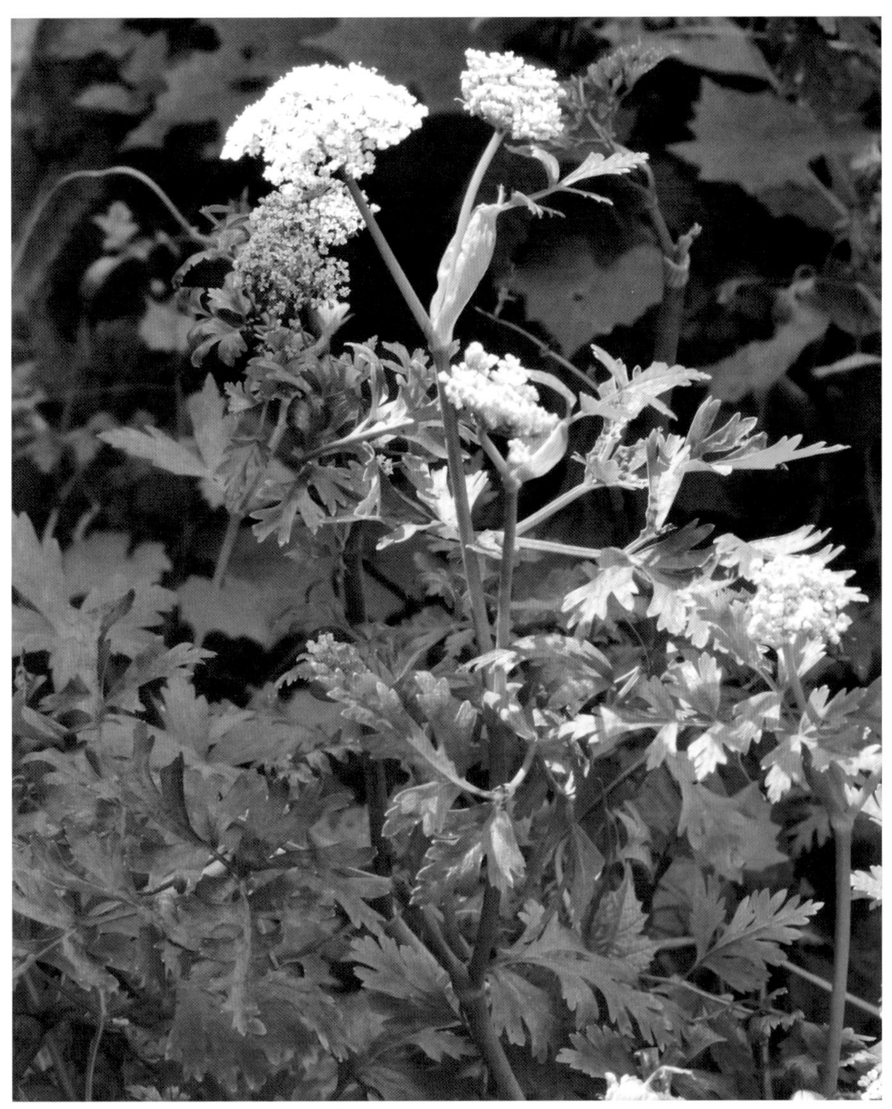

辽东水蜡树

Ligustrum obtusifolium Sieb. & Zucc. subsp. **suave** (Kitag.) Kitag

【别　　名】水白蜡

【基　　原】来源于木犀科女贞属辽东水蜡树 **Ligustrum obtusifolium** Sieb. & Zucc. subsp. **suave** (Kitag.) Kitag 的叶入药。

【形态特征】落叶多分枝灌木，高2～3 m；树皮暗灰色。小枝淡棕色或棕色，圆柱形。叶片纸质，披针状长椭圆形、长椭圆形、长圆形或倒卵状长椭圆形，长1.5～6 cm，宽0.5～2.2 cm，顶端钝或锐尖，有时微凹而具微尖头，萌发枝上叶较大，长圆状披针形，顶端渐尖，基部均为楔形或宽楔形，侧脉4～7对，在上面微凹入，下面略凸起，近叶缘处不明显网结；叶柄长1～2 mm，无毛或被短柔毛。圆锥花序着生于小枝顶端，长1.5～4 cm，宽1.5～3 cm；花序轴、花梗、花萼均被微柔毛或短柔毛；花梗长0～2 mm；花萼长1.5～2 mm，截形或萼齿呈浅三角形；花冠管长3.5～6 mm，裂片狭卵形至披针形，长2～4 mm；花药披针形，长约2.5 mm，短于花冠裂片或达裂片的1/2处；花柱长2～3 mm。果近球形或宽椭圆形，长5～8 mm，直径4～6 mm。花期5～6月；果期9～10月。

【生　　境】生于山坡、山沟石缝及山涧林下等处。

【分　　布】辽宁、山东、江苏、浙江。朝鲜、日本也有分布。

【采集加工】夏、秋季采摘叶，除去杂质，鲜用或晒干。

【性味功能】味苦，性凉。清热解毒。

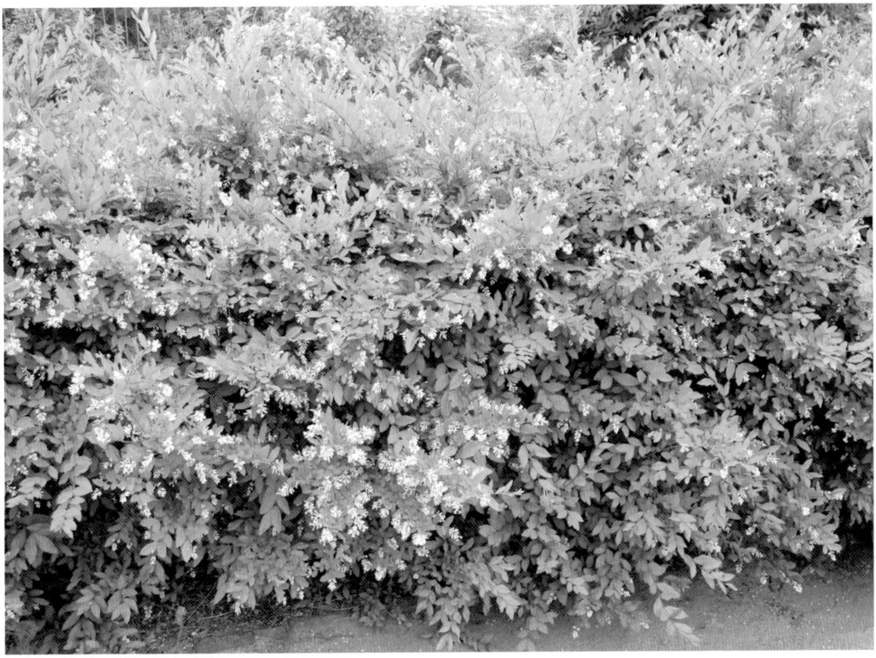

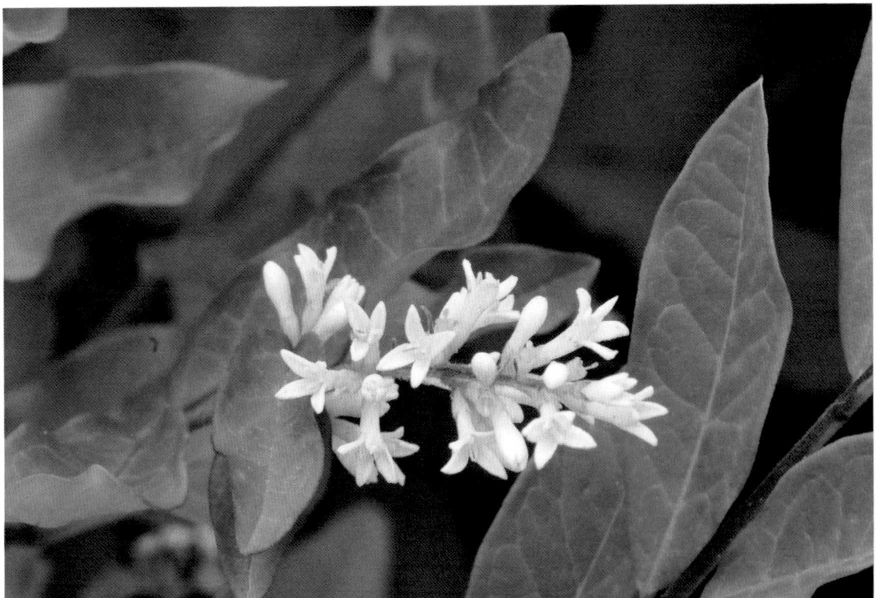

柳穿鱼

Linaria vulgaris Mill. var. **sinensis** Bebeaux

【别　　名】苞米碴子花、黄鸽子花

【基　　原】来源于玄参科柳穿鱼属柳穿鱼**Linaria vulgaris** Mill. var. **sinensis** Bebeaux 的全草入药。

【形态特征】多年生草本，高10～80 cm。茎直立，单一或分枝，无毛。叶通常互生或下部叶轮生，稀全部叶均为4片轮生的；叶条形，长2～6 cm，宽2～10 mm，通常具单脉，稀3脉。总状花序顶生，长3～11 cm，多花密集，花序轴与花梗均无毛或疏生短腺毛；苞片条形至狭披针形，比花梗长；花梗长3～10 mm；花萼裂片披针形，长3～4 mm，宽1～1.5 mm，外面无毛，里面稍密被腺毛；花冠黄色，上唇比下唇长，裂片卵形，长约2 mm，下唇侧裂片卵圆形，宽3～4 mm，中裂片舌状，距稍弯曲，长8～12 mm；雄蕊4，2枚较长；雌蕊子房上位，2室。蒴果椭圆状球形或近球形，长7～9 mm，宽6～7 mm。种子圆盘形，边缘有宽翅，成熟时中央常有瘤状凸起。花期6～7月；果期8～9月。

【生　　境】生于山坡、河岸石砾地、草地、沙地草原、固定沙丘、田边及路边等处，常聚生成片生长。

【分　　布】黑龙江、吉林、辽宁、内蒙古、河北、山东、河南、江

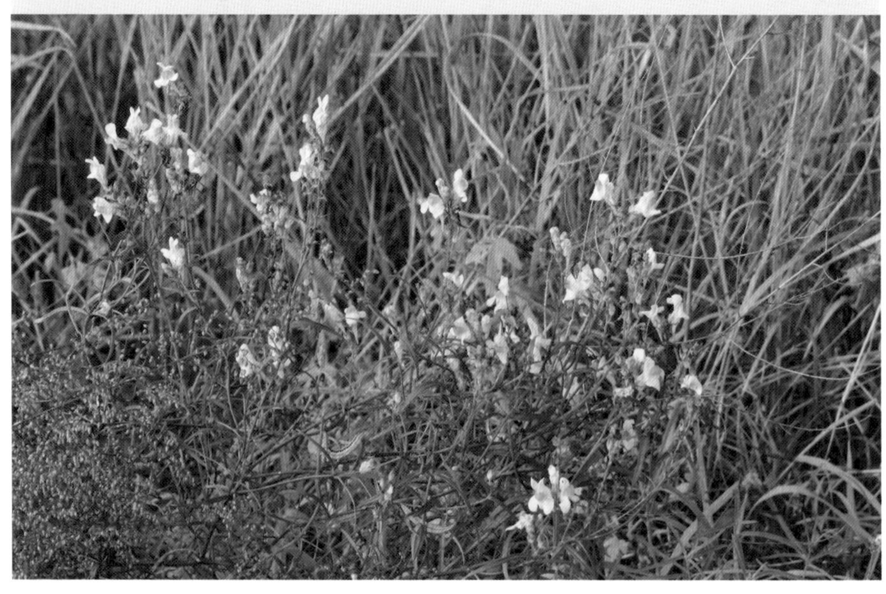

苏、陕西、甘肃等。朝鲜也有分布。

【采集加工】夏、秋季采收全草，除去杂质，切段，洗净，晒干。

【性味功能】味甘、微苦，性寒。清热解毒，散瘀消肿，通便，利尿，消炎，止咳，祛痰，平喘。

【主治用法】治流行性感冒，咳嗽，发热，头痛，头晕，黄疸，痔疮，便秘，膀胱炎，心血管病，出血，皮肤病，烧烫伤。用量6～10 g。外用适量研末敷患处。

【附　　方】治烫火伤：柳穿鱼15 g，地榆炭25 g，大黄20 g，冰片5 g，共研极细末，油调外敷。

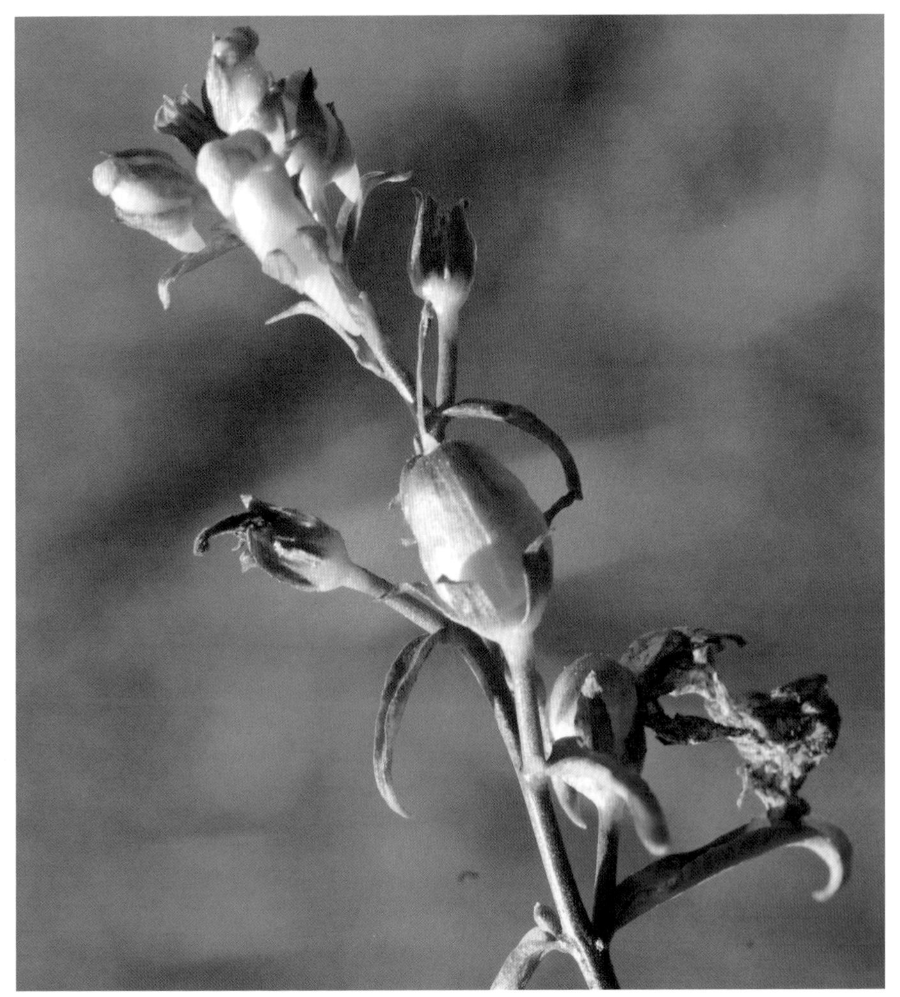

野亚麻

Linum stelleroides Planch.

【别　　名】山胡麻

【基　　原】来源于亚麻科亚麻属野亚麻**Linum stelleroides** Planch. 的全草及种子入药。

【形态特征】一年生或二年生草本，高20～90 cm。茎直立，圆柱形，基部木质化，有凋落的叶痕点，不分枝或自中部以上多分枝，无毛。叶互生，线形、线状披针形或狭倒披针形，长1～4 cm，宽1～4 mm，顶部钝、锐尖或渐尖，基部渐狭，无柄，全缘，两面无毛，6脉3基出。单花或多花组成聚伞花序；花梗长3～15 mm，花直径约1 cm；萼片5，绿色，长椭圆形或阔卵形，长3～4 mm，顶部锐尖，基部有不明显的3脉，边缘稍为膜质并有易脱落的黑色头状带柄的腺点，宿存；花瓣5，倒卵形，长达9 mm，顶端啮蚀状，基部渐狭，淡红色、淡紫色或蓝紫色；雄蕊5枚，与花柱等长，基部合生，通常有退化雄蕊5枚；子房5室，有5棱；花柱5枚，中下部结合或分离，柱头头状，干后黑褐色。蒴果球形或扁球形，直径3～5 mm，有纵沟5条，室间开裂。种子长圆形，长2～2.5 mm。花期7～8月；果期8～9月。

【生　　境】生于干燥山坡、林缘、草地及路旁等处。

【分　　布】黑龙江、吉林、辽宁、内蒙古、河北、河南、山东、山西、江苏、湖北、陕西、甘肃、贵州、四川、青海、广东等。朝鲜、日本、西伯利亚地区也有分布。

【采集加工】秋季果实成熟时采收全草，割取地上部分，晒干，打下种子，分别备用。

【性味功能】味甘，性平。养血润燥，祛风解毒。

【主治用法】治血虚便秘，皮肤瘙痒，荨麻疹，疮痈肿毒。用量6～10 g。大便滑泻者慎用。外用适量捣烂敷患处，或以种子煎水洗。

【附　　方】

1. 治疔毒疥疮：鲜野亚麻全草适量，捣烂敷患处。

2. 治过敏性皮炎，皮肤瘙痒：野亚麻子、白鲜皮、地骨皮各9 g，水煎服或煎汤外洗。

3. 治老人皮肤干燥起鳞屑：野亚麻、当归各90 g，紫草30 g，做蜜丸，每服9 g，日服2次，温开水送服。

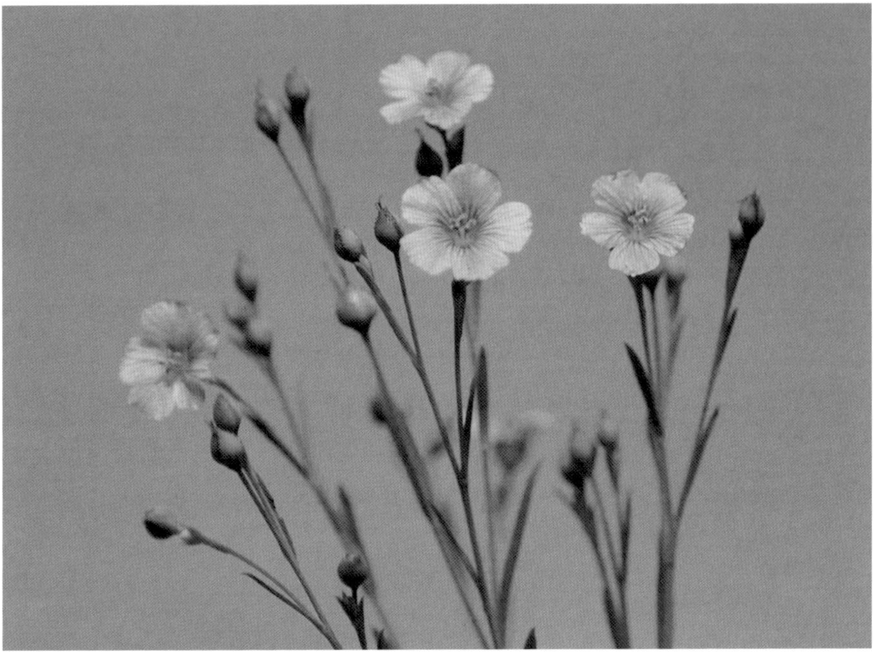

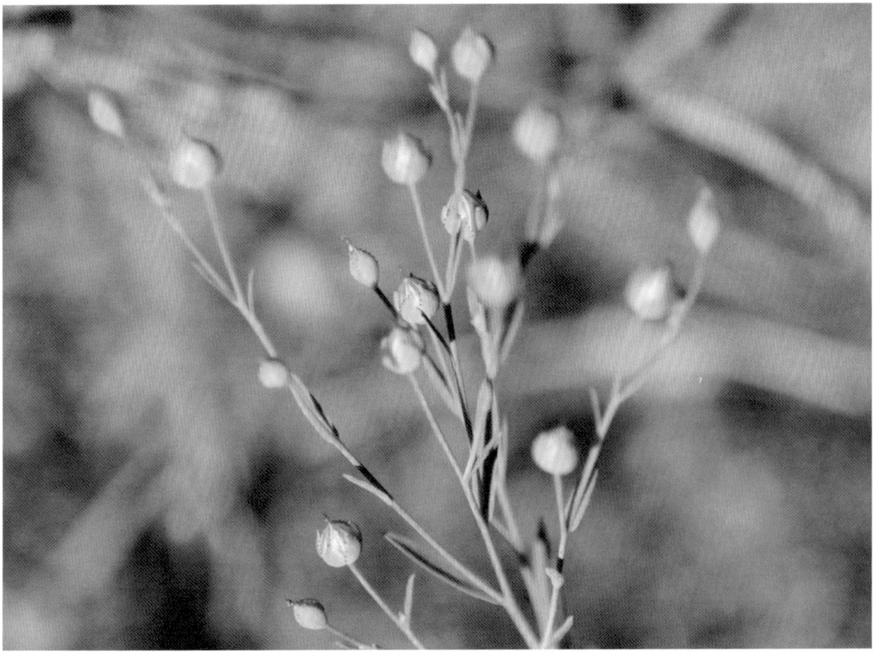

北桑寄生

Loranthus tanakae Franch. et Sav.

【别　　名】冻青

【基　　原】来源于桑寄生科桑寄生属北桑寄生**Loranthus tanakae** Franch. et Sav. 的茎叶入药。

【形态特征】常绿半寄生灌木，高约1 m，全株无毛；茎常呈二歧状分枝，一年生枝条暗紫色，二年生枝条黑色，被白色蜡被，具稀疏皮孔。叶对生，纸质，倒卵形或椭圆形，长2.5～4 cm，宽1～2 cm，顶端圆钝或微凹，基部楔形，稍下延；侧脉3～4对，稍明显；叶柄长3～8 mm。穗状花序，顶生，长2.5～4 cm，具花10～20朵；花两性，近对生，淡青色；苞片杓状，长约1 mm；花托椭圆状，长约1.5 mm；副萼环状；花冠花蕾时卵球形，花瓣5～6枚，披针形，长1.5～2 mm，开展；雄蕊着生于花瓣中部，花丝短，花药长约0.5 mm，4室；花盘环状；花柱柱状，长约1 mm，通常六棱，顶端钝或偏斜，柱头稍增粗。果球形，长约8 mm，橙黄色，果皮平滑。花期5～6月；果期9～10月。

【生　　境】寄生于栎属、榆属、李属、桦属等植物上。

【分　　布】辽宁、河北、山东、陕西、山西、甘肃。朝鲜、日本也有分布。

【采集加工】全年可采收茎叶，但以初冬和早春为最佳，除去粗茎和杂质，切段，晒干，或蒸后晒干。切片生用。

【性味功能】祛风湿，补肝肾，强筋骨，安胎。

【主治用法】治肝肾不足，风湿关节痛，胎动不安等。用量10～20 g。外用治冻疮。

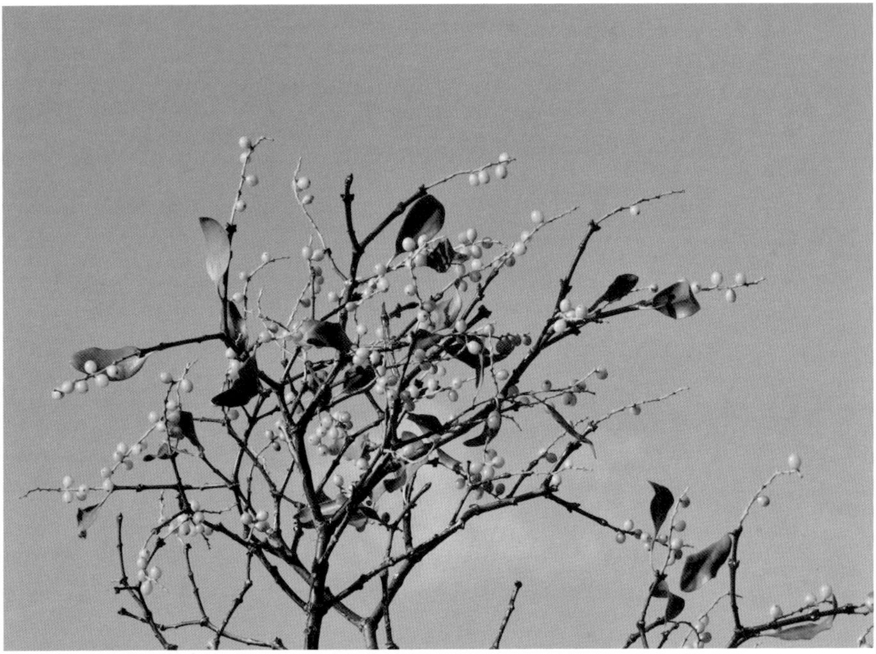

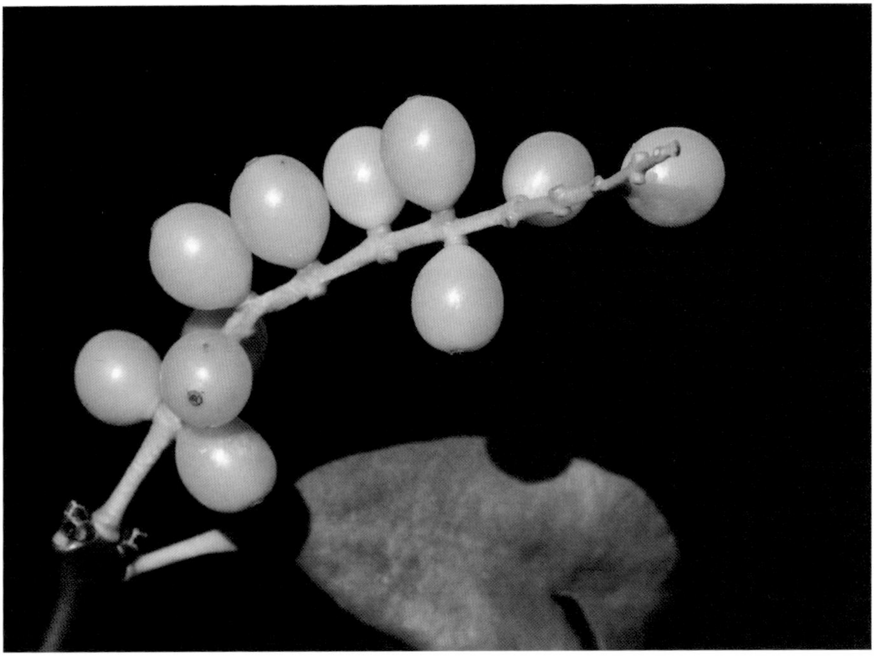

东北石松

Lycopodium clavatum Linn.

【别　　名】石松

【基　　原】来源于石松科石松属东北石松**Lycopodium clavatum** Linn.的全草入药。

【形态特征】多年生土生植物。匍匐茎地上生，细长横走，1～2回分叉，绿色，被稀疏的全缘叶；侧枝直立，高20～25 cm，3～5回二叉分枝，稀疏，压扁状(幼枝圆柱状)，枝连叶直径9～12 mm。叶螺旋状排列，密集，上斜，披针形，长4～6 mm，宽约1 mm，基部宽楔形，下延，无柄，顶端渐尖，具透明发丝，边缘全缘，革质，中脉两面可见。孢子囊穗2～3个集生于长达12 cm的总柄上，总柄上苞片螺旋状稀疏着生，膜质，狭披针形；孢子囊穗等位着生，直立，圆柱形，长3.5～4.5 cm，直径约4 mm，近无柄或具短小柄；孢子叶阔卵形，长约1.5 mm，宽约1.3 mm，顶端急尖，具短尖头，边缘膜质，啮蚀状，纸质；孢子囊生于孢子叶腋，略外露，圆肾形，黄色。

【生　　境】生于阴坡的针阔混交林和针叶林下，常聚生成片生长。

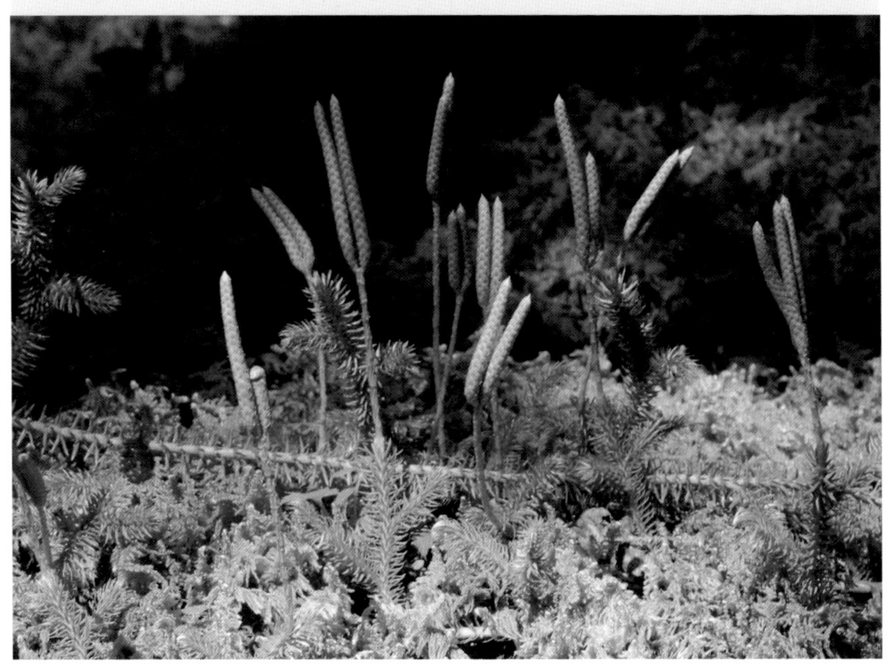

【分　　布】黑龙江、吉林、辽宁、内蒙古。朝鲜、俄罗斯远东地区、日本、秘鲁、巴西、牙买加、美国、加拿大也有分布。

【采集加工】夏、秋季采全草，除去杂质，切段，洗净，晒干。

【性味功能】味甘，性温。舒筋活血，祛风散寒，消肿止痛。

【主治用法】治腰腿酸痛，风湿性关节痛，四肢麻木，肝炎，月经不调，水肿，瘫痪，肺炎，内外伤出血，刀伤，骨折，水肿、目赤肿痛，跌打损伤等。用量10～25 g。外用捣敷或熬水熏洗。

【附　　方】

1. 治风湿疼痛：东北石松、牛膝、防己、威灵仙各20 g，桑枝50 g，水煎服。或用石松、老鹤草各25 g，牛膝15 g，水煎服。

2. 治风湿疼痛：东北石松、牛膝、防己、威灵仙各20 g，桑枝50 g，水煎服。又方：东北石松、老鹳草各25 g，牛膝15 g，水煎服。

3. 治风痹筋骨不舒：东北石松15～50 g，水煎服。

4. 治关节酸痛：东北石松、虎杖根、大血藤各15 g，水煎服。

5. 治小儿夏季汗疹及皮肤湿烂：东北石松子粉、滑石粉等分，混合研匀扑粉。

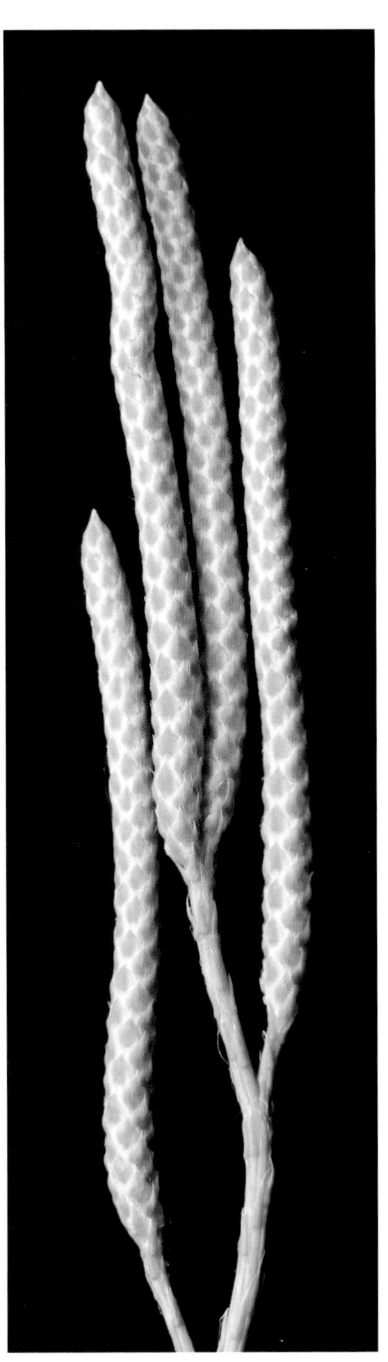

地　笋

Lycopus lucidus Turcz.

【别　　名】地瓜苗

【基　　原】来源于唇形科地笋属地笋**Lycopus lucidus** Turcz. 的根茎和全草入药。

【形态特征】多年生草本，高0.6～1.4 m；根茎横走，具节，节上密生须根，顶端肥大呈圆柱形。茎直立，通常不分枝，四棱形，具槽。叶具极短柄或近无柄，长圆状披针形，多少弧弯，通常长4～8 cm，宽1.2～2.5 cm，顶端渐尖，基部渐狭，边缘具锐尖粗牙齿状锯齿，侧脉6～7对。轮伞花序无梗，轮廓圆球形，花时直径1.2～1.5 cm，多花密集，其下承以小苞片；小苞片卵圆形至披针形，顶端刺尖，长达5 mm。花萼钟形，长3 mm，萼齿5，披针状三角形，长2 mm，具刺尖头。花冠白色，长5 mm，冠筒长约3 mm，冠檐不明显二唇形，上唇近圆形，下唇3裂，中裂片较大。雄蕊仅前对能育，超出于花冠，顶端略下弯，花丝丝状，花药卵圆形，2室。花柱伸出花冠，顶端相等2浅裂，裂片线形。花盘平顶。小坚果倒卵圆状四边形，基部略狭，长1.6 mm，宽1.2 mm，褐色，边缘加厚，背面平，腹面具棱，有腺点。花期7～8月；果期8～9月。

【生　　境】生于低湿草地、沼泽湿草地、溪流旁及沟边等处，常聚生成片生长。

【分　　布】黑龙江、吉林、辽宁、内蒙古、河北、陕西、四川、贵州、云南。朝鲜、俄罗斯、日本、北美也有分布。

【采集加工】春、秋季采挖根茎，剪去不定根，除去泥土，洗净，晒干。夏、秋季采收全草，除去杂质，切段，洗净，阴干。

【性味功能】根茎：味苦、辛，性微温；活血祛瘀，利水消肿。全草：味苦、辛，性微温；活血，行水。

【主治用法】根茎：治产后瘀血腹痛，吐血，衄血及带下等。全草：治产后瘀血腹痛，经闭，水肿，跌打损伤，金疮，痈肿，小儿褥疮，毒蛇咬伤等。用量15～30 g。外用鲜品适量捣烂敷患处。无淤血者不宜服，血虚者禁用。

【附　　方】

1. 治产后子宫复旧不良：地笋25～50 g，水煎服，砂糖为引，每日1剂。

2. 治产后瘀血腹痛：地笋、赤芍、延胡索、蒲黄各15 g，丹参20 g，水煎服。

3. 治产后水肿，血虚浮肿：地笋、防己等分为末。每服10 g，酸汤下。

4. 治疮肿初起，损伤淤肿：地笋捣烂外敷。

5. 治蛇咬伤：地笋全草100～200 g，加水适量煎服；另取叶一握捣烂，敷贴伤口。

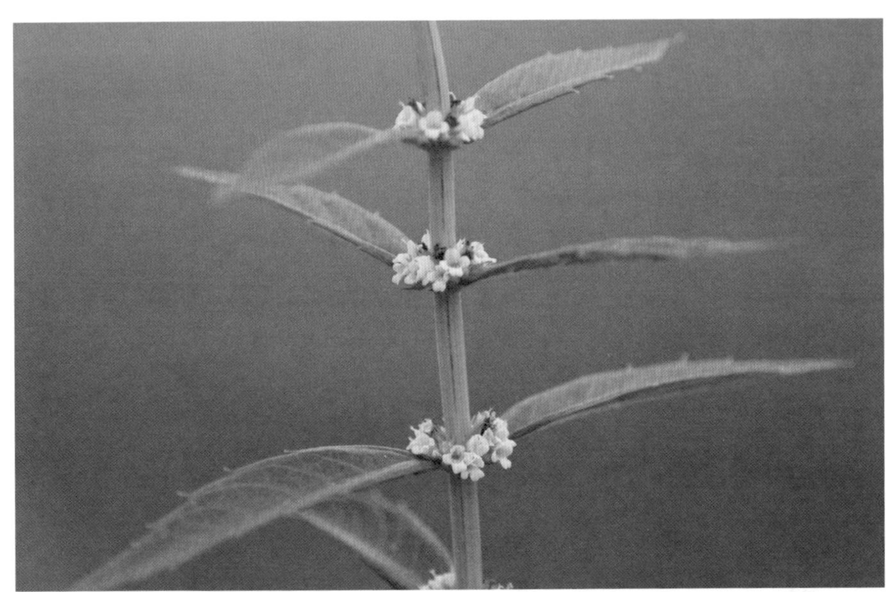

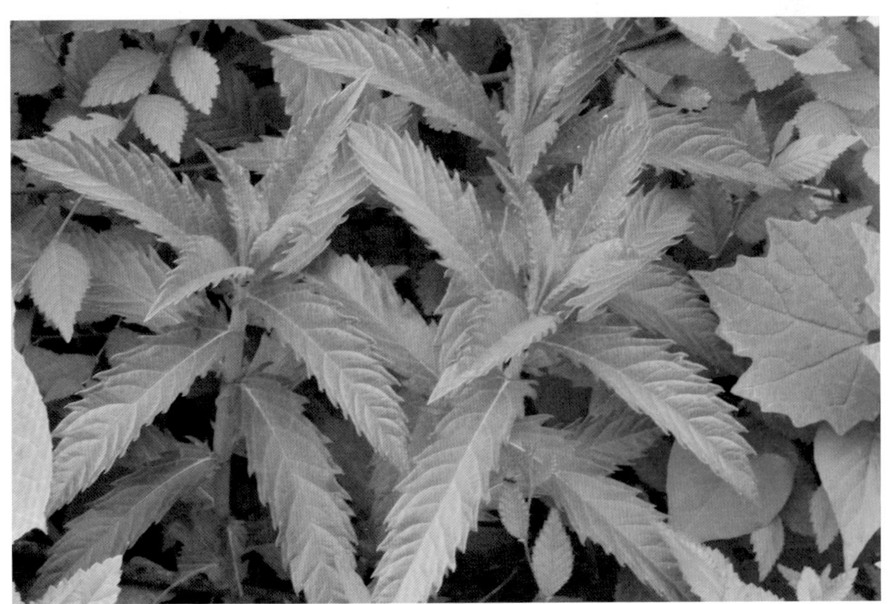

黄连花

Lysimachia davurica Ledeb.

【别　　名】黄花珍珠菜

【基　　原】来源于报春花科珍珠菜属黄连花**Lysimachia davurica** Ledeb. 的全草入药。

【形态特征】多年生草本。株高40～80 cm，具横走的根茎。茎直立，粗壮，不分枝或有少数分枝。叶对生或3～4枚轮生，椭圆状披针形至线状披针形，长4～12 cm，宽5～40 mm，顶端锐尖至渐尖，基部钝至近圆形，上面绿色，下面常带粉绿色，两面均散生黑色腺点，侧脉通常超过10对，网脉明显，无柄或具极短的柄。总状花序顶生，通常复出而成圆锥花序；苞片线形，密被小腺毛；花梗长7～12 mm；花萼长约3.5 mm，分裂近达基部，裂片狭卵状三角形，沿边缘有一圈黑色线条；花冠深黄色，长约8 mm，分裂近达基部，裂片长圆形，顶端圆钝，有明显脉纹，内面密布淡黄色小腺体；雄蕊比花冠短，花丝基部合生成高约1.5 mm的筒，分离部分长2～3 mm，密被小腺体；花药卵状长圆形，长约1 mm；花粉粒具3孔沟，近长圆形，表面具网状纹饰；子房无毛，花柱长4～5 mm。蒴果褐色，直径2～4 mm。花期7～8月；果期8～9月。

【生　　境】生于草甸、河岸、林缘及灌丛中。

【分　　布】黑龙江、吉林、辽宁、内蒙古、山东、江苏、浙江、云南。朝鲜、俄罗斯远东地区、日本也有分布。

【采集加工】夏、秋季采收全草，切段，洗净，晒干。

【性味功能】味酸、涩，性微寒。镇静降压，平肝潜阳。

【主治用法】治高血压，失眠，头痛，痢疾，腹泻，子宫脱垂，跌打损伤。用量15～30 g。

【附　　方】

1. 治高血压，失眠：黄连花25 g，水煎服，每日服2次。
2. 治咽喉肿痛，口腔溃疡：黄连花全草适当水煎，含漱。

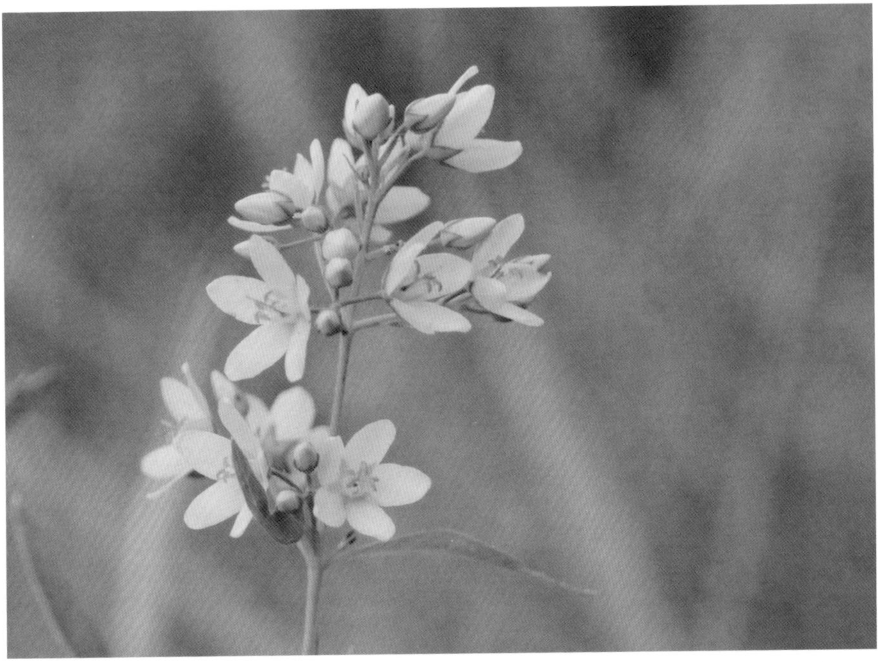

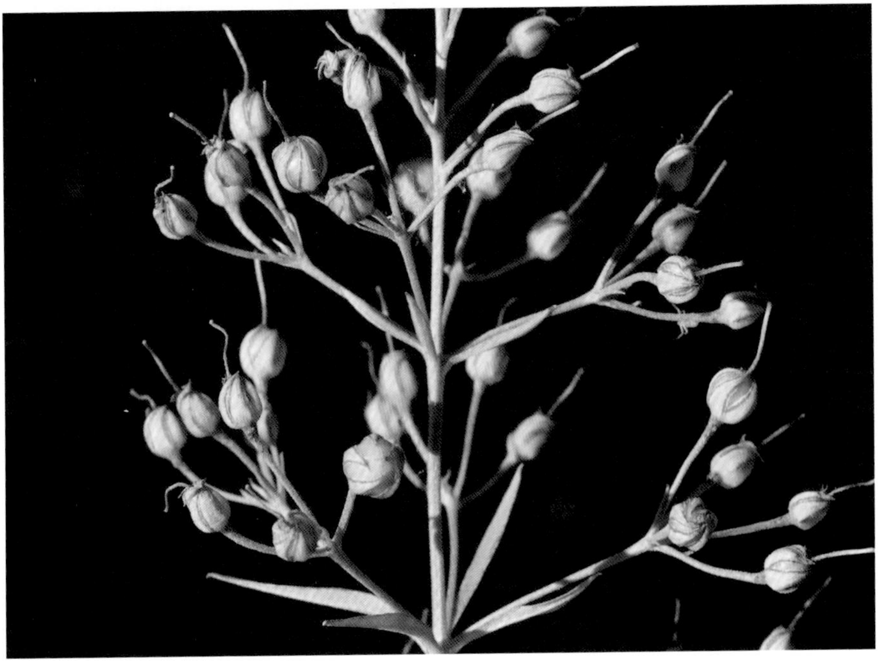

狭叶珍珠菜

Lysimachia pentapetala Bunge

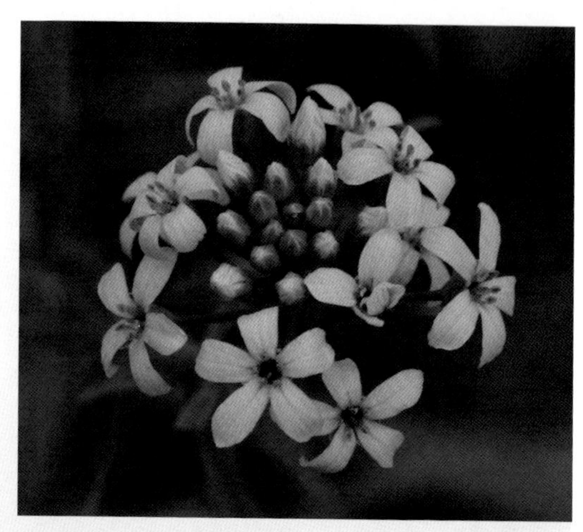

【基　　原】来源于报春花科珍珠菜属狭叶珍珠菜**Lysimachia pentapetala** Bunge 的全草入药。

【形态特征】一年生草本，全体无毛。茎直立，高30～60 cm，圆柱形，多分枝，密被褐色无柄腺体。叶互生，狭披针形至线形，长2～7 cm，宽2～8 mm，顶端锐尖，基部楔形，上面绿色，下面粉绿色，有褐色腺点；叶柄短，长约0.5 mm。总状花序顶生，初时因花密集而成圆头状，后渐伸长，果时长4～13 cm；苞片钻形。长5～6 mm；花梗长5～10 mm；花萼长2.5～3 mm，下部合生达全长的1/3或近1/2，裂片狭三角形，边缘膜质；花冠白色，长约5 mm，基部合生仅0.3 mm，近于分离，裂片匙形或倒披针形，顶端圆钝；雄蕊比花冠短，花丝贴生于花冠裂片的近中部，分离部分长约0.5 mm；花药卵圆形，长约1 mm；花粉粒具3孔沟，长球形，表面具网状纹饰；子房无毛，花柱长约2 mm。蒴果球形，直径2～3 mm。花期7～8月；果期8～9月。

【生　　境】生于山坡荒地、路旁、田边及疏林下等处。

【分　　布】辽宁、河北、山西、安徽、山东、陕西、河南、湖北、四川、甘肃。朝鲜也有分布。

【采集加工】全草鲜用。

【性味功能】味辛、涩，性平。祛风解毒，消肿。

【主治用法】治无名肿毒，痈疮疖肿。外用鲜品捣烂敷患处。

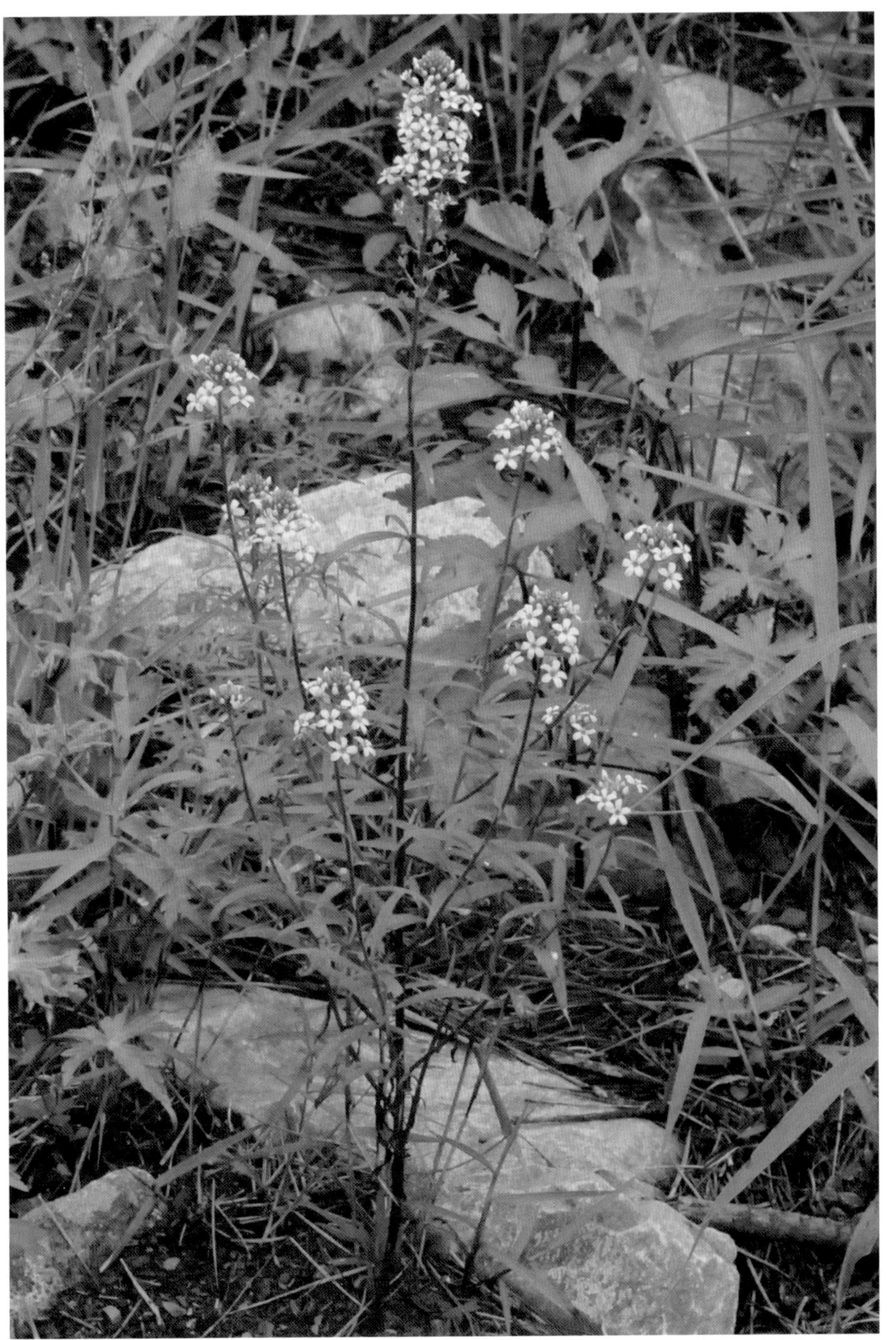

狼尾草

Lysimachia barystachys Bunge

【别　　名】狼尾花、狼尾珍珠菜、重穗排草、重穗珍珠菜

【基　　原】来源于报春花科珍珠菜属狼尾草**Lysimachia barystachys** Bunge的全草入药。

【形态特征】多年生草本，具横走的根茎，全株密被卷曲柔毛。茎直立，高30～100 cm。叶互生或近对生，长圆状披针形、倒披针形以至线形，长4～10 cm，宽6～22 mm，顶端钝或锐尖，基部楔形，近于无柄。总状花序顶生，花密集，常转向一侧；花序轴长4～6 cm，后渐伸长，果时长可达30 cm；苞片线状钻形，花梗长4～6 mm，通常稍短于苞片；花萼长3～4 mm，分裂近达基部，裂片长圆形，周边膜质，顶端圆形，略呈啮蚀状；花冠白色，长7～10 mm，基部合生部分长约2 mm，裂片舌状狭长圆形，宽约2 mm，顶端钝或微凹，常有暗紫色短腺条；雄蕊内藏，花丝基部约1.5 mm连合并贴生于花冠基部，分离部分长约3 mm，具腺毛；花药椭圆形，长约1 mm；花粉粒具3孔沟，长球形，表面近于平滑；子房无毛，花柱短，长3～3.5 mm。蒴果球形，直径2.5～4 mm。花期7～8月；果期8～9月。

【生　　境】生于草甸、沙地、路旁及灌丛间等处。

【分　　布】黑龙江、吉林、辽宁、内蒙古、河北、山西、陕西、湖北、河南、安徽、山东、江苏、浙江、四川、贵州、甘肃、云南等。朝鲜、俄罗斯、日本也有分布。

【采集加工】夏、秋季采收全草，洗净，鲜用或晒干。

【性味功能】味酸、微苦，性平。调经散瘀，清热消肿。

【主治用法】治月经不调，痛经，血崩，白带，小便不利，功能性子宫出血，风热感冒，咽喉肿痛，肺痈，跌打损伤，乳腺炎，疮疖，刀伤等。用量15～30 g。外用鲜草捣烂敷或研末撒敷患处。

【附　　方】

1. 治疗月经不调，痛经：狼尾草50 g，水煎，兑黄酒50 g内服。又方：狼尾草、益母草各15 g，月季花、马鞭草各10 g，水煎服。

2. 治白带：狼尾草15 g，马齿苋12 g，四叶葎9 g，水煎服。

3. 治跌打损伤：狼尾草30 g，水酒各半煎服。外用狼尾花、葱白、酒糟各适量。捣烂炒热敷患处。

4. 治小儿发热：狼尾草、灶心土各15 g，白茅根、淡竹叶各10 g，水煎服。

5. 治咽喉肿痛：鲜狼尾草全草、鲜马兜铃根各15 g。切碎，加开水适量，捣汁服。

6. 治乳痈：狼尾草25 g，葱白七个，酒水各半煎服。

7. 治腰扭伤，风湿性关节炎，跌打损伤：狼尾草100 g，泡酒500 g，5～7天后取服。每次5～10 ml，1日2次。

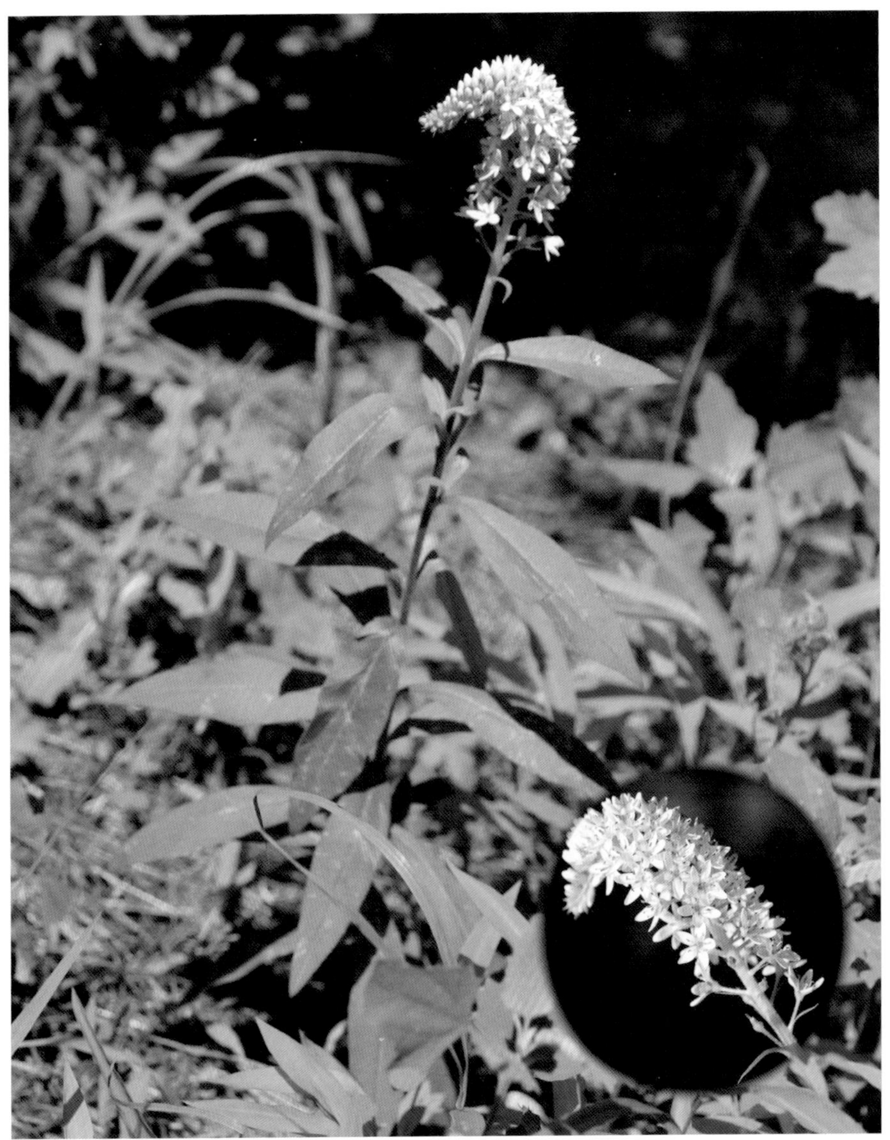

天女花

Magnolia sieboldii K. Koch

【别　　名】天女木兰、小花木兰

【基　　原】来源于木兰科木兰属天女花**Magnolia sieboldii** K. Koch 的花蕾入药。

【形态特征】落叶小乔木，高可达10 m，当年生小枝细长，直径约3 mm，淡灰褐色。叶膜质，倒卵形或宽倒卵形，长6～25 cm，宽4～12 cm，顶端骤狭急尖或短渐尖，基部阔楔形、钝圆、平截或近心形，叶柄长1～6.5 cm，托叶痕约为叶柄长的1/2。花与叶同时开放，白色，芳香，杯状，盛开时碟状，直径7～10 cm；花梗长3～7 cm，着生平展或稍

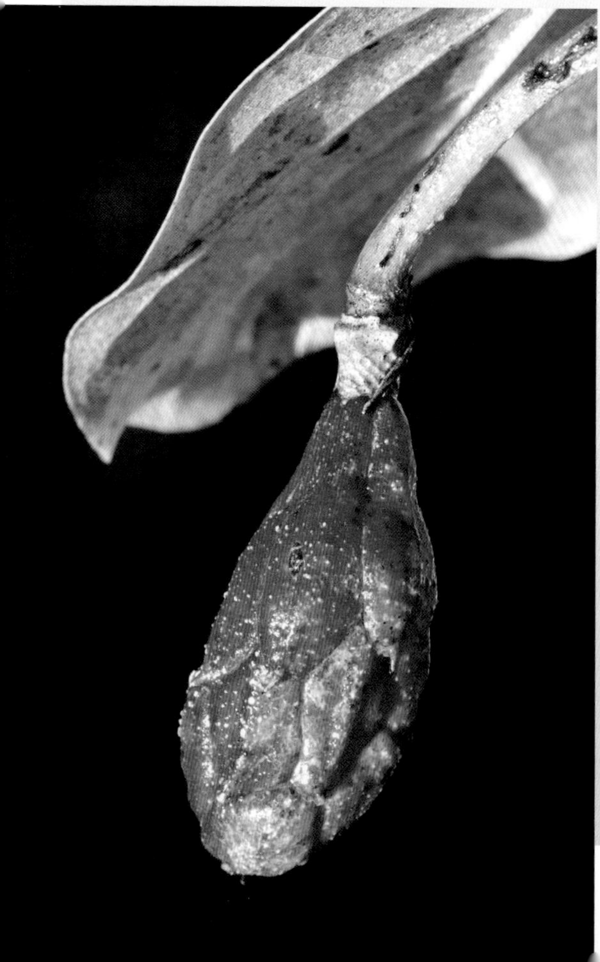

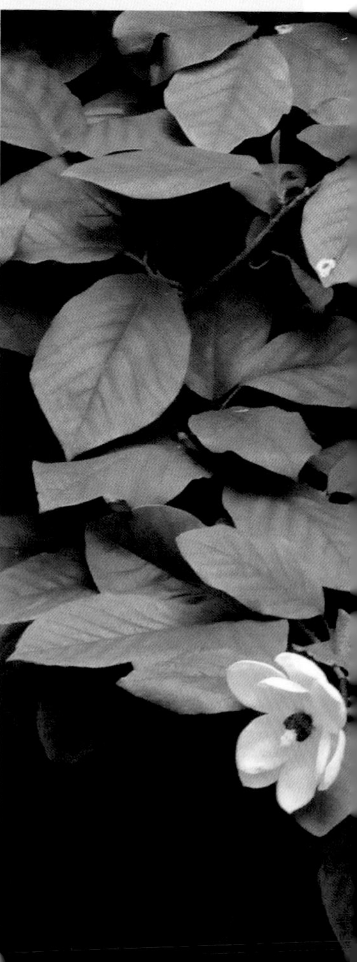

垂的花朵；花被片9，近等大，外轮3片长圆状倒卵形或倒卵形，长4～6 cm，宽2.5～3.5 cm，顶端宽圆或圆，内两轮6片，较狭小；雄蕊紫红色，长9～11 mm，花药长约6 mm，两药室邻接，内向纵裂，花丝长3～4 mm；雌蕊群椭圆形，绿色，长约1.5 cm。聚合果熟时红色，倒卵圆形或长圆柱形，长2～7 cm；蓇葖狭椭圆体形，长约1 cm，沿背缝线二瓣全裂。顶端具长约2 mm的喙；种子心形，外种皮红色，内种皮褐色。花期6～7月；果期9～10月。

【生　　境】生于阴坡、半阴坡土壤肥沃湿润的杂木林中，常聚生成片生长。

【分　　布】吉林、辽宁、河北、安徽、江西、湖南、福建、广西等。朝鲜、日本也有分布。

【采集加工】春末夏初采摘花蕾，除去杂质，洗净，阴干。

【性味功能】味苦，性寒。消肿解毒，祛风散寒，润肺止咳，化痰。

【主治用法】治痈毒，肺热咳嗽，痰中带血，鼻炎等。用量6～10 g。

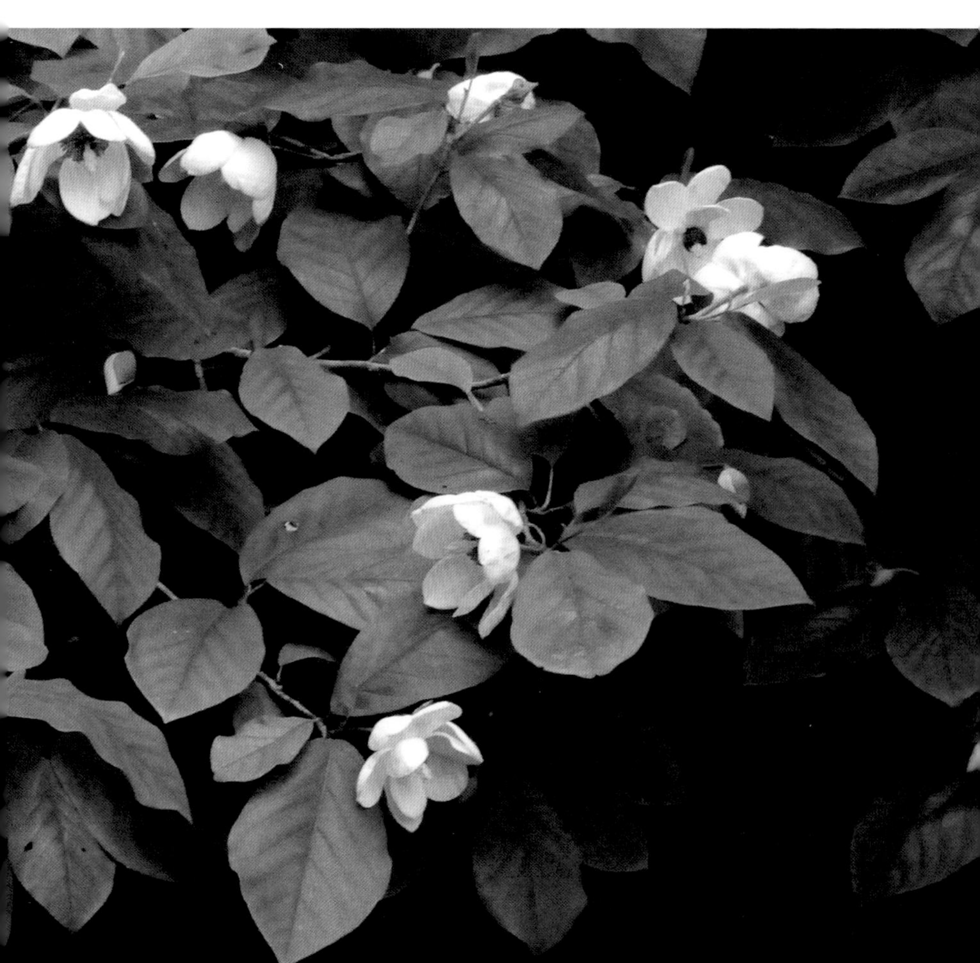

楸　子

Malus prunifolia (Willd.) Borkh.

【别　　名】海棠果

【基　　原】来源于蔷薇科苹果属楸子**Malus prunifolia** (Willd.) Borkh.的果实入药。

【形态特征】落叶小乔木，高达3～8 m；小枝粗壮，圆柱形，老枝灰紫色或灰褐色；冬芽卵形。叶片卵形或椭圆形，长5～9 cm，宽4～5 cm，顶端渐尖或急尖，基部宽楔形，边缘有细锐锯齿；叶柄长1～5 cm，嫩时密被柔毛，老时脱落。花4～10朵，近似伞形花序，花梗长2～3.5 cm，被短柔毛；苞片膜质，线状披针形，顶端渐尖，微被柔毛，早落；花直径4～5 cm；萼筒外面被柔毛；萼片披针形或三角披针形，长7～9 cm，顶端渐尖，全缘，两面均被柔毛，萼片比萼筒长；花瓣倒卵形或椭圆形，长约2.5～3 cm，宽约1.5 cm，基部有短爪，白色，含苞未放时粉红色；雄蕊20，花丝长短不齐，约等于花瓣三分之一；花柱4～ 5，基部有长茸毛，比雄蕊较长。果实卵形，直径2～2.5 cm，红色，顶端渐尖，稍具隆起，萼片宿存肥厚，果梗细长。花期5月；果期8～9月。

【生　　境】生于山坡杂木林中。

【分　　布】辽宁、河北、河南、山东、陕西、甘肃。

【采集加工】秋季采摘成熟果实，鲜用或晒干备用。

【性味功能】味甘，酸，性平。健胃消积，行瘀定痛。

【主治用法】治食积停滞，胸腹胀痛，痢疾，泄泻，疝气等。用量15～30 g。

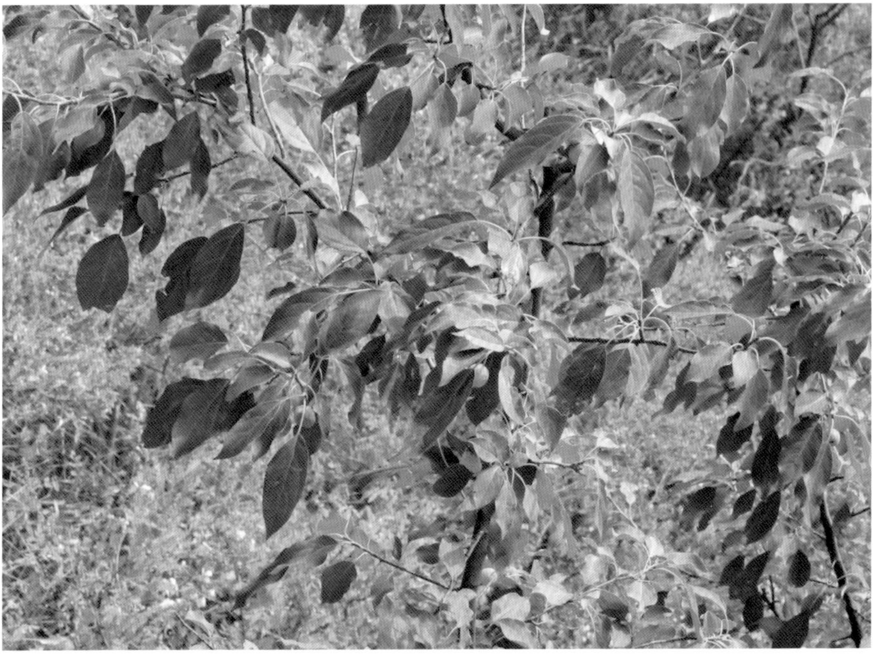

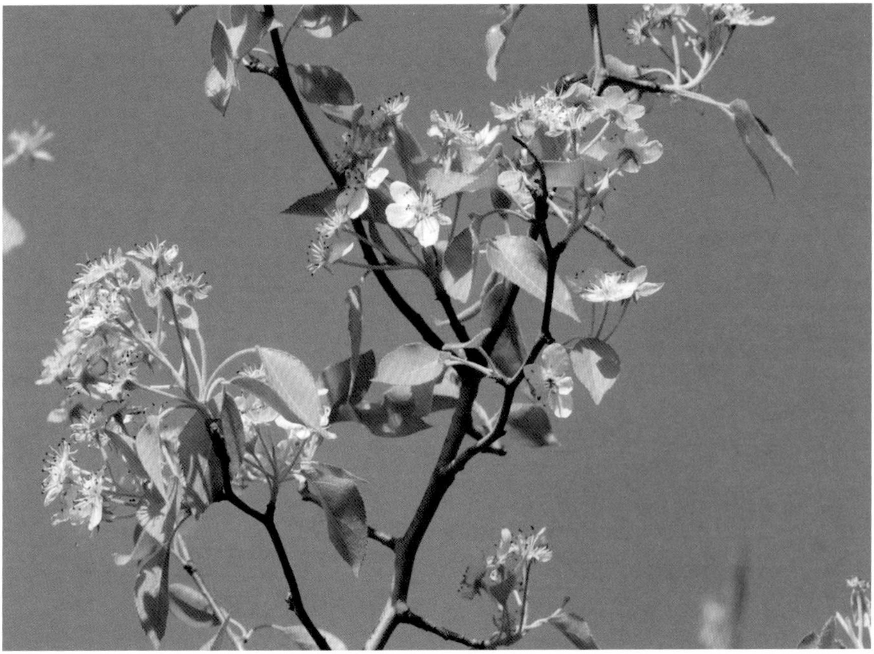

蝙蝠葛

Menispermum dauricum DC.

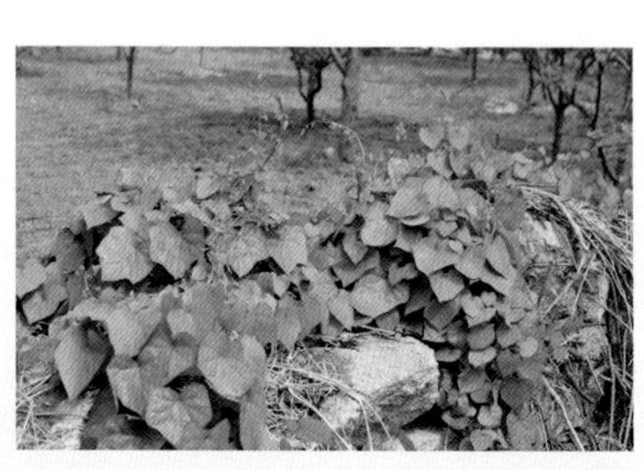

【别　　名】山豆根、山地瓜秧、北豆根

【基　　原】来源于防己科蝙蝠葛属蝙蝠葛**Menispermum dauricum** DC. 的根(“北豆根”)入药。

【形态特征】草质藤本、落叶藤本，根状茎褐色，垂直生，茎自位于近顶部的侧芽生出，一年生茎纤细，有条纹。叶纸质或近膜质，轮廓通常为心状扁圆形，长和宽均约3～12 cm，边缘有3～9角或3～9裂，很少近全缘，基部心形至近截平；掌状脉9～12条，其中向基部伸展的3～5条很纤细，均在背面凸起；叶柄长3～10 cm或稍长，有条纹。圆锥花序单生或有时双生，有细长的总梗，有花数朵至20余朵，花密集成稍疏散，花梗纤细，长5～10 mm；雄花：萼片4～8，膜质，绿黄色，倒披针形至倒卵状椭圆形，长1.4～3.5 mm，自外至内渐大；花瓣6～8片或多至9～12片，肉质，凹成兜状，有短爪，长1.5～2.5 mm；雄蕊通常12，有时稍多或较少，长1.5～3 mm；雌花：退化雄蕊6～12，长约1 mm，雌蕊群具长约0.5～1 mm的柄。核果紫黑色；果核宽约10 mm，高约8 mm，基部弯缺深约3 mm。花期6～7月；果期8～9月。

【生　　境】生于山沟、路旁、灌丛、林缘及向阳草地等处，常聚生成片生长。

【分　　布】黑龙江、吉林、辽宁、内蒙古、河北、山西。朝鲜、西伯利亚地区、蒙古、日本也有分布。

【采集加工】春、秋季采挖根状茎，除去须根和泥沙，洗净，切片，晒干。

【性味功能】味苦，性寒；有小毒。清热解毒，祛风止痛，理气化湿。

【主治用法】治扁桃体炎，喉炎，咽喉肿痛，齿龈肿痛，腮腺炎，肺炎，黄疸，痢疾，脚气，肠炎，毒蛇咬伤，瘰疬，腰痛，风寒痹痛等。用量15～30 g。外用适量捣烂敷患处。

【附　　方】

1. 治牙痛：蝙蝠葛(北豆根)15 g，玄参、地骨皮各10 g，甘草5 g。水煎服。

2. 治扁桃体炎，咽喉肿痛：蝙蝠葛(北豆根)、桔梗各250 g，马勃75 g，共研细粉，每服3 g，每日3次。又方：蝙蝠葛6份，甘草1份，共研细粉，压片，每片含0.1 g，每服3～6 g，每日3～4次。或蝙蝠葛、射干、玄参、桔梗、板蓝根各15 g，水煎服。

3. 治慢性扁桃体炎：蝙蝠葛（北豆根）15 g，金莲花5 g，生甘草10 g，水煎服。

4. 治慢性气管炎，咽喉肿痛，关节炎：蝙蝠葛（北豆根）（总碱）注射液，肌肉注射，每次2ml，每日2次。或内服山豆根片，每日3次，每次4片，儿童酌减。

5. 治牙龈肿痛：蝙蝠葛（北豆根）25 g，煎汁，含于口中，数分钟后吐出。

6. 治痢疾，肠炎：蝙蝠葛（北豆根）25～50 g；或北豆根25 g，徐长卿15 g，水煎服。

7. 治胃痛腹胀：蝙蝠葛（北豆根）或其茎藤10～15 g，水煎服。

8. 治妇女产后受风、腰腿痛：蝙蝠葛（北豆根）15 g，水煎服（黑龙江省民间验方）。

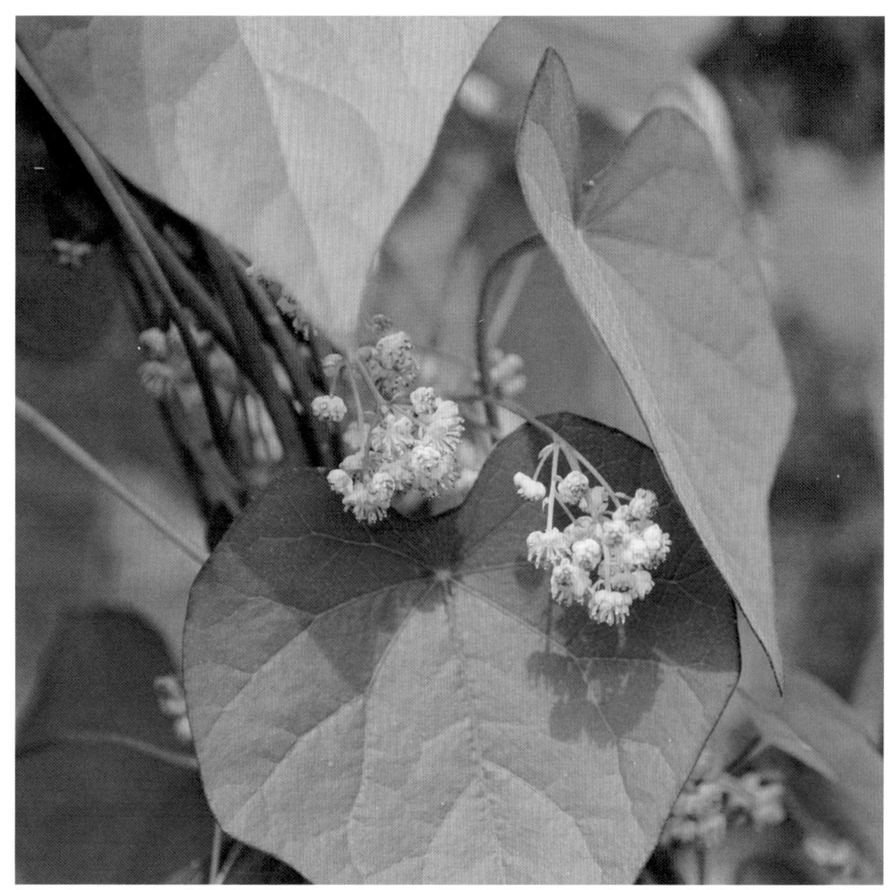

砂引草

Messerschmidia sibiric Linn.

【别　　名】紫丹草

【基　　原】来源于紫草科砂引草属砂引草 **Messerschmidia sibiric** Linn. 的全草及根入药。

【形态特征】多年生草本，高10～30 cm，有细长的根状茎。茎单一或数条丛生，直立或斜升，通常分枝，密生糙伏毛或白色长柔毛。叶披针形、倒披针形或长圆形，长1～5 cm，宽6～10 mm，顶端渐尖或钝，基部楔形或圆，密生糙伏毛或长柔毛，中脉明显，上面凹陷，下面凸起，侧脉不明显，无柄或近无柄。花序顶生，直径1.5～4 cm；萼片披针形，长3～4 mm，密生向上的糙伏毛；花冠黄白色，钟状，长1～1.3 cm，裂片卵形或长圆形，外弯，花冠筒较裂片长，外面密生向上的糙伏毛；花药长圆形，长2.5～3 mm，顶端具短尖，花丝极短，长约0.5 mm，着生花筒中部；子房无毛，略现4裂，长0.7～0.9 mm，花柱细，长约0.5 mm，柱头浅2裂，长0.7～0.8 mm，下部环状膨大。核果椭圆形或卵球形，长7～9 mm，直径5～8 mm，粗糙，密生伏毛，顶端凹陷，核具纵肋，成熟时分裂为2个各含2粒种子的分核。花期5～6月；果期7～8月。

【生　　境】生于海滨砂地、干旱荒漠及山坡道旁等处，常聚生成片生长。

【分　　布】黑龙江、吉林、辽宁、内蒙古、河北、河南、山东、陕西、甘肃、宁夏等。朝鲜、日本、蒙古也有分布。

【采集加工】夏季采收全草，洗净，切段，晒干。春、秋季采挖根，洗净，晒干。

【性味功能】排脓敛疮。

【主治用法】全草：治风湿关节痛，水煎服。根：治麻疹透发不畅，吐血，衄血，肺热咳嗽，水煎服。

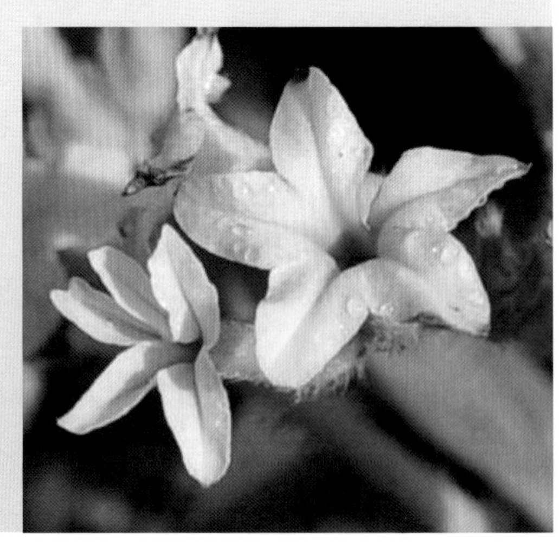

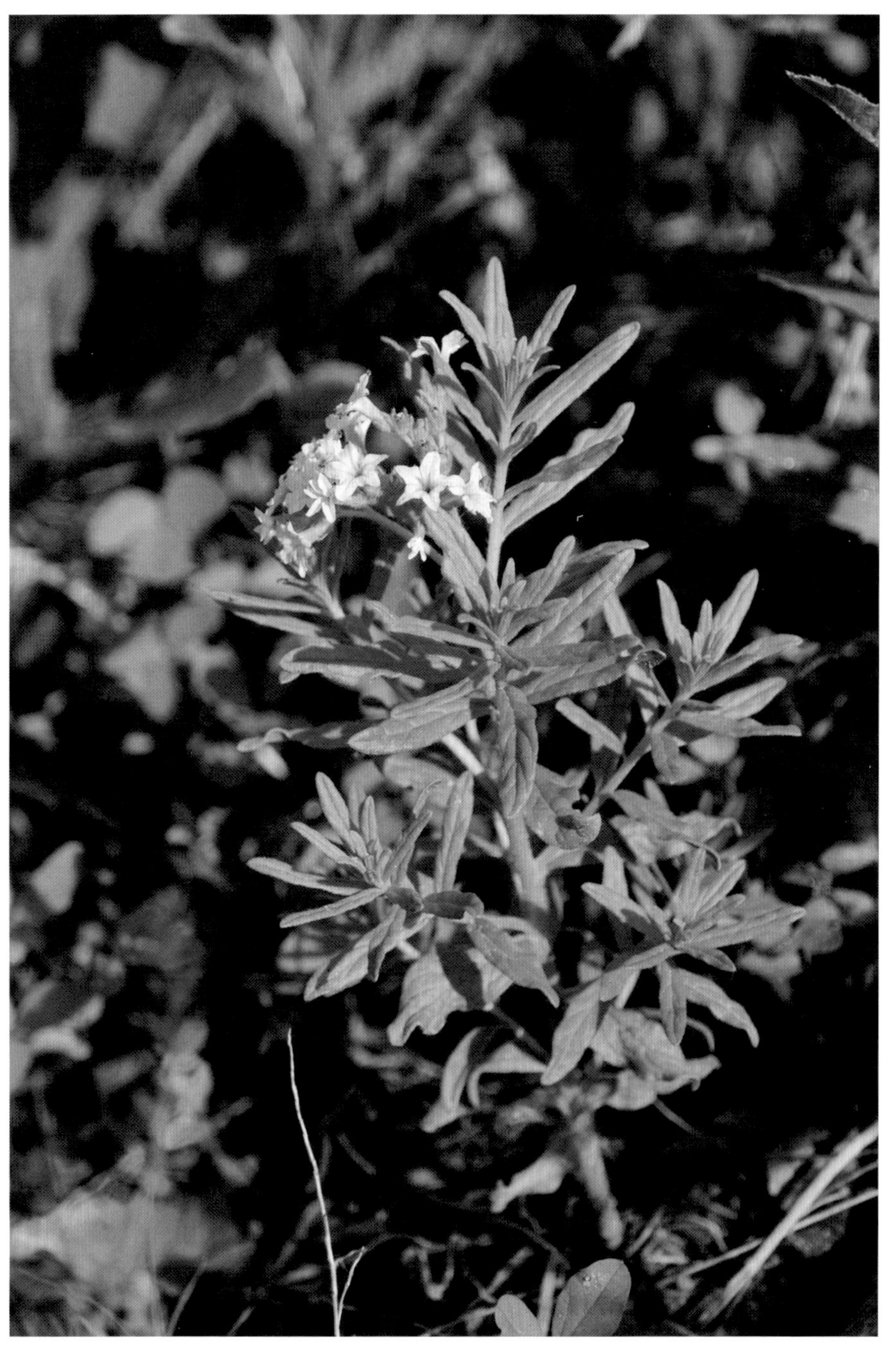

种阜草

Moehringia lateriflora (Linn.) Fenzl

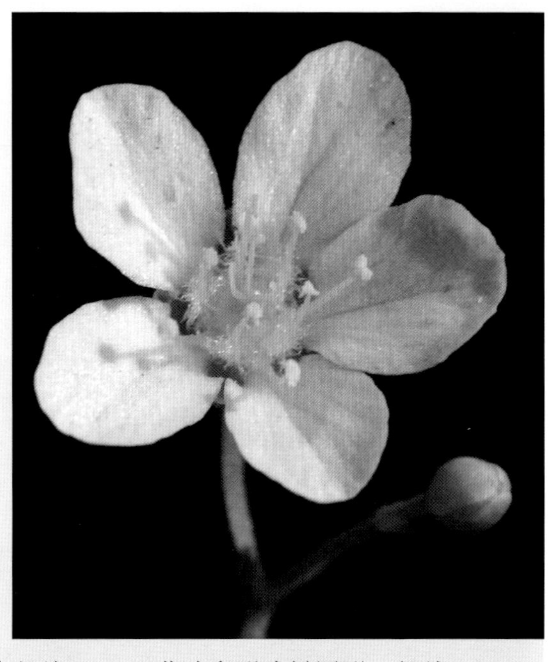

【别　　名】莫石竹

【基　　原】来源于石竹科种阜草属种阜草 **Moehringia lateriflora** (Linn.) Fenzl 的全草入药。

【形态特征】多年生草本，高10～20 cm，具匍匐根状茎。茎直立，纤细，不分枝或分枝，被短毛。叶近无柄，叶片椭圆形或长圆形，长1～2.5 cm，宽4～10 mm，顶端急尖或钝，边缘具缘毛，两面均粗糙，具小凸起，下面沿中脉被短毛。聚伞花序顶生或腋生，具1～3朵花；花序梗细长，花梗细，长0.5～2 cm，密被短毛；苞片针状；花直径约7 mm；萼片卵形或椭圆形，长约2 mm，无毛，顶端钝，边缘白膜质，中脉凸起；花瓣白色，椭圆状倒卵形，顶端钝圆，比萼片长1～1.5倍；雄蕊短于花瓣，花丝基部被柔毛；花柱3。蒴果长卵圆形，长3.5～5.5 mm，顶端6裂；种子近肾形，长约1 mm，平滑，种脐旁具白色种阜。花期6月；果期7～8月。

【生　　境】生于林缘、路旁、荒地等处，常聚生成片生长。

【分　　布】黑龙江、吉林、辽宁、内蒙古、河北、山西、陕西、宁夏。朝鲜、日本、蒙古、俄罗斯、哈萨克斯坦、土耳其、欧洲其他地区、北美洲也有分布。

【采集加工】夏、秋季采挖全草，洗净，切碎，晒干。

【性味功能】清热解毒。

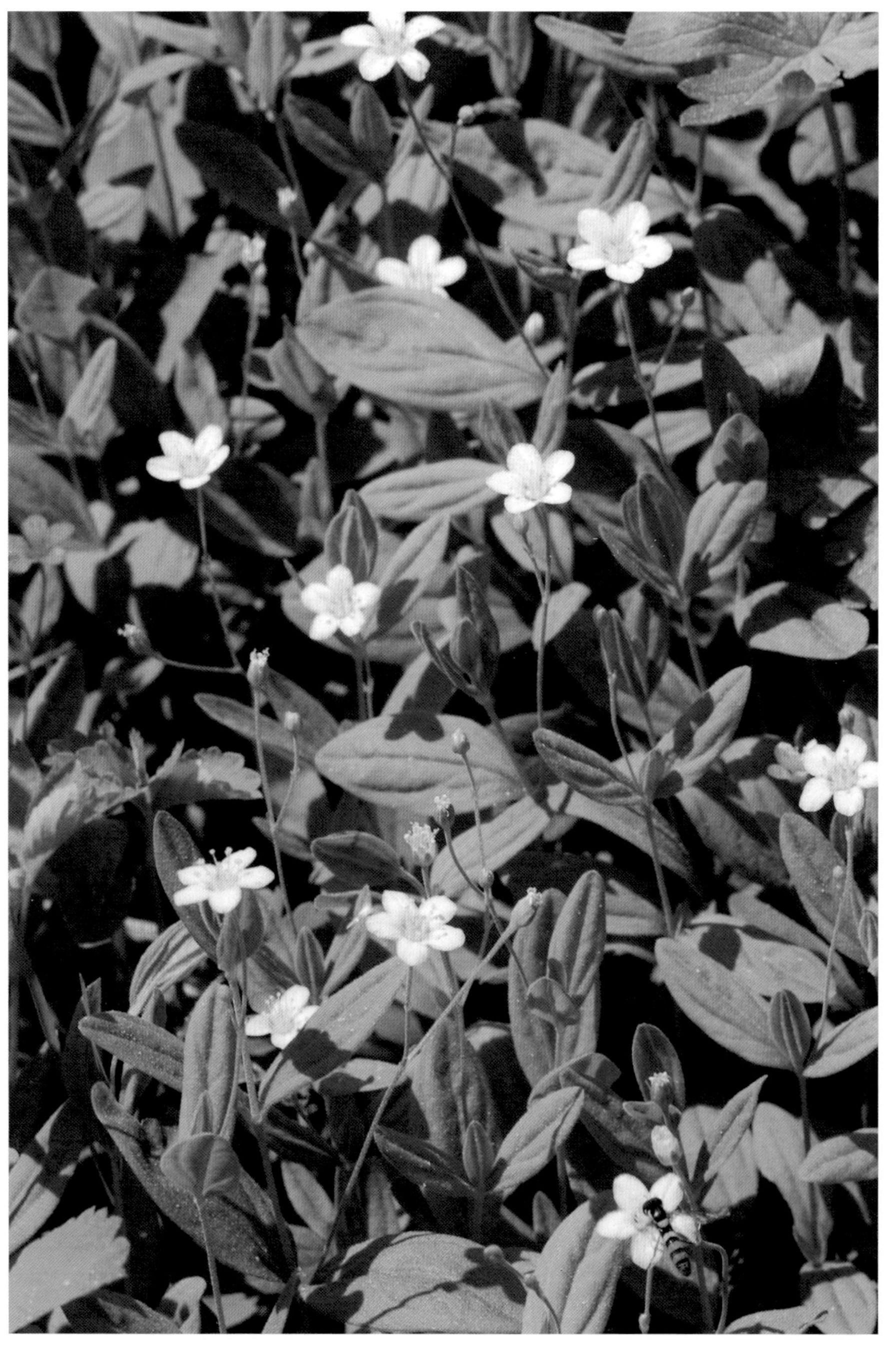

雨久花

Monochoria korsakowii Regel et Maack

【别　　名】蓝鸟花

【基　　原】来源于雨久花科雨久花属雨久花**Monochoria korsakowii** Regel et Maack 的全草入药。

【形态特征】一年生直立水生草本；根状茎粗壮，具柔软须根。茎直立，高30～70 cm，全株光滑无毛，基部有时带紫红色。叶基生和茎生；基生叶宽卵状心形，长4～10 cm，宽3～8 cm，顶端急尖或渐尖，基部心形，全缘，具多数弧状脉；叶柄长达30 cm，有时膨大成囊状；茎生叶叶柄渐短，基部增大成鞘，抱茎。总状花序顶生，有时再聚成圆锥花序；花10余朵，具5～10 mm长的花梗；花被片椭圆形，长10～14 mm，顶端圆

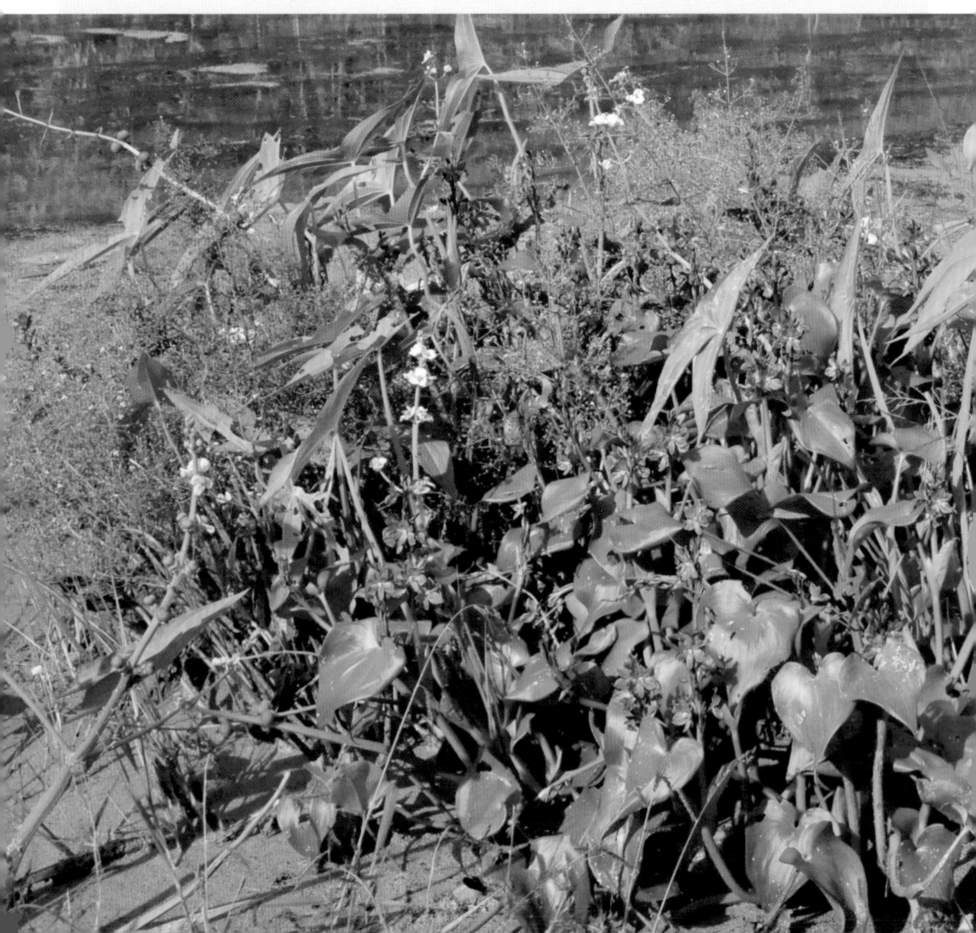

钝，蓝色；雄蕊6枚，其中1枚较大，花药长圆形，浅蓝色，其余各枚较小，花药黄色，花丝丝状。蒴果长卵圆形，长10～12 mm，包于宿存花被片内。种子长圆形，长约1.5 mm，有纵棱。花期7～8月；果期9～10月。

【生　　境】生于池塘、湖沼靠岸的浅水处及稻田中，常成单优势的大面积群落。

【分　　布】黑龙江、吉林、辽宁、内蒙古、山东、安徽、江苏、陕西。朝鲜、日本、西伯利亚也有分布。

【采集加工】夏、秋季采收全草，除去杂质，切段，洗净，鲜用或晒干。

【性味功能】味甘，性凉。清热解毒，止咳平喘，祛湿消肿，明目。

【主治用法】治高烧，咳喘，小儿丹毒，疖肿，痔疮，水煎服。外用鲜品适量捣烂或研末敷患处。用量10～15 g。外用适量。

【附　　方】治小儿高热咳嗽：雨久花10 g，水煎，日服2次。

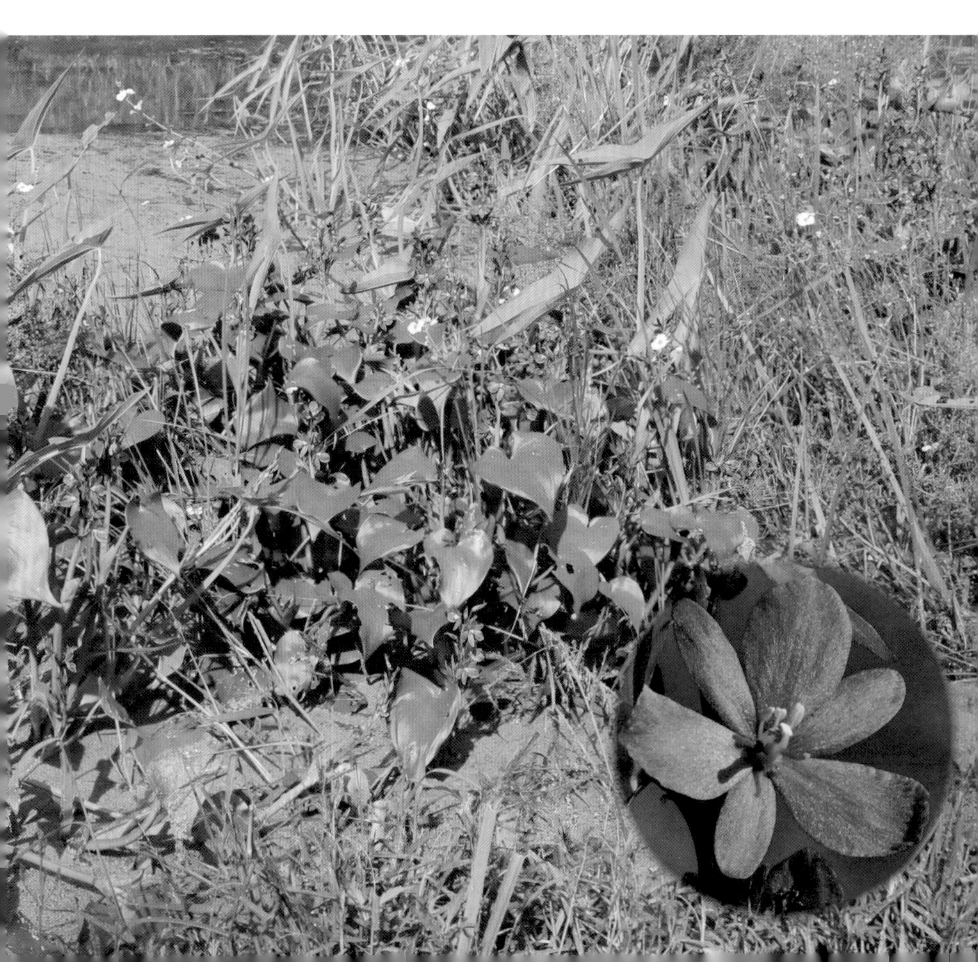

疣　草

Murdannia keisak (Hassk.) Hand.-Mazz.

【别　　名】水竹叶

【基　　原】来源于鸭跖草科水竹叶属疣草**Murdannia keisak** (Hassk.) Hand.-Mazz. 的根入药。

【形态特征】一年生草本，全株柔软，稍肉质，光滑，无毛。茎长而多分枝，匍匐生根，分枝常上升。叶2列互生，无柄，叶柄基部抱茎，叶狭披针形，长4～8 cm，宽5～10 mm，具数条至十余条平行脉。聚伞花序腋生或顶生，有花1～3朵，腋生者多为单花，花初开时直立向上，花开后至果期花序梗及花梗通常伸长，下弯，使花果下垂；苞片披针形，长0.5～2 cm；花梗长0.5～1.5 cm；萼片3枚，披针形，长7～9 mm；花瓣蓝紫色或粉红色，倒卵圆形，比萼长；能育雄蕊3枚，对萼，不育雄蕊3枚，短小，与花瓣相对，子房3室，花柱细圆柱状，柱头头状，不裂，花丝生长须毛。蒴果长椭圆形，两端急尖，长10 mm，宽2～3 mm。种子稍扁，平滑无毛。花期7～8月；果期8～9月。

【生　　境】生于田野、路旁、沟边及林缘等较潮湿的地方。

【分　　布】黑龙江、吉林、辽宁、浙江、江西、福建。朝鲜、俄罗斯远东地区、日本、北美洲也有分布。

【采集加工】秋季采挖根，除去杂质，洗净，晒干。

【性味功能】清热解毒，利尿消肿。

【主治用法】治小便淋痛，瘰疬，毒蛇咬伤。用量15～30 g。外用适量鲜品捣烂敷患处。

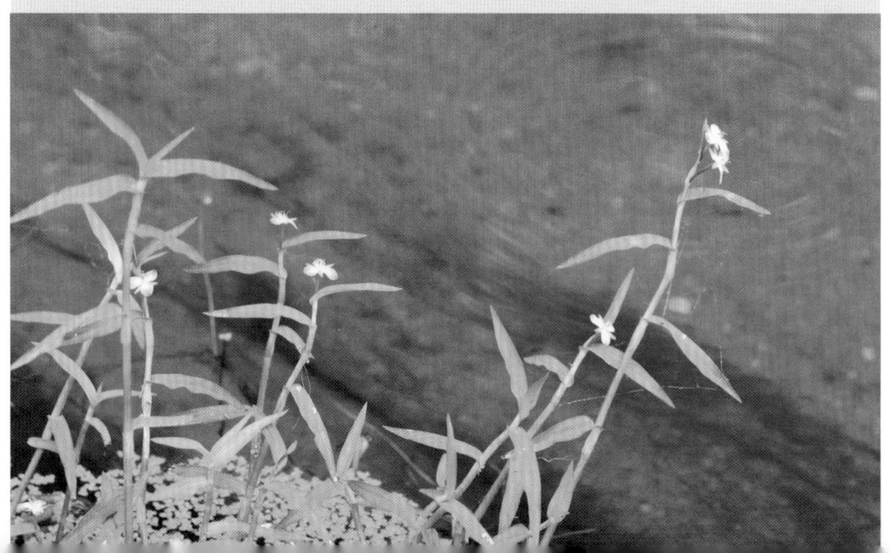

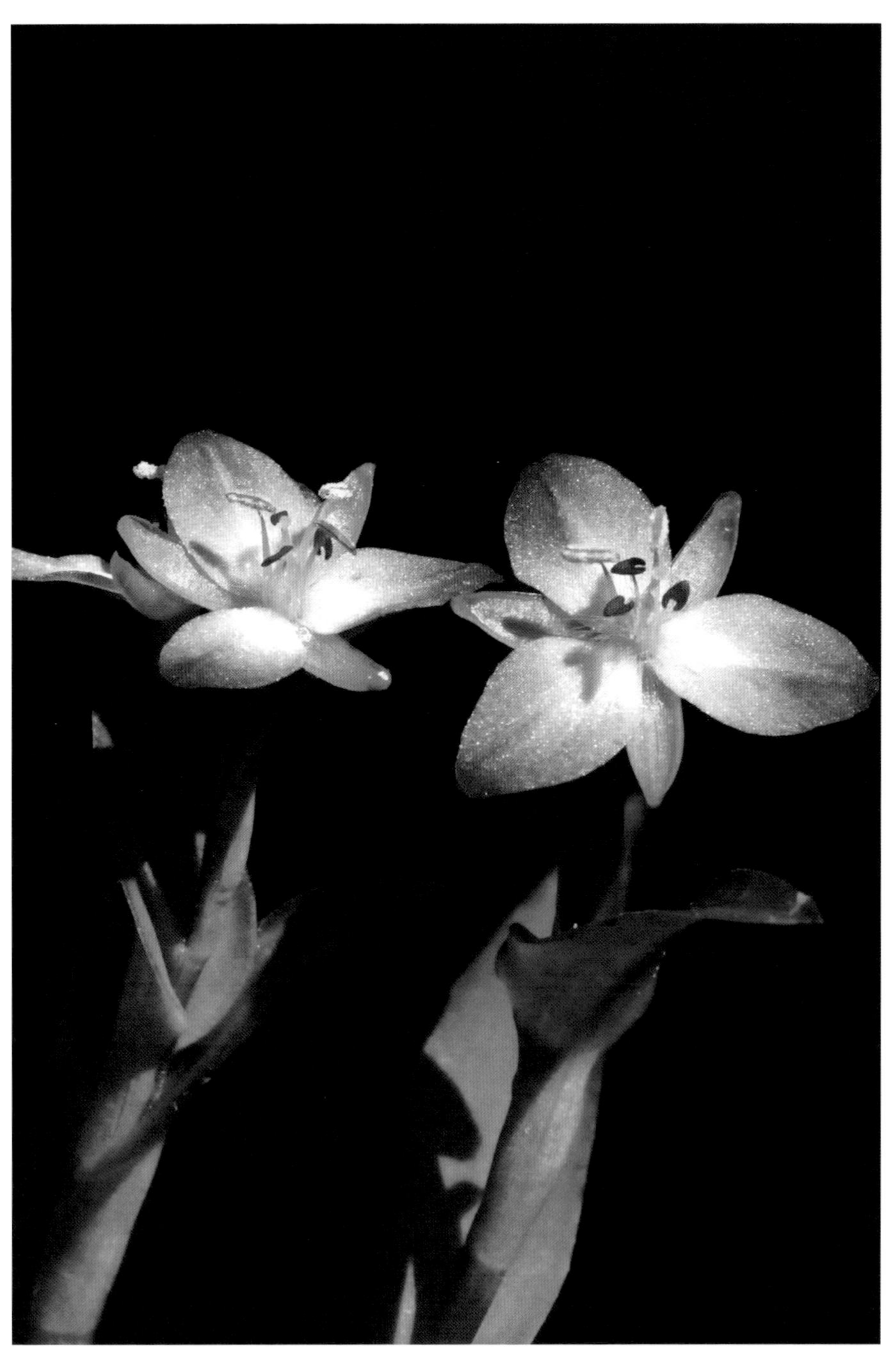

睡　莲

Nymphaea tetragona Georgi

【别　　名】莲蓬花、睡莲菜、子午莲

【基　　原】来源于睡莲科睡莲属睡莲**Nymphaea tetragona** Georgi的根状茎及花入药。

【形态特征】多年水生草本；根状茎短粗，横卧或直立，生多数须根及叶。叶浮于水面，叶纸质，心状卵形或卵状椭圆形，长5～12 cm，宽3.5～9 cm，基部具深弯缺，约占叶片全长的1/3，裂片急尖，稍开展或几重合，全缘，上面光亮，下面带红色或紫色，两面皆无毛，具小点；叶柄长达60 cm。花直径3～5 cm；花梗细长；花萼基部四棱形，萼片革质，宽披针形或窄卵形，长2～3.5 cm，宿存；花瓣白色，宽披针形、长圆形或倒卵形，长2～2.5 cm，内轮不变成雄蕊；雄蕊比花瓣短，花药条形，长3～5 mm；子房短圆锥状，柱头盘状，具5～8辐射线。浆果球形，直径2～2.5 cm，为宿存萼片包裹；种子椭圆形，长2～3 mm，黑色。花期6～7月；果期8～10月。

【生　　境】生于水泡子或池塘中，常聚生成片生长。

【分　　布】黑龙江、吉林、辽宁、内蒙古及我国大部分地区。朝鲜、日本、俄罗斯、越南、印度、美国也有分布。

【采集加工】春、秋季采挖根状茎。夏季采摘花，洗净药用。

【性味功能】根状茎：消暑，强壮，收敛。花：消暑解酲。

【主治用法】根状茎：治肾炎，中暑等。花：治小儿急慢性惊风。用量6～16 g。

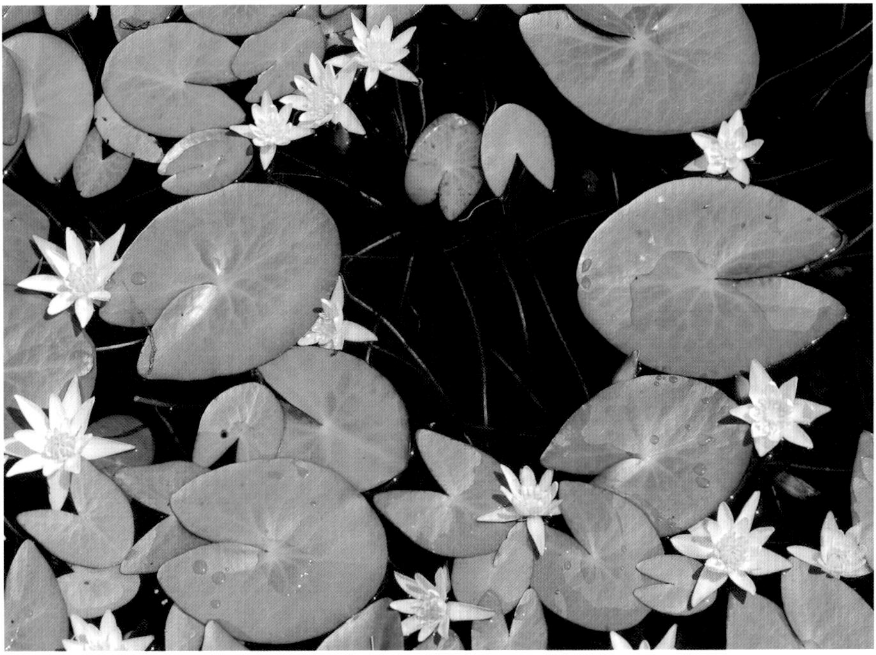

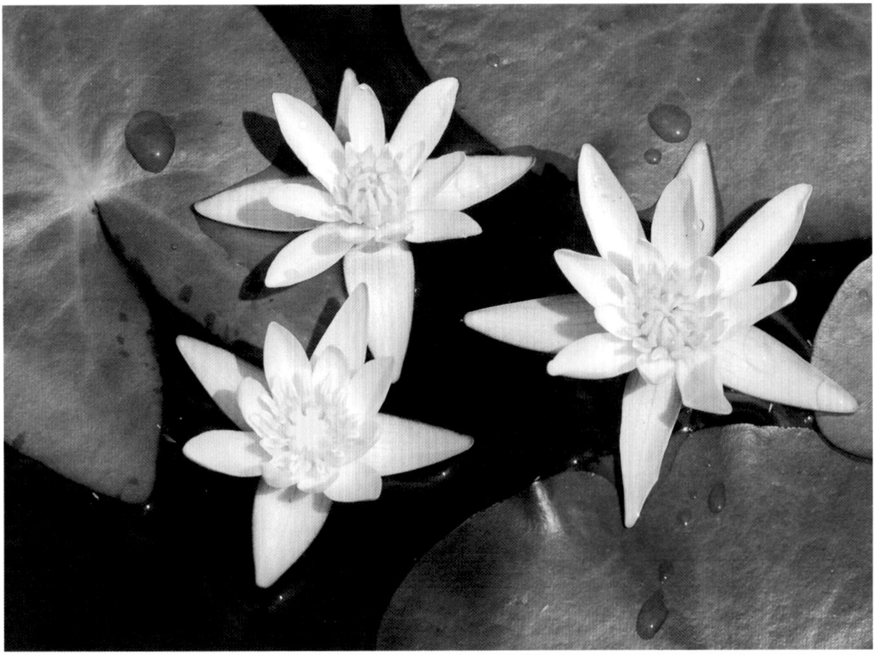

月见草

Oenothera biennis Linn.

【别　　名】山芝麻

【基　　原】来源于柳叶菜科月见草属月见草**Oenothera biennis** Linn.的根入药。

【形态特征】直立二年生草本，基生莲座叶丛紧贴地面；茎高50～200 cm，不分枝或分枝。基生叶倒披针形，长10～25 cm，宽2～4.5 cm，顶端锐尖，基部楔形，边缘疏生不整齐的浅钝齿；叶柄长1.5～3 cm。茎生叶椭圆形至倒披针形，长7～20 cm，宽1～5 cm，顶端锐尖至短渐尖，基部楔形，边缘每边有5～19枚稀疏钝齿，侧脉每侧6～12条；叶柄长0～15 mm。花序穗状，不分枝，或在主序下面具次级侧生花序；苞片叶状，花蕾锥状长圆形，长1.5～2 cm；花管长2.5～3.5 cm；萼片绿色，有时带红色，长圆状披针形；花瓣黄色，稀淡黄色，宽倒卵形，长2.5～3 cm，宽2～2.8 cm；花丝近等长，长10～18 mm；花药长8～10 mm；子房绿色，圆柱状，具4棱，长1～1.2 cm；花柱长3.5～5 cm，伸出花管部分长0.7～1.5 cm。蒴果锥状圆柱形，向上变狭，长2～3.5 cm。种子暗褐色，棱形，长1～1.5 mm。花期6～8月；果期8～10月。

【生　　境】生于向阳山坡、沙质地、荒地及河岸砂砾地等处，常聚生成片生长。

【分　　布】我国东北、华北、华东、西南有栽培。已从人工种植逸为野生。东北地区广泛分布。原产北美，早期引入欧洲，后迅速传播至世界温带与亚热带地区。

【采集加工】春、秋季采挖根，除去泥土，洗净，晒干。

【性味功能】味甘，性温。祛风湿，强筋骨。

【主治用法】治风湿症，筋骨疼痛，中风偏瘫。用量6～15 g。

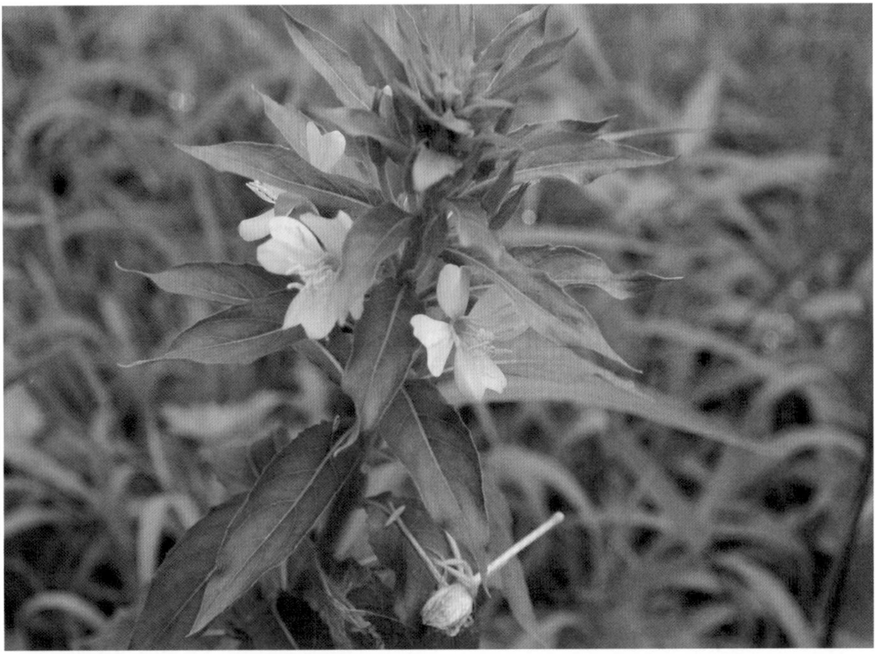

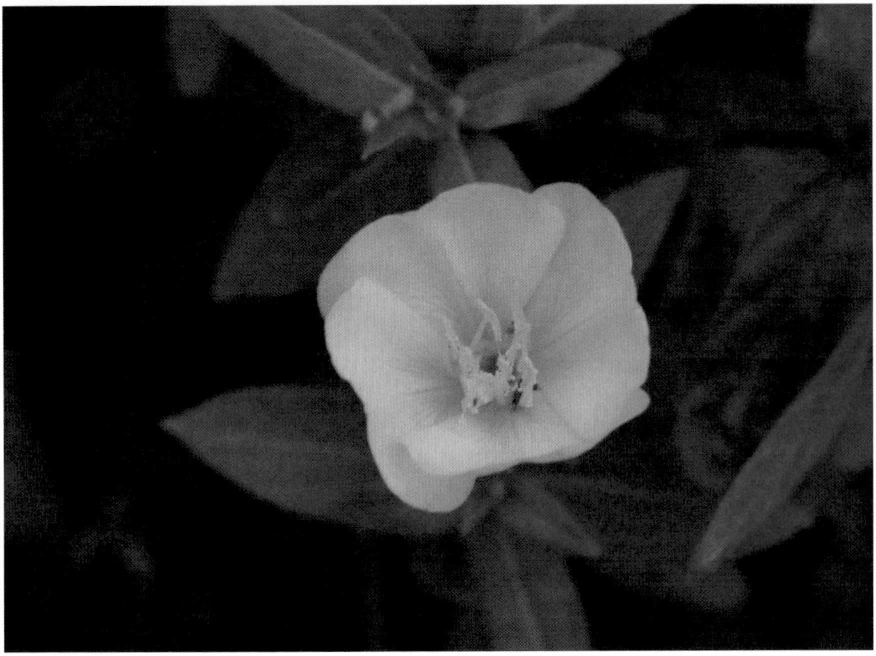

球子蕨

Onoclea sensibilis Linn.

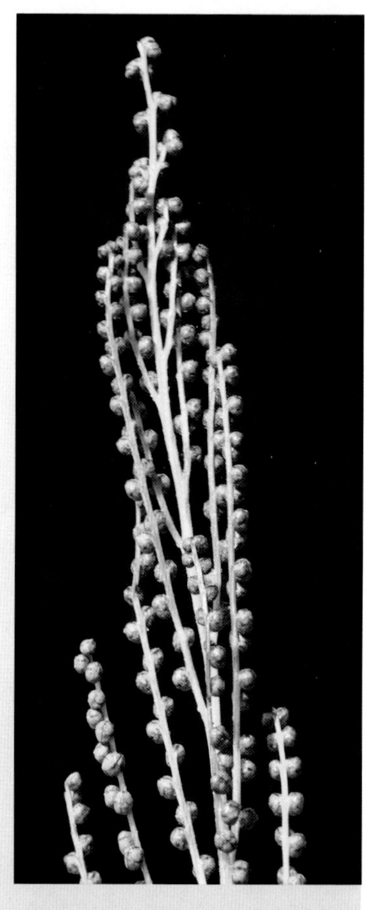

【别　　名】间断球子蕨

【基　　原】来源于球子蕨科球子蕨属球子蕨 **Onoclea sensibilis** Linn. [*O. sensibilis* Linn. var. *interrupta* Maxim.] 的根状茎入药。

【形态特征】多年生土生植物。植株高30～70 cm。根状茎长而横走，黑褐色。叶疏生，二形：不育叶柄长20～50 cm，基部棕褐色，略呈三角形，向上深禾秆色，圆柱形，粗2～3 mm，上面有浅纵沟，疏被棕色鳞片，叶片阔卵状三角形或阔卵形，长宽相等或长略过于宽，长13～30 cm，宽12～22 cm，顶端羽状半裂，向下为一回羽状，羽片5～8对，相距1.5～3 cm，披针形，基部一对或下部1～2对较大，长8～12 cm，宽1.5～3 cm，有短柄，边缘波状浅裂，向上的无柄，基部与叶轴合生，边缘波状或近全缘，叶轴两侧具狭翅，叶脉明显，网状，网眼无内藏小脉，近叶边的小脉分离；能育叶低于不育叶，叶柄长18～45 cm，较不育叶柄粗壮，叶片强度狭缩，长15～25 cm，宽2～4 cm，二回羽状，羽片狭线形，与叶轴成锐角而极斜向上，小羽片紧缩成小球形，孢子囊群圆形，囊群盖膜质，紧包着孢子囊群。

【生　　境】生于草甸或湿灌丛中，常聚生成片生长。

【分　　布】黑龙江、吉林、辽宁、内蒙古、河北、河南；朝鲜、俄罗斯远东地区、日本、北美洲也有分布。

【采集加工】春、秋季采挖根状茎，除去泥土，洗净，晒干。

【性味功能】味苦，性凉。清热解毒，祛风止血。

【主治用法】治疗风湿骨痛，创伤出血，崩漏，肿痛等。用量10～25 g。外用适量捣烂敷患处。

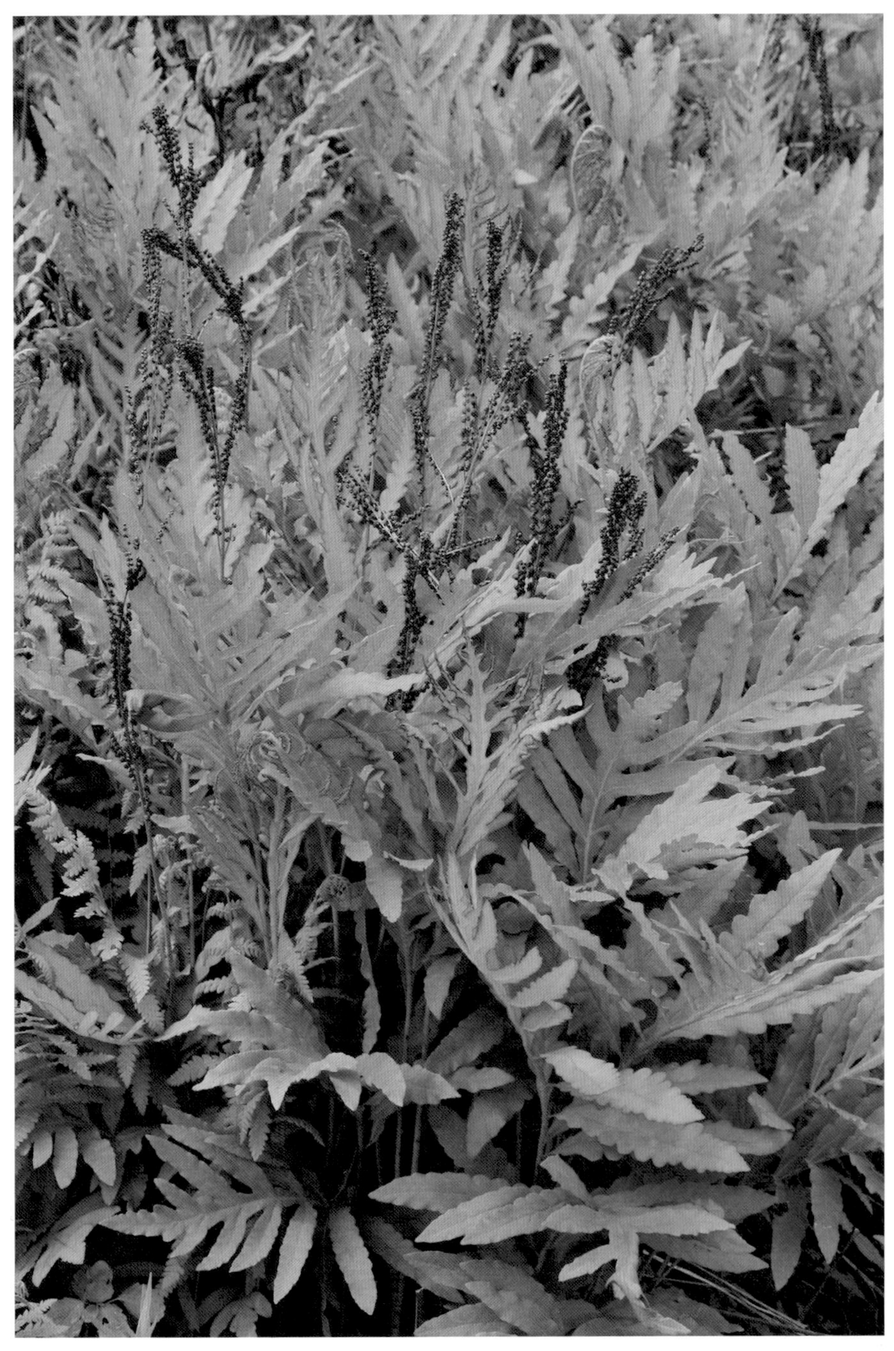

黄花列当

Orobanche pycnostachya Hance

【别　　名】兔子拐棍、独根草

【基　　原】来源于列当科列当属黄花列当**Orobanche pycnostachya** Hance 的全草入药。

【形态特征】二年生或多年生寄生草本，株高10～40 cm，全株密被腺毛。茎不分枝，直立，基部稍膨大。叶卵状披针形或披针形，长1～2.5 cm，宽4～8 mm，连同苞片、花萼裂片和花冠裂片外面及边缘密被腺毛。花序穗状，圆柱形，长8～20 cm，顶端锥状，具多数花；苞片卵状披针形，长1.3～2 cm，宽4～6 mm，顶端尾状渐尖或长尾状渐尖。花萼长1.2～1.5 cm，2深裂至基部，每裂片又再2裂，小裂片狭披针形或近线形。花冠黄色，长2～3 cm，筒中部稍弯曲，在花丝着生处稍上方缢缩，向上稍增大；上唇2浅裂，偶见顶端微凹，下唇长于上唇，3裂，中裂片常较大，全部裂片近圆形。雄蕊4枚，花丝着生于距筒基部5～7 mm处，花药长卵形，花柱稍粗壮，长约1.5 cm。蒴果长圆形，长约1 cm，直径3～4 mm。种子多数，干后黑褐色，长圆形，长约0.35～

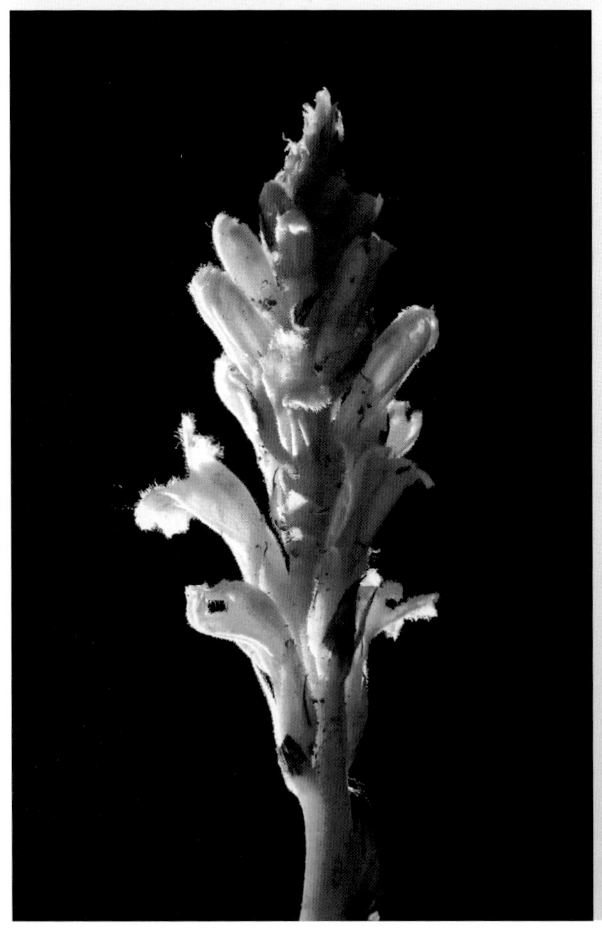

0.38 mm，直径0.27 mm。花期5～6月；果期7～8月。

【生　　境】寄生于山坡、草地、灌丛、疏林等地的蒿属(**Artemicia**)植物根上。

【分　　布】黑龙江、吉林、辽宁、内蒙古。朝鲜、西伯利亚地区也有分布。

【采集加工】夏初采收全草，除去泥沙，洗净，晒成八成干时，捆成小捆，再进一步晾晒。直到完全干燥为止。

【性味功能】味甘，性温。补肾助阳，强筋骨。

【主治用法】治腰膝冷痛，阳痿，遗精，小儿腹泻，肠炎，痢疾等。水煎服或浸酒服。外用适量洗脚。

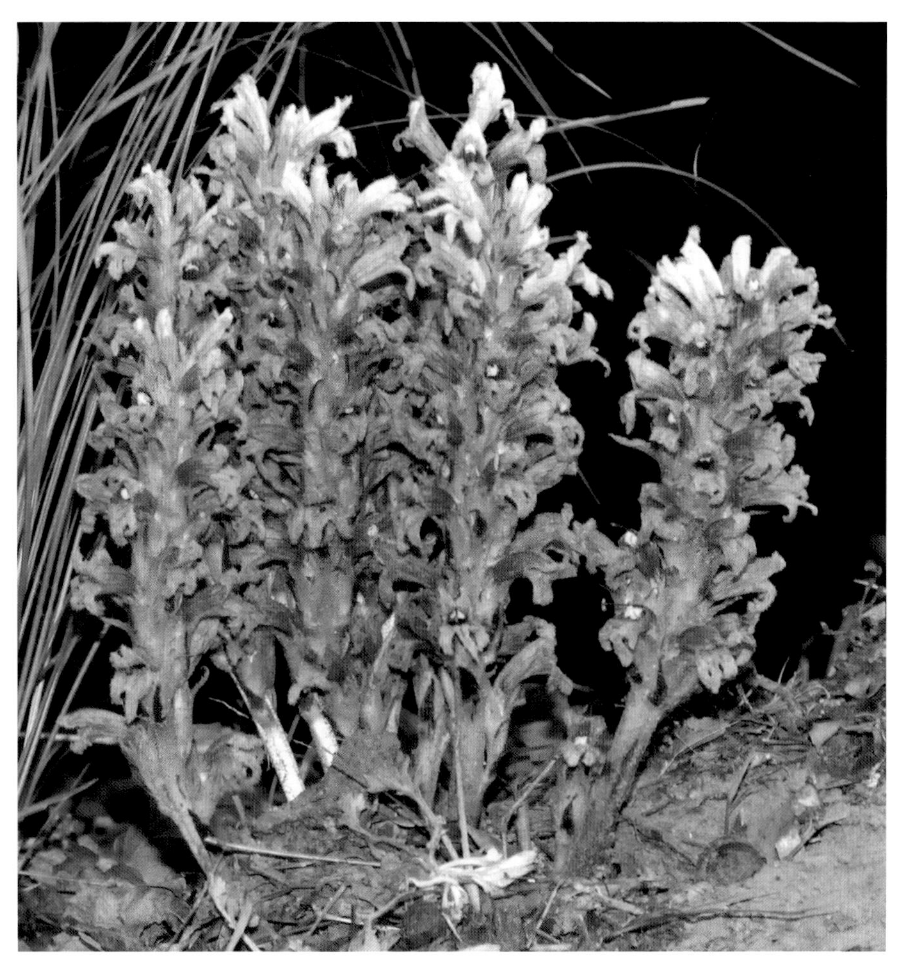

分株紫萁

Osmunda cinnamomea Linn.

【别　　名】桂皮紫萁

【基　　原】来源于紫萁科紫萁属分株紫萁**Osmunda cinnamomea** Linn. 的根茎入药。

【形态特征】多年生土生植物。根状茎短粗直立，或成粗肥圆柱状的主轴，顶端有叶丛簇生。叶二型；不育叶的柄长30～40 cm，坚强，干后为淡棕色；叶片长40～60 cm，宽18～24 cm，长圆形或狭长圆形，渐尖头，二回羽状深裂；羽片20对或更多，下部的对生，平展，上部的互生，向上斜，相距2.5 cm，披针形，渐尖头，长8～10 cm，宽1.8～2.4 cm，基部截形，无柄，羽状深裂几达羽轴；裂片15对，长圆形，圆头，长约1 cm，宽约5 mm，开展，密接，全缘。中脉明显，侧脉羽状，斜向上，每脉二叉分歧，纤细，两面可见，但并不很明显。叶为薄纸质，干后为黄绿色，幼时密被灰棕色茸毛，成长后变为光滑。孢子叶比营养叶短而瘦弱，遍体密被灰棕色茸毛，叶片强度紧缩，羽片长约2～3 cm，裂片缩成线形，背面满布暗棕色的孢子囊。

【生　　境】生于林下、林缘、灌木丛、沟谷边及湿地等处，常聚生成片生长。

【分　　布】黑龙江、吉林、辽宁、华北、西南。朝鲜、俄罗斯远东地区、日本也有分布。

【采集加工】春、秋季采挖根茎、剪掉须根，除去泥土，洗净，晒干。

【性味功能】味苦、涩，性微寒。清热，解毒，止血，镇痛，利尿，杀虫。

【主治用法】治疗痢疾，便血，鼻衄，腮腺炎，麻疹，感冒，鼻出血，水痘，绦虫病，钩虫病，蛲虫病，外伤出血等。用量6～15 g。

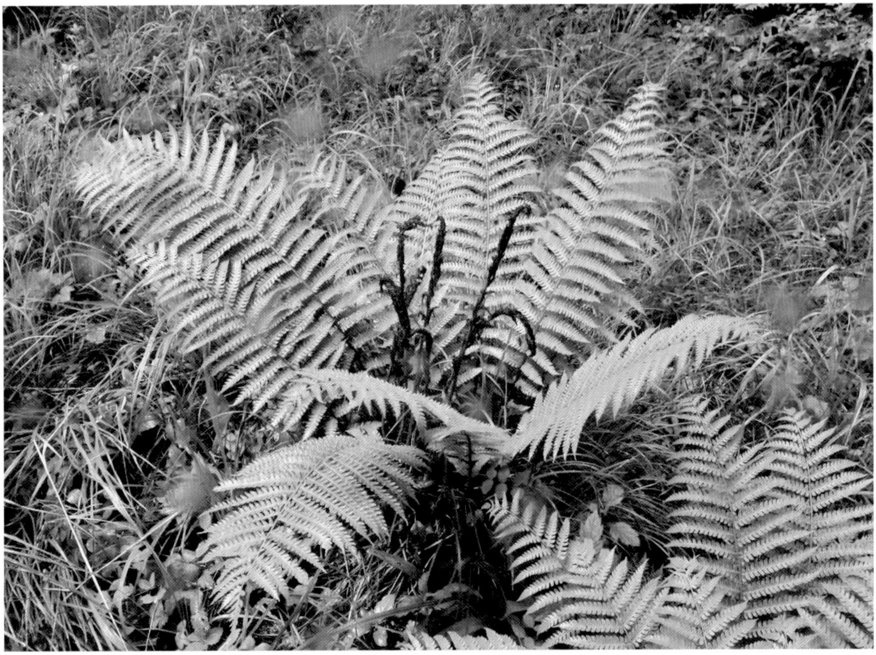

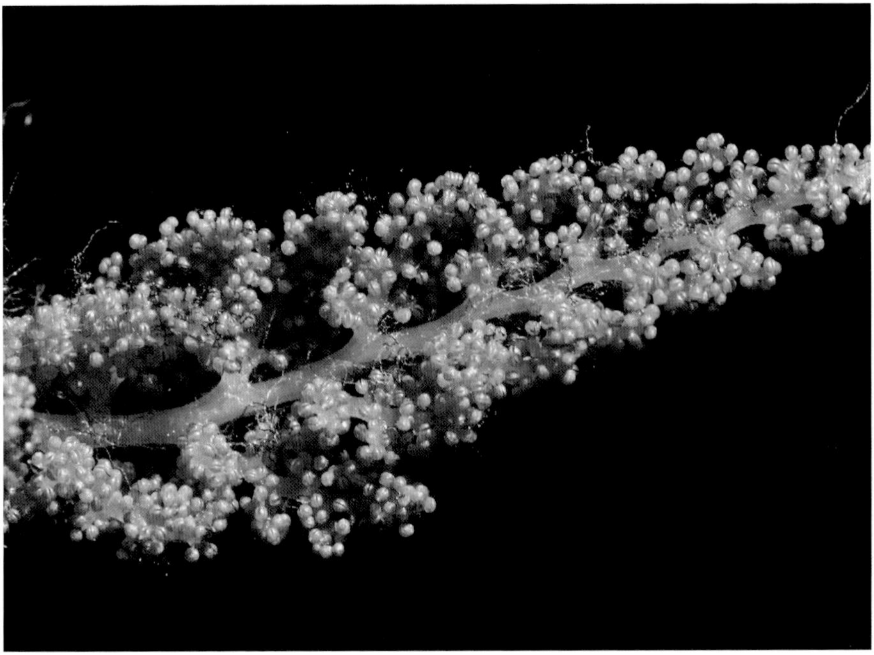

全叶山芹

Ostericum maximowiczii (Fr. Schmidt ex Maxim.) Kitagawa

【别　　名】全叶独活

【基　　原】来源于伞形科山芹属全叶山芹**Ostericum maximowiczii** (Fr. Schmidt ex Maxim.) Kitagawa 的全草入药。

【形态特征】多年生草本，高40～100 cm。茎直立，圆形，中空。基生叶及茎下部叶二回羽状分裂，叶柄长3～10 cm；茎上部叶一回羽状分裂，叶柄长1～3 cm，基部膨大成长圆形的鞘，抱茎，透明；叶片轮廓为三角状卵形，长7～16 cm，宽5～13 cm，第一回裂片有短叶柄，长3～7 cm，宽1.5～5 cm，第二回裂片无柄或少有柄，阔卵形，分裂几达主脉，末回裂片线形或线状披针形，渐尖，长1～4 cm，宽0.1～0.4 mm，通常全缘或有1～2大的齿，最上部叶简化为羽状分裂或3裂，着生于椭圆形、膨大的红紫色叶鞘上。复伞形花序，直径3.5～7 cm；伞辐10～17；总苞片1～3，长0.5～0.8 cm，宽披针形；小伞形花序有花10～30；小总苞片5～7，线状披针形；萼齿圆三角形；花瓣白色，近圆形。果实宽卵形，扁平，金黄色，基部凹入，长4～5.5 mm，背棱狭，稍凸起，侧棱宽翅状。花期8～9月；果期9～10月。

【生　　境】生于林下、林缘及湿草甸子等处。

【分　　布】黑龙江、吉林、内蒙古。朝鲜、俄罗斯远东地区、日本也有分布。

【采集加工】全草鲜用。

【性味功能】清热解毒。

【主治用法】治毒蛇咬伤。外用鲜品捣烂敷患处。

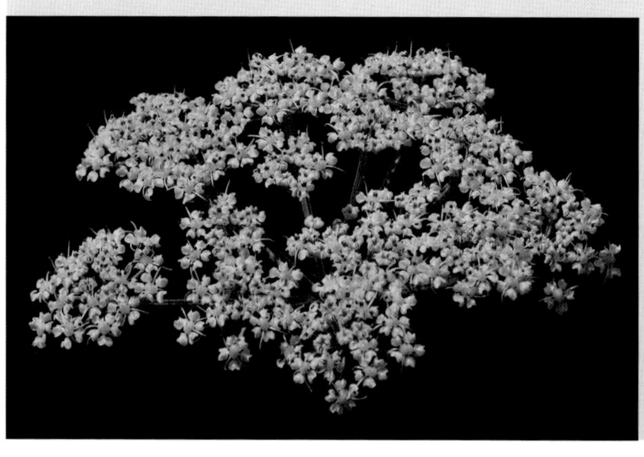

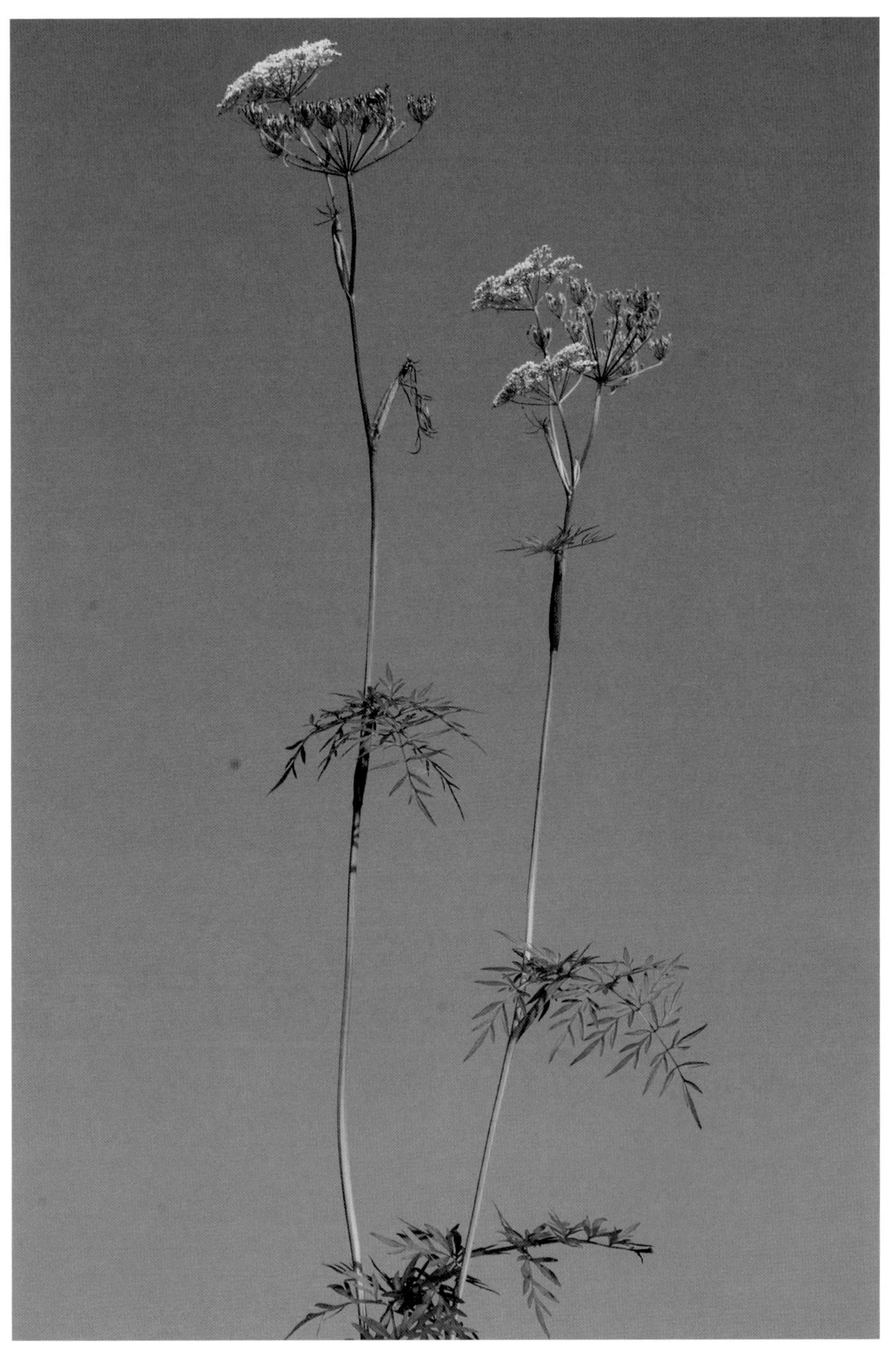

人参

Panax ginseng C. A. Mey.

【别　　名】棒槌、山参

【基　　原】来源于五加科人参属人参**Panax ginseng** C. A. Mey. 的根（称“人参”）入药。

【形态特征】多年生草本。主根肉质，圆柱形或纺锤形，淡黄色，野生者根状茎长，栽培者根状茎短。茎直立，单生，有纵纹，生长年限不同，叶的数目分别为：一年生者有3小叶，苗高3～7 cm，俗称“三花”；二年生者有5小叶，苗高约5～10 cm，俗称“巴掌”；三年生者有2复叶；每叶着生5小叶，俗称“二甲”；四年生者有3复叶，称为“灯台子”；五年生者有4复叶，称为“四匹叶”；六年以上有5复叶或6复叶，分别称为“五匹叶”或“六匹叶”等。叶为掌状复叶，小叶3～5；叶片卵圆形或倒卵圆形，顶端渐尖，边缘有重锯齿；叶柄长。伞形花序单个顶生，直径约1.5 cm，有花30～50朵，稀5～6朵；总花梗通常较叶长，长15～30 cm，有纵纹；花梗丝状，长0.8～1.5 cm；花淡黄绿色；萼无毛，边缘有5个三角形小齿；花瓣5，卵状三角形；雄蕊5，花丝短；子房2室；花柱2，离生。果实扁球形，鲜红色，长4～5 mm，宽6～7 mm。种子肾形，乳白色。花期6～7月；果期8～9月。

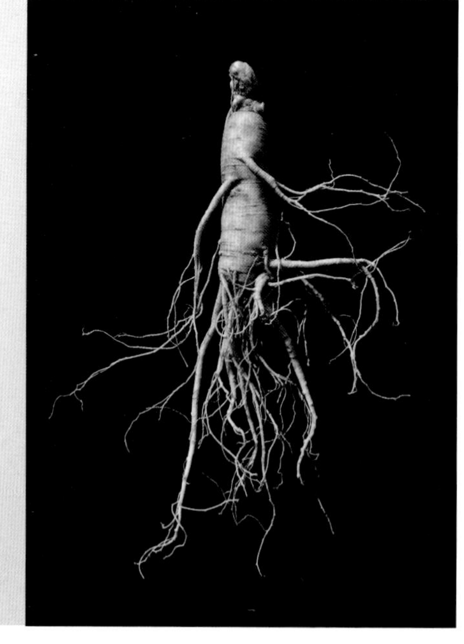

【生　　境】生于肥沃、湿润、排水良好的以红松为主的针阔混交林下或通风良好的针叶林下。

【分　　布】黑龙江、吉林、辽宁。朝鲜、俄罗斯远东地区也有分布。

【采集加工】夏、秋季采挖根，剪去地上部分，除去泥土，洗净，晒干或烘干。栽培者为“园参”，野生者为“山参”，园参经过晒干或烘干为“生晒参”，蒸制后干燥者为“红参”，山参经过晒干或烘干为“生晒山参”。

【性味功能】味甘，微苦，性微温。大补元气，复脉固脱，补脾益肾，生津益智，生肌安神。

【主治用法】治久病气虚，疲倦无力，脾虚作泄，饮食少进，热病伤津，汗出口渴，失血虚脱，头晕健忘，喘促心悸，脉搏无力，消渴心烦，肺虚喘咳，肾虚阳痿、小心慢惊。用量3～9 g。阴虚火旺或湿热内盛者不宜，反藜芦，畏五灵脂。

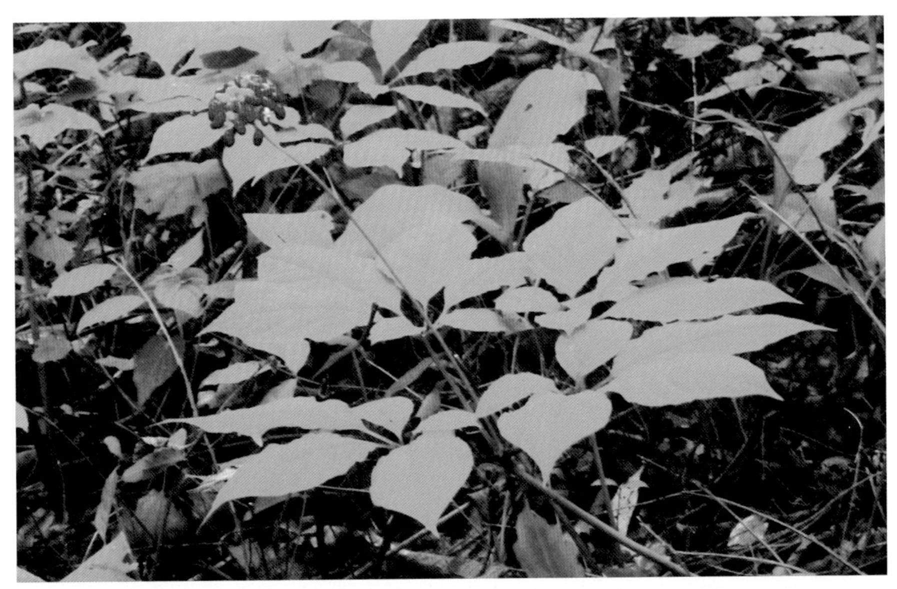

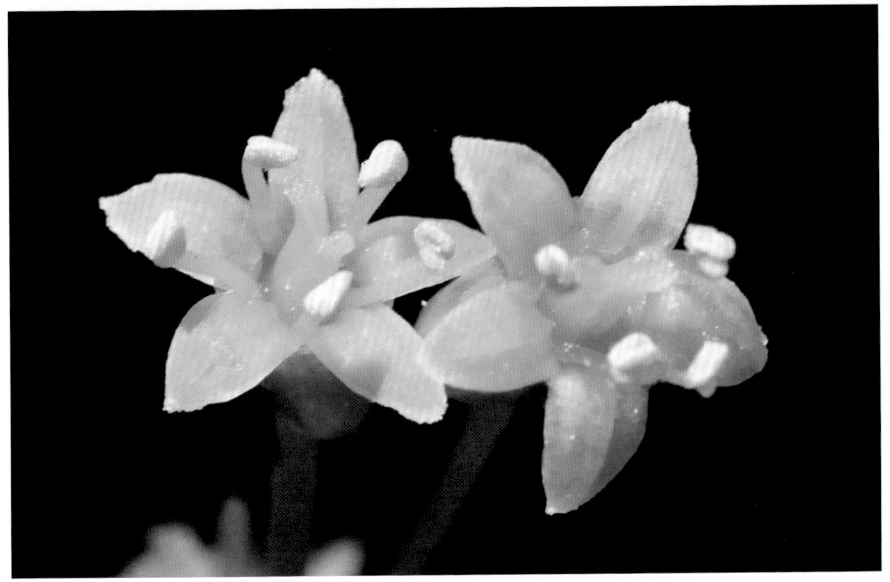

刺尖前胡

Peucedanum elegans Komarov

【别　　名】刺尖石防风

【基　　原】来源于伞形科前胡属刺尖前胡**Peucedanum elegans** Komarov 的根入药。

【形态特征】多年生草本。植株高50～80 cm。根近纺锤形。茎单一，圆柱形，有细条纹，较光滑，下部径约5 mm。基生叶有长柄，叶柄长8～12 cm，基部具狭长叶鞘；叶片轮廓卵状长圆形，三回羽状全裂，叶片长8～10 cm，宽6～8 cm，第一回羽片6～9对，二回羽片4～5对，末回裂片线状长圆形，全缘，长4～20 mm，宽约1 mm，顶端具1～1.5 mm长的刺状小尖头。复伞形花序略呈伞房状分枝，序托叶鞘状，顶端不分裂或3浅裂，顶端伞形花序直径7 cm；总苞片多数，披针形，顶端尾尖，长8～12 mm，宽1～1.2 mm；伞辐20～25，长2～3 cm，有棱，内侧多糙毛，小伞形花序有花20余；小总苞片7～9，线状披针形，顶端长渐尖；长3～4 mm，宽0.5～0.8 mm；花瓣白色或淡紫色，倒卵状圆形，小舌片内折；花柱基圆锥形。分生果长圆形，侧棱呈翅状，翅宽0.5～1 mm；棱槽内油管1，合生面油管2。花期7～8月；果期8～9月。

【生　　境】生于多石山上、针叶疏林内碎石地或河岸旁等处。

【分　　布】黑龙江、吉林、辽宁。朝鲜、俄罗斯远东地区也有分布。

【采集加工】春、秋季采挖根，除去杂质，洗净，晒干。

【性味功能】味苦、辛，性微寒。发散风热，降气祛痰。

【主治用法】治感冒咳嗽，胸肋胀满，气喘，支气管炎，气管炎，妊娠咳嗽，头风眩痛等。用量3～9 g。

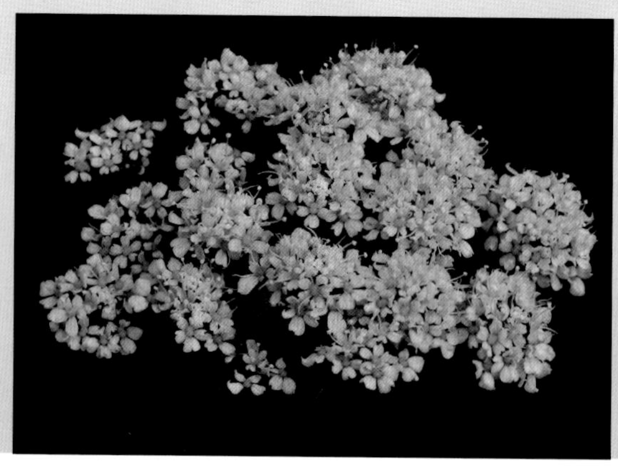

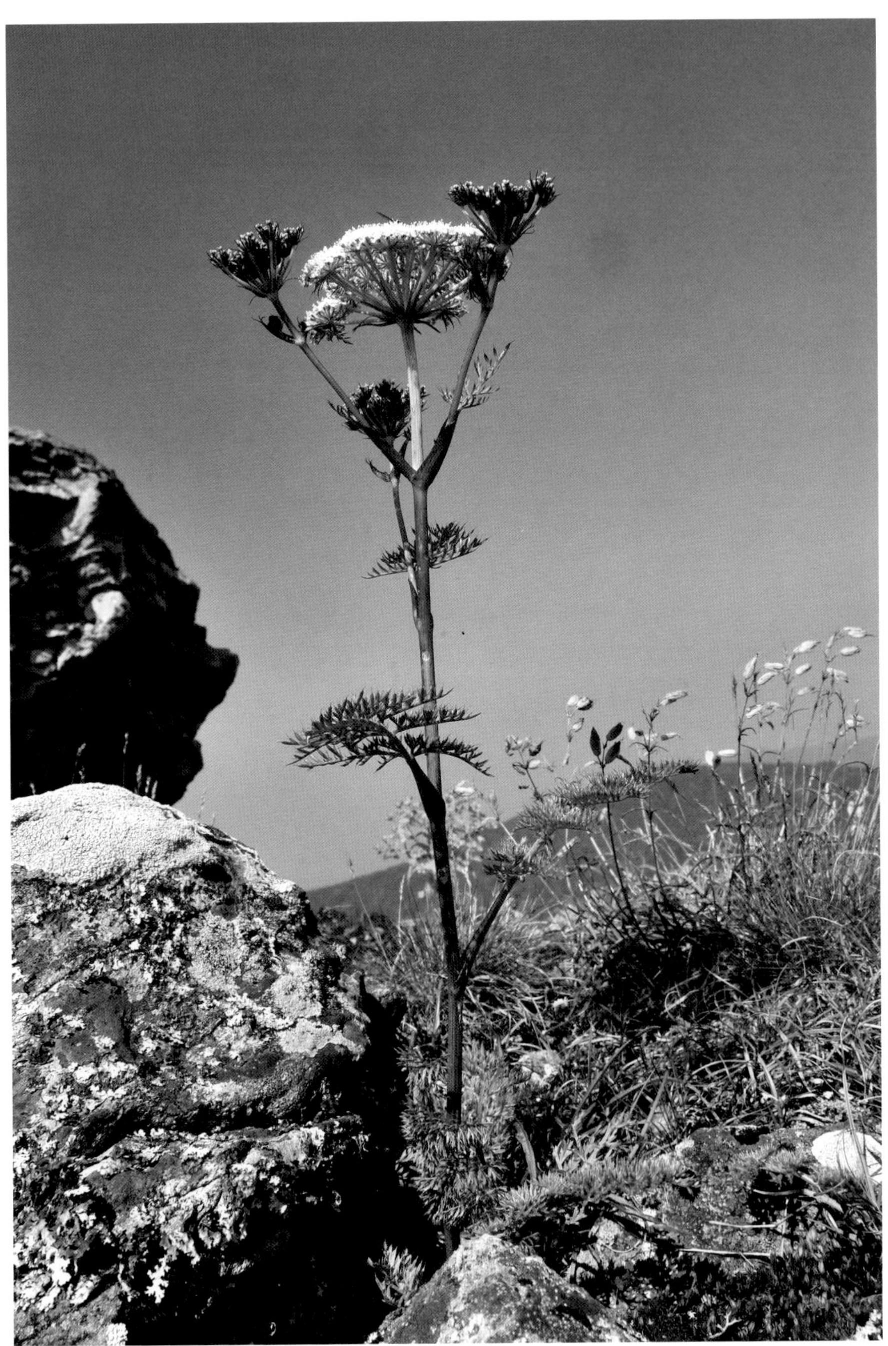

石防风

Peucedanum terebinthaceum (Fisch.) Fisch. ex Turcz.

【别　　名】山芹菜、山香菜、小叶芹幌子

【基　　原】来源于伞形科前胡属石防风**Peucedanum terebinthaceum** (Fisch.) Fisch. ex Turcz. 的根入药。

【形态特征】多年生草本，高30～120 cm。根长圆锥形。茎直立。基生叶有长柄，叶柄长8～20 cm；叶片轮廓为椭圆形至三角状卵形，长6～18 cm，宽5～15 cm，二回羽状全裂，第一回羽片3～5对，下部羽片具短柄，上部羽片无柄，末回裂片披针形或卵状披针形，基部楔形，边缘浅裂或具2～3锯齿，长0.8～3 cm，宽0.5～1.2 cm；茎生叶与基生叶同形，但较小，无叶柄，仅有宽阔叶鞘抱茎，边缘膜质。复伞形花序多分枝，花序直径3～10 cm，伞辐8～20，不等长，带棱角近方形，内侧多有糙毛；总苞片无或有1～2，线状披针形，顶端尾尖状；小总苞片6～10，线形；花瓣白色，具淡黄色中脉，倒心形；萼齿细长锥形，很显著；花柱基圆锥形，花柱向下弯曲，比花柱基长。分生果椭圆形或卵状椭圆形，背部扁压，长3.5～4 mm，宽2.5～3.5 mm，背棱和中棱线形凸起；每棱槽内有油管1，合生面油管2。花期7～8月；果期9～10月。

【生　　境】生于灌丛、草地及干燥的石质的山坡上。

【分　　布】黑龙江、吉林、辽宁、内蒙古。朝鲜、蒙古、俄罗斯远东地区也有分布。

【采集加工】春、秋季采挖根，除去杂质，洗净，晒干。

【性味功能】味苦、辛，性微寒。发散风热，降气祛痰。

【主治用法】治感冒咳嗽，胸肋胀满，气喘，支气管炎，气管炎，妊娠咳嗽，头风眩痛等。用量6～15 g。

【附　　方】

1. 治感冒、咳嗽、气喘：石防风、苦杏仁各15 g，紫苏子、桔梗各10 g，水煎服。

2. 治孕妇咳嗽：石防风、当归各15 g，水煎服。

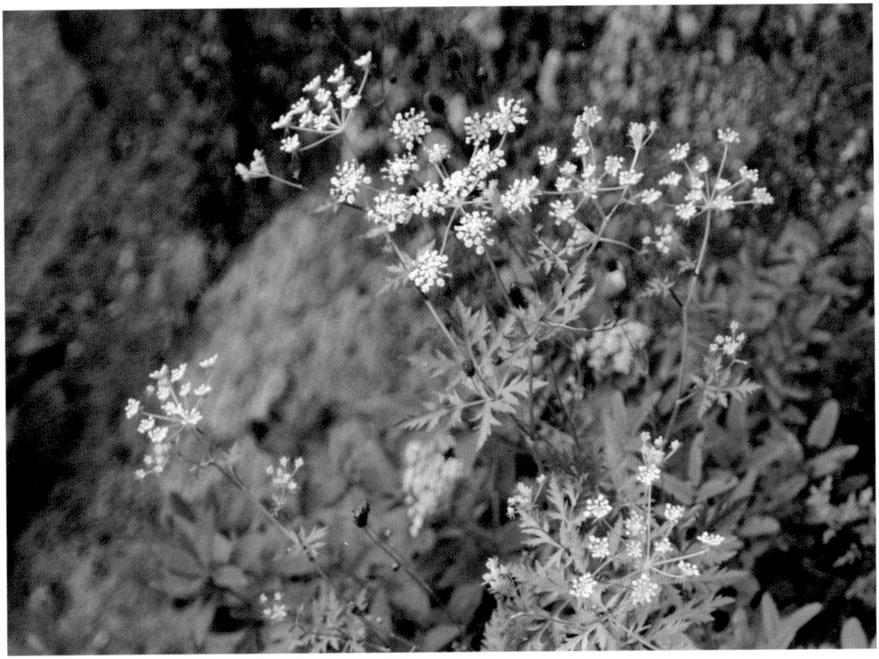

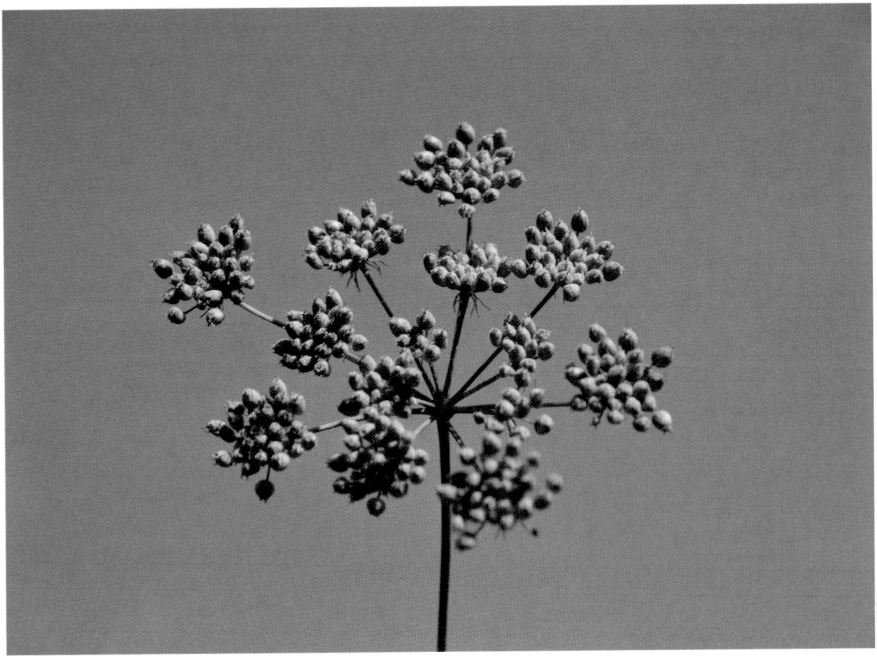

太平花

Philadelphus pekinensis Rupr.

【别　　名】京山梅花

【基　　原】来源于绣球科山梅花属太平花**Philadelphus pekinensis** Rupr. 的根入药。

【形态特征】落叶灌木，高1～2 m，分枝较多；二年生小枝表皮栗褐色，当年生小枝表皮黄褐色，不开裂。叶卵形或阔椭圆形，长6～9 cm，宽2.5～4.5 cm，顶端长渐尖，基部阔楔形或楔形，边缘具锯齿，稀近全缘；叶脉离基出3～5条；花枝上叶较小，椭圆形或卵状披针形，长2.5～7 cm，宽1.5～2.5 cm；叶柄长5～12 mm，无毛。总状花序有花5～9朵；花序轴长3～5 cm，黄绿色；花梗长3～6 mm；花萼黄绿色，外面无毛，裂片卵形，长3～4 mm，宽约2.5 mm，顶端急尖，干后脉纹明显；花冠盘状，直径2～3 mm；花瓣白色，倒卵形，长9～12 mm，宽约8 mm；雄蕊25～28，最长的达8 mm；花盘和花柱无毛；花柱长4～5 mm，纤细，顶端稍分裂，柱头棒形或槌形，长约1 mm，常较花药小。蒴果近球形或倒圆锥形，直径5～7 mm，宿存萼裂片近顶生；种子长3～4 mm，具短尾。花期6～7月；果期8～10月。

【生　　境】生于山坡杂木林中或灌丛中。

【分　　布】辽宁、河北、河南、山西、陕西、湖北。朝鲜也有分布。

【采集加工】秋季采挖根，除去泥沙，洗净，晒干。

【性味功能】味淡，性平。解热镇痛，截疟。

【主治用法】治疟疾，胃痛，腰痛，腰肌劳损，挫伤，跌打损伤等。用量9～15 g。外用鲜品捣烂敷患处或用鲜品擦患处。

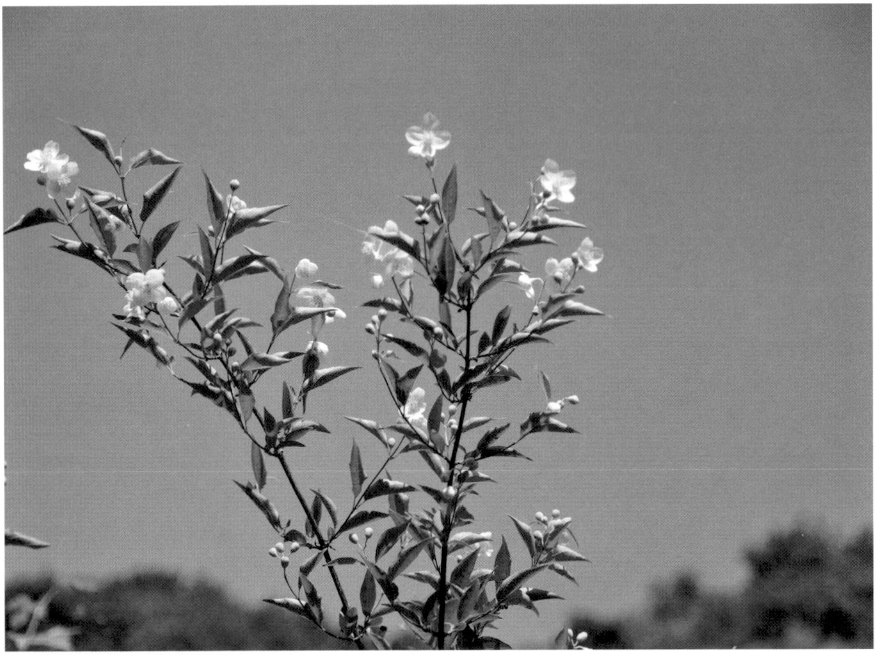

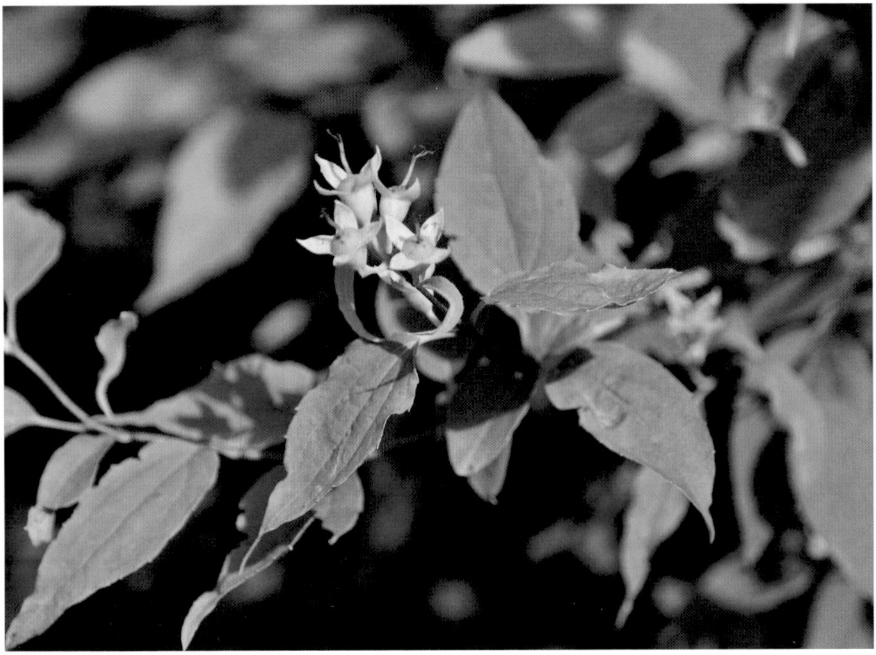

蜜甘草

Phyllanthus ussuriensis Rupr. et Maxim.

【别　　名】东北油柑、山丁草、小黄珠子草

【基　　原】来源于大戟科叶下珠属蜜柑草 **Phyllanthus ussuriensis** Rupr. et Maxim. 的全草入药。

【形态特征】一年生草本，高达60 cm；茎直立，常基部分枝，枝条细长；小枝具棱；全株无毛。叶片纸质，椭圆形至长圆形，长5～15 mm，宽3～6 mm，顶端急尖至钝，基部近圆，下面白绿色；侧脉每边5～6条；叶柄极短或几乎无叶柄；托叶卵状披针形。花雌雄同株，单生或数朵簇生于叶腋；花梗长约2 mm，丝状，基部有数枚苞片；雄花：萼片4，宽卵形；花盘腺体4，分离，与萼片互生；雄蕊2，花丝分离，药室纵裂；雌花：萼片6，长椭圆形，果时反折；花盘腺体6，长圆形；子房卵圆形，3室，花柱3，顶端2裂。蒴果扁球状，直径约2.5 mm，平滑；果梗短；种子长约1.2 mm，黄褐色，具有褐色疣点。花期7月；果期8～9月。

【生　　境】生于多石砾山坡，林缘湿地及河岸石砬子缝间等处。

【分　　布】黑龙江、吉林、辽宁、山东、江苏、安徽、浙江、江西、福建、台湾、湖北、湖南、广东、广西。朝鲜、俄罗斯远东地区、蒙古、日本也有分布。

【采集加工】夏、秋季采收全草，洗净，晒干。

【性味功能】清热利尿，明目，消积，止泻，利胆。

【主治用法】治小便失禁，淋病，黄疸型肝炎，吐血，痢疾、外痔。用量10～15 g。

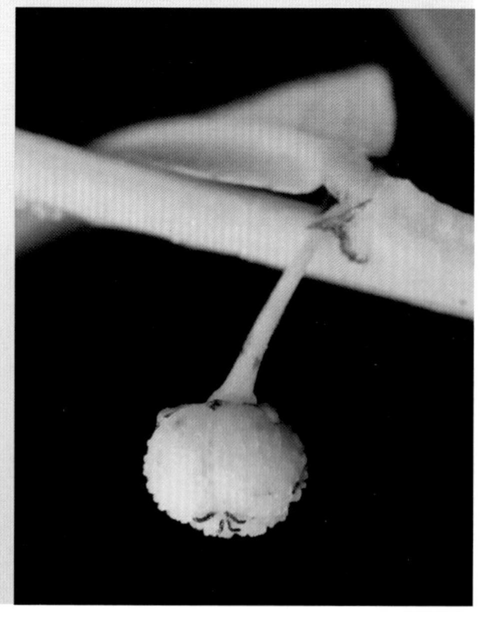

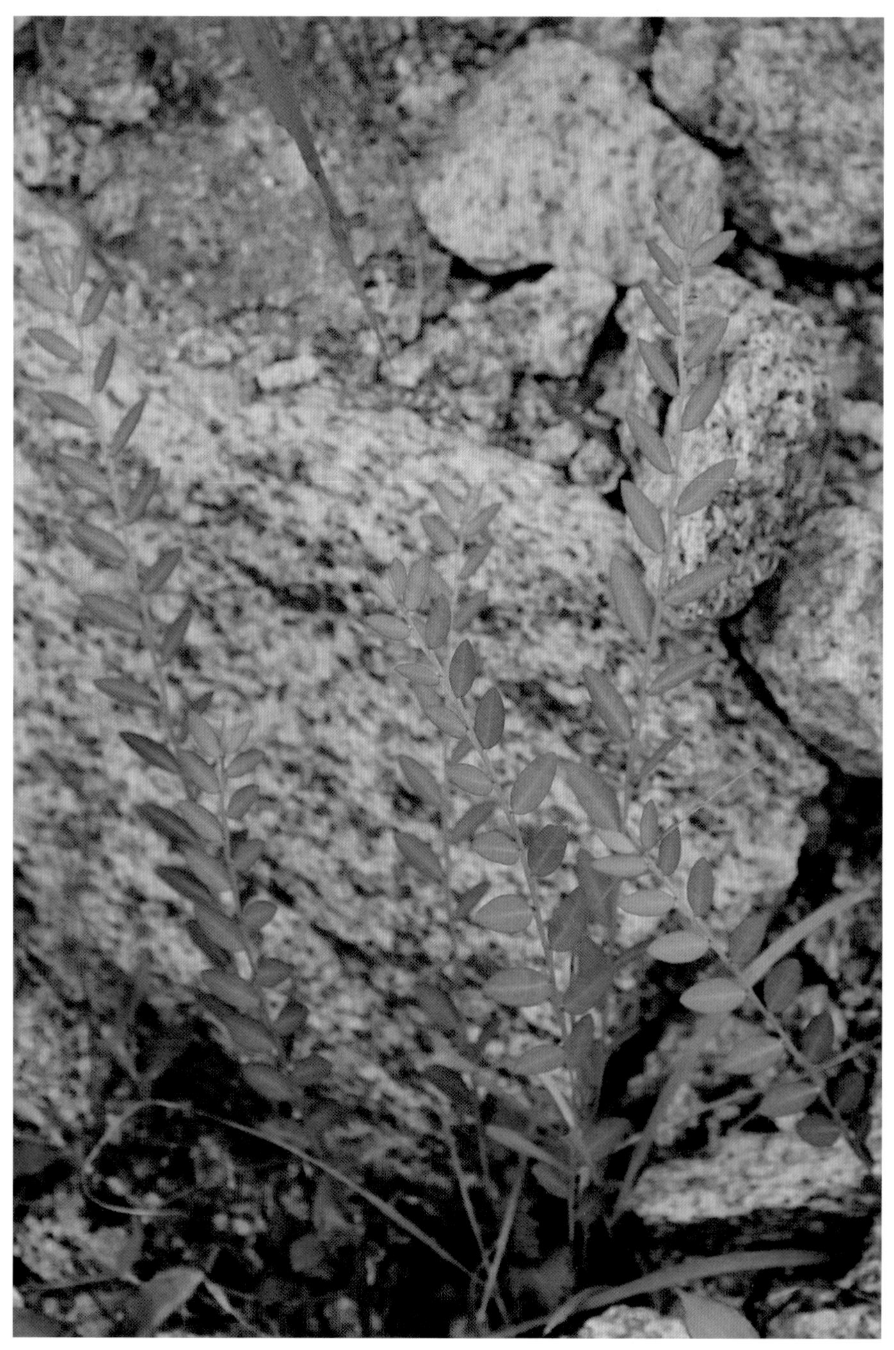

东北山梅花

Philadelphus schrenkii Rupr.

【别　　名】辽东山梅花、石氏山梅花

【基　　原】来源于绣球科山梅花属东北山梅花**Philadelphus schrenkii** Rupr. 的根及未成熟果实入药。

【形态特征】落叶灌木，高2～4 m；二年生小枝灰棕色或灰色，表皮开裂后脱落，当年生小枝暗褐色。叶卵形或椭圆状卵形，生于无花枝上叶较大，长7～13 cm，宽4～7 cm，花枝上叶较小，长2.5～8 cm，宽1.5～4 cm，顶端渐尖，基部楔形或阔楔形，边全缘或具锯齿；叶脉离基出3～5条；叶柄长3～10 mm，疏被长柔毛。总状花序有花5～7朵；花序轴长2～5 cm，黄绿色，疏被微柔毛；花梗长6～12 mm，疏被毛；花萼黄绿色，萼筒外面疏被短柔毛，裂片卵形，长4～7 mm，顶端急尖，外面无毛，干后脉纹明显；花冠直径2.5～4 cm，花瓣白色，倒卵或长圆状倒卵形，长1～1.5 cm，宽1～1.2 cm，无毛，雄蕊25～30，最长达10 mm；花盘无毛；花柱从顶端分裂至中部以下，柱头槌形，稀棒形，长1～1.5 mm，常较花药小。蒴果椭圆形，长8～9.5 mm，直径3.5～4.5 mm；种子长2～2.5 mm。花期6～7月；果期8～9月。

【生　　境】生于山坡、林缘及杂木林中等处。

【分　　布】黑龙江、吉林、辽宁。朝鲜、俄罗斯远东地区、日本也有分布。

【采集加工】夏季采集未成熟果实，并干燥处理。秋季采挖根，除去泥沙，洗净，晒干。

【性味功能】补虚强壮，利尿。

【主治用法】治尿频，痔疮等。浸剂服，外用煎水洗。

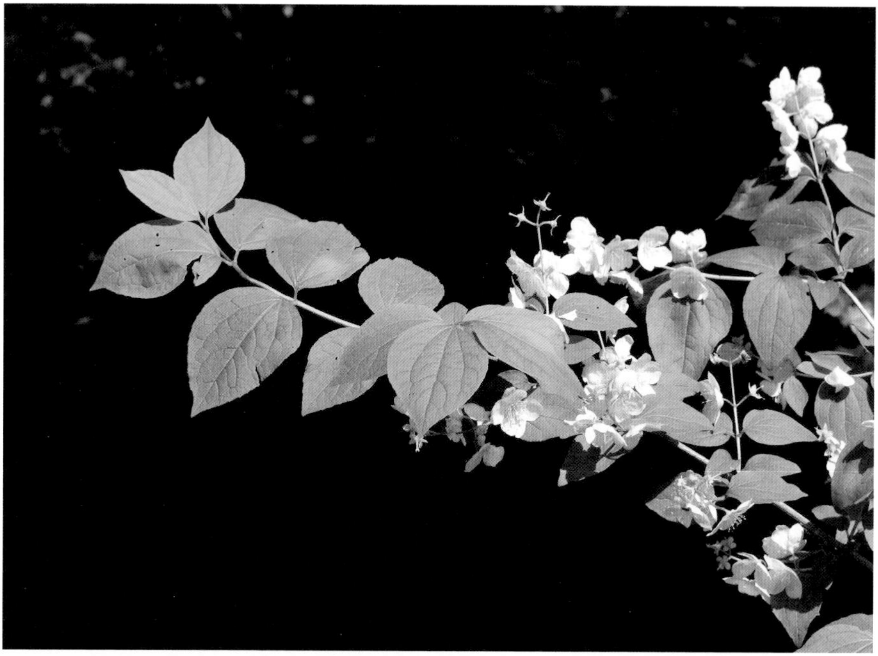

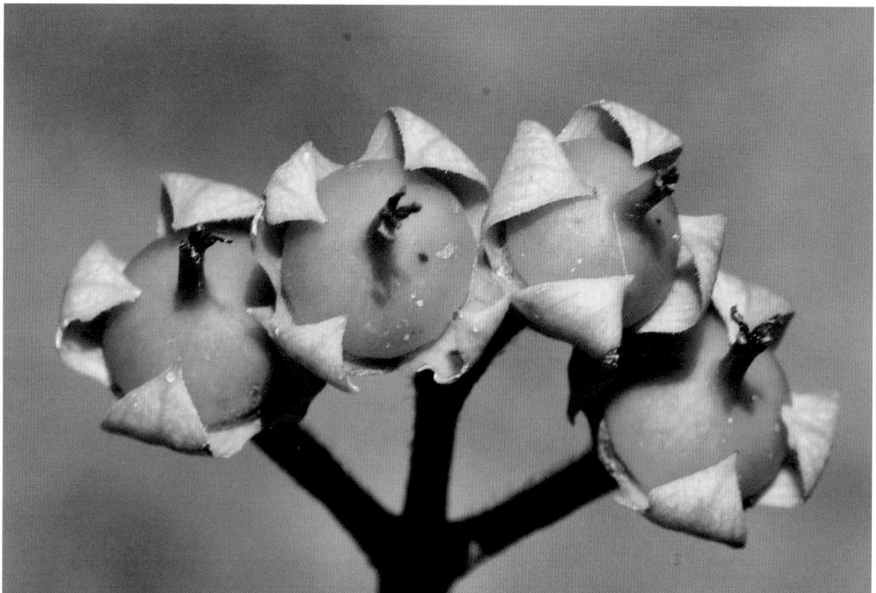

红 松

Pinus koraiensis Sieb. et Zucc.

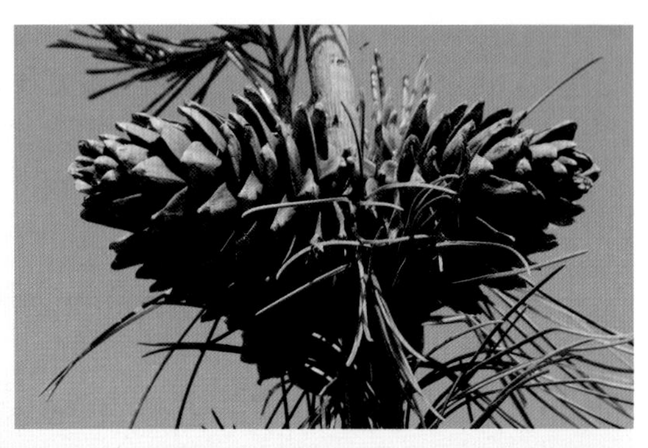

【别　　名】朝鲜松、海松、新罗松

【基　　原】来源于松科松属红松 **Pinus koraiensis** Sieb. et Zucc. 的种子入药。

【形态特征】常绿乔木，高达50 m，胸径1 m；幼树树皮灰褐色，近平滑，大树树皮灰褐色或灰色，纵裂成不规则的长方鳞状块片，裂片脱落后露出红褐色的内皮；树干上部常分叉，枝近平展，树冠圆锥形；冬芽淡红褐色，长圆状卵圆形。针叶5针一束，长6～12 cm，粗硬，直，深绿色，边缘具细锯齿，背面通常无气孔线，树脂道3个，中生；叶鞘早落。雄球花椭圆状圆柱形，红黄色，长7～10 mm，多数密集于新枝下部成穗状；雌球花绿褐色，圆柱状卵圆形，直立，单生或数个集生于新枝近顶端。球果圆锥状卵圆形、圆锥状长卵圆形或卵状长圆形，长9～14 cm，稀更长，直径6～8 cm，梗长1～1.5 cm，成熟后种鳞不张开；种鳞菱形，鳞脐不显著；种子大，着生于种鳞腹(上)面下部的凹槽中，倒卵状三角形，微扁，长1.2～1.6 cm，直径7～10 mm；子叶13～16枚，针状。花期6月，球果翌年9～10月成熟。

【生　　境】生于气候温暖、湿润、棕色森林土地带，常与红皮云杉、臭冷杉、沙松、黄花落叶松、鱼鳞云杉、东北红豆杉、枫桦、黑桦、山杨、大青杨、紫椴、糠椴、水曲柳、春榆、蒙古栎、黄檗、胡桃楸、东北槭、三花槭等形成针叶林或针阔混交林。

【分　　布】黑龙江、吉林、辽宁。朝鲜、俄罗斯远东地区、日本也有分布。

【采集加工】9月下旬采摘球果，晒干、搓打后选出种子，除去杂质和硬壳，晒干或烘干。

【性味功能】味甘，性温。滋补强壮，润肺滑肠，熄风镇咳。

【主治用法】治风痹，头眩，燥咳，吐血，便秘。适量食用。

【附　　注】嫩果入药，可治疗跌打损伤、风湿关节痛；含油脂的节部(松节)入药，祛风除湿，活络止痛；花粉入药，燥湿，收敛；叶入药，祛风，活血，明目安神，止痒。可治疗流行性感冒、风湿症、夜盲症、高血压、神经衰弱、冻疮；树皮入药，有祛风湿，祛瘀，敛疮的功效。

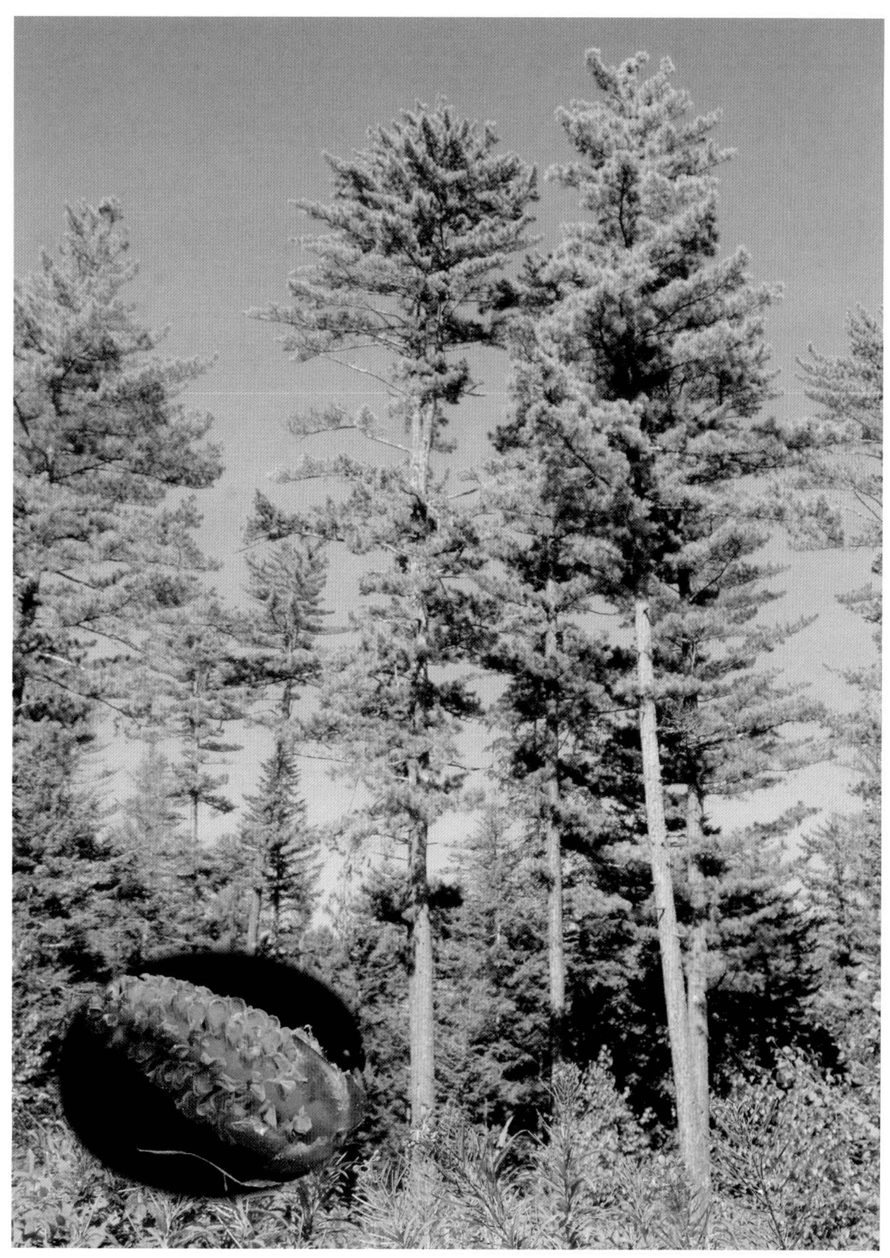

油　松

Pinus tabulaeformis Carr.

【别　　名】东北黑松、短叶马尾松、紫翅油松

【基　　原】来源于松科松属油松**Pinus tabulaeformis** Carr. 的树脂（称“松香”）、松节油、花粉、叶及果实入药。

【形态特征】常绿乔木，高达25 m，胸径可达1 m以上；树皮灰褐色或褐灰色，裂成不规则较厚的鳞状块片，裂缝及上部树皮红褐色；枝平展或向下斜展，老树树冠平顶，小枝较粗，褐黄色；冬芽长圆形，顶端尖。针叶2针一束，深绿色，粗硬，长10～15 cm，直径约1.5 mm，边缘有细锯齿，两面具气孔线；叶鞘初呈淡褐色，后呈淡黑褐色。雄球花圆柱形，长1.2～1.8 cm，在新枝下部聚生成穗状。球果卵形或圆卵形，长4～9 cm，有短梗，向下弯垂，成熟前绿色，熟时淡黄色或淡褐黄色；中部种鳞近长圆状倒卵形，长1.6～2 cm，宽约1.4 cm，鳞盾肥厚、隆起或微隆起，扁菱形或菱状多角形；种子卵圆形或长卵圆形，淡褐色有斑纹，长6～8 mm，直径4～5 mm，连翅长1.5～1.8 cm；子叶8～12枚，长3.5～5.5 cm；初生叶窄条形，长约4.5 cm。花期4～5月，球果翌年10月成熟。

【生　　境】生于山坡干燥的沙质地，常形成纯林。

【分　　布】吉林、辽宁、内蒙古、河北、山东、河南、山西、陕西、甘肃、青海、四川。朝鲜、俄罗斯远东地区也有分布。

【采集加工】四季采收树脂，经蒸馏除去挥发油后，除去杂质，研末用。4～5月开花时，摘掉雄花穗搓下，过箩获取花粉。四季采收枝叶，也可从砍到的树上锯下瘤状的节。秋季采摘成熟果实，晒至种鳞开裂，除去种子，用时打碎。

【性味功能】松香：味苦、甘，性温；燥湿杀虫，拔毒生肌。松节：味苦，性温；祛风除湿，活络止痛。花粉：味甘，性温；燥湿，收敛，止血。松叶：味苦、涩，性温；祛风活血，明目安神，解毒，止痒。球果：味苦，性温；祛痰，平喘，止咳。

【主治用法】松香外用治疥癣，痈疽疮疔。松节：治筋骨疼痛，骨节风湿病，跌打损伤，大骨节病等。花粉：治黄水疮，皮肤糜烂，尿布性皮炎，胃溃疡，十二指肠溃疡，脓水淋沥，外伤出血。松叶：治流感，风湿病关节痛，跌打损伤，夜盲症，神经衰弱，高血压症，冻疮等。球果：治咳嗽气喘，吐白沫痰。用量松节、松叶、松球10～15 g；花粉3～6 g。

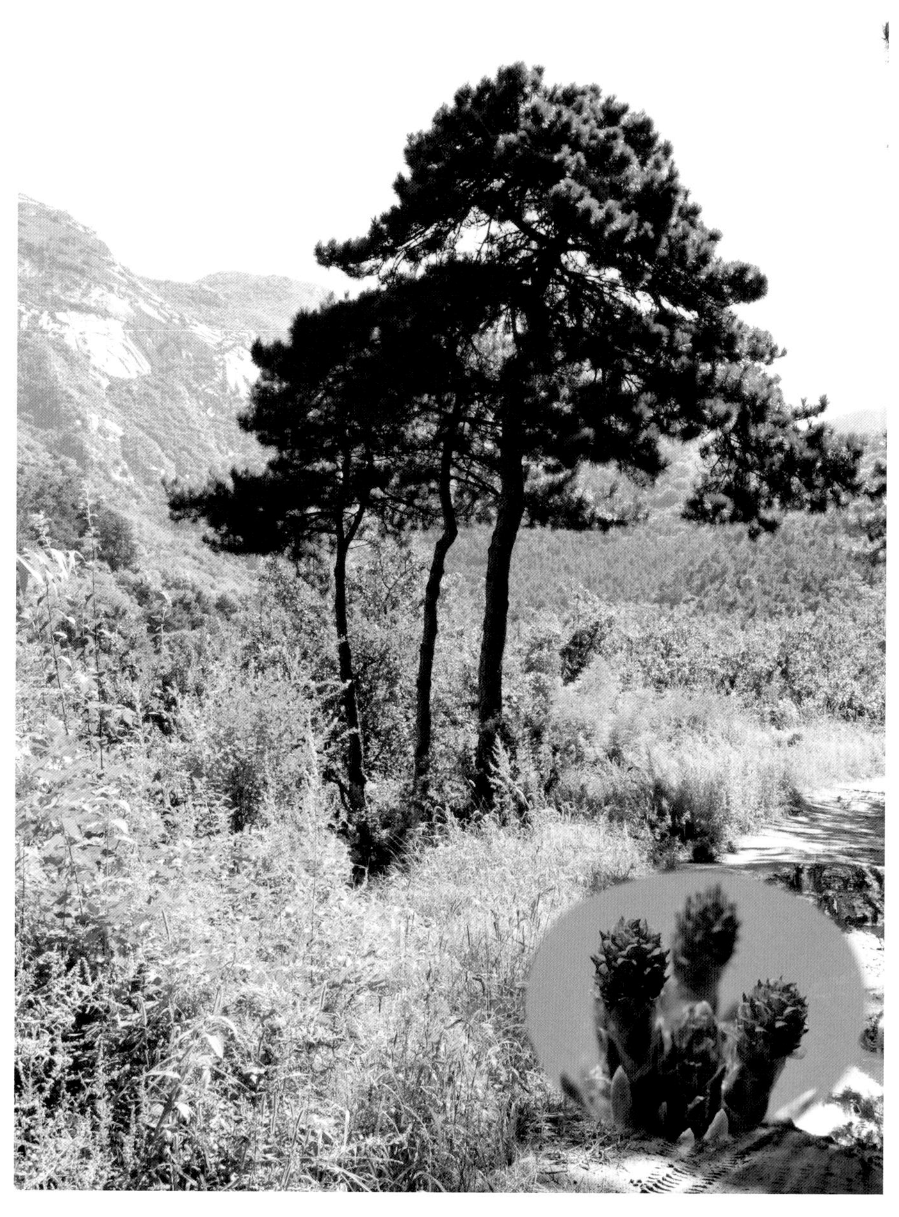

二叶舌唇兰

Platanthera chlorantha Cust ex Rchb.

【别　　名】大叶长距兰

【基　　原】来源于兰科舌唇兰属二叶舌唇兰**Platanthera chlorantha** Cust ex Rchb. 的块茎入药。

【形态特征】多年生草本。植株高30～50 cm。块茎卵状纺锤形，肉质，长3～4 cm。茎直立。基部大叶片椭圆形或倒披针状椭圆形，长10～20 cm，宽4～8 cm，顶端钝或急尖，基部收狭成抱茎的鞘状柄。总状花序具12～32朵花，长13～23 cm；花苞片披针形，顶端渐尖。子房圆柱状，上部勾曲；花较大，绿白色或白色；中萼片直立，舟状，圆状心形，长6～7 mm，宽5～6 mm；侧萼片张开，斜卵形，长7.5～8 mm，宽4～4.5 mm；花瓣直立，偏斜，狭披针形，长5～6 mm，基部宽2.5～3 mm，与中萼片相靠合呈兜状；唇瓣向前伸，舌状，肉质，长8～13 mm，宽约2 mm，顶端钝；距棒状圆筒形，长25～36 mm，水平或斜的向下伸展，稍微钩曲或弯曲，向末端明显增粗，末端钝，明显长于子房，为子房长的1.5～2倍；蕊柱粗，药室明显叉开；药隔颇宽；花粉团椭圆形；退化雄蕊显著；蕊喙宽，带状；柱头1个。花期6～7月；果期8～9月。

【生　　境】生于林下、林缘及灌丛中。

【分　　布】黑龙江、吉林、辽宁、内蒙古、河北、山西、陕西、甘肃、青海、四川、云南、西藏。欧洲至亚洲广布，从英格兰至朝鲜半岛有分布。

【采集加工】春、秋季采挖块茎，除去泥土，洗净，晒干。

【性味功能】味苦，性平。补肺生肌，化瘀止血。

【主治用法】治肺痨咳嗽，吐血，衄血，创伤，痈肿及烫火伤等。水煎服。外用适量捣烂敷患处。用量5～15 g。外用适量。

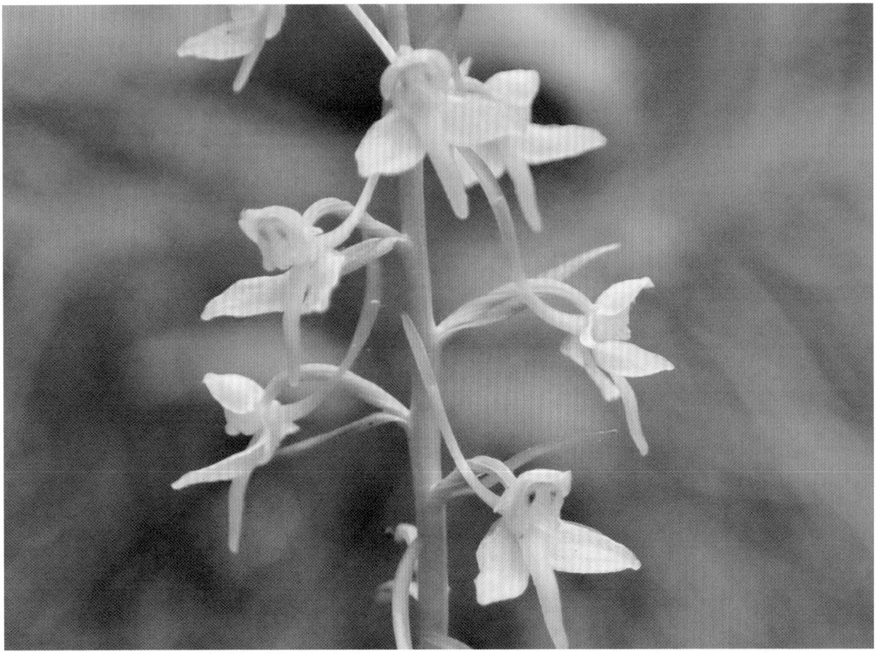

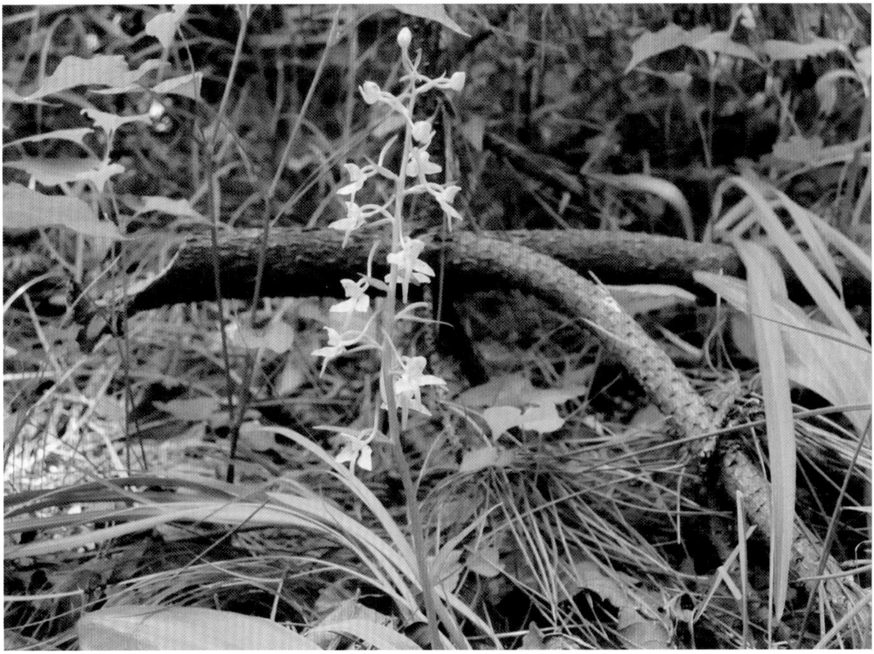

棱子芹

Pleurospermum uralense Hoffm.

【别　　名】黑瞎子芹

【基　　原】来源于伞形科棱子芹属棱子芹 **Pleurospermum uralense** Hoffm. 的根入药。

【形态特征】多年生草本，高1～2 m。根粗壮，有分枝，直径2～3 cm。茎分枝或不分枝，中空，表面有细条棱。基生叶或茎下部的叶有较长的柄；叶片轮廓宽卵状三角形，长15～30 cm，三出式2回羽状全裂，末回裂片狭卵形或狭披针形，长2～6 cm，宽0.5～2.5 cm，边缘有缺刻状牙齿，叶柄长15～30 cm；茎上部的叶有短柄。顶生复伞形花序大，直径10～20 cm；总苞片多数，线形或披针形，长2～8 cm，羽状分裂或全缘，外折，脱落；伞辐20～60，不等长，有粗糙毛；侧生复伞形花序较小，直径4～7 cm；伞辐10～15；小总苞片6～9，线状披针形，全缘或分裂，长5～10 mm，宽1～3 mm；花多数，花柄长10～12 mm；花白色，花瓣宽卵形，长2～2.5 mm；花药黄色。果实卵形，长7～10 mm，宽4～6 mm，果棱狭翅状，边缘有小钝齿，表面密生水泡状微凸起，每棱槽有油管1，合生面2。花期7月；果期8～9月。

【生　　境】生于林下、林缘、河岸及亚高山草地上等处。

【分　　布】黑龙江、吉林、辽宁、内蒙古、河北、山西。朝鲜、俄罗斯远东地区、日本也有分布。

【采集加工】夏、秋季采挖根，除去杂质，洗净，晒干。

【性味功能】活血，补血，养血。

【主治用法】治毒蛇咬伤。外用鲜品适量捣烂敷患处。

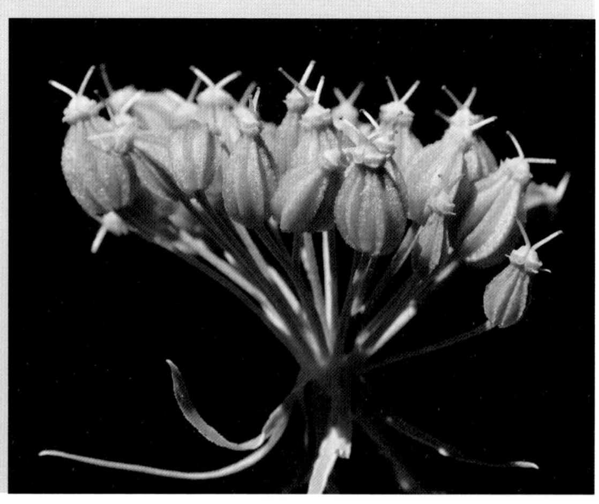

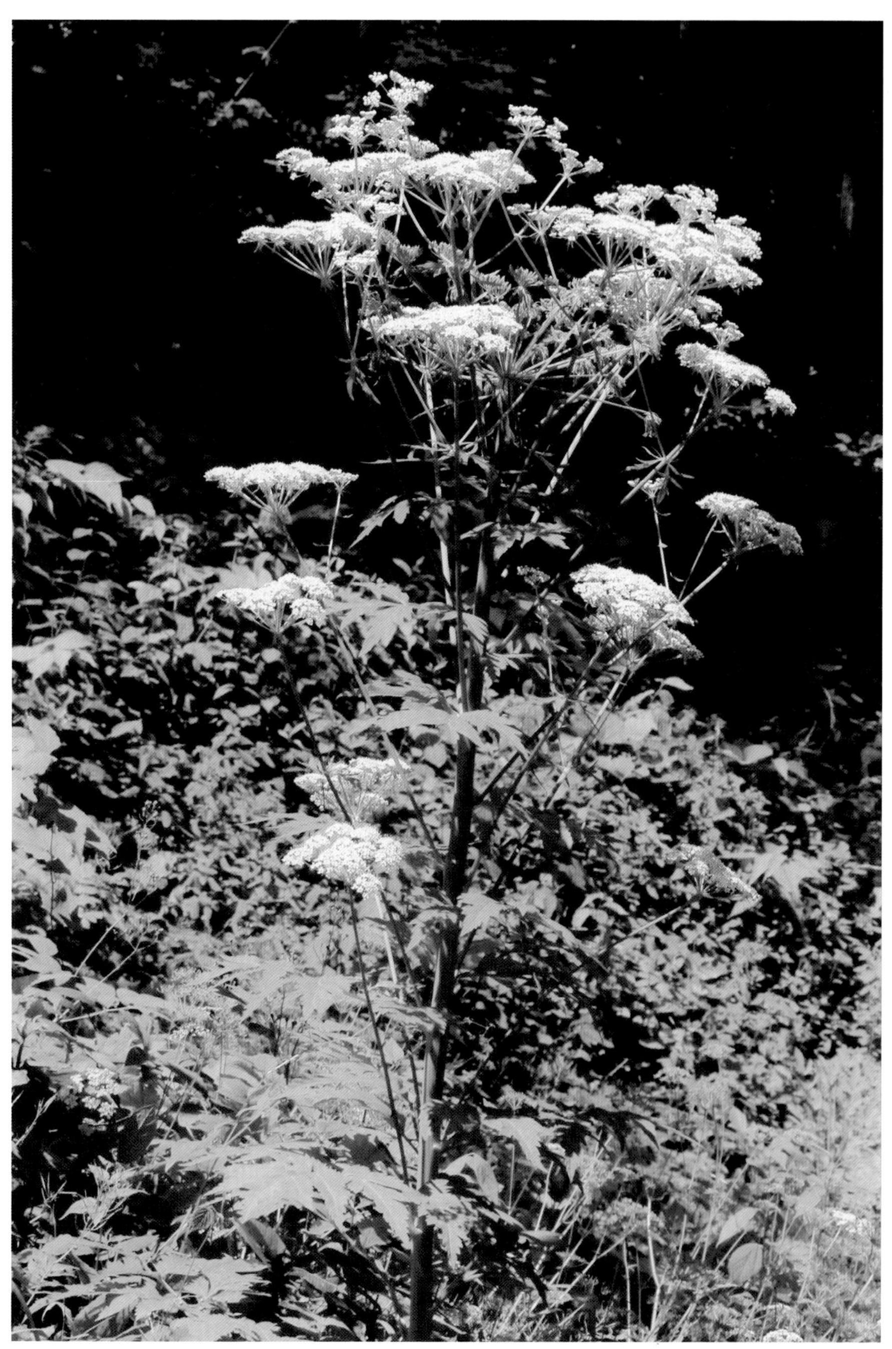

西伯利亚远志

Polygala sibirica Linn.

【别　　名】卵叶远志

【基　　原】来源于远志科远志属西伯利亚远志**Polygala sibirica** Linn.的全草及根入药。

【形态特征】多年生草本，高10～30 cm；根直立或斜生，木质。茎丛生，通常直立。叶互生，叶片纸质至亚革质，下部叶小卵形，长约6 mm，宽约4 mm，顶端钝，上部的大，披针形或椭圆状披针形，长1～2 cm，宽3～6 mm，顶端钝，具骨质短尖头。总状花序腋外生或假顶生，通常高出茎顶，具少数花；花长6～10 mm，具3枚小苞片，钻状披针形，长约2 mm；萼片5，宿存，外面3枚披针形，长约3 mm，里面2枚花瓣状，近镰刀形，长约7.5 mm，宽约3 mm，顶端具凸尖，基部具爪，淡绿色，边缘色浅；花瓣3，蓝紫色，侧瓣倒卵形，长5～6 mm，2/5以下与龙骨瓣合生，顶端圆形，微凹，龙骨瓣较侧瓣长；雄蕊8，花丝长5～6 mm，2/3以下合生成鞘，花药卵形，顶孔开裂；子房倒卵形，直径约2 mm，花柱肥厚，顶端弯曲，长约5 mm，柱头2。蒴果近倒心形，直径约5 mm。种子长圆形。花期6～7月；果期8～9月。

【生　　境】生于砂质土、石砾和石灰岩山地灌丛，林缘或草地。

【分　　布】全国大部分地区。朝鲜、蒙古、西伯利亚、尼泊尔、印度、欧洲也有分布。

【采集加工】夏、秋季采收全草，除去杂质，洗净，晒干。春、秋季采挖根，除去泥土，洗净，晒干。

【性味功能】味甘、辛、苦，性寒。滋阴清热，祛痰，解毒。

【主治用法】治痨热咳嗽，白带，腰酸，肺炎，胃痛，痢疾，跌打损伤，风湿疼痛，疔疮等。用量10～25 g。外用适量鲜品捣烂敷患处。

【附　　方】治妇女产后褥痨症、发热出汗、饮食无味：西伯利亚远志(卵叶远志)(去皮、心)干用25 g，鲜用50 g。用母鸡一只，去肠，将药入内煮烂，空心食之。

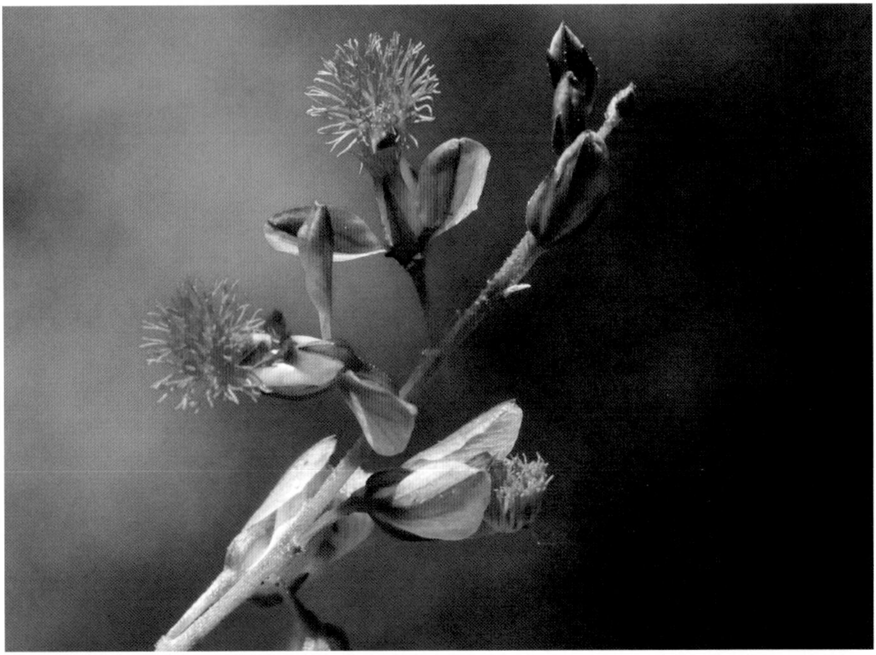

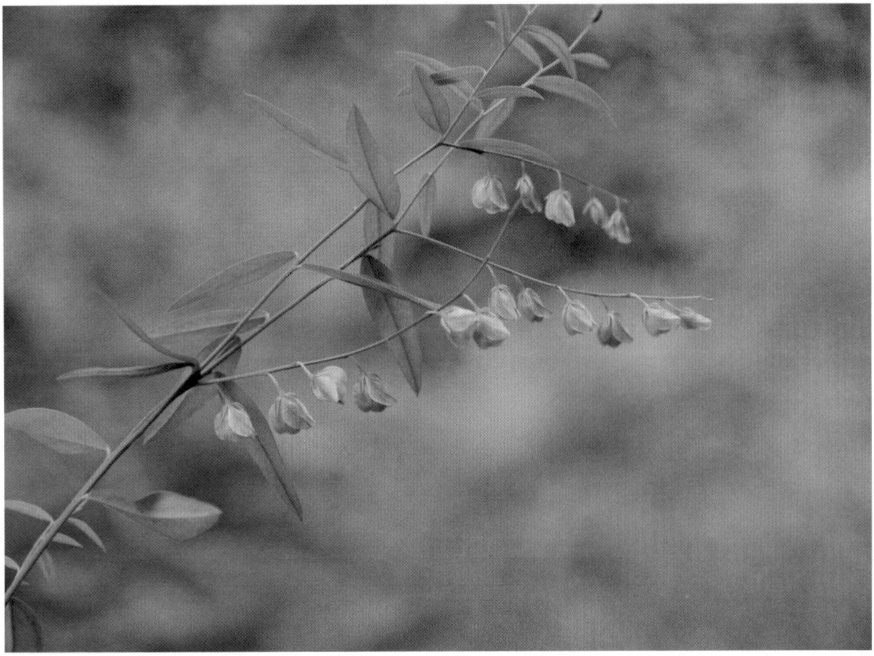

柳叶刺蓼

Polygonum bungeanum Turcz.

【别　　名】本氏蓼

【基　　原】来源于蓼科蓼属柳叶刺蓼**Polygonum bungeanum** Turcz.的根及果实入药。

【形态特征】一年生草本。茎直立或上升，高30～90 cm，分枝，具纵棱，被稀疏的倒生短皮刺，皮刺长1～1.5 mm。叶披针形或狭椭圆形，长3～10 cm，宽1～3 cm，顶端通常急尖，基部楔形，上面沿叶脉具短硬伏毛，下面被短硬伏毛，边缘具短缘毛；叶柄长5～10 mm，密生短硬伏毛；托叶鞘筒状，膜质，具硬伏毛，顶端截形，具长缘毛。总状花序呈穗状，顶生或腋生，长5～9 cm，通常分枝，下部间断，花序梗密被腺毛；苞片漏斗状，包围花序轴，无毛有时具腺毛，无缘毛，绿色或淡红色，每苞内具3～4花；花梗粗壮，比苞片稍长，花被5深裂，白色或淡红色，花被片椭圆形，长3～4 mm；雄蕊7～8，比花被短；花柱2，中下部合生，柱头头状。瘦果近圆形，双凸镜状，黑色，无光泽，长约3 mm，包于宿存的花被内。花期7～8月；果期8～9月。

【生　　境】生于山谷草地、田边、路旁湿地等处。

【分　　布】黑龙江、吉林、辽宁、内蒙古、河北、山西、山东、江苏、甘肃。朝鲜、俄罗斯远东地区、日本也有分布。

【采集加工】秋季果实成熟时剪下果穗，晒干，打下果实，搓去外皮，除去杂质，生用。春、夏、秋三季采挖根，除去杂质，切段，洗净，晒干。

【性味功能】根：清热解毒，利尿，明目。果实：清热，软坚，活血止痛，消瘀破积，健脾利湿。

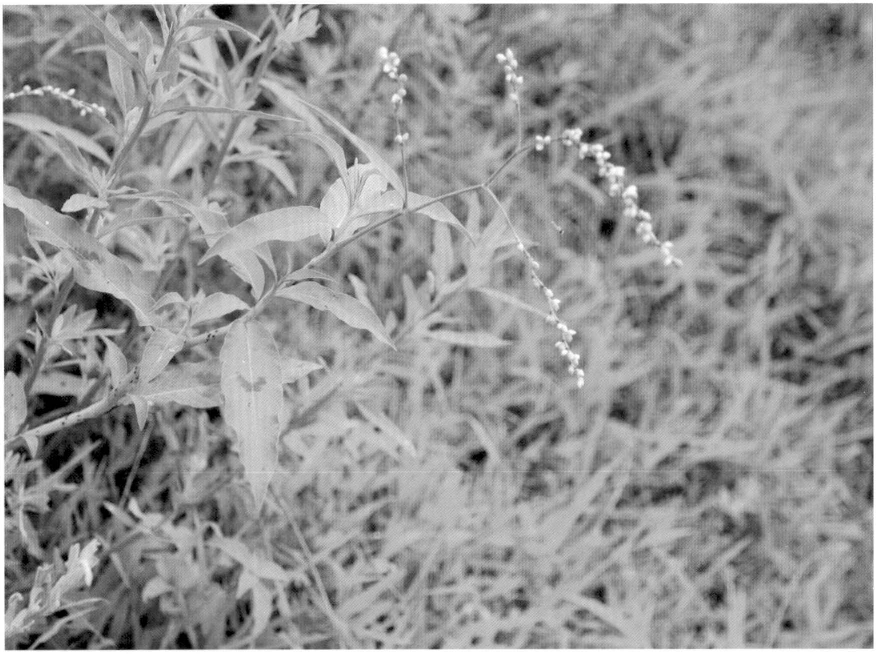

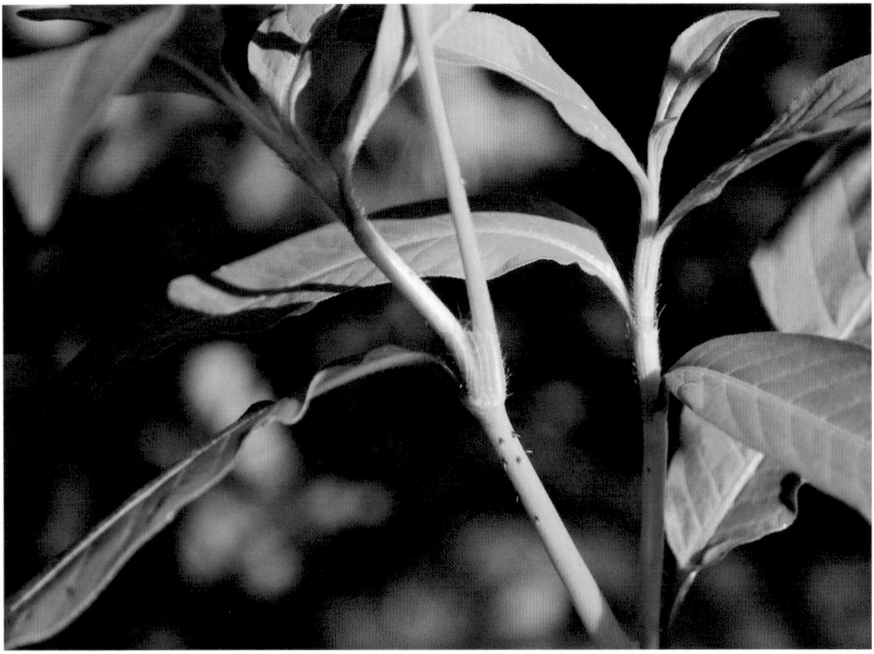

叉分蓼

Polygonum divaricatum Linn.

【别　　名】分叉蓼

【基　　原】来源于蓼科蓼属叉分蓼**Polygonum divaricatum** Linn. 的全草及根入药。

【形态特征】多年生草本。茎直立，高70～120 cm，无毛，自基部分枝，分枝呈叉状，开展，植株外形呈球形。叶披针形或长圆形，长5～12 cm，宽0.5～2 cm，顶端急尖，基部楔形或狭楔形，边缘通常具短缘毛，两面无毛或被疏柔毛；叶柄长约0.5 cm；托叶鞘膜质，偏斜，长1～2 cm，疏生柔毛或无毛，开裂，脱落。花序圆锥状，分枝开展；苞片卵形，边缘膜质，背部具脉，每苞片内具2～3花；花梗长2～2.5 mm，与苞片近等长，顶部具关节；花被5深裂，白色，花被片椭圆形，长2.5～3 mm，大小不相等；雄蕊7～8，比花被短；花柱3，极短，柱头头状。瘦果宽椭圆形，具3锐棱，黄褐色，有光泽，长5～6 mm，超出宿存花被约1倍。花期7～8月；果期8～9月。

【生　　境】生于山坡、草地、林缘、灌丛、沟谷、草原及固定沙丘等处，常聚生成片生长。

【分　　布】黑龙江、吉林、辽宁、内蒙古、河北、山西。朝鲜、蒙古、俄罗斯远东地区也有分布。

【采集加工】夏、秋季采收全草，除去杂质，切段，洗净，鲜用或晒干。春、秋季采挖根，除去泥土，洗净，鲜用或晒干。

【性味功能】全草：味酸、苦，性凉；清热，消积，散瘿，止泻。根：味酸，甘，性温；祛寒，温肾。

【主治用法】全草：治大小肠积热，瘿瘤，热泻腹痛。根：治寒疝，阴囊出汗等。用量10～15 g。

【附　　方】

1. 治热泻腹痛：分叉蓼研末，每次3 g，日服3次，开水冲服。或用分叉蓼15 g，麦冬、茜草各9 g。研末，每服3 g，日服3次，开水冲服。

2. 治寒疝，阴囊出汗：分叉蓼鲜根300～500 g，加水1000 g，熬成500 g，趁热装入罐中，用热气熏患部。熏时用被子围上，熏1～2 h(全身出汗为好)。一般2～3次可治愈。

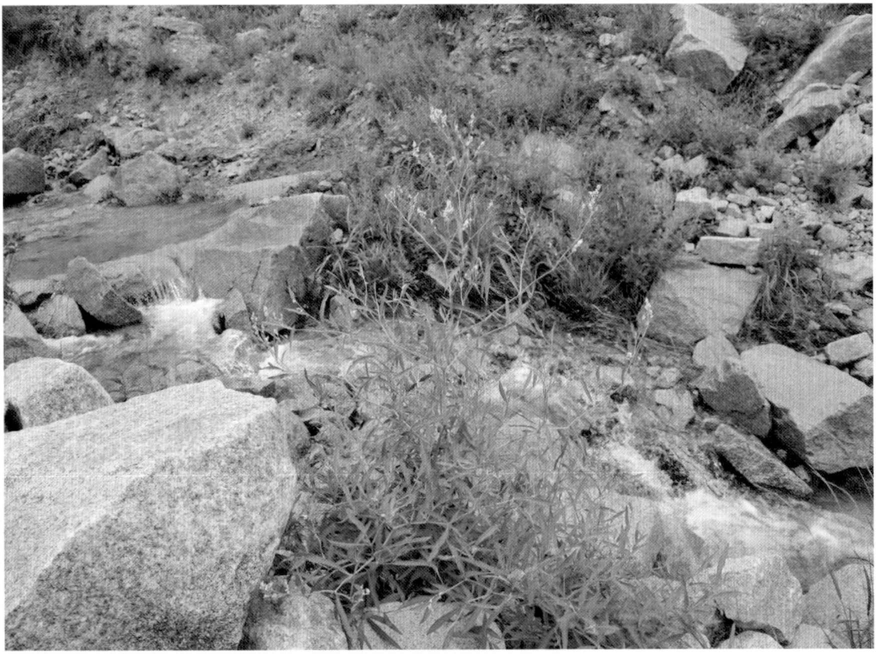

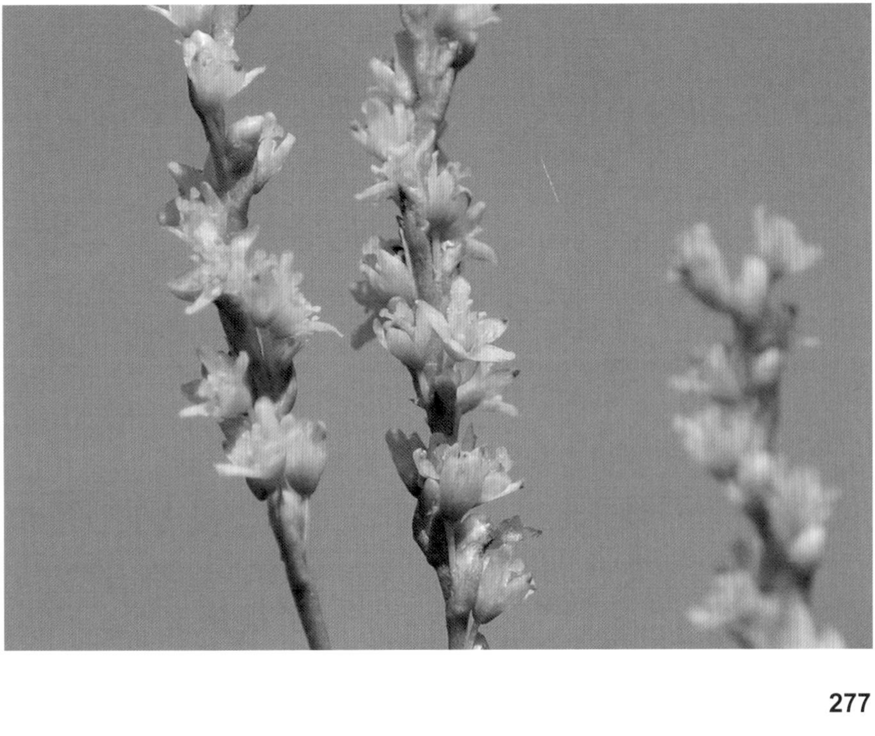

耳叶蓼

Polygonum manshuriense V. Petr. ex Kom.

【别　　名】拳参、草河车

【基　　原】来源于蓼科蓼属耳叶蓼**Polygonum manshuriense** V. Petr. ex Kom. 的根茎入药。

【形态特征】多年生草本。根状茎短，肥厚，弯曲，直径约1 cm，黑色。茎直立，高60～80 cm，通常数个自根状茎发出，不分枝，无毛。基生叶长圆形或披针形，纸质，长13～15 cm，宽2～3 cm，顶端渐尖，基部楔形，沿叶柄下延成狭翅，边缘全缘，上面绿色，下面灰绿色，两面无毛，叶柄长可达15 cm；茎生叶5～7，披针形，无柄，上部的叶抱茎，具叶耳；托叶鞘筒状，膜质，下部绿色，上部褐色，偏斜，开裂至中部，无缘毛。总状花序呈穗状，顶生，长4～8 cm，直径约1 cm；苞片卵形，膜质，顶端骤尖；每苞内具2～3花；花梗长4～5 mm，比苞片长，顶端具关节；花被5深裂，淡红色或白色，花被片椭圆形，长约3 mm；雄蕊8，比花被长；花柱3，柱头头状。瘦果卵形，具3锐棱，长约3 mm，有光泽，包于宿存花被内。花期6～7月；果期8～9月。

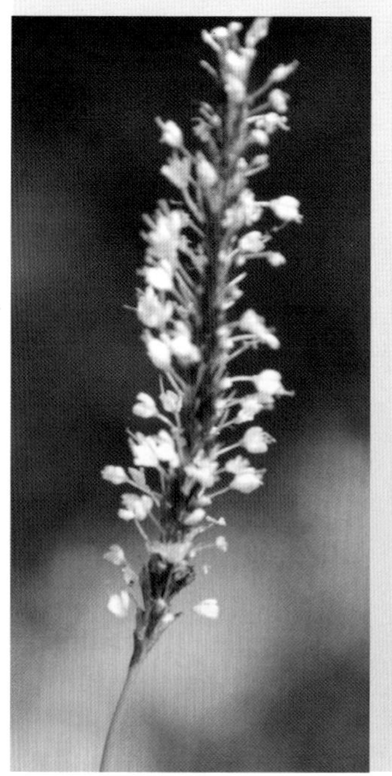

【生　　境】生于山坡草地、林缘、山谷湿地等处。

【分　　布】黑龙江、吉林、辽宁省、内蒙古。朝鲜、西伯利亚也有分布。

【采集加工】春、秋季采挖根茎，剪掉须根，除去泥土，洗净，晒干。

【性味功能】味苦，性寒。清热解毒，镇惊，凉血止血，利湿消肿。

【主治用法】治热病惊搐，破伤风，赤痢，痈肿，瘰疬，咽喉肿痛，口腔炎，牙龈炎，肠炎及便血等。用量10～15 g

【附　　方】

1. 治细菌性痢疾：鲜耳叶蓼、鲜蒲公英各20 g，鲜黄芩15 g。水煎服。小儿酌减。

2. 治细菌性痢疾，大便脓血：耳叶蓼鲜根茎、鲜蒲公英各20 g，鲜黄芩15 g，水煎服。小儿酌减。或单用耳叶蓼根茎25 g，水煎服。

3. 治口腔炎，牙龈炎：耳叶蓼15 g，煎汤含漱。

4. 治呕吐，泻肚：耳叶蓼10～15 g，水煎服。尤其对小儿呕吐有良效（安图县民间方）。

5. 治痔疮出血：耳叶蓼25 g，煎汤，熏洗患处，每日1～2次。

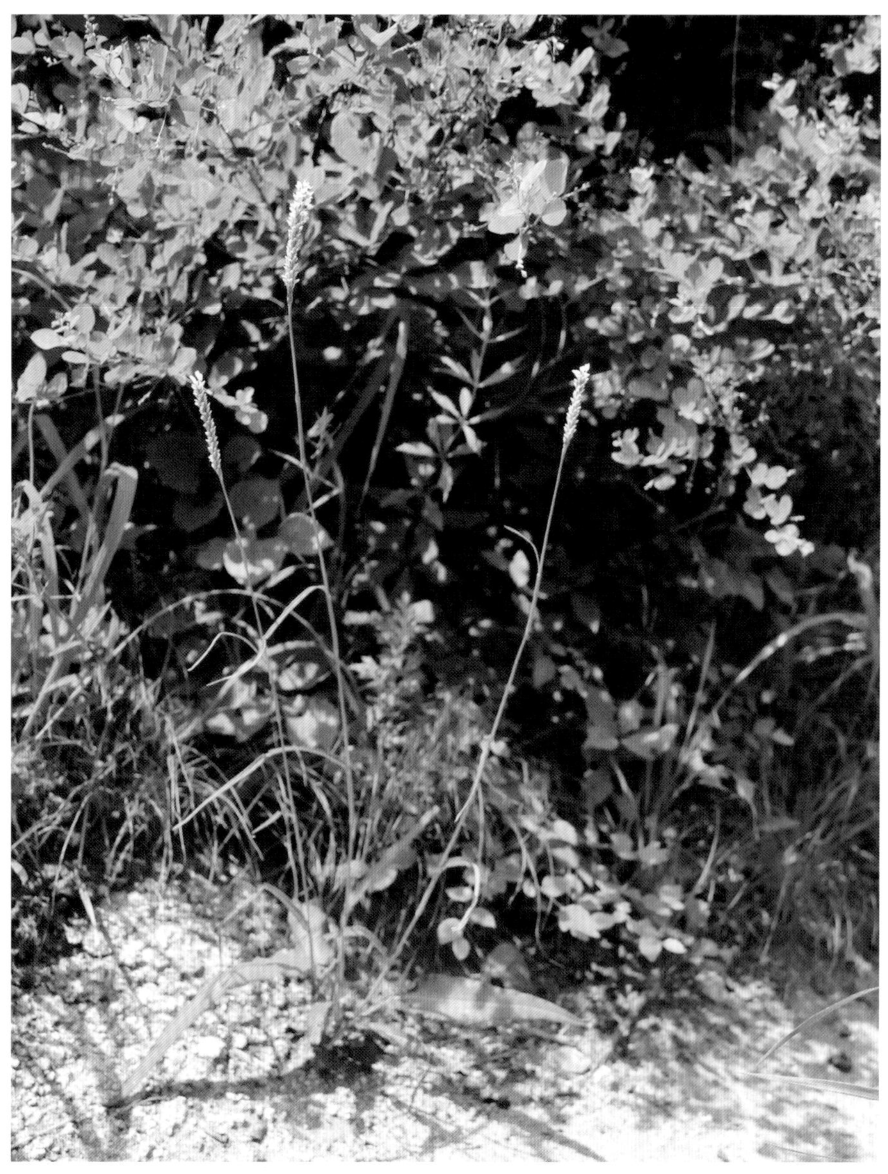

箭叶蓼

Polygonum sieboldii Meisn.

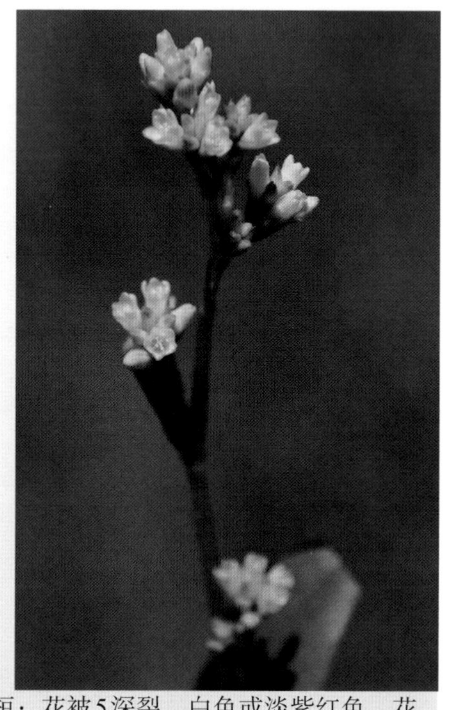

【别　　名】雀翘、短叶箭叶蓼、沼地箭叶蓼

【基　　原】来源于蓼科蓼属箭叶蓼**Polygonum sieboldii** Meisn. 的全草入药。

【形态特征】一年生草本。茎基部外倾，上部近直立，有分枝，无毛，四棱形，沿棱具倒生皮刺。叶宽披针形或长圆形，长2.5～8 cm，宽1～2.5 cm，顶端急尖，基部箭形，上面绿色，下面淡绿色，两面无毛，下面沿中脉具倒生短皮刺，边缘全缘，无缘毛；叶柄长1～2 cm，具倒生皮刺；托叶鞘膜质，偏斜，无缘毛，长0.5～1.3 cm。花序头状，通常成对，顶生或腋生，花序梗细长，疏生短皮刺；苞片椭圆形，顶端急尖，背部绿色，边缘膜质，每苞内具2～3花；花梗短，长1～1.5 mm，比苞片短；花被5深裂，白色或淡紫红色，花被片长圆形，长约3 mm；雄蕊8，比花被短；花柱3，中下部合生。瘦果宽卵形，具3棱，黑色，无光泽，长约2.5 mm，包于宿存花被内。花期7～8月；果期8～9月。

【生　　境】生于山坡、草地、沟边、灌丛及湿草甸子等处，常聚生成片生长。

【分　　布】东北、华北、陕西、甘肃、华东、华中、四川、贵州、云南。朝鲜、日本、俄罗斯远东地区也有分布。

【采集加工】夏、秋季采收全草，切段，洗净，鲜用或晒干。

【性味功能】味酸、涩，性平。祛风除湿，清热解毒，消肿止痛，止痒。

【主治用法】治风湿关节痛，黄水疮，肠炎，痢疾，毒蛇咬伤，疮疖肿毒，瘰疬，带状疱疹，湿疹，皮炎，痔疮，皮肤瘙痒，狗咬伤等。用量6～15 g。外用适量鲜草捣烂敷患处。

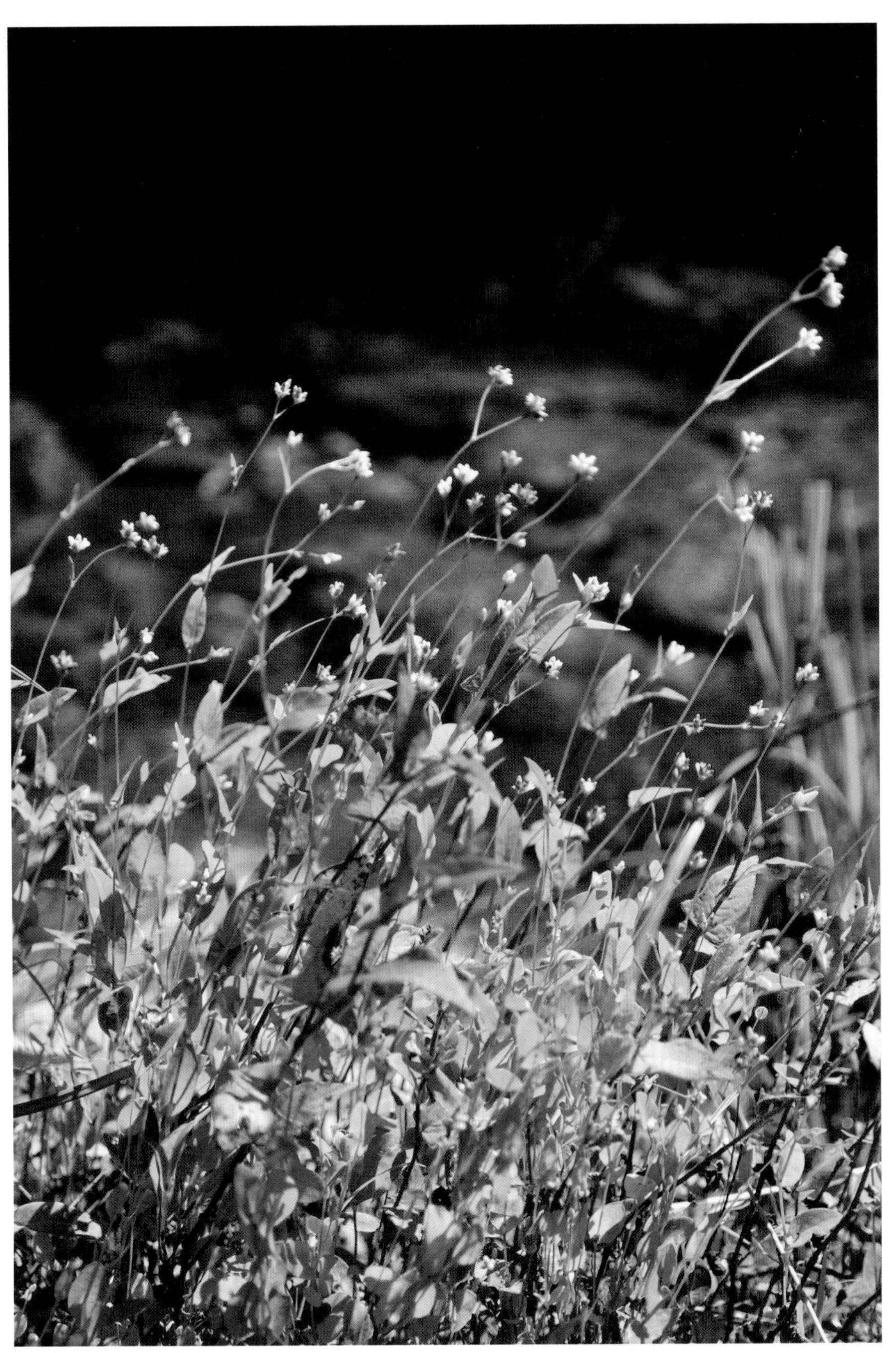

皱叶委陵菜

Potentilla ancistrifolia Bge.

【别　　名】钩叶委陵菜

【基　　原】来源于蔷薇科委陵菜属皱叶委陵菜**Potentilla ancistrifolia** Bge. 的全草入药。

【形态特征】多年生草本。根粗壮，圆柱形，木质。花茎直立，高10～30 cm。基生叶为羽状复叶，有小叶2～4对，下面一对常小形，连叶柄长5～15 cm；小叶片无柄或有时顶生小叶有短柄，亚革质，椭圆形、长椭圆形或椭圆卵形，长1～4 cm，宽0.5～1.5 cm，顶端急尖或圆钝，基部楔形或宽楔形，边缘有急尖锯齿，齿常粗大，三角状卵形，上面绿色或暗绿色，通常有明显皱褶，茎生叶2～3，有小叶1～3对；基生叶托叶膜质，褐色；茎生叶托叶草质，绿色，卵状披针形或披针形，边缘有1～3齿稀全缘。伞房状聚伞花序顶生，疏散，花梗长0.5～1 cm；花直径8～12 cm；萼片三角卵形，顶端尾尖，副萼片狭披针形，顶端锐尖，与萼片近等长，外面常带紫色；花瓣黄色，倒卵长圆形，顶端圆形，比萼片长0.5～1倍；花柱近顶着生，丝状，柱头不扩大。成熟瘦果表面有脉纹，脐部有长柔毛。花期6～7月；果期8～9月。

【生　　境】生于山坡草地、岩石缝中、多砂砾地及灌木林下。

【分　　布】黑龙江、吉林、辽宁、河北、河南、山西、陕西、湖北、四川、甘肃。朝鲜、俄罗斯远东地区也有分布。

【采集加工】夏、秋季采收全草，切段，晒干。

【性味功能】清热解毒，凉血止痛，止痢。

【主治用法】治赤痢腹痛，久痢不止，痔疮出血，痈肿疮毒等。用量10～15 g。外用鲜草适量捣烂敷或取汁搽患处。

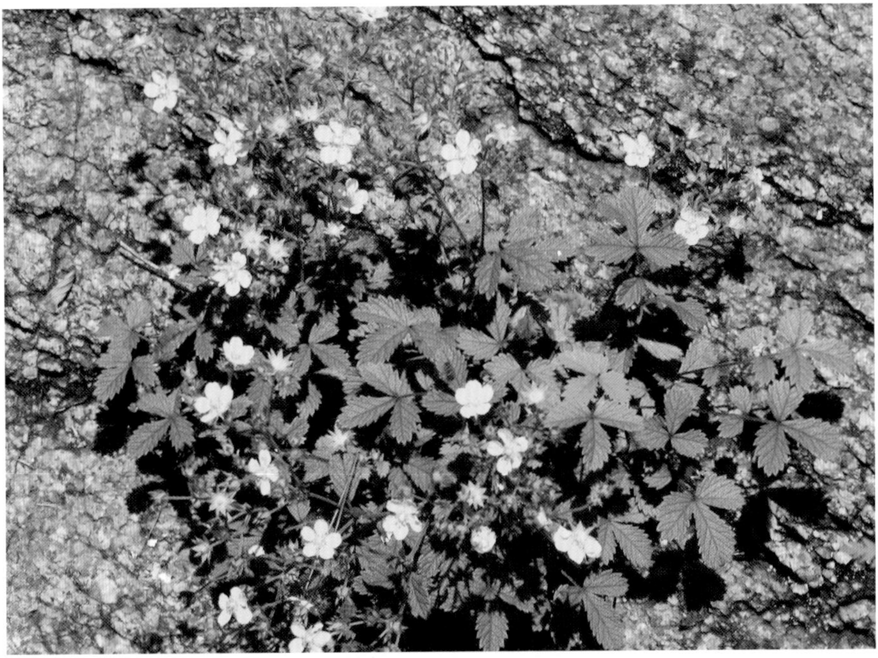

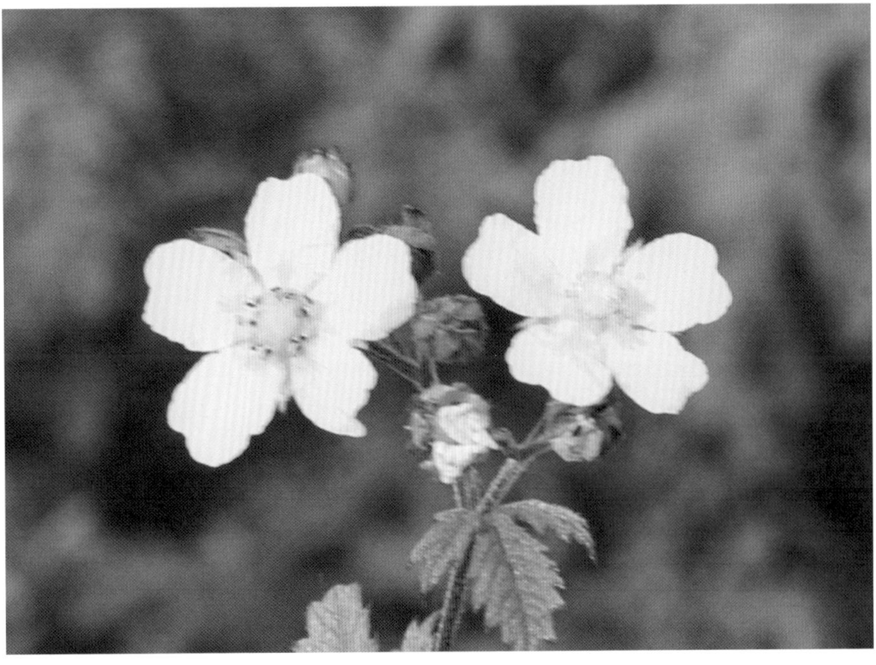

大萼委陵菜

Potentilla conferta Bge.

【别　　名】白毛委陵菜、大头委陵菜

【基　　原】来源于蔷薇科委陵菜属大萼委陵菜**Potentilla conferta** Bge.的根入药。

【形态特征】多年生草本。根圆柱形。花茎直立或上升，高20～45 cm。基生叶为羽状复叶，有小叶3～6对，连叶柄长6～20 cm；小叶片对生或互生，披针形或长椭圆形，长1～5 cm，宽0.5～2 cm，边缘羽状中裂或深裂，但不达中脉，裂片通常三角状长圆形，三角状披针形或带状长圆形，顶端圆钝或呈舌形，基部常扩大，边缘向下反卷或有时不明显；茎生叶与基生叶相似，唯小叶对数较少；基生叶托叶膜质，褐色，茎生叶托叶草质，绿色，常齿牙状分裂或不分裂，顶端渐尖。聚伞花序多花至少花，春季时常密集于顶端，夏秋时花梗常伸长疏散，花梗长1～2.5 cm；花直径1.2～1.5 cm；萼片三角卵形或椭圆卵形，顶端急尖或渐尖，副萼片披针形或长圆披针形，顶端圆钝或急尖，在果时显著增大；花瓣黄色，倒卵形，顶端圆钝或微凹，比萼片稍长；花柱圆锥形。瘦果卵形或半球形，具皱纹。花期6～7月；果期8～9月。

【生　　境】生于耕地边、山坡草地、沟谷、草甸及灌丛中。

【分　　布】黑龙江、吉林、内蒙古、河北、山西、甘肃、新疆、四川、云南、西藏。蒙古、俄罗斯远东地区也有分布。

【采集加工】春、秋季采挖根，除去泥土，洗净，鲜用或晒干。

【性味功能】味苦、酸，性凉。凉血止血。

【主治用法】治崩漏，血淋等症。用量10～15 g。

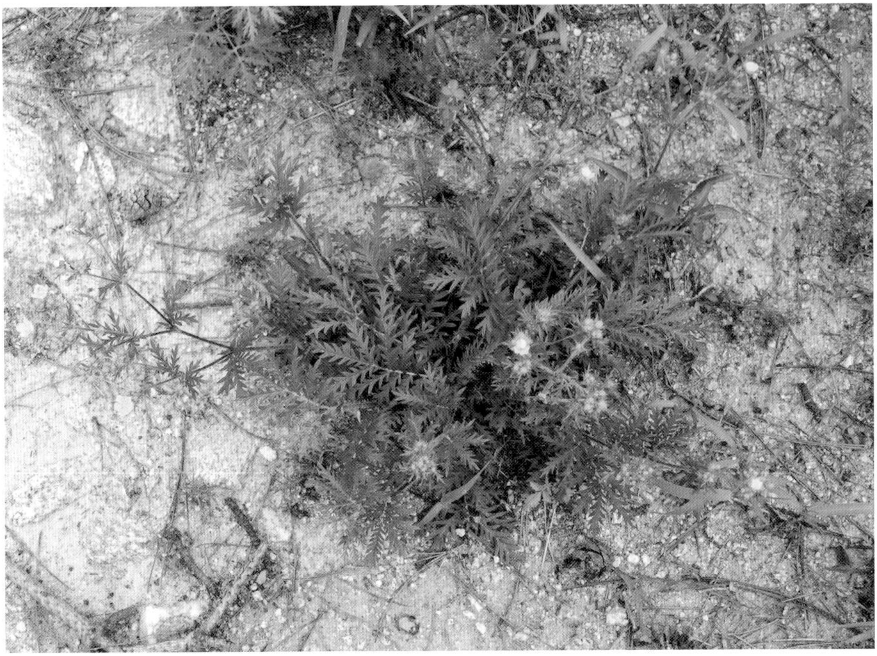

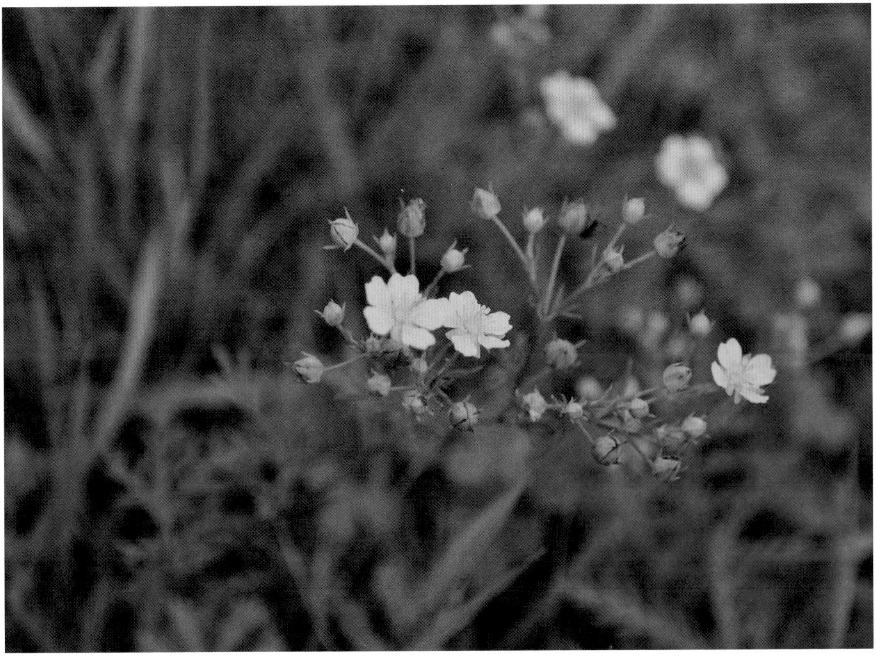

狼牙委陵菜

Potentilla cryptotaeniae Maxim.

【别　　名】狼牙、狼牙萎陵菜

【基　　原】来源于蔷薇科委陵菜属狼牙委陵菜**Potentilla cryptotaeniae** Maxim. 的全草入药。

【形态特征】一年生或二年生草本，多须根。花茎直立或上升，高50～100 cm。基生叶3出复叶，茎生叶3小叶，叶柄被开展长柔毛及短柔毛，有时脱落几无毛；小叶片长圆形至卵披针形，长2～6 cm，常中部最宽，达1～2.5 cm，顶端渐尖或尾状渐尖，基部楔形，边缘有多数急尖锯齿，两面绿色，被疏柔毛，有时脱落几无毛，下面沿脉较密而开展；基生叶托叶膜质，褐色，外面密被长柔毛，茎生叶托叶草质，绿色，全缘，披针形，顶端渐尖，通常与叶柄合生，很长，合生部分比离生部分长1～3倍。伞房状聚伞花序多花，顶生，花梗细，长1～2 cm，被长柔毛或短柔毛；花直径约2 cm；萼片长卵形，顶端渐尖或急尖，副萼片披针形，顶端渐尖，开花时与萼片近等长，花后比萼片长，外面被稀疏长柔毛；花瓣黄色，倒卵形，顶端圆钝或微凹，比萼片长或近等长；花柱近顶生，基部稍膨大，柱头稍微扩大。瘦果卵形，光滑。花期7～8月；果期8～9月。

【生　　境】生于草甸、山坡草地、林缘湿地、林缘路旁及水沟边等处。

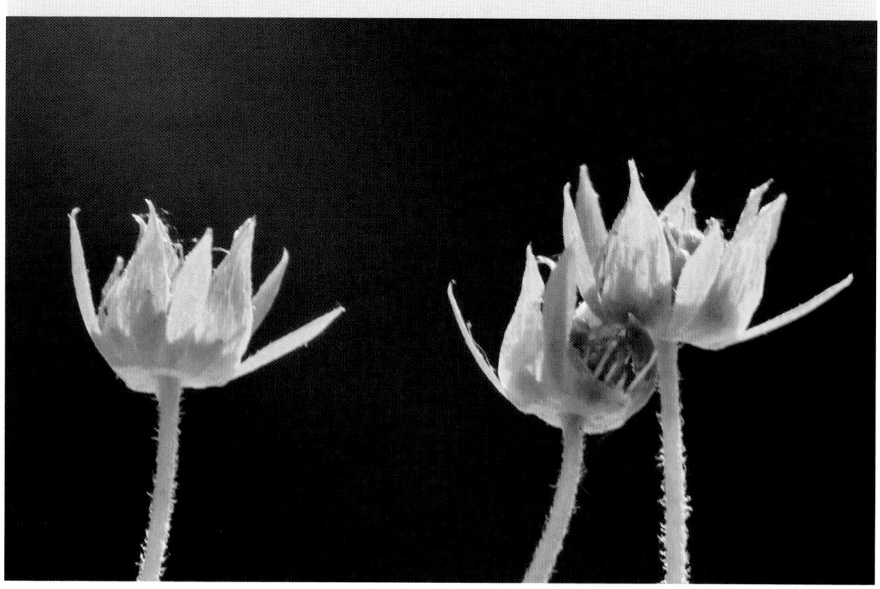

【分　　布】黑龙江、吉林、辽宁、陕西、甘肃、四川。朝鲜、俄罗斯远东地区、日本也有分布。

【采集加工】夏、秋季采收全草，除去杂质，切段，洗净，晒干。

【性味功能】味涩，性平。活血止血，清热敛疮。

【主治用法】治泄泻，痢疾，胃痛，肺虚咳嗽，外伤出血，跌打损伤，狂犬咬伤等。用量10～15 g。外用适量鲜品捣碎敷患处。

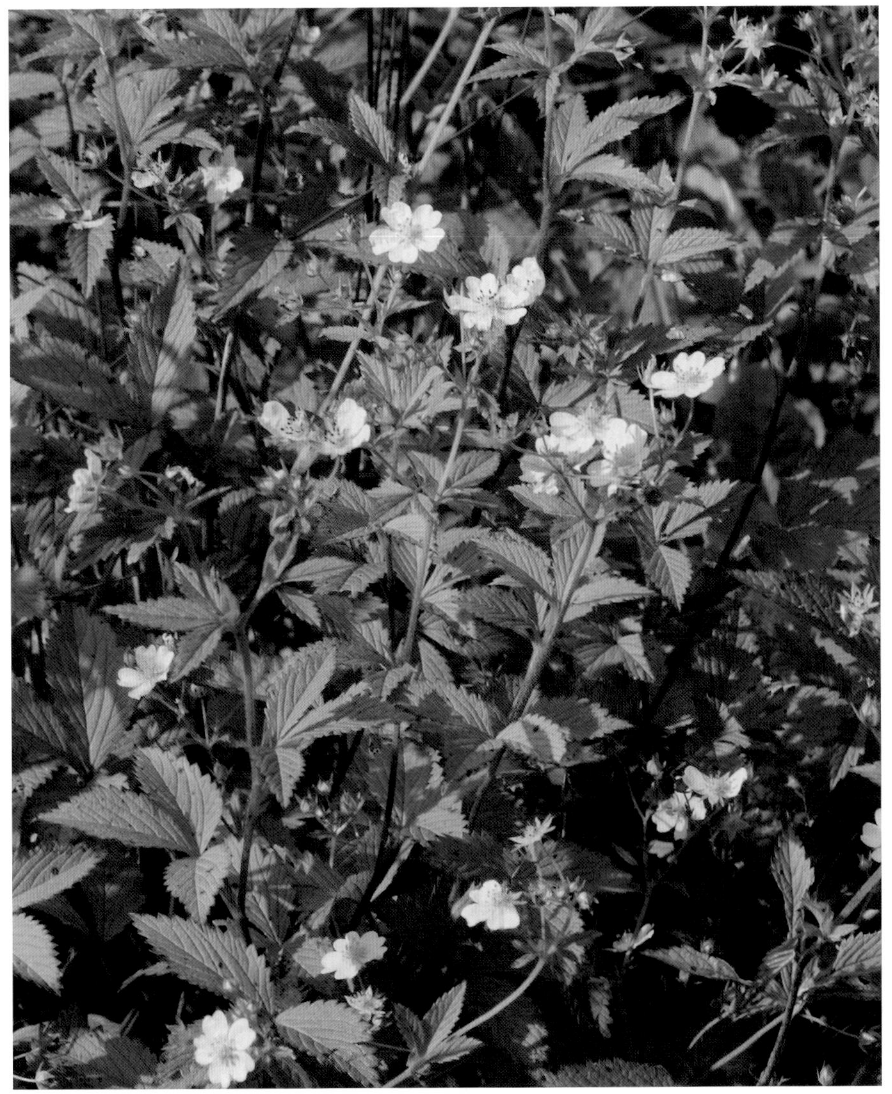

匍枝委陵菜

Potentilla flagellaris Willd. ex Schlecht.

【别　　名】蔓萎陵菜

【基　　原】来源于蔷薇科委陵菜属匍枝委陵菜**Potentilla flagellaris** Willd. ex Schlecht. 的全草入药。

【形态特征】多年生匍匐草本。根细而簇生。匍匐枝长8～60 cm，被伏生短柔毛或疏柔毛。基生掌状5出复叶，连叶柄长4～10 cm，叶柄被伏生柔毛或疏柔毛，小叶无柄；小叶片披针形，卵状披针形或长椭圆形，长1.5～3 cm，宽0.7～1.5 cm，顶端急尖或渐尖，基部楔形，边缘有3～6缺刻状大小不等急尖锯齿，下部两个小叶有时2裂，两面绿色，伏生稀疏短毛，以后脱落或在下面沿脉伏生疏柔毛；匍匐枝上叶与基生叶相似；基生叶托叶膜质，褐色，外面被稀疏长硬毛，纤匍枝上托叶草质，绿色，卵披针形，常深裂。单花与叶对生，花梗长1.5～4 cm，被短柔毛；花直径1～1.5 cm；萼片卵状长圆形，顶端急尖，与萼片近等长稀稍短，外面被短柔毛；花瓣黄色，顶端微凹或圆钝，比萼片稍长；花柱近顶生，基部细，柱头稍微扩大。成熟瘦果长圆状卵形，表面呈泡状凸起。花期6～7月；果期8～9月。

【生　　境】生于阴湿草地、水泉旁边及疏林下。

【分　　布】黑龙江、吉林、辽宁、内蒙古、河北、山西、山东、甘肃。朝鲜、俄罗斯远东地区、蒙古也有分布。

【采集加工】夏、秋季采收全草，切段，晒干。

【性味功能】清热解毒。

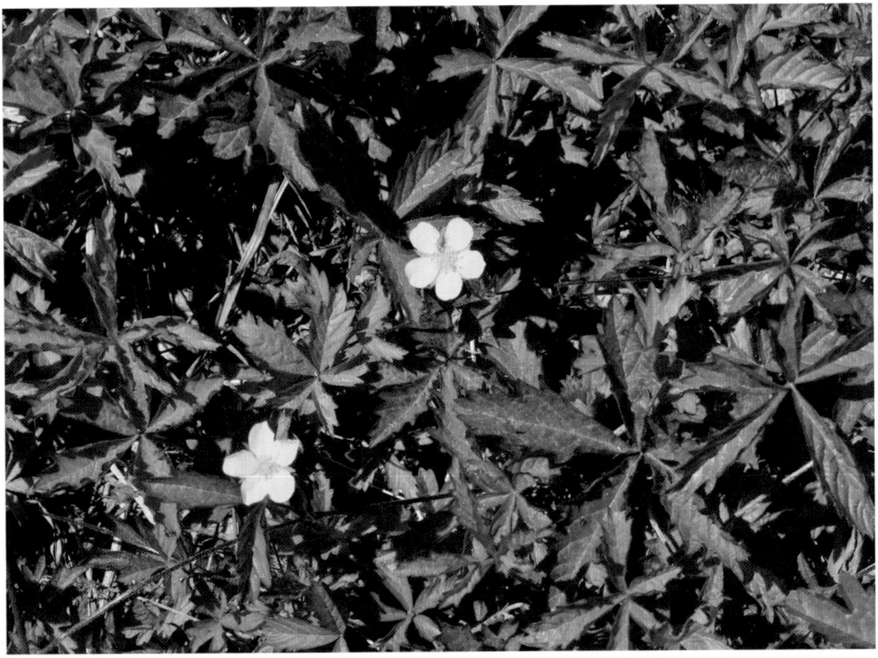

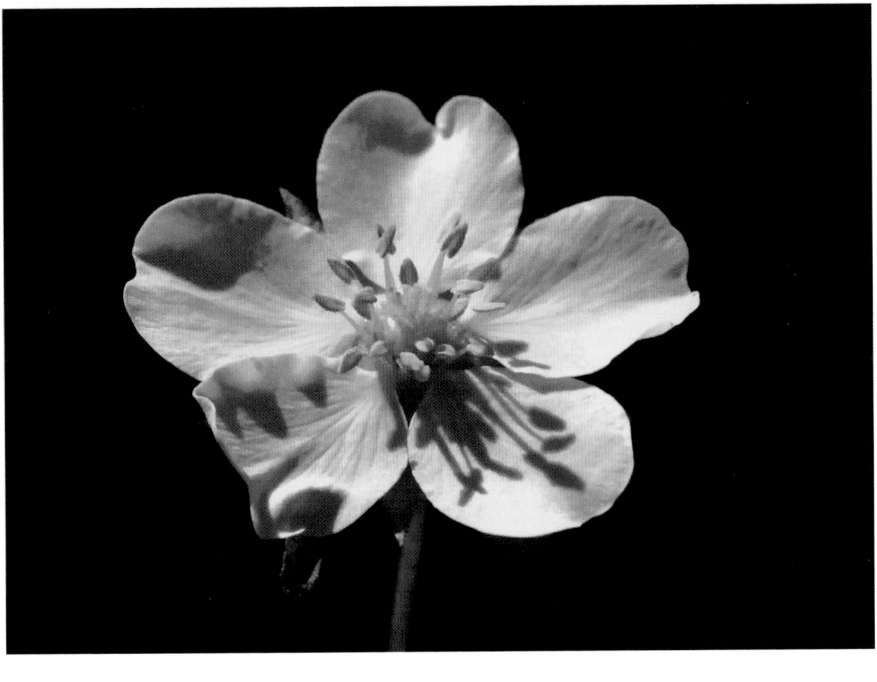

肾叶报春

Primula loesener Kitag.

【别　　名】心叶报春、鸭绿报春

【基　　原】来源于报春花科报春花属肾叶报春**Primula loeseneri** Kitag. 的全草入药。

【形态特征】多年生草本，具粗短根茎。叶2～3枚丛生；叶片肾圆形至近圆形，长5～15 cm，宽5.5～20 cm，基部心形，边缘7～9浅裂，裂片三角形，具三角形锐尖牙齿；叶脉掌状，基出或近于基出；叶柄长8～30 cm，疏被柔毛。花葶高25～50 cm，毛被同叶柄，稀疏或有时甚密；伞形花序通常2轮，稀为1轮或多达4 轮，每轮2～8花；苞片线状披针形，长4～9 mm；花梗长3～12 mm，果时长可达20 mm，被短柔毛；花萼钟状，长6～10 mm，被短柔毛，分裂达全长的1/2～3/4，裂片披针形；花冠红紫色，冠筒口周围绿黄色，冠筒长1.2～1.3 cm，冠檐直径1～1.5 mm，裂片倒卵形，顶端具深凹缺；长花柱花：雄蕊着生于冠筒中部，花柱长约8 m，接近筒口；短花柱花：雄蕊接近冠筒口，花柱长约4 mm。蒴果椭圆体状，短于宿存花萼。花期5～6月；果期6～7月。

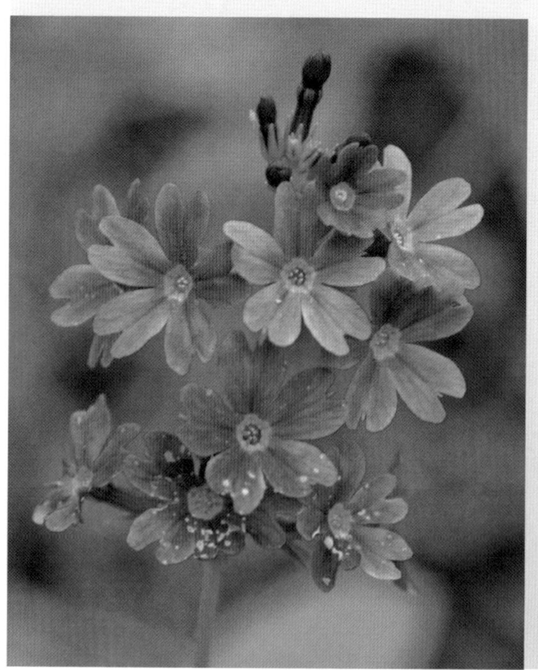

【生　　境】生于林下及林缘等处。

【分　　布】辽宁、山东。朝鲜、日本也有分布。

【采集加工】春、秋季采收全草，除去杂质，洗净，晒干。

【性味功能】清热除湿，淋浊带下，排毒生肌。

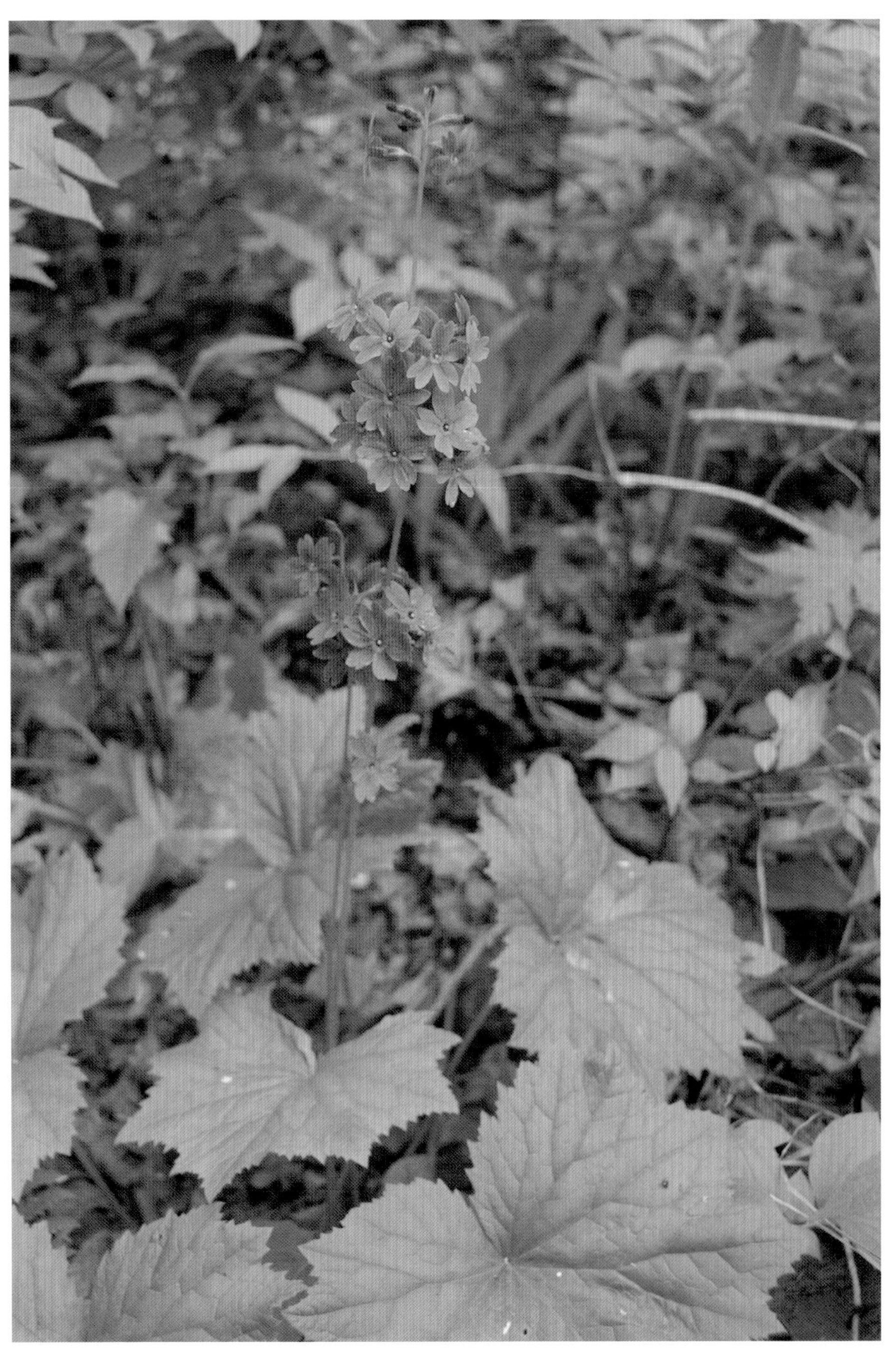

东北扁核木

Prinsepia sinensis (Oliv.) Oliv. ex Bean

【别　　名】辽宁扁核木、东北蕤核

【基　　原】来源于蔷薇科扁核木属东北扁核木 **Prinsepia sinensis** (Oliv.) Oliv. ex Bean 的种子入药。

【形态特征】落叶小灌木，高约2 m，多分枝；枝条灰绿色或紫褐色，皮成片状剥落；小枝红褐色，有棱条；枝刺直立或弯曲，刺长6～10 mm；冬卵圆形。叶互生，稀丛生，叶片卵状披针形或披针形，极稀带形，长3～6.5 cm，宽6～20 mm，顶端急尖、渐尖或尾尖，基部近圆形或宽楔形，全缘或有稀疏锯齿；叶柄长5～10 mm；托叶小，膜质，披针形，顶端渐尖，全缘。花1～4朵，簇生于叶腋；花梗长1～1.8 cm，无毛；花直径约1.5 cm；萼筒钟状，萼片短三角状卵形，全缘，萼筒和萼片外面无毛，边有睫毛；花瓣黄色，倒卵形，顶端圆钝，基部有短爪，着生在萼筒口部里面花盘边缘；雄蕊10，花丝短，成2轮着生在花盘上近边缘处；心皮1，花柱侧生，柱头头状。核果近球形或长圆形，直径1～1.5 cm，红紫色或紫褐色，萼片宿存；核坚硬，卵球形，微扁，直径约8～10 mm，有皱纹。花期5月；果期8～9月。

【生　　境】生于杂木林中或阴山坡的林间，或山坡开阔处以及河岸旁等处。

【分　　布】黑龙江、吉林、辽宁。朝鲜、俄罗斯远东地区也有分布。

【采集加工】秋季采摘成熟果实，去除果肉，获取种子，洗净，晒干。

【性味功能】味苦，性凉。清肝明目，消肿利尿。

【主治用法】治疗眼结膜炎，角膜云翳。用量10～15 g。

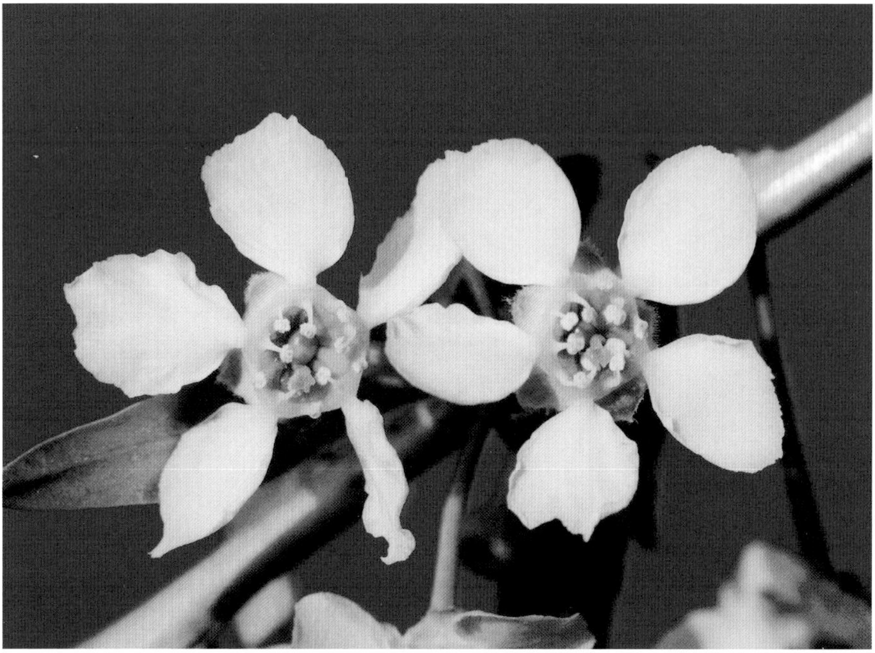

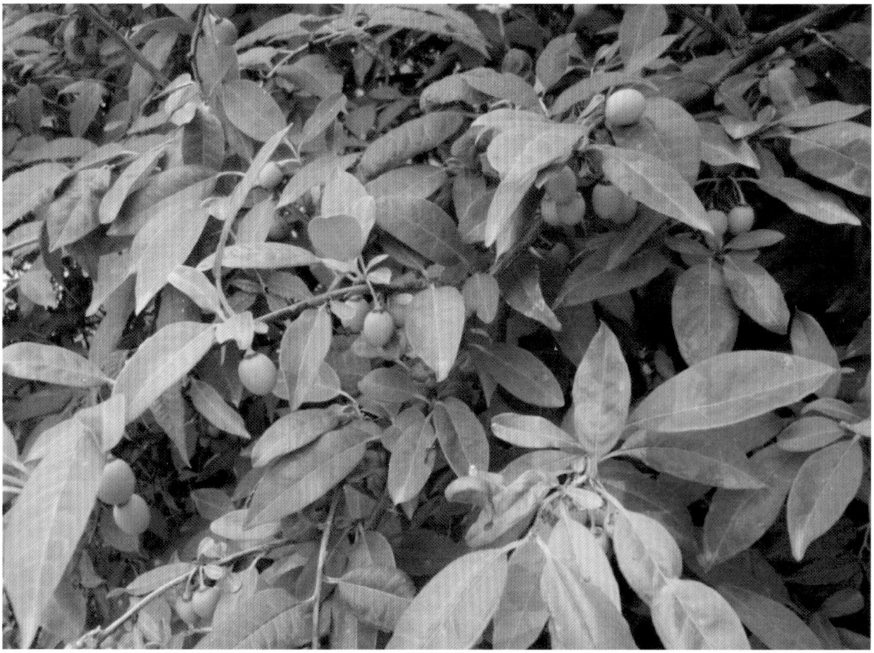

蔓孩儿参

Pseudostellaria davidii (Franch.) Pax.

【别　　名】蔓假繁缕

【基　　原】来源于石竹科孩儿参属蔓孩儿参**Pseudostellaria davidii** (Franch.) Pax. 的全草入药。

【形态特征】多年生草本。块根纺锤形。茎匍匐，细弱，长60～80 cm，稀疏分枝，被2列毛。叶片卵形或卵状披针形，长2～3 cm，宽1.2～2 cm，顶端急尖，基部圆形或宽楔形，具极短柄，边缘具缘毛。开花受精花单生于茎中部以上叶腋；花梗细，长3.8 cm，被1列毛；萼片5，披针形，长约3 mm，外面沿中脉被柔毛；花瓣5，白色，长倒卵形，全缘，比萼片长1倍；雄蕊10，花药紫色，比花瓣短；花柱3，稀2。闭花受精花通常1～2朵，匍匐枝多时则花数2朵以上，腋生；花梗长约1 cm，被毛；萼片4，狭披针形，长约3 mm，宽0.8～1 mm，被柔毛；雄蕊退化；花柱2。蒴果宽卵圆形，稍长于宿存萼；种子圆肾形或近球形，直径约1.5 mm，表面具棘凸。花期5～6月；果期6～7月。

【生　　境】生于山地混交林下湿润地、杂木林下岩石旁阴湿地、林下山溪旁及林缘向阳石质坡地等处。常聚生成片生长。

【分　　布】黑龙江、吉林、辽宁、内蒙古、河北、山西、浙江、山东、安徽、河南、四川、陕西、甘肃、青海、新疆、云南、西藏。朝鲜、俄罗斯、蒙古也有分布。

【采集加工】夏、秋季采收全草，除去杂质，切段，洗净，晒干。

【性味功能】清热解毒。

【主治用法】治腮腺炎，乳腺炎，尿路感染等。用量10～20 g。

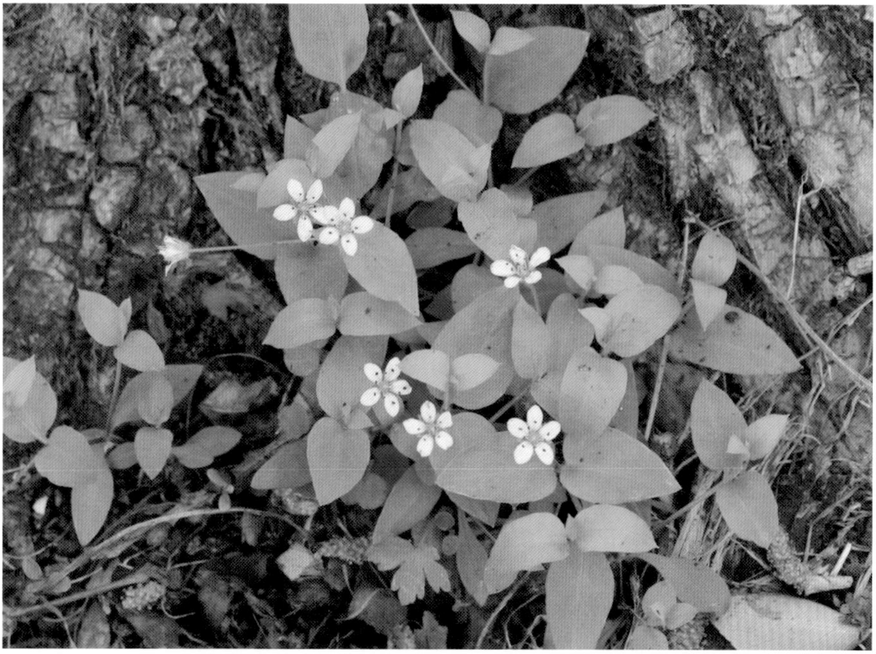

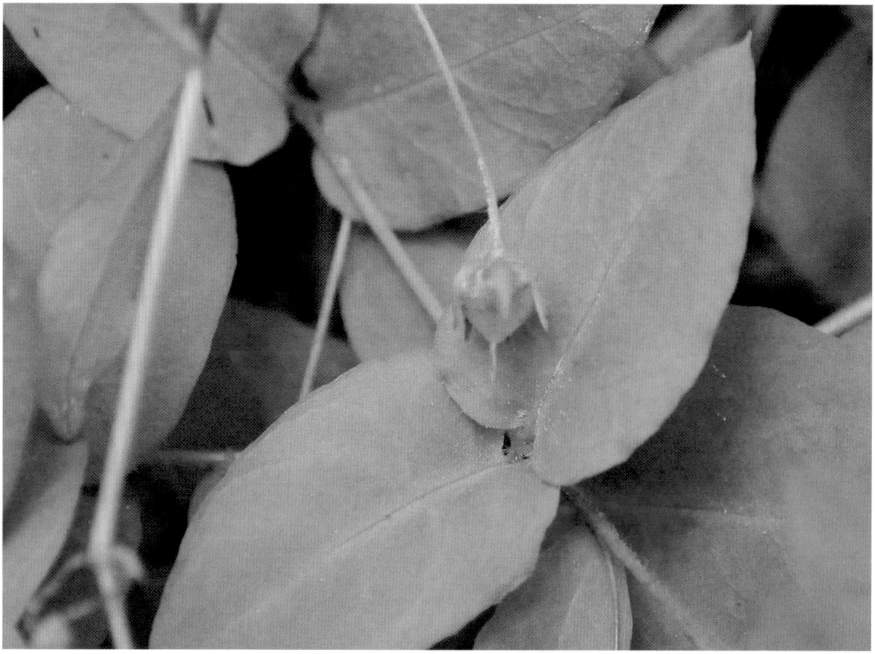

孩儿参

Pseudostellaria heterophylla (Miq.) Pax.

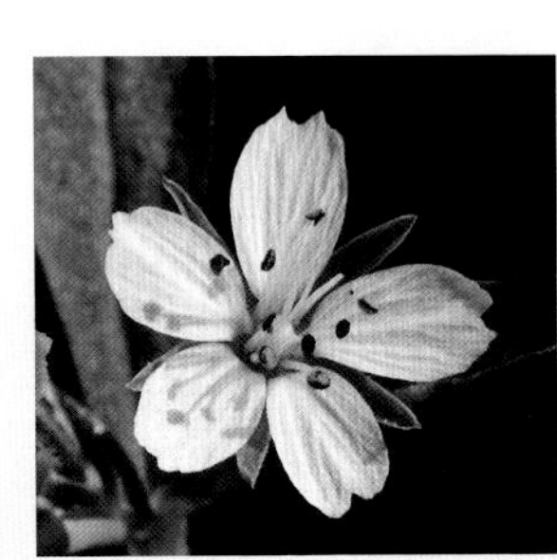

【别　　名】太子参、异叶假繁缕

【基　　原】来源于石竹科孩儿参属孩儿参 **Pseudostellaria heterophylla** (Miq.) Pax. 的块根入药。

【形态特征】多年生草本，高15～20 cm。块根长纺锤形，白色，稍带灰黄。茎直立，单生，被2列短毛。茎下部叶常1～2对，叶片倒披针形，顶端钝尖，基部渐狭呈长柄状，上部叶2～3对，叶片宽卵形或菱状卵形，长3～6 cm，宽2～20 mm，顶端渐尖，基部渐狭，上面无毛，下面沿脉疏生柔毛。开花受精花1～3朵，腋生或呈聚伞花序；花梗长1～2 cm，有时长达4 cm，被短柔毛；萼片5，狭披针形，长约5 mm，顶端渐尖，外面及边缘疏生柔毛；花瓣5，白色，长圆形或倒卵形，长7～8 mm，顶端2浅裂；雄蕊10，短于花瓣；子房卵形，花柱3，微长于雄蕊；柱头头状。闭花受精花具短梗；萼片疏生多细胞毛。蒴果宽卵形，含少数种子，顶端不裂或3瓣裂；种子褐色，扁圆形，长约1.5 mm，具疣状凸起。花期5～6月；果期7～8月。

【生　　境】生于林下及林缘灌丛中，常聚生成片生长。

【分　　布】吉林、辽宁、河北、陕西、山东、江苏、安徽、浙江、江西、河南、湖北、湖南、四川。朝鲜、俄罗斯、日本也有分布。

【采集加工】春、秋季采挖根，除去泥土，剪去小须根，洗净，晒干；或经沸水烫过再晒干。

【性味功能】味甘、微苦，性微温。补肺，生津，健脾。

【主治用法】治肺虚咳嗽，脾虚食少，心悸自汗，精神疲乏，倦怠无力，失眠健忘，神经衰弱，消化不良，泄泻，水肿，消瘦，尿浊，小儿虚汗，口干及食欲不振等。用量15～30 g。

【附　　方】

1. 治急、慢性肝炎：孩儿参、玉米须各50 g。水煎服，每日1剂，早晚分服。

2. 治自汗：孩儿参15 g，浮小麦25 g，水煎服。

3. 治劳力损伤：孩儿参25～40 g，加黄酒、红糖蒸汁服，忌食芥菜、萝卜及辣椒。

4. 治病后体弱、脾虚食少、大便溏：孩儿参20 g，白术15 g，茯苓15 g，陈皮、甘草各10 g，水煎服。

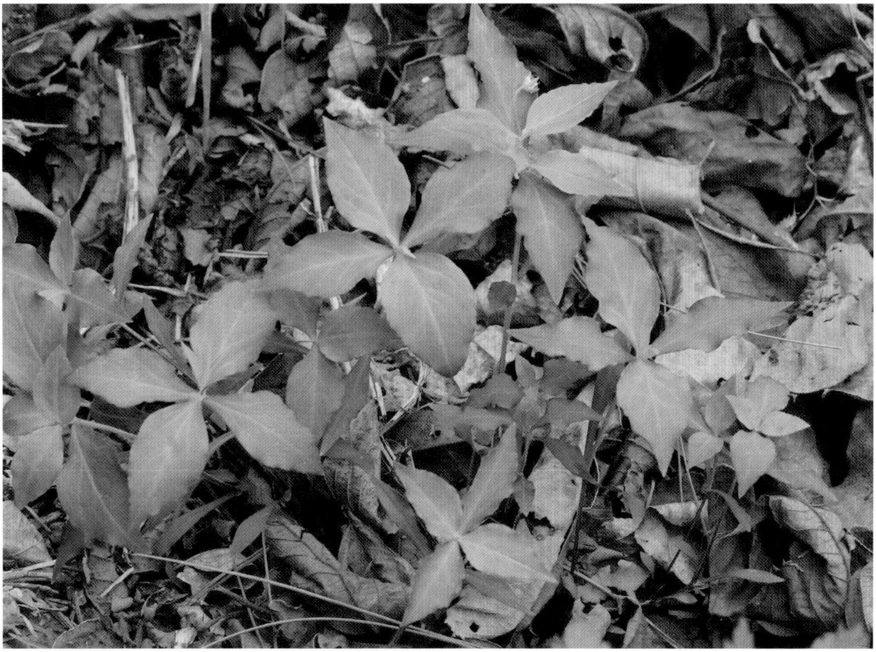

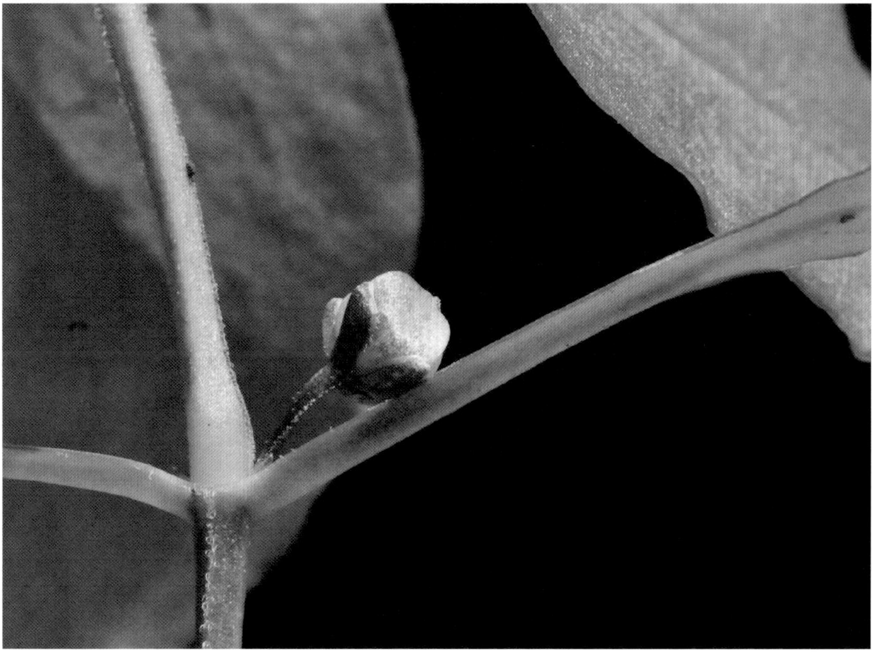

内折香茶菜

Isodon inflexa (Thunb.) H. Hara

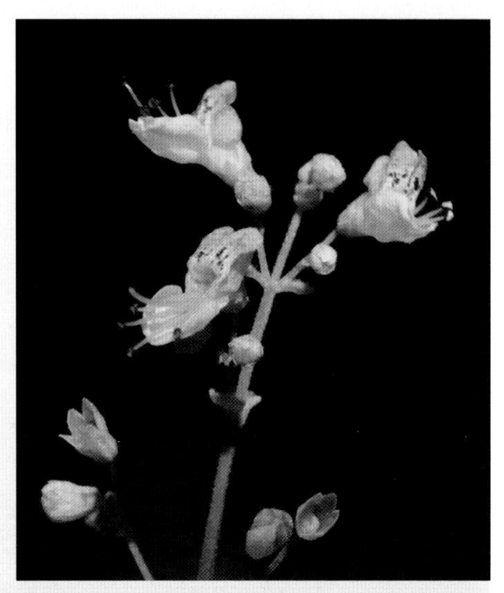

【别　　名】山薄荷、山薄荷香茶菜

【基　　原】来源于唇形科香茶菜属内折香茶菜**Isodon inflexa** (Thunb.) H. Hara [*Rabdosia inflexa* (Thunb.) Hara] 的全草入药。

【形态特征】多年生草本。茎曲折，直立，高0.4～1 m，自下部多分枝，钝四棱形，具四槽。茎叶三角状阔卵形或阔卵形，长3～5.5 cm，宽2.5～5 cm，顶端锐尖或钝，基部阔楔形，骤然渐狭下延，边缘在基部以上具粗大圆齿状锯齿，齿尖具硬尖，坚纸质，侧脉约4对；叶柄长0.5～3.5 cm。狭圆锥花序长6～10 cm，花序由具3～5花的聚伞花序组成，聚伞花序具梗，总梗长达5 mm；苞叶卵圆形；小苞片线形或线状披针形，长1～1.5 mm。花萼钟形，长约2 mm，萼齿5，近相等或微呈3/2式，果时花萼稍增大。花冠淡红至青紫色，长约8 mm，冠筒长约3.5 mm，基部上方浅囊状，冠檐二唇形，上唇外反，长约3 mm，宽达4 mm，顶端具相等4圆裂，下唇阔卵圆形，长4.5 mm，宽3.5 mm，内凹，舟形。雄蕊4，内藏，花丝扁平，中部以下具髯毛。花柱丝状，内藏，顶端相等2浅裂。花盘环状。花期7～8月；果期8～9月。

【生　　境】生于山谷溪旁疏林中或阳处。

【分　　布】黑龙江、吉林、辽宁、河北、山东、浙江、江苏、江西、湖南。朝鲜、日本也有分布。

【采集加工】夏、秋季采收全草，除去杂质，切段，洗净，阴干。

【性味功能】味苦，性凉。清热解毒。

【主治用法】治急性胆囊炎等。用量15～25 g。

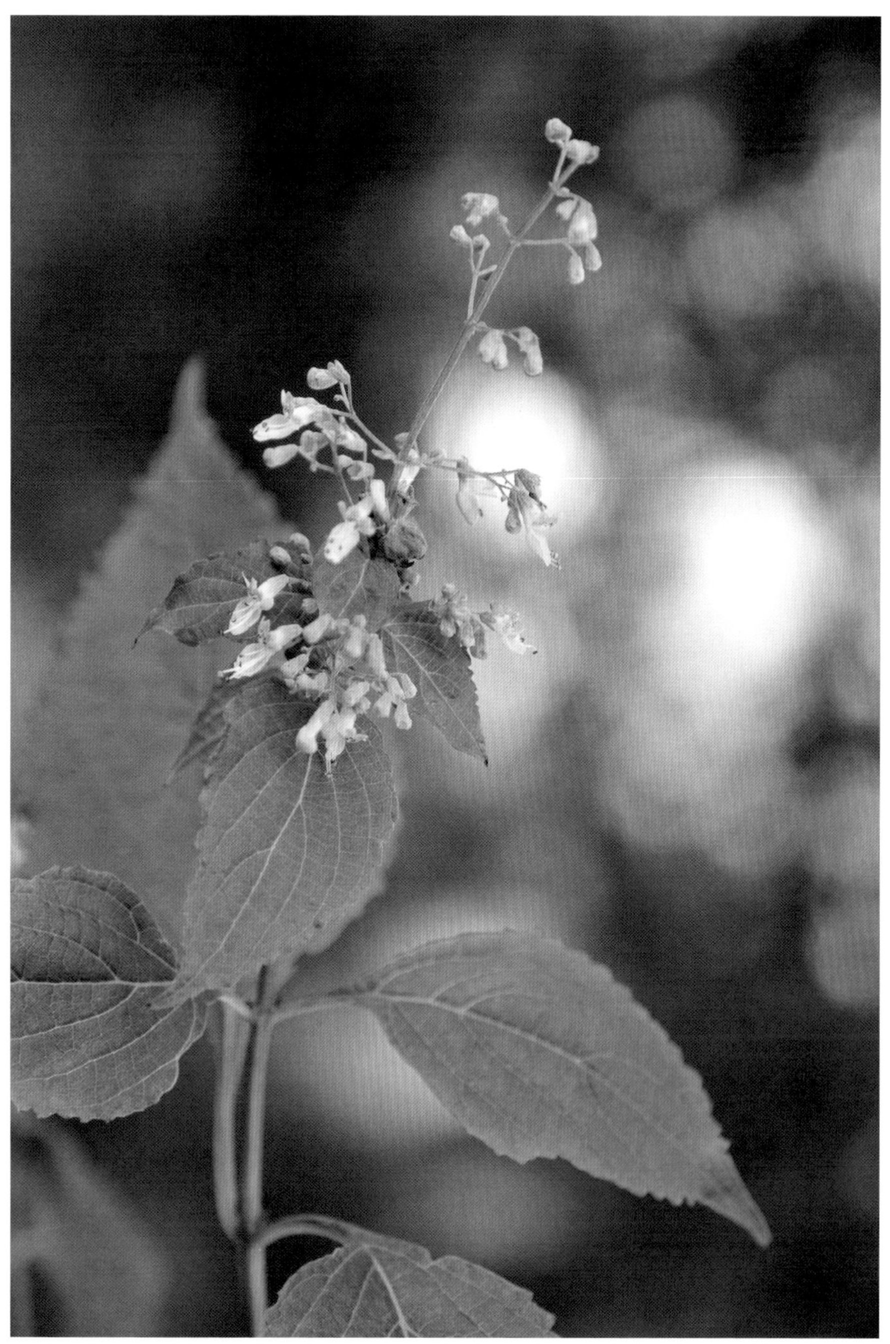

蓝萼香茶菜

Isodon japonica (Burm. f) H. Hara var. **glaucocalyx** (Maxim.) H. Hara

【别　　名】山苏子、野苏子、苏木帐子

【基　　原】来源于唇形科香茶菜属蓝萼香茶菜**Isodon japonica** (Burm. f) H. Hara var. **glaucocalyx** (Maxim.) H. Hara [*Rabdosia japonica* (Burm. f) Hara var. *glaucocalyx* (Maxim.) Hara] 的全草入药。

【形态特征】多年生草本。茎直立，高0.4～1.5 m，钝四棱形。茎叶对生，卵形或阔卵形，长4～13 cm，宽2.5～7 cm，顶齿卵形或披针形而渐尖，锯齿较钝，基部阔楔形，边缘有粗大具硬尖头的钝锯齿，侧脉约5对；叶柄长1～3.5 cm。圆锥花序在茎及枝上顶生，疏松而开展，由具3～7花的聚伞花序组成，聚伞花序具梗，总梗长3～15 mm，向上渐短，花梗长约3 mm；下部一对苞叶卵形，叶状，向上变小，小苞片微小，线形，长约1 mm。花萼开花时钟形，常带蓝色，长1.5～2 mm，萼齿5，三角形，锐尖，长约为花萼长1/3，下唇2齿稍长而宽，上唇3齿，中齿略小。花冠淡紫、紫蓝至蓝色，上唇具深色斑点，长约5 mm，冠筒长约2.5 mm，冠檐二唇形，上唇反折，顶端具4圆裂，下唇阔卵圆形，内凹。雄蕊4，伸出，花丝扁平。花柱伸出。花盘环状。成熟小坚果卵状三棱形，长1.5 mm。花期7～8月；果期8～9月。

【生　　境】生于山坡、路旁、林缘及灌丛等处。

【分　　布】黑龙江、吉林、辽宁、内蒙古、河北、山东、山西。朝鲜、俄罗斯远东地区、日本也有分布。

【采集加工】夏、秋季采收全草，洗净，切段，晒干。

【性味功能】味苦，性凉。清热解毒，活血化瘀，健脾。

【主治用法】治感冒发热，食欲不振，消化不良，咽喉肿痛，乳蛾，胃炎，胃脘痛，乳痈，乳腺炎，癌症(食道癌、贲门癌、肝癌、乳腺癌)初起，经闭，跌打损伤，关节痛，蛇虫咬伤等。水煎服。外用适量捣烂敷患处。

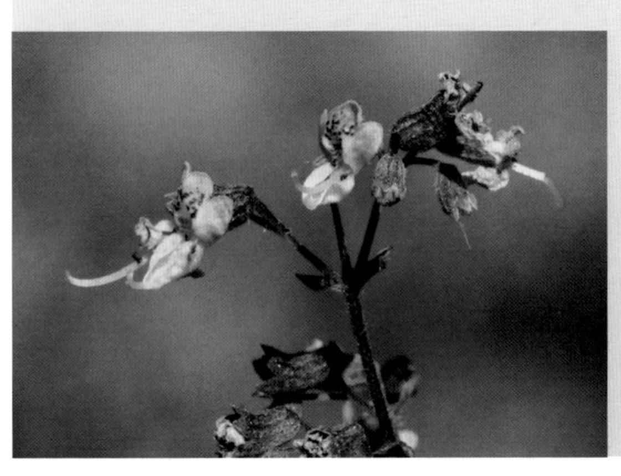

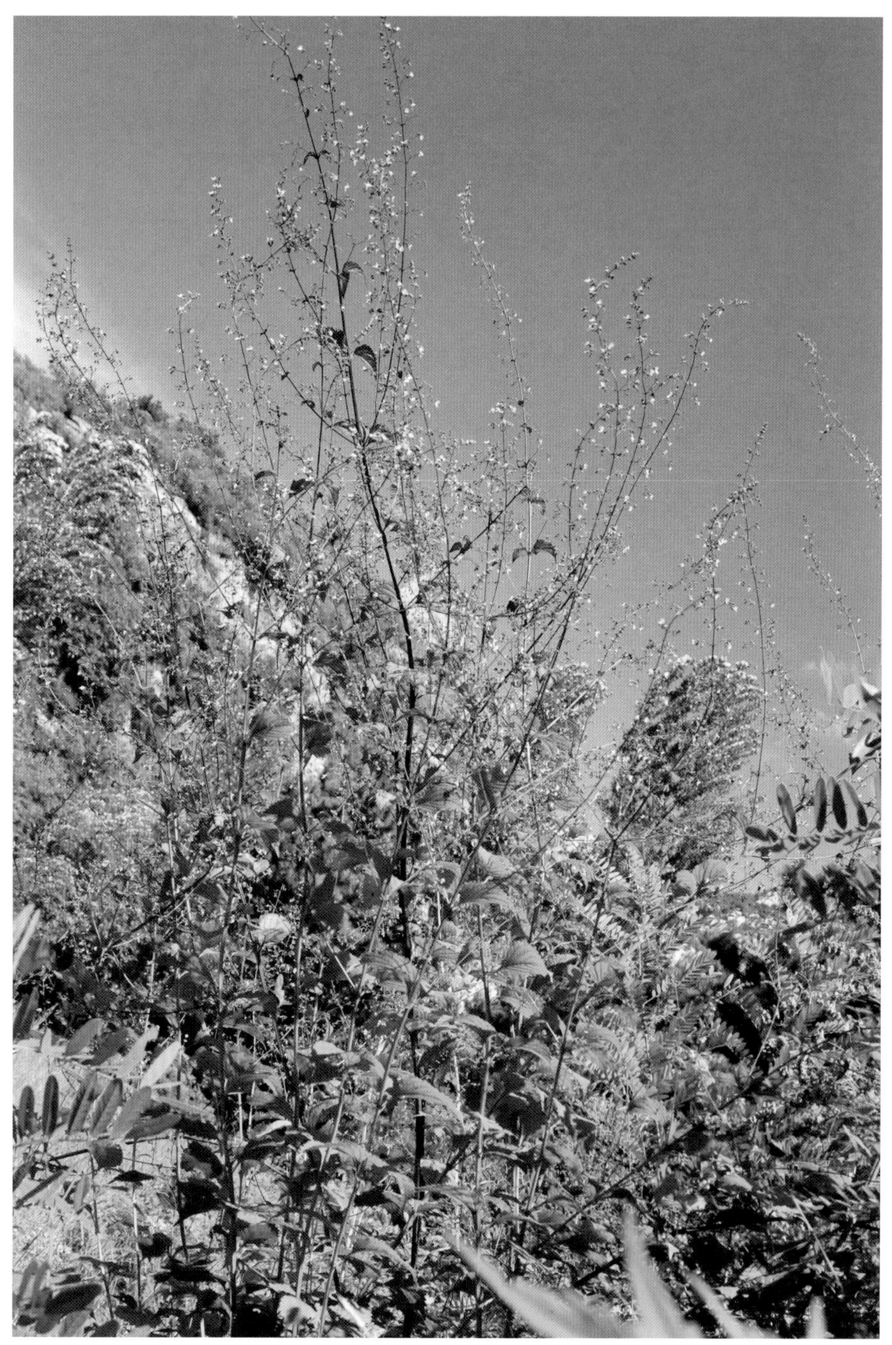

乌苏里鼠李

Rhamnus ussuriensis J. Vass.

【别　　名】老鸹眼、臭李子、鼠李

【基　　原】来源于鼠李科鼠李属乌苏里鼠李**Rhamnus ussuriensis** J. Vass. 的果实及树皮入药。

【形态特征】落叶灌木，高达5 m；小枝灰褐色，无光泽，枝端常有刺，对生或近对生，腋芽和顶芽卵形，具数个鳞片，长约3～4 mm。叶纸质，对生或近对生，或在短枝端簇生，狭椭圆形或狭长圆形，稀披针状椭圆形或椭圆形，长3～10.5 cm，宽1.5～3.5 cm，顶端锐尖或短渐尖，基部楔形或圆形，稍偏斜，边缘具钝或圆齿状锯齿，齿端常有紫红色腺体，侧脉每边4～5，稀6条，两面凸起，具明显的网脉；叶柄长1～2.5 cm；托叶披针形。花单性，雌雄异株，4基数，有花瓣；花梗长6～10 mm；雌花数个至20余个簇生于长枝下部叶腋或短枝顶端，萼片卵状披针形，长于萼筒的3～4倍，有退化雄蕊，花柱2浅裂或近半裂。核果球形或倒卵状球形，直径5～6 mm，黑色，具2分核，基部有宿存萼；果梗长6～10 mm，种子卵圆形，黑褐色，背侧基部有短沟，上部有勾缝。花期5～6月；果期9～10月。

【生　　境】生于河边、山地林中或山坡灌丛。

【分　　布】黑龙江、吉林、辽宁、内蒙古、河北、山东。朝鲜、俄罗斯远东地区、日本也有分布。

【采集加工】秋季采摘成熟果实，除去果柄，微火烘干。四季剥取树皮，除去粗皮，切段，洗净，晒干。

【性味功能】果实：味苦、甘，性凉，有小毒；止咳祛痰，清热利湿，消积杀虫。树皮：味苦，性寒；清热解毒，通便。

【主治用法】果实：治支气管炎，肺气肿，水肿胀满，咳喘，龋齿，瘰疬，痈疖，疥癣等。树皮：治大便秘结，龋齿，口疳，发背肿毒，便秘，风痹，瘰疬，热毒肿痛。用量3～9 g。果实和树皮均可外用适量鲜品捣烂敷患处。

【附　　方】

1. 治慢性气管炎：复方乌苏里鼠李果片，每日3次，每次3片，10日为一个疗程。

2. 治诸疮热毒：乌苏里鼠李果生捣如泥，敷患处。

3. 治虫牙痛：乌苏里鼠李果250 g，煎汁，频漱，每日数次。或鼠李根煎浓汁含之。

4. 治大人口疮：乌苏里鼠李根、野蔷薇根各250 g，切碎，水煎半日，取出，漱口。

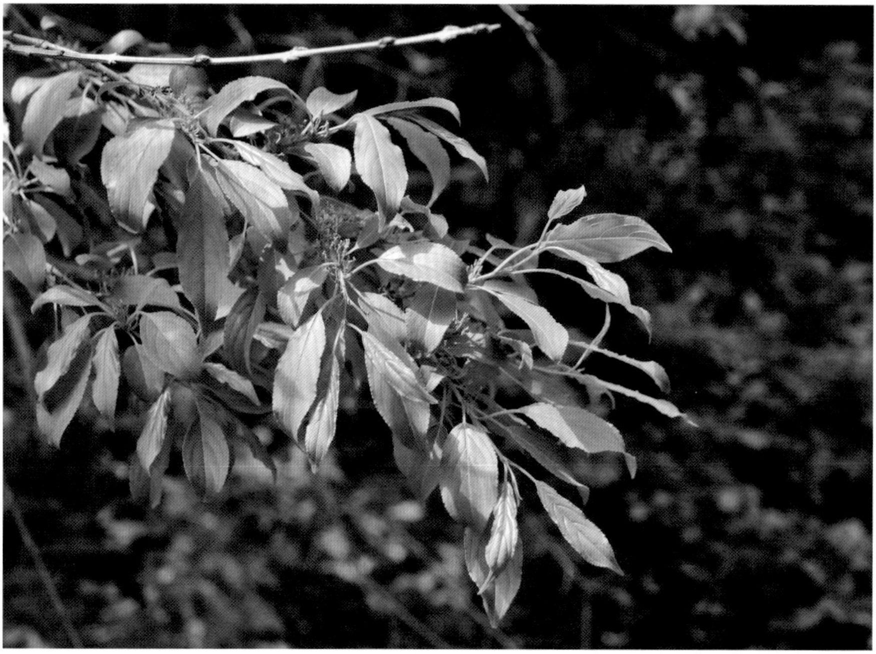

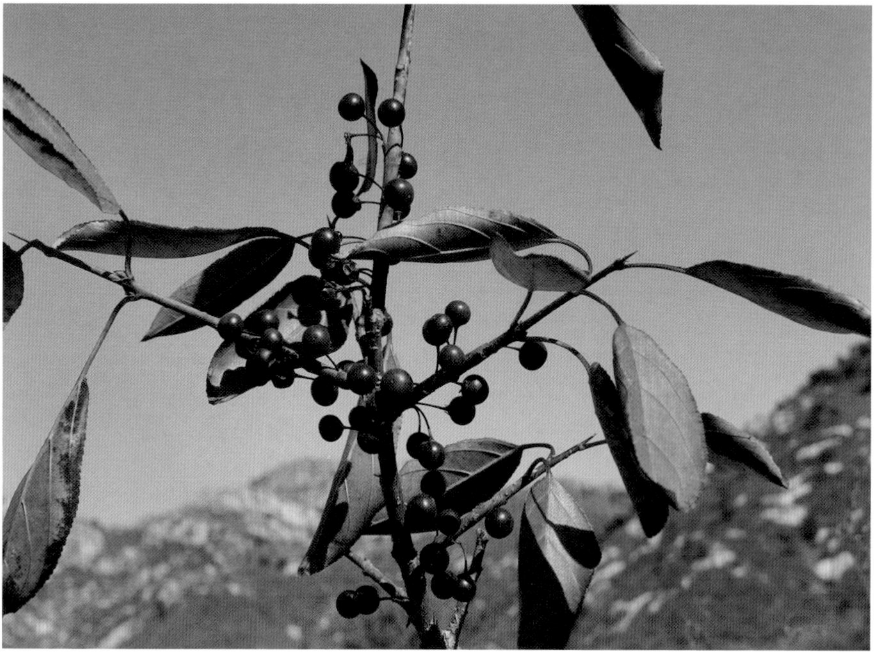

小叶鼠李

Rhamnus parvifolia Bge

【别　　名】大绿叫驴刺

【基　　原】来源于鼠李科鼠李属小叶鼠李**Rhamnus parvifolia** Bge 的果实入药。

【形态特征】落叶灌木，高1.5～2 m；小枝对生或近对生，紫褐色，枝端及分叉处有针刺；芽卵形，长达2 mm，鳞片数个，黄褐色。叶纸质，对生或近对生，稀兼互生，或在短枝上簇生，菱状倒卵形或菱状椭圆形，稀倒卵状圆形或近圆形，长1.2～4 cm，宽0.8～3 cm，顶端钝尖或近圆形，稀凸尖，基部楔形或近圆形，边缘具圆齿状细锯齿，上面深绿色，无毛或被疏短柔毛，下面浅绿色，干时灰白色，无毛或脉腋窝孔内有疏微毛，侧脉每边2～4条，两面凸起，网脉不明显；叶柄长4～15 mm，上面沟内有细柔毛；托叶钻状。花单性，雌雄异株，黄绿色，4基数，有花瓣，通常数个簇生于短枝上；花梗长4～6 mm；雌花花柱2半裂。核果倒卵状球形，直径4～5 mm，成熟时黑色，具2分核，基部有宿存的萼筒；种子长圆状倒卵圆形，褐色，背侧有长为种子4/5的纵沟。花期5～6月；果期8～9月。

【生　　境】常生于石质山地向阳山坡或山脊上。

【分　　布】黑龙江、吉林、辽宁、内蒙古、河北、山西、山东、河南、陕西。朝鲜、西伯利亚地区、蒙古也有分布。

【采集加工】秋季采摘成熟果实，除去果柄，微火烘干。

【性味功能】味苦，性凉；有小毒。清热泻下，消瘰疬。

【主治用法】治腹满便秘，疥癣，瘰疬。用量1.5～3 g。外用捣烂敷患处或煎水洗。

【附　　方】

1. 治寸白虫：小叶鼠李茎叶20 g，柿树根15 g，陈石灰5 g，水煎服。

2. 治哮喘：小叶鼠李根皮400 g，斑鸠石100 g，鸡蛋9个，煮熟，分3日早晨食完，每次服药汁1小杯。

3. 治瘰疬：小叶鼠李茎枝50 g，水煎服。

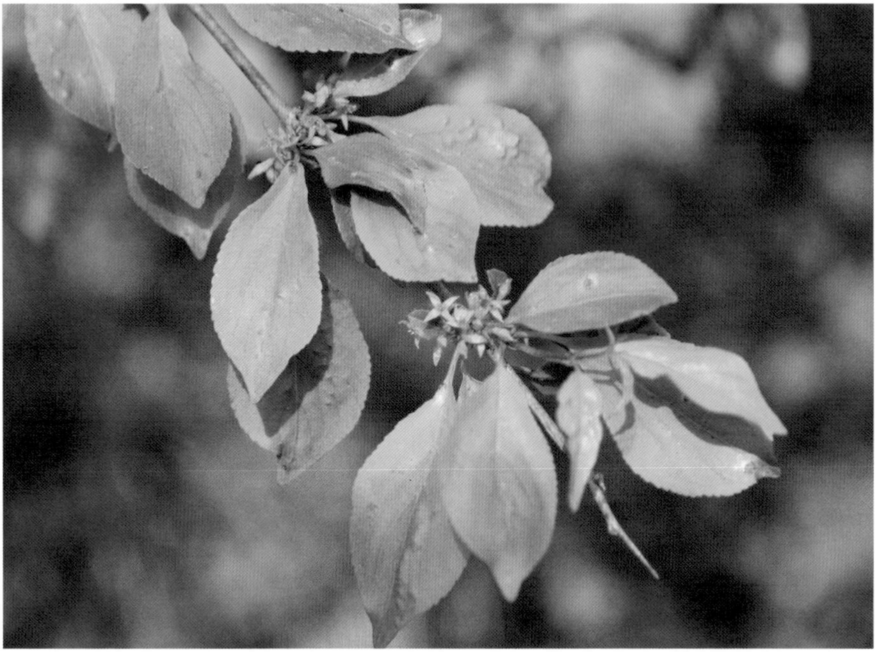

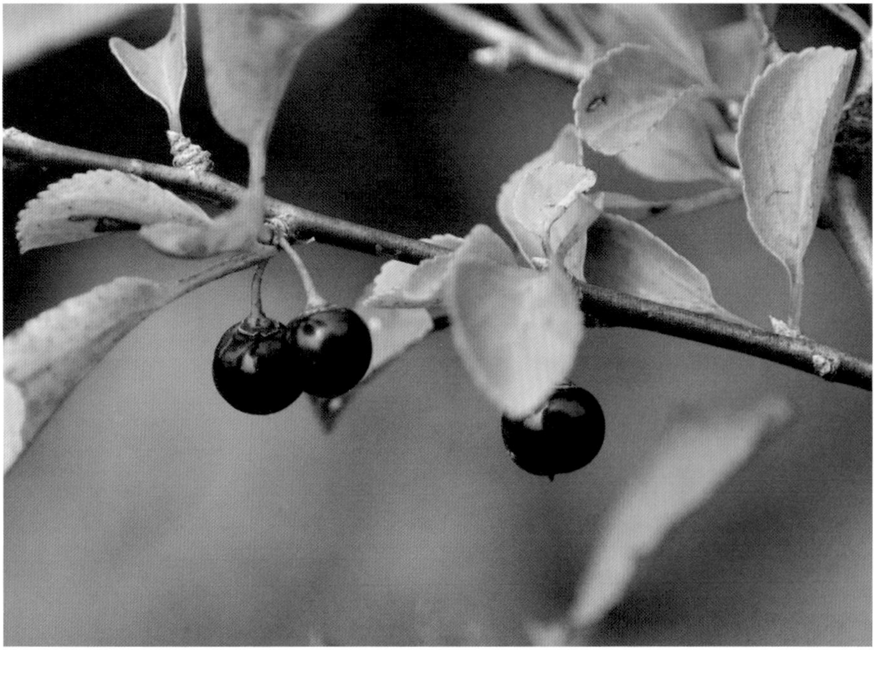

锐齿鼠李

Rhamnus arguta Maxim.

【别　　名】老鸹眼、臭李子、老乌眼

【基　　原】来源于鼠李科鼠李属锐齿鼠李**Rhamnus arguta** Maxim. 的果实及树皮入药。

【形态特征】落叶灌木或小乔木，高2～3米。树皮灰褐色；小枝常对生或近对生，稀兼互生，暗紫色或紫红色，枝端有时具针刺；顶芽较大，长卵形，紫黑色，具数个鳞片。叶薄纸质或纸质，近对生或对生，或兼互生，在短枝上簇生，卵状心形或卵圆形，稀近圆形或椭圆形，长1.5～8 cm，宽1.5～6 cm，顶端钝圆或凸尖，基部心形或圆形，边缘具密锐锯齿，侧脉每边4～5条，两面稍凸起，叶柄长1～4 cm，带红色或红紫色，上面有小沟。花单性，雌雄异株，4基数，具花瓣；雄花10～20个簇生于短枝顶端或长枝下部叶腋，花梗长8～12 mm；雌花数个簇生于叶腋，花梗长达2 cm，子房球形，3～4室，每室有1胚珠，花柱3～4裂。核果球形或倒卵状球形，直径约6～7 mm，基部有宿存的萼筒，具3～4个分核，成熟时黑色；果梗长1.3～2.3 cm；种子长圆状卵圆形，淡褐色。花期5～6月；果期6～9月。

【生　　境】生于土质贫瘠的山脊及山坡等处。

【分　　布】吉林、辽宁、内蒙古、河北、山西、山东、陕西。

【采集加工】秋季采摘成熟果实，除去果柄，微火烘干。四季剥取树皮，除去粗皮，切段，洗净，晒干。

【性味功能】清热通便，祛痰止咳。

【主治用法】治便秘，痰多咳嗽。

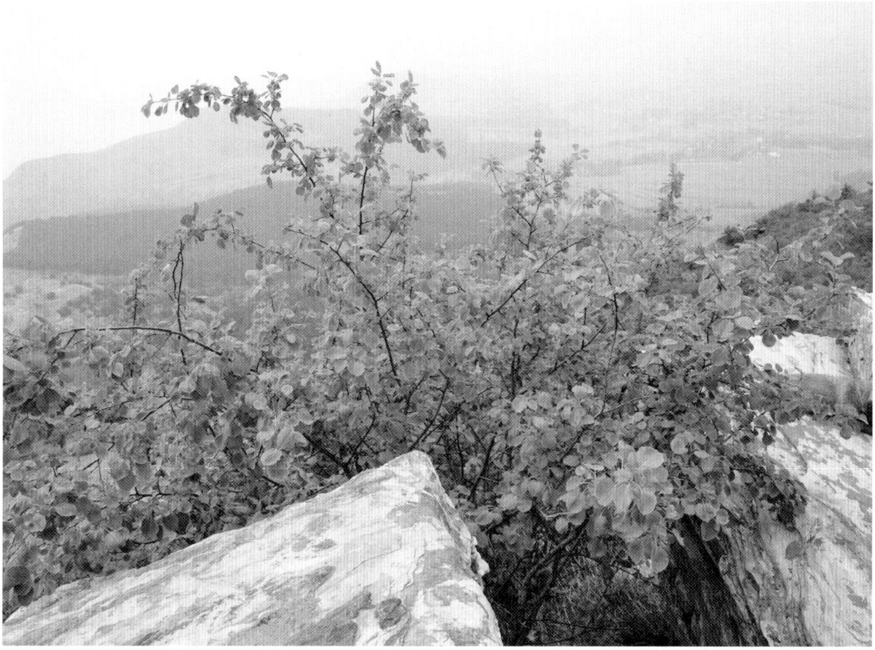

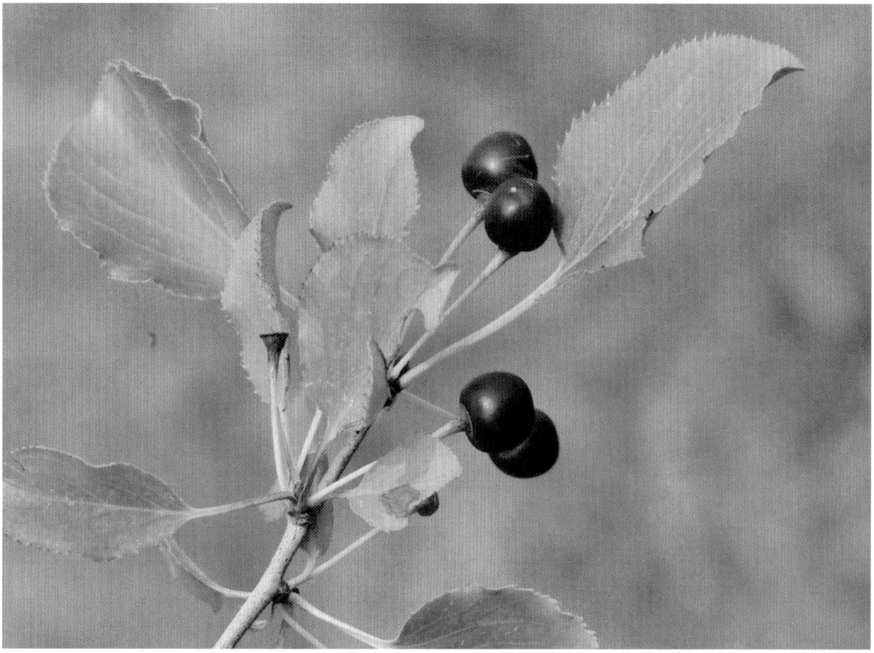

牛皮杜鹃

Rhododendron aureum Georgi

【别　　名】高山茶、牛皮茶

【基　　原】来源于杜鹃花科杜鹃花属牛皮杜鹃 **Rhododendron aureum** Georgi 的叶入药。

【形态特征】常绿矮小灌木，高10～50 cm。茎横生，侧枝斜升，具宿存的芽鳞。叶革质，常4～5枚集生于小枝顶端，倒披针形或倒卵状长圆形，长2.5～8 cm，宽1～3.5 cm，顶端钝或圆形，具短小凸尖头，基部楔形，边缘略反卷；叶柄长5～10 mm。顶生伞房花序，有花5～8朵，总轴长约1 cm；花梗直立，长约3 cm，位于宿存的芽鳞和苞片内；花萼小，长约2 mm，具5个小齿裂；花冠钟形，长2.5～3 cm，淡黄色，5裂，裂片近于圆形，稍不等大，上方一片具红色斑点，长1～1.2 cm，宽1.5～1.8 cm，顶端微缺；雄蕊10，不等长，长1.2～2.3 cm，花丝基部被白色微柔毛，花药椭圆形，淡褐色，长2 mm；子房卵球形，长5 mm，花柱长2.5 cm，柱头小，浅5裂。果序直立，果梗长4.5～6 cm，疏被柔毛，蒴果长圆柱形，长1～1.4 cm，直径5～6 mm，5裂，多少被茸毛。花期6～7月；果期8～9月。

【生　　境】生于高山苔原带、高山草甸、高山湿地、林下及林缘等处，常聚生成片生长。

【分　　布】黑龙江、吉林、辽宁。朝鲜、东西伯利亚地区、蒙古、日本也有分布。

【采集加工】夏、秋季采摘叶，去掉杂质，阴干。

【性味功能】收敛，抗菌，发汗，强心，利尿，麻醉。能提高心脏的工作能力，降低静脉压。

【主治用法】治痢疾，腰痛，头痛，风湿病，足痛，慢性气管炎，水煎服。

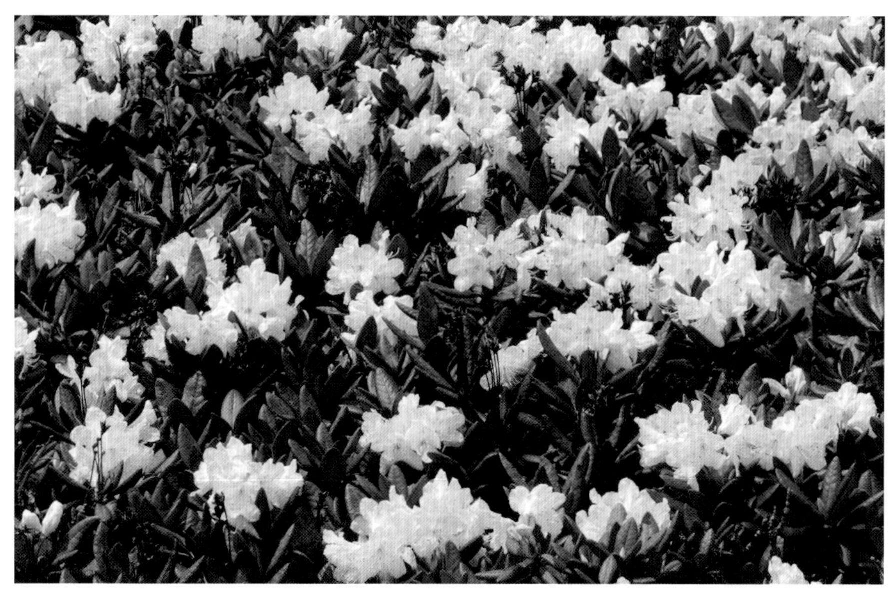

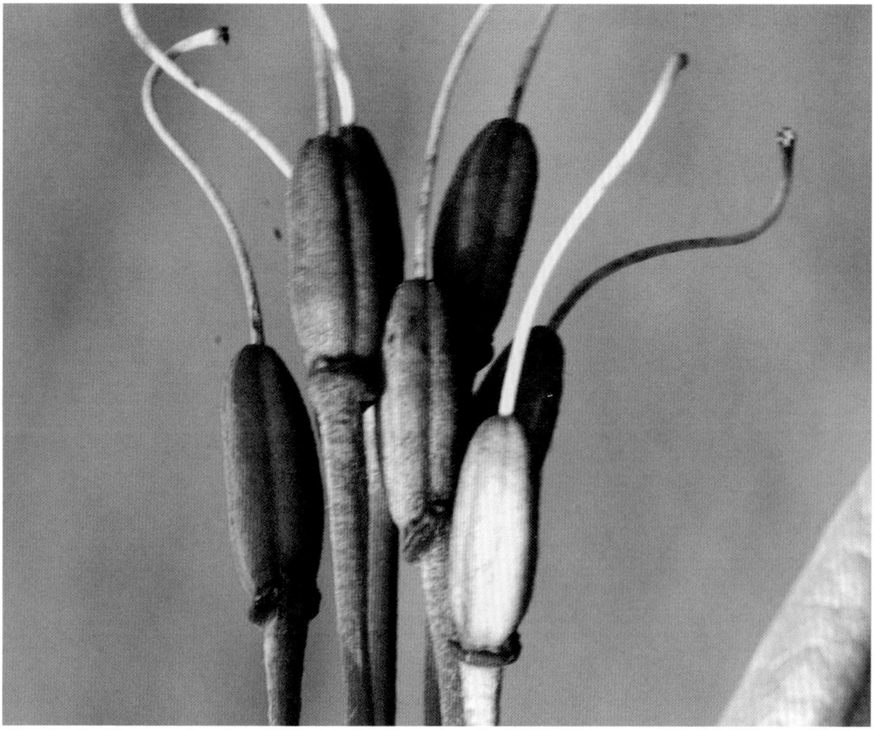

高山杜鹃

Rhododendron lapponicum (Linn.) Wahl.

【别　　名】小叶杜鹃

【基　　原】来源于杜鹃花科杜鹃花属高山杜鹃 **Rhododendron lapponicum** (Linn.) Wahl. 的叶及枝入药。

【形态特征】常绿小灌木，高20～100 cm，分枝繁密，短或细长，伏地或挺直。叶常散生于枝条顶部，革质，长圆状椭圆形至卵状椭圆形，或长圆状倒卵形，长4～25 mm，宽2～9 mm，顶端圆钝，有短凸尖头，基部宽楔形，边缘稍反卷；叶柄长1.5～4 mm，被鳞片。花序顶生，伞形，有花2～6朵；花梗长3～6 mm；果期伸长达12 mm；花萼小，长0.5～2 mm，带红色或紫色，裂片5，卵状三角形或近圆形，被疏或密的鳞片，边缘被长缘毛或偶有鳞片；花冠宽漏斗状，长6.5～16 mm，淡紫蔷薇色至紫色，罕为白色，花管长1.5～6 mm，内面喉部被柔毛，裂片5，开展，长于花管；雄蕊5～10，约与花冠等长，花丝基部被绵毛；子房5室，长1.2 mm，密被鳞片，花柱长1.1～1.5 cm，较雄蕊长，光滑。蒴果长圆状卵形，长3～6 mm，密被鳞片。花期6月；果期9～10月。

【生　　境】生于石质山地、林间沼泽地带、高山草地、亚高山灌丛及高山苔原带上，常成单优势的大面积群落。

【分　　布】黑龙江、吉林、辽宁、内蒙古。朝鲜、西伯利亚地区、加拿大、美国阿拉斯加也有分布。

【采集加工】夏、秋采摘叶，除去杂质，阴干。春、夏、秋三季割取枝条，切段，洗净，晒干。

【性味功能】味辛，性温。祛痰，止咳，平喘，收敛，抗菌，发汗，强心。

【主治用法】治慢性气管炎，咳嗽痰多，咳喘，水煎服。

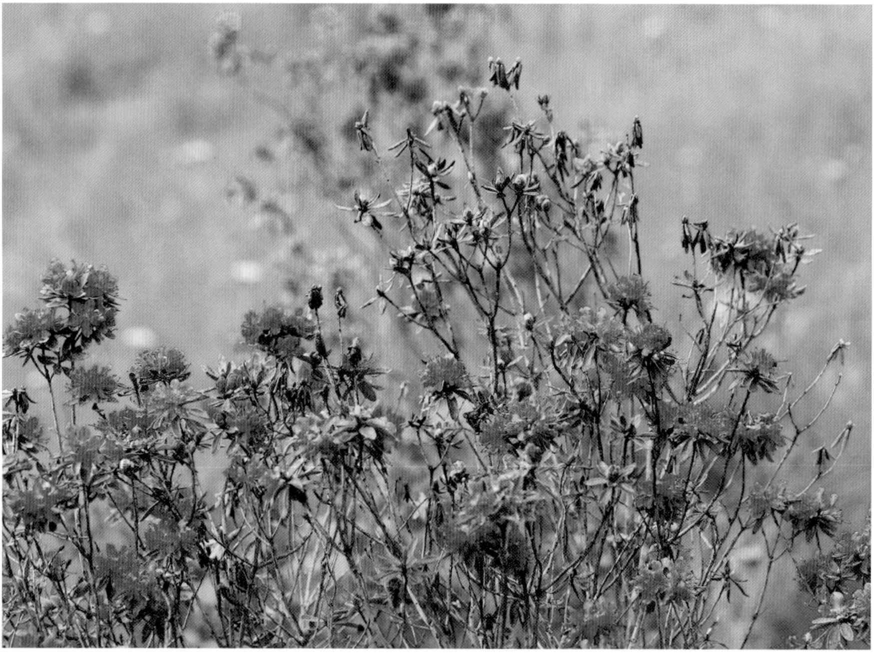

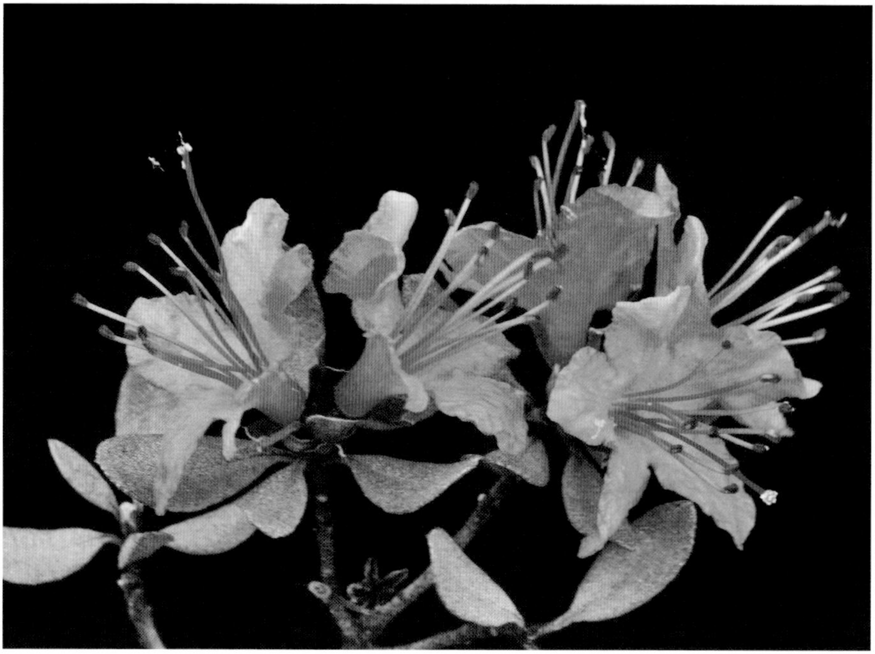

兴安杜鹃

Rhododendron dauricum Linn.

【别　　名】达乌里杜鹃、满山红

【基　　原】来源于杜鹃花科杜鹃花属兴安杜鹃**Rhododendron dauricum** Linn. 的叶入药。

【形态特征】半常绿灌木，高0.5～2 m，分枝多。幼枝细而弯曲，被柔毛和鳞片。叶片近革质，椭圆形或长圆形，长1～5 cm，宽1～1.5 cm，两端钝，有时基部宽楔形，全缘或有细钝齿，上面深绿，散生鳞片，下面淡绿，密被鳞片，鳞片不等大，褐色，覆瓦状或彼此邻接，或相距为其直径的1/2或1.5倍；叶柄长2～6 mm，被微柔毛。花序腋生枝顶或假顶生，1～4花，先叶开放，伞形着生；花芽鳞早落或宿存；花梗长2～8 mm；花萼长不及1 mm，5裂，密被鳞片；花冠宽漏斗状，长1.3～2.3 cm，粉红色或紫红色，外面无鳞片，通常有柔毛；雄蕊10，短于花冠，花药紫红色，花丝下部有柔毛；子房5室，密被鳞片，花柱紫红色，光滑，长于花冠。蒴果长圆形，长1～1.5 cm，径约5 mm，顶端5瓣开裂。花期5～6月；果期7月。

【生　　境】生于山顶砬子、干燥石质山坡、火山迹地、山地落叶松林、排水良好的山坡或陡坡蒙古栎林下，常聚生成片生长，构成一个大的群落。

【分　　布】黑龙江、吉林、辽宁、内蒙古。朝鲜、俄罗斯远东、蒙古、日本也有分布。

【采集加工】夏、秋季采摘叶，除去杂质，洗净，阴干。

【性味功能】味苦，性平。解表，化痰，止咳，平喘，利尿。

【主治用法】治支气管炎、咳嗽、哮喘、感冒头痛、慢性气管炎、急性气管炎、湿热泄泻、痢疾等。水煎服。还可直接泡酒饮用。

【附　　方】

1. 慢性支气管炎：兴安杜鹃叶100 g，研粗粉，白酒0.5 kg，浸7日。每服10～15 ml，每日2～3次。或用满山红片(兴安杜鹃片)，每服3～4片，每日3次。临床用满山红酒(兴安杜鹃酒)，每服10～15 ml，每日2～3次。又方：兴安杜鹃叶20～40 g，三颗针、暴马子各15 g，水煎，分2次服用。

2. 治急性菌痢：兴安杜鹃鲜根250 g，洗净，切片，加水1500～2000 ml，煎1～2小时取汁。成人150～200 ml，儿童(3～5岁)50 ml，均日服3次。或用兴安杜鹃根25 g，水煎服。

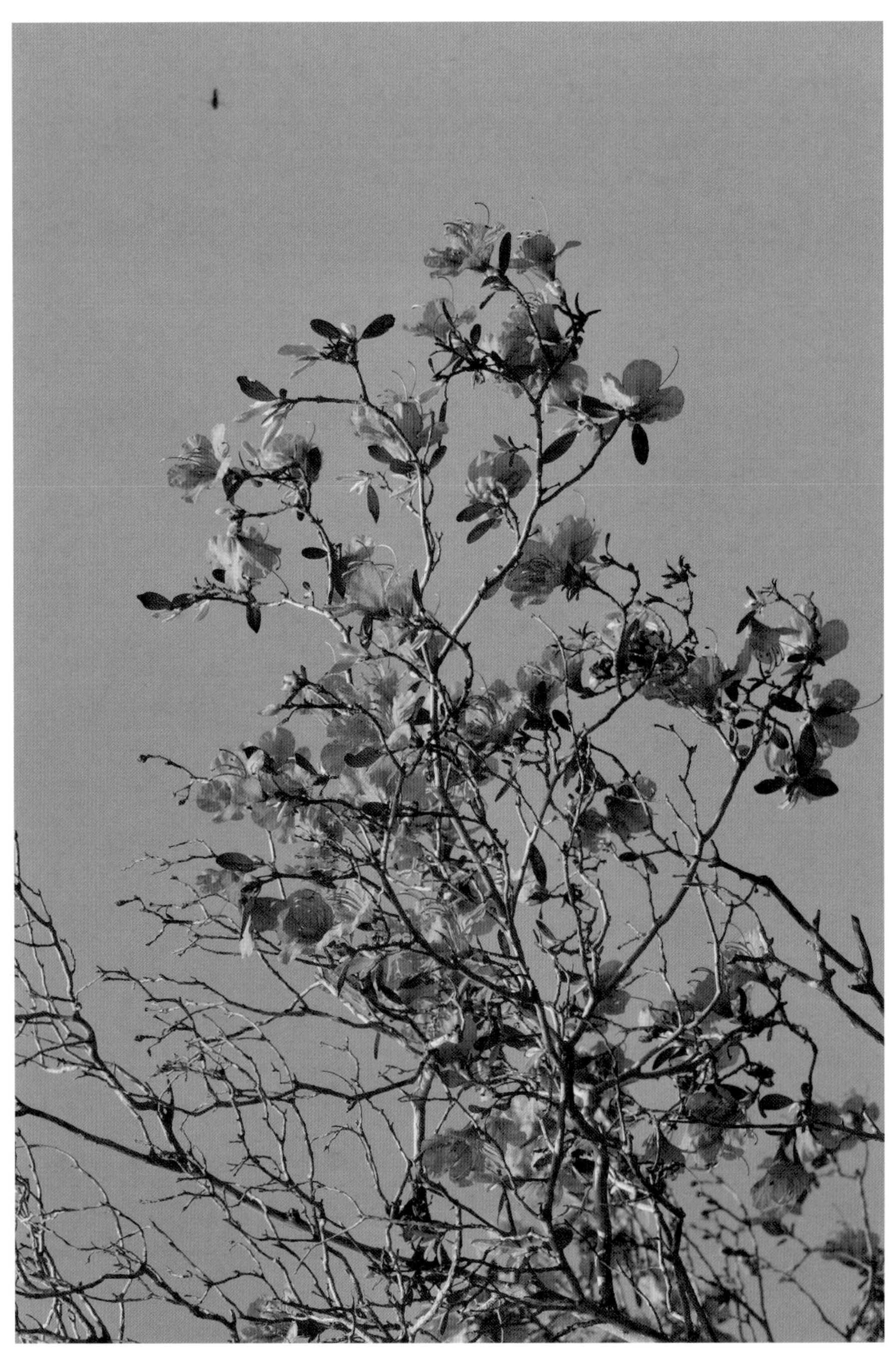

火炬树

Rhus typhina Linn.

【别　　名】鹿角漆、火炬漆、加拿大盐肤木

【基　　原】来源于漆树科盐肤木属火炬树**Rhus typhina** Linn. 的树皮及根皮入药。

【形态特征】落叶小乔木。高达12 m。小枝密生灰色茸毛，棕褐色。奇数羽状复叶，小叶9～13，长椭圆状至披针形，长5～13 cm，边缘有细锯齿，顶端长渐尖，基部圆形或宽楔形，上面深绿色，下面苍白色，两面有茸毛，老时脱落，叶轴无翅。圆锥花序顶生，长10～20 cm，密生茸毛，花淡绿色，雌花花柱有红色刺毛。核果深红色，密生茸毛，花柱宿存、密集成火炬形。花期6～7月；果期8～9月。

【生　　境】生于向阳山坡、沟谷及路旁等处。

【分　　布】我国许多城市公园被大量人工栽培。在辽宁省桓仁、瓦房店等市县，已从园林绿化和人工种植逸为野生，成为本区新的归化植物。火炬树原产北美洲。

【采集加工】春、秋季采挖根，剥取根皮，切段，晒干。全年剥取树

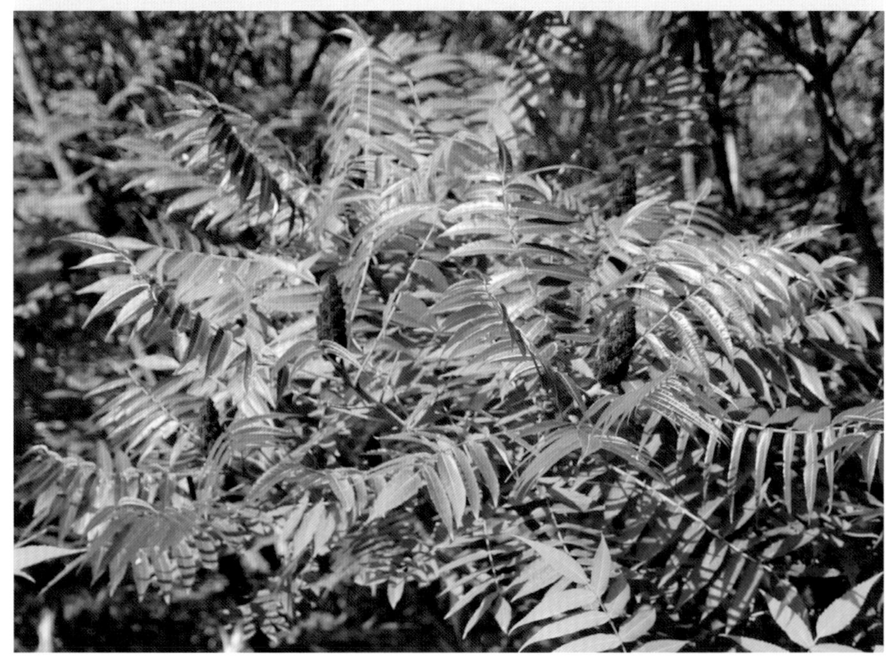

皮，切段，洗净，晒干。

【性味功能】止血。

【主治用法】治外伤出血。外用捣烂敷患处。

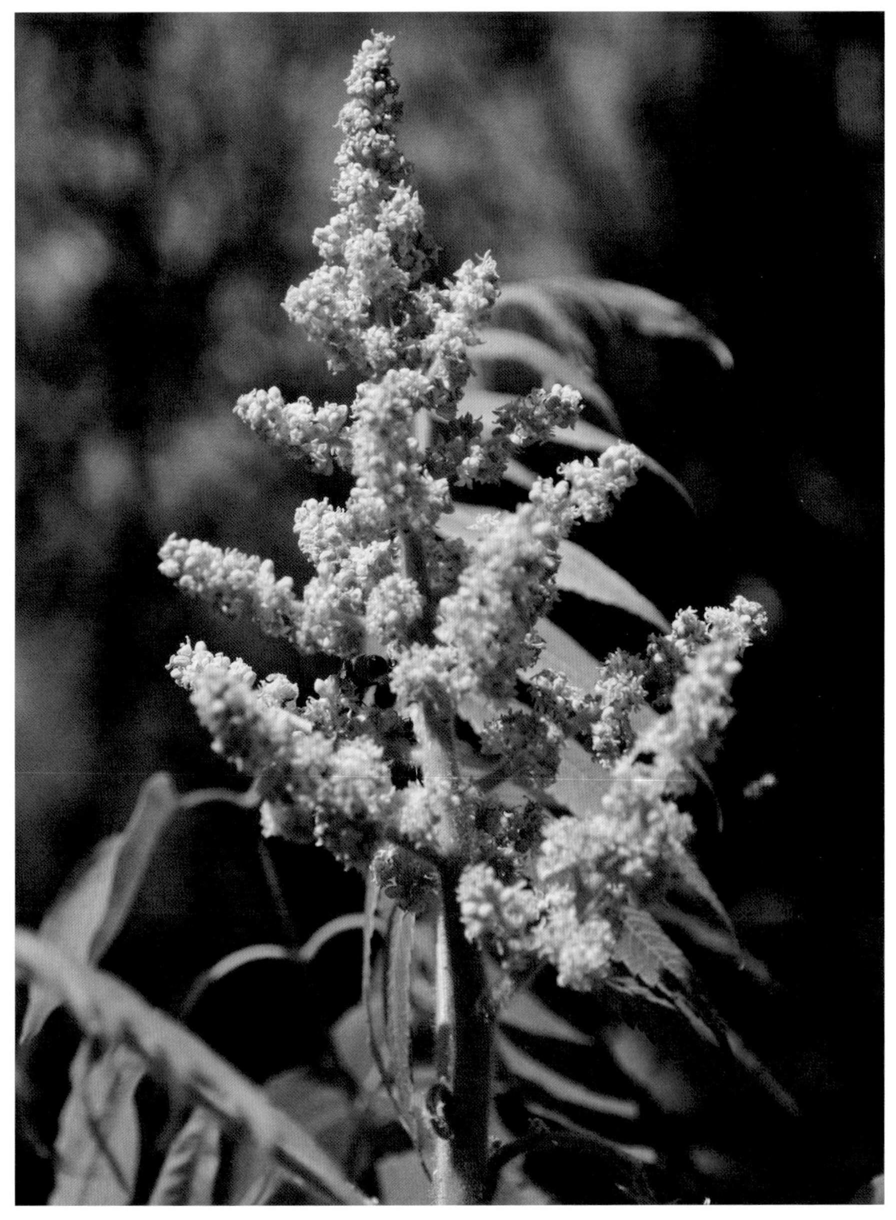

东北茶藨子

Ribes mandshuricum (Maxim.) Kom.

【别　　名】东北茶藨、满洲茶藨子、山麻子

【基　　原】来源于虎耳草科茶藨子属东北茶藨子**Ribes mandshuricum** (Maxim.) Kom. 的果实入药。

【形态特征】落叶灌木，高1～3 m；小枝灰色或褐灰色，皮纵向或长条状剥落，嫩枝褐色，无刺；芽卵圆形或长圆形。叶宽大，长5～10 cm，宽几与长相似，基部心脏形，常掌状3裂，稀5裂，裂片卵状三角形，顶端急尖至短渐尖，顶生裂片比侧生裂片稍长，边缘具不整齐粗锐锯齿或重锯齿；叶柄长4～7 cm。花两性，开花时直径3～5 mm；总状花序长7～16 cm，初直立后下垂，具花多达40～50朵；花梗长约1～3 mm；苞片小，卵圆形；花萼浅绿色或带黄色；萼筒盆形，长1～2 mm，宽2～4 mm；萼片倒卵状舌形或近舌形，长2～3 mm，宽1～2 mm；花瓣近匙形，长约1～1.5 mm，宽稍短于长，顶端圆钝或截形，浅黄绿色；雄蕊稍长于萼片，花药近圆形，红色；花柱稍短或几与雄蕊等长，顶端2裂，有时分裂几达中部。果实球形，直径7～9 mm，红色，味酸可食；种子多数，较大，圆形。花期5～6月；果期8～9月。

【生　　境】生于针阔混交林或次生阔叶林下、林缘及灌丛中。

【分　　布】黑龙江、吉林、辽宁、内蒙古、河北、河南、山西、陕西、甘肃；朝鲜和西伯利亚地区也有分布。

【采集加工】秋季采收成熟果实，除去杂质，洗净，鲜用或晒干。

【性味功能】疏风解表，散寒。

【主治用法】治感冒，水煎服。

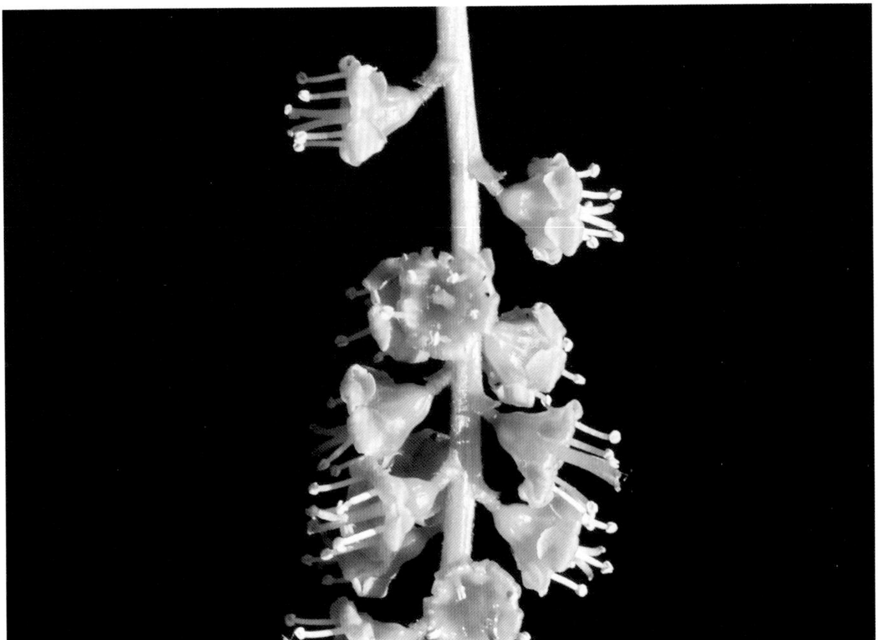

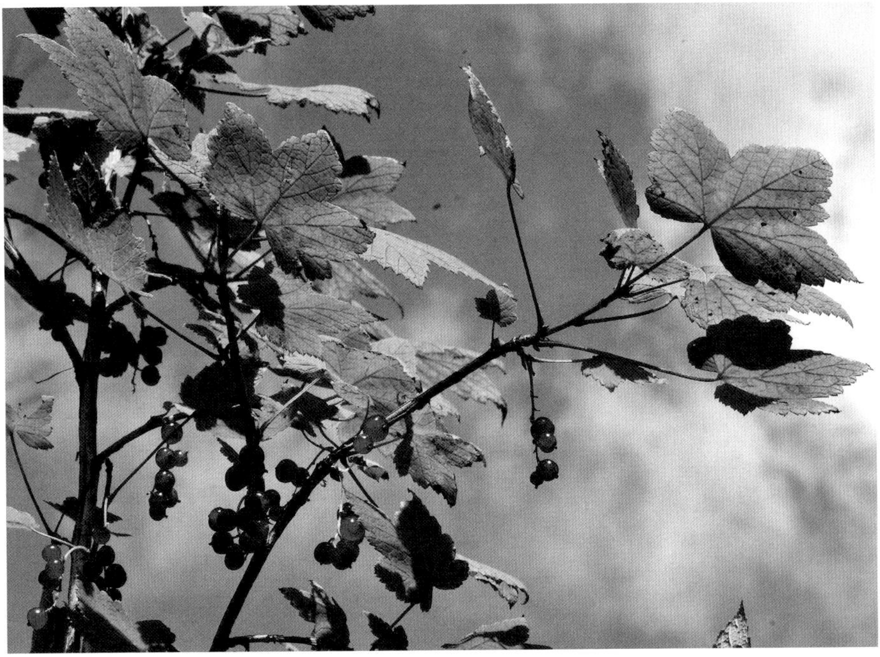

风花菜

Rorippa globosa (Turcz.) Hayek

【别　　名】球果蔊菜、圆果蔊菜、银条菜

【基　　原】来源于十字花科蔊菜属风花菜 **Rorippa globosa** (Turcz.) Hayek 的全草及种子入药。

【形态特征】一或二年生直立粗壮草本，高20～80 cm，植株被白色硬毛或近无毛。茎单一，基部木质化，下部被白色长毛，上部近无毛，分枝或不分枝。茎下部叶具柄，上部叶无柄，叶片长圆形至倒卵状披针形。长5～15 cm，宽1～2.5 cm，基部渐狭，下延成短耳状而半抱茎，边缘具不整齐粗齿，两面被疏毛，尤以叶脉为显。总状花序多数，呈圆锥花序式排列；果期伸长。花小，黄色，具细梗，长4～5 mm；萼片4，长卵形，长约1.5 mm，开展，基部等大，边缘膜质；花瓣4，倒卵形，与萼片等长或稍短，基部渐狭成短爪；雄蕊6，4强或近于等长。短角果实近球形，直径约2 mm，果瓣隆起，平滑无毛，有不明显网纹，顶端具宿存短花柱；果梗纤细，呈水平开展或稍向下弯，长4～6 mm。种子多数，淡褐色，极细小，扁卵形，一端微凹；子叶缘倚胚根。花期5～6月；果期7～9月。

【生　　境】生于河岸、湿地、路旁、沟边或草丛中，也生于干旱处。

【分　　布】黑龙江、吉林、辽宁、内蒙古、河北、山西、山东、安徽、江苏、浙江、湖北、湖南、江西、广东、广西、云南。朝鲜、俄罗斯远东地区也有分布。

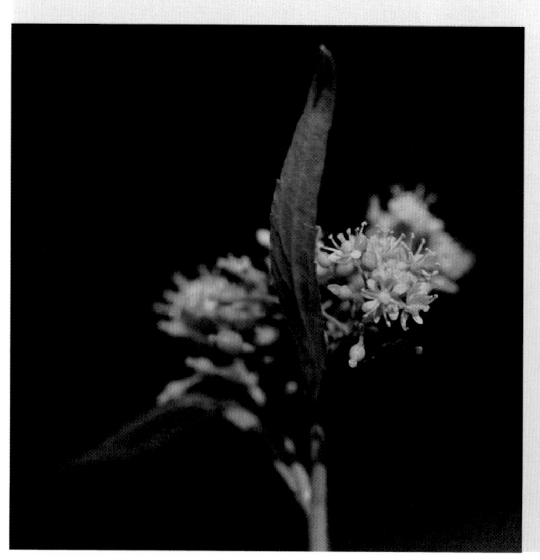

【采集加工】夏、秋季采收全草，洗净，晒干。夏、秋季果实成熟时，割下全株，晒干，打下或搓出种子，除去杂质，生用或微炒，捣碎。

【性味功能】全草：味苦，性凉；补肾，凉血。种子：清热解毒。

【主治用法】全草：治乳痈。种子：治痈疮肿毒。用量6～15 g。

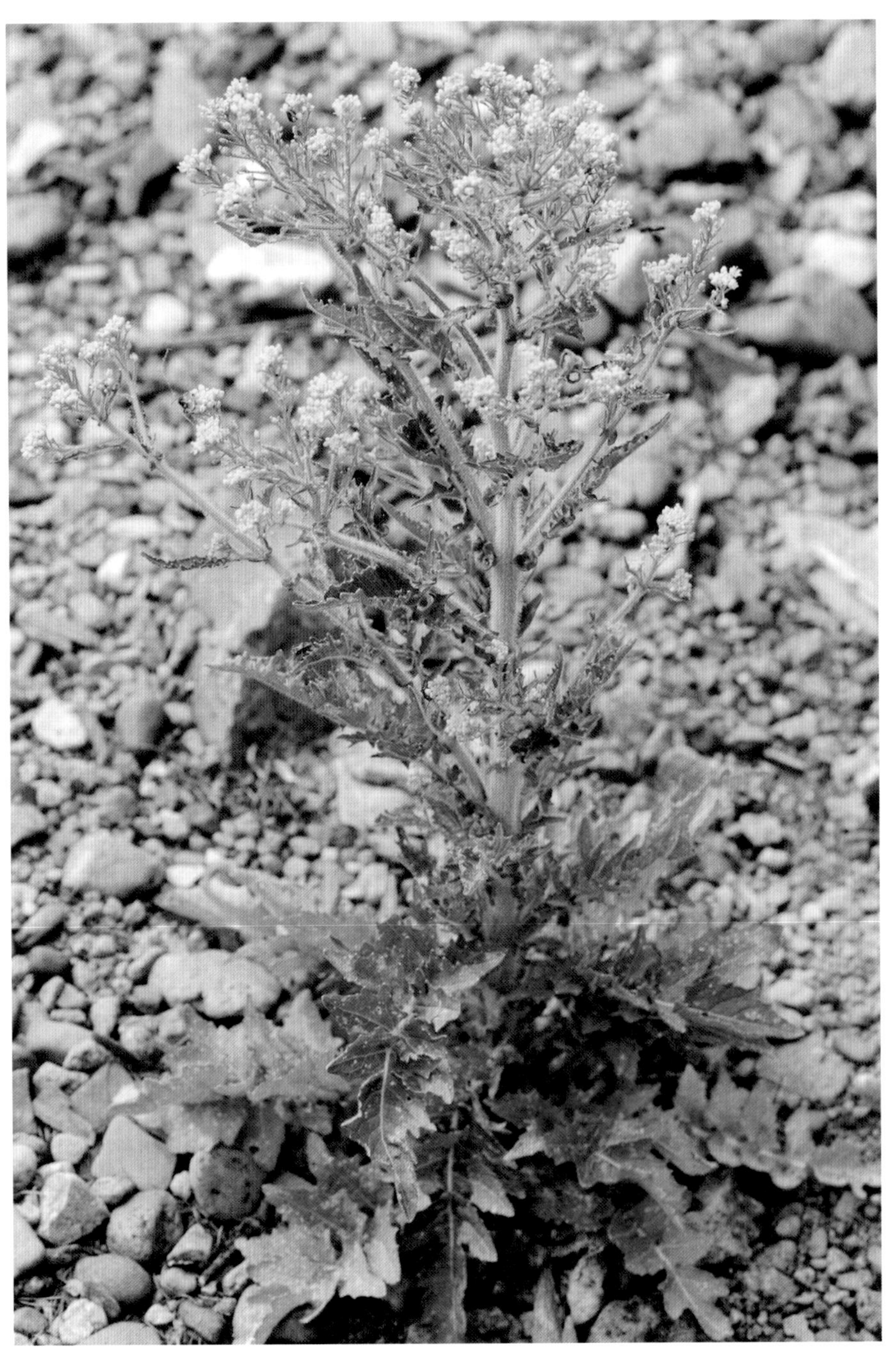

沼生蔊菜

Rorippa islandica (Oed.) Borb.

【别　　名】风花菜

【基　　原】来源于十字花科蔊菜属沼生蔊菜**Rorippa islandica** (Oed.) Borb. 的全草入药。

【形态特征】一或二年生草本，高10～50 cm，光滑无毛或稀有单毛。茎直立，单一或分枝，下部常带紫色，具棱。基生叶多数，具柄；叶片羽状深裂或大头羽裂，长圆形至狭长圆形，长5～10 cm，宽1～3 cm，裂片3～7对，边缘不规则浅裂或呈深波状，顶端裂片较大，基部耳状抱茎，有时有缘毛；茎生叶向上渐小，近无柄，叶片羽状深裂或具齿，基部耳状抱茎。总状花序顶生或腋生；果期伸长，花小，多数，黄色或淡黄色，具纤细花梗，长3～5 mm；萼片长椭圆形，长1.2～2 mm，宽约0.5 mm；花瓣长倒卵形至楔形，等于或稍短于萼片；雄蕊6，近等长，花丝线状。短角果椭圆形或近圆柱形，有时稍弯曲，长3～8 mm，宽1～3 mm，果瓣肿胀。种子每室2行，多数，褐色，细小，近卵形而扁，一端微凹，表面具细网纹；子叶缘倚胚根。花期5～6月；果期6～7月。

【生　　境】生于林缘、灌丛、山坡、路旁、沟边、河边湿地、田间及村屯住宅附近，常聚生成片生长。

【分　　布】黑龙江、吉林、辽宁、内蒙古、河北、山西、山东、河南、安徽、江苏、湖南、陕西、甘肃、青海、新疆、贵州、云南。北半球温暖地区也有分布。

【采集加工】夏、秋季采收全草，洗净，晒干。

【性味功能】味甘，性凉。清热解毒，镇咳利尿，利水消肿，活血通经。

【主治用法】治咽喉痛，风热感冒，肝炎，黄疸，水肿，腹水，肺热咳喘，肺炎，结膜炎，小便淋痛，淋症，骨髓炎，尿道感染，膀胱结石，关节痛，痘疹，小儿惊风，痈肿，烧烫伤，水煎服，外用捣敷或研末调敷。

【附　　方】

1. 治黄疸，肝炎：沼生蔊菜配萹蓄、苦荞叶、茵陈，水煎服。

2. 治腹水过多：沼生蔊菜配播娘篙子、大黄，煎汤服。

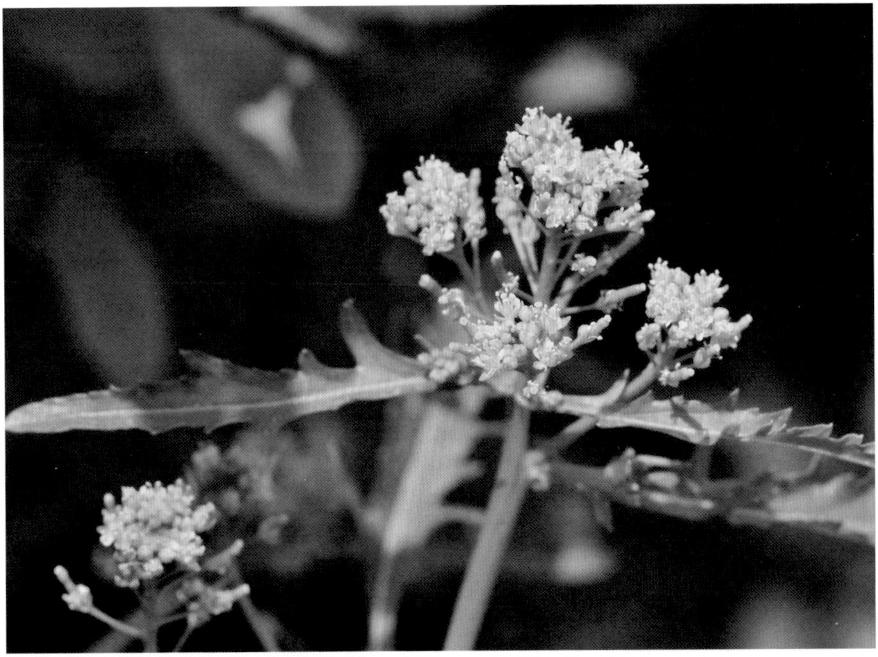

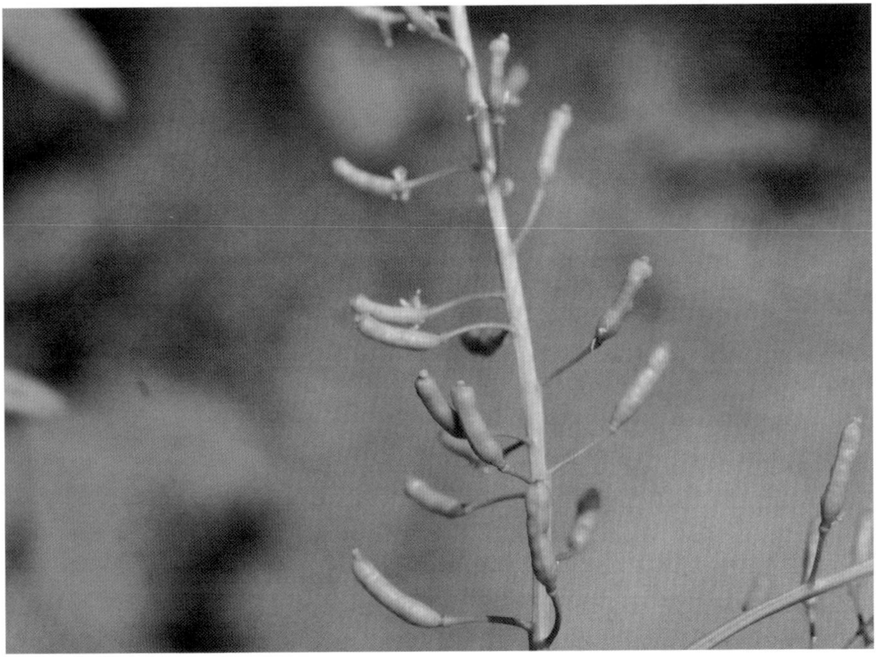

山刺玫

Rosa davurica Pall.

【别　　名】刺玫蔷薇、山玫瑰

【基　　原】来源于蔷薇科玫瑰属山刺枚**Rosa davurica** Pall. 的花、果实及根入药。

【形态特征】落叶灌木，高约1.5 m；分枝较多，小枝圆柱形，紫褐色或灰褐色，带有黄色皮刺，皮刺基部膨大，稍弯曲，常成对而生于小枝或叶柄基部。小叶7～9，连叶柄长4～10 cm；小叶片长圆形或阔披针形，长1.5～3.5 cm，宽5～15 mm，顶端急尖或圆钝，基部圆形或宽楔形，边缘有单锯齿和重锯齿；叶柄和叶轴有柔毛、腺毛和稀疏皮刺；托叶大部贴生于叶柄，离生部分卵形，边缘有带腺锯齿。花单生于叶腋，或2～3朵簇生；苞片卵形，边缘有腺齿，下面有柔毛和腺点；花梗长5～8 mm；花直径3～4 cm；萼筒近圆形，萼片披针形，顶端扩展成叶状，边缘有不整齐锯齿和腺毛，下面有稀疏柔毛和腺毛，上面被柔毛，边缘较密；花瓣粉红色，倒卵形，顶端不平整，基部宽楔形；花柱离生，被毛，比雄蕊短很多。果近球形或卵球形，直径1～1.5 cm，红色，光滑，萼片宿存，直立。花期6～7月；果期8～9月。

【生　　境】生于山坡灌丛间、山野路旁、河边、沟边、林下、林缘等处，常聚生成片生长。

【分　　布】黑龙江、吉林、辽宁、内蒙古、河北、山西。朝鲜、西伯利亚地区、蒙古也有分布。

【采集加工】秋季采摘成熟果实，除去杂质，鲜用或晒干。夏季采摘花，除去杂质，鲜用或阴干。春、秋季采挖根，除去泥土，切段，洗净，晒干。

【性味功能】花：味甘、微苦，性温；止血活血，健脾理气，调经，止咳祛痰，止痢止血。果实：味酸，性温；健脾消积，调经通淋，止痛。根：味苦、涩，性平；止咳祛痰，止痢止血。

【主治用法】花：治月经过多，吐血，血崩，肋间作痛，痛经等。果实：治小儿食积，消化不良，食欲不振，胃痛，腹泻，淋病，月经不调。根：治慢性气管炎，肠炎，细菌性痢疾，胃功能失调，膀胱炎，子宫出血，跌打损伤，水煎服。

【附　　方】

1. 治细菌性痢疾，肠炎：山刺玫根600 g，加水4 kg，煎至1 kg，加糖适量，每服50～100 ml，每日3次。

2. 治功能性子宫出血：山刺玫根25 g，水煎服。

3. 治冻伤，烫伤，头疮：山刺玫果膏外敷有卓效(内蒙古伊敏河民间方)。

4. 治月经过多：山刺玫花3～6朵，煎水服。

5. 治吐血：山刺玫花100朵去心蒂，用水两碗，煎成半碗，去渣加白糖250 g，分6次空腹服，日服2次。

6. 治肝胃气痛：山刺玫花25 g，水煎，日服2次，亦可加香附25 g。

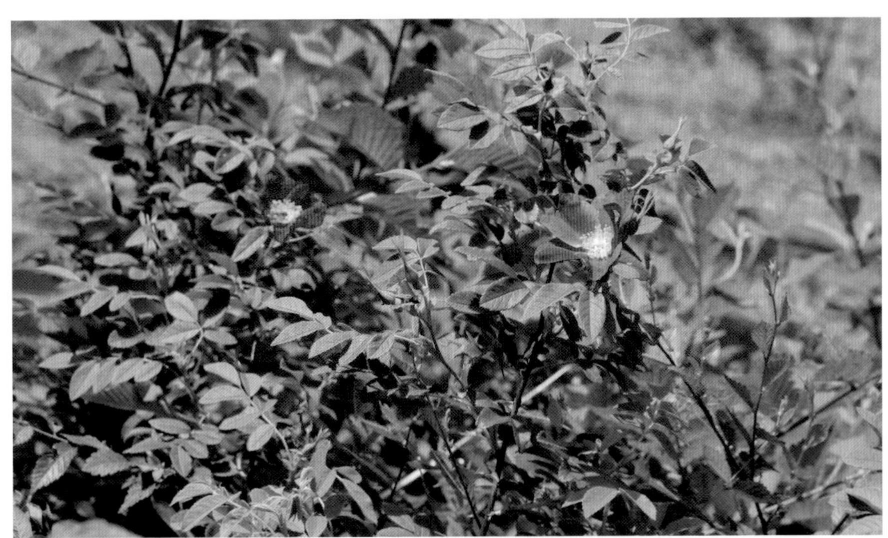

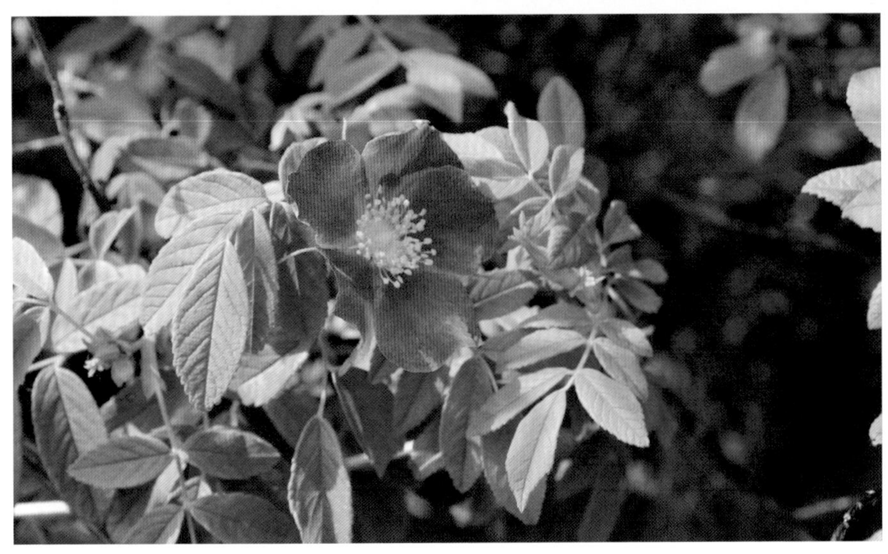

伞花蔷薇

Rosa maximowiziana Regel.

【别　　名】蔓野蔷薇

【基　　原】来源于蔷薇科玫瑰属伞花蔷薇**Rosa maximowiziana** Regel.的果实入药。

【形态特征】落叶小灌木，具长匍枝，成弓形弯曲，散生短小而弯曲皮刺，有时被刺毛。小叶7～9，稀5，连叶柄长4～11 cm，小叶片卵形、椭圆形或长圆形，稀倒卵形，长1.5～6 cm，宽1～2 cm，顶端急尖或渐尖，基部宽楔形或近圆形，边缘有锐锯齿，上面深绿色，无毛，下面色淡，无毛或在中脉上有稀疏柔毛，或有小皮刺和腺毛；托叶大部贴生于叶柄，离生部分披针形，边缘有不规则锯齿和腺毛。花数朵成伞房状排列；苞片长卵形，边缘有腺毛；萼片三角卵形，顶端长渐尖，全缘，有时有1～2裂片，内外两面均有柔毛，内面较密，萼筒和萼片外面有腺毛；花直径3～3.5 cm；花梗长1～2.5 cm，有腺毛；花瓣白色或带粉红色，倒卵形，基部楔形，花柱结合成束，伸出，无毛，约与雄蕊等长。果实卵球形，直径8～10 mm，黑褐色，有光泽，萼片在果熟时脱落。花期6～7月；果期9～10月。

【生　　境】生于路旁、沟边、山坡向阳处及灌丛中。

【分　　布】吉林、辽宁、山东等。朝鲜、西伯利亚地区也有分布。

【采集加工】秋季采收成熟果实，除去杂质，洗净，鲜用或晒干。

【性味功能】味甘、微苦，性温。益肾，涩精，止泻。

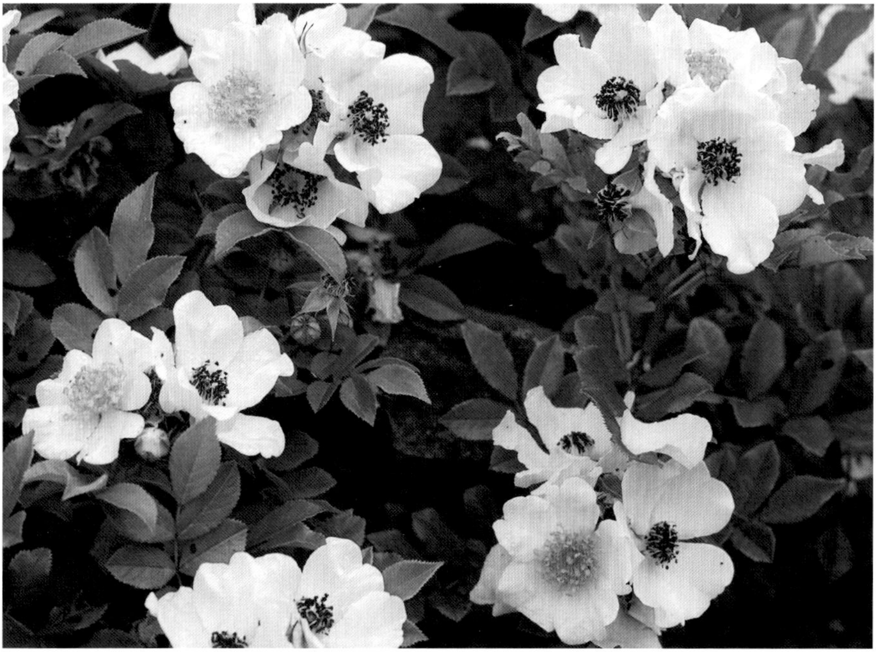

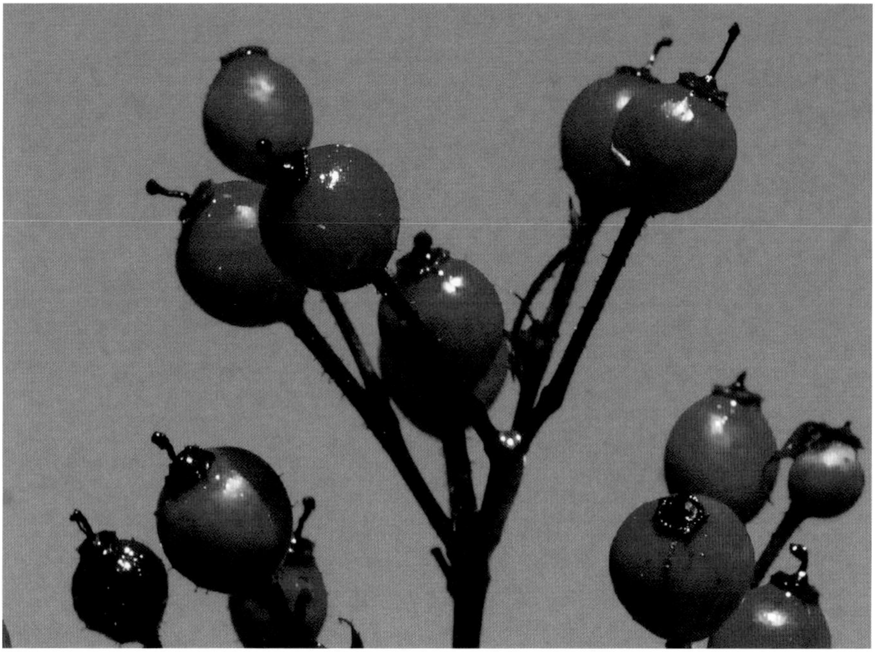

肥皂草

Saponaria officinalis Linn.

【别　　名】香桃、草桂

【基　　原】来源于石竹科肥皂草属肥皂草**Saponaria officinalis** Linn.的全草、叶及根入药。

【形态特征】多年生草本，高30～70 cm。主根肥厚，肉质；根茎细、多分枝。茎直立，不分枝或上部分枝，常无毛。叶片椭圆形或椭圆状披针形，长5～10 cm，宽2～4 cm，基部渐狭成短柄状，微合生，半抱茎，顶端急尖，边缘粗糙，两面均无毛，具3或5基出脉。聚伞圆锥花序，小聚伞花序有3～7花；苞片披针形，长渐尖，边缘和中脉被稀疏短粗毛；花梗长3～8 mm，被稀疏短毛；花萼筒状，长18～20 mm，直径2.5～3.5 mm，绿色，有时暗紫色，初期被毛，纵脉20条，不明显，萼齿宽卵形，具凸尖；雌雄蕊柄长约1 mm；花瓣白色或淡红色，爪狭长，无毛，瓣片楔状倒卵形，长10～15 mm，顶端微凹缺；副花冠片线形；雄蕊和花柱外露。蒴果长圆状卵形，长约15 mm；种子圆肾形，长1.8～2 mm，黑褐色，具小瘤。花期7～8月；果期8～9月。

【生　　境】生于铁路两侧、荒山、荒坡及农田附近。

【分　　布】我国城市公园栽培供观赏，在许多省区逸为野生。原产地中海沿岸。

【采集加工】夏、秋季采收全草及叶，除去杂质，切段，洗净，鲜用或晒干。春、秋季采挖根，除去泥土，洗净，鲜用或晒干。

【性味功能】全草：祛痰，利尿。叶：催吐。根：利尿。

【主治用法】全草：治梅毒，慢性皮炎，咳嗽，便秘等。叶：治风湿病。根：治挫伤，痔疮。

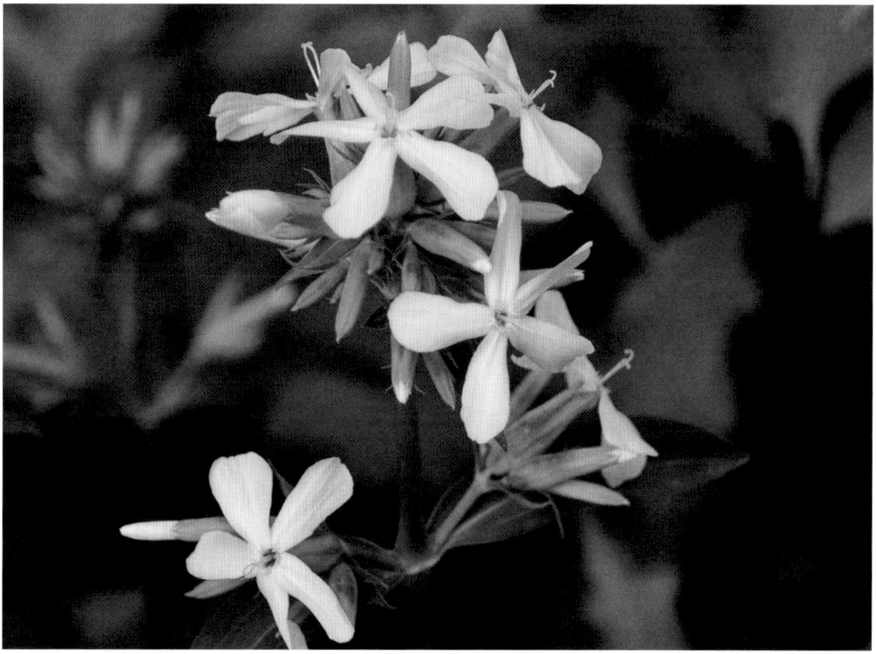

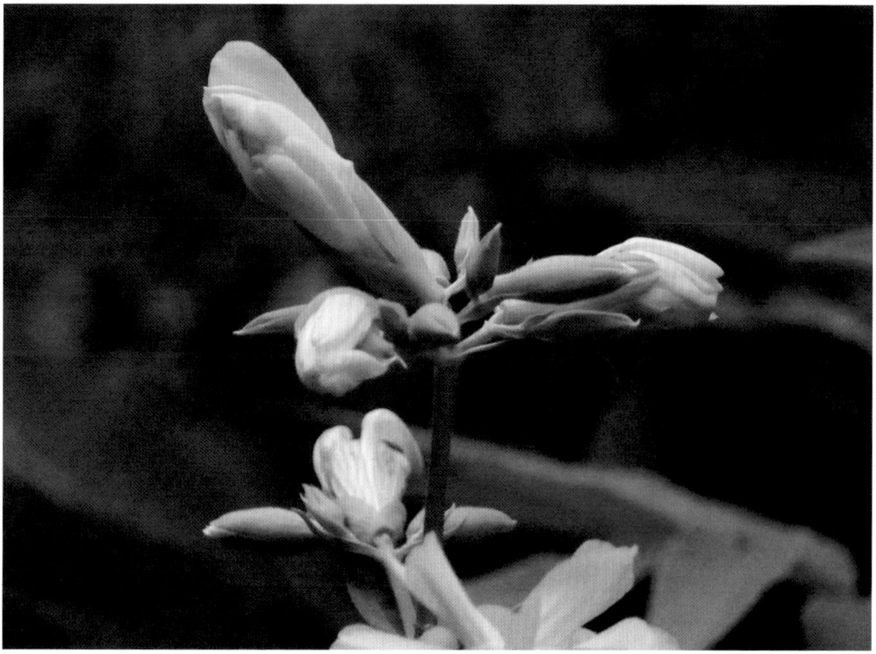

筐柳

Salix linearistipularis (Franch.) Hao

【别　　名】蒙古柳

【基　　原】来源于杨柳科柳属筐柳**Salix linearistipularis** (Franch.) Hao的树皮及枝条入药。

【形态特征】落叶灌木或小乔木，高可达8 m。树皮黄灰色至暗灰色。小枝细长。芽卵圆形，淡褐色或黄褐色，无毛。叶披针形或线状披针形，长8～15 cm，宽5～10 mm，两端渐狭，或上部较宽，无毛，幼叶有茸毛，上面绿色，下面苍白色，边缘有腺锯齿，外卷；叶柄长8～12 mm，无毛，托叶线形或线状披针形，长达1.2 cm，边缘有腺齿，萌枝上的托叶长达3 cm。花先叶开放或与叶近同时开放，无花序梗，基部具2枚长圆形的全缘鳞片；雄花序长圆柱形，长约3～3.5 cm，粗2～3 mm；雄蕊2，花丝合生，最下部有柔毛，花药黄色；苞片倒卵形，顶端黑色，有长毛；腺体1，腹生；雌花序长圆柱形，长3.5～4 cm，粗约5 mm；子房卵状圆锥形，有短柔毛，无柄，花柱短，柱头2裂；苞片卵圆形，顶端黑色，有长毛。花期5月；果期6月。

【生　　境】生于河流两岸、低湿地及水泡岸边等处。

【分　　布】黑龙江、吉林、辽宁、河北、山西、陕西、河南、甘肃。朝鲜、俄罗斯远东地区、蒙古也有分布。

【采集加工】四季剥取树皮，除去杂质，切片，洗净，鲜用或晒干。四季采收枝条，切段，洗净，晒干。

【性味功能】消肿，收敛。

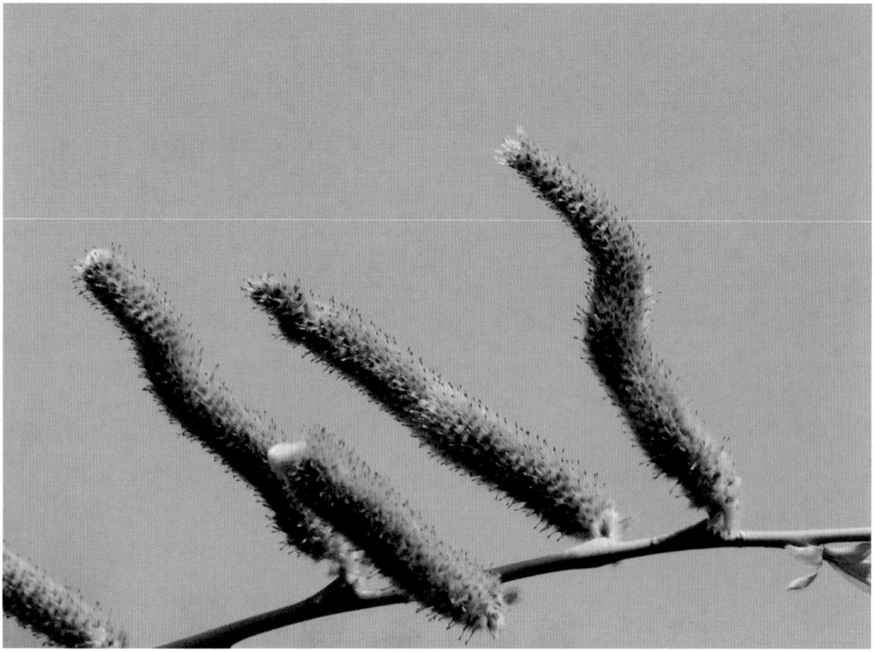

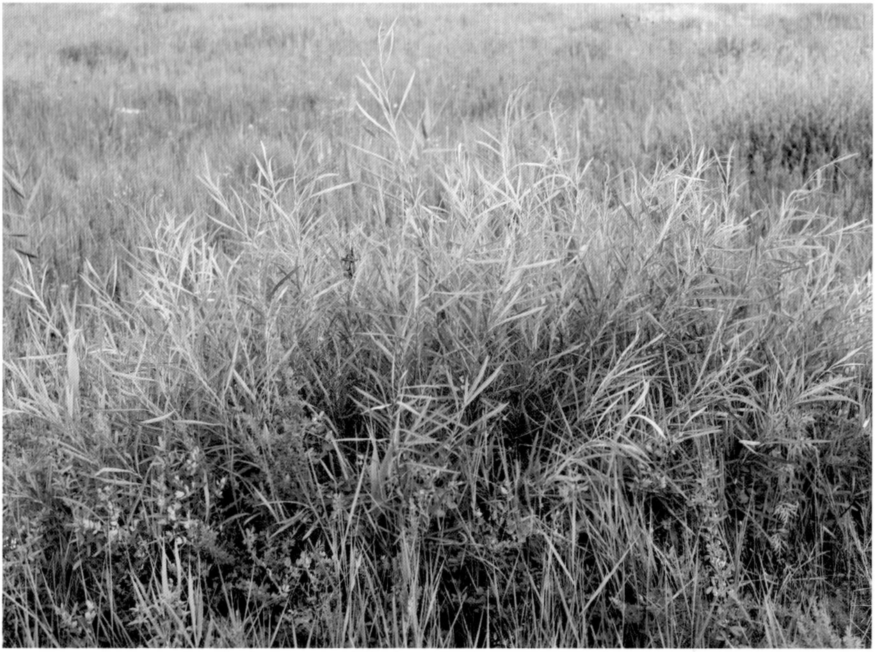

刺沙蓬

Salsola ruthenica Iljin

【别　　名】刺蓬

【基　　原】来源于藜科猪毛菜属刺沙蓬**Salsola ruthenica** Iljin的全草入药。

【形态特征】一年生草本，高30～100 cm；茎直立，自基部分枝，茎、枝生短硬毛或近于无毛，有白色或紫红色条纹。叶片半圆柱形或圆柱形，无毛或有短硬毛，长1.5～4 cm，宽1～1.5 mm，顶端有刺状尖，基部扩展，扩展处的边缘为膜质。花序穗状，生于枝条的上部；苞片长卵形，顶端有刺状尖，基部边缘膜质，比小苞片长；小苞片卵形，顶端有刺状尖；花被片长卵形，膜质，无毛，背面有1条脉；花被片果时变硬，自背面中部生翅；翅3个较大，肾形或倒卵形，膜质，无色或淡紫红色，有数条粗壮而稀疏的脉，2个较狭窄，花被果时(包括翅)直径7～10 mm；花被片在翅以上部分近革质，顶端为薄膜质，向中央聚集，包覆果实；柱头丝状，长为花柱的3～4倍。种子横生，直径约2 mm。花期8～9月；果期9～10月。

【生　　境】生于河谷砂地、砾质戈壁及海边等处。

【分　　布】黑龙江、吉林、辽宁、内蒙古、河北、山东、江苏、山西。陕西、宁夏、甘肃、西藏、俄罗斯、蒙古也有分布。

【采集加工】夏、秋季采收全草，除去杂质，洗净，晒干。

【性味功能】平肝降压。

【主治用法】治高血压引起的头痛头晕。用量30～50 g。

【附　　方】

1. 治高血压：刺沙蓬100 g，益母草、黄精各50 g，丹参25 g，水煎服。

2. 治高血压，头痛：刺沙蓬30～65 g，水煎服。初服时可用较小剂量，经1～2周后，如有疗效，可逐渐加量，连服5～6个月。对早期患者效果显著，对晚期患者效果较差。

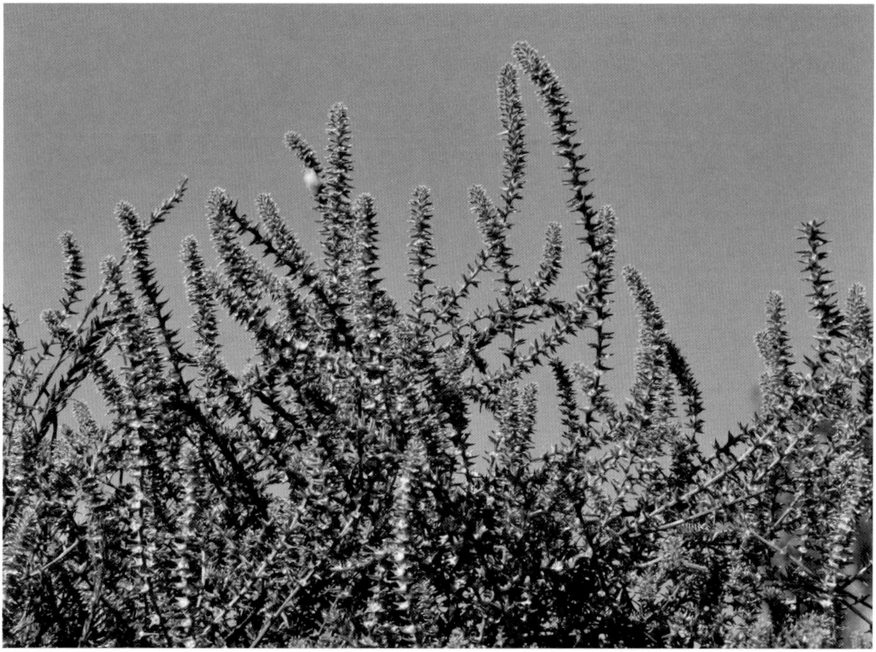

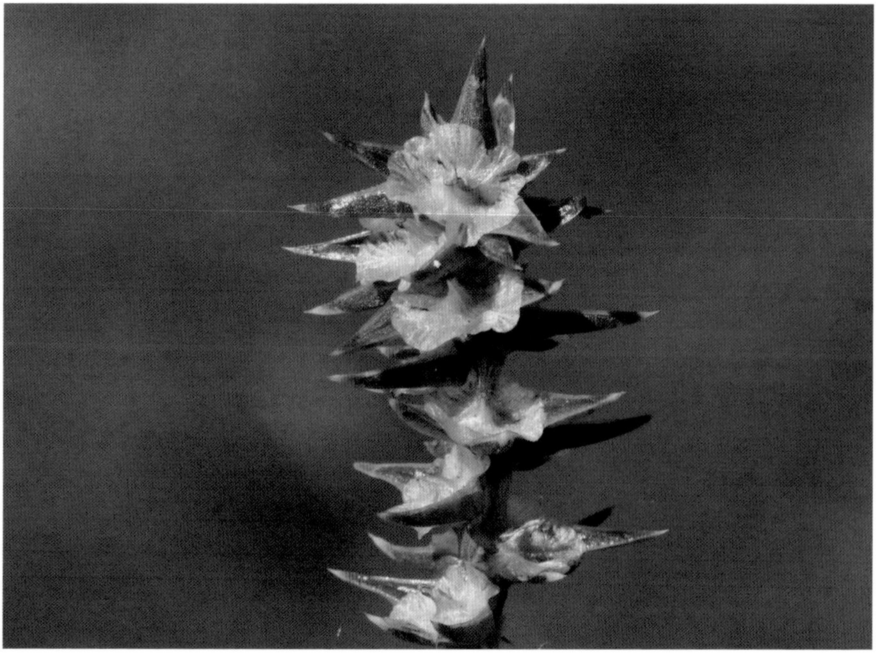

五味子

Schisandra chinenise (Turcz.) Bailey

【别　　名】北五味子

【基　　原】来源于五味子科五味子属五味子**Schisandra chinenise** (Turcz.) Bailey 的果实入药。

【形态特征】落叶木质藤本；幼枝红褐色，老枝灰褐色，常起皱纹，片状剥落。叶膜质，宽椭圆形，卵形、倒卵形，宽倒卵形或近圆形，长3～14 cm，宽2～9 cm，顶端急尖，基部楔形；叶柄长1～4 cm。雄花：花梗长5～25 mm，中部以下具狭卵形，长4～8 mm的苞片，花被片粉白色或粉红色，6～9片，长圆形或椭圆状长圆形，长6～11 mm，宽2～5.5 mm；雄蕊长约2 mm，花药长约1.5 mm；雄蕊仅5～6枚，互相靠贴；雌花：花梗长17～38 mm，花被片和雄花相似；雌蕊群近卵圆形，长2～4 mm，心皮17～40，子房卵圆形或卵状椭圆体形。聚合果长1.5～8.5 cm，聚合果柄长1.5～6.5 cm；小浆果红色，近球形或倒卵圆形，直径6～8 mm，果皮具不明显腺点；种子1～2粒，肾形，长4～5 mm，宽2.5～3 mm，淡褐色，种皮光滑，种脐明显凹入成U形。花期5～6月；果期8～10月。

【生　　境】生于土壤肥沃湿润的林中、林缘、山沟灌丛间及山野路旁等处。

【分　　布】黑龙江、吉林、辽宁、内蒙古、河北、山西、陕西、甘肃、湖北，湖南、江西、四川等。朝鲜、日本、俄罗斯远东地区也有分布。

【采集加工】秋季采摘成熟果实，除去杂质，晒干或蒸后晒干，生用或醋制用。

【性味功能】味酸，性温。敛肺，滋肾，生津，收汗，涩精。

【主治用法】治肺虚喘咳，口干作渴，神经衰弱，头晕健忘，慢性腹泻，自汗，盗汗，伤津口渴，气短脉虚，肝炎，心悸，失眠，劳伤羸瘦，尿频，遗尿，梦遗滑精，久泻久痢等。用量3～10 g。肺有实热、肝火较盛者禁服，伤风感冒、发热、麻疹初起者忌用。

【附　　方】

1. 治神经衰弱：五味子15～25 g，水煎服；或五味子50 g，用500 g白酒浸7天，每次饮酒1酒盅。又方：五味子、山药各25 g，酸枣仁、柏子仁各15 g，龙眼肉50 g。水煎服。五味子、女贞子各100 g，何首乌50 g，白酒400 g，上药共泡1周加开水1 kg。每日5时服1次，8时再服1次，每服1小杯，连服数日。

2. 治无黄疸型传染性肝炎：五味子，烘干，研成细粉(或炼蜜为丸)，粉剂每服5 g，每日3次，1月为一个疗程。谷丙转氨酶恢复正常后，仍宜服药2～4周，以巩固疗效。

3. 治急性肠道感染（急性菌痢，急性肠炎，中毒性消化不良）：五味子5 kg，水煎2～4 h，去渣加红糖1.5 kg，浓缩成5000 ml。一般每日服2次，重者3次，每次50 ml，小儿酌减。

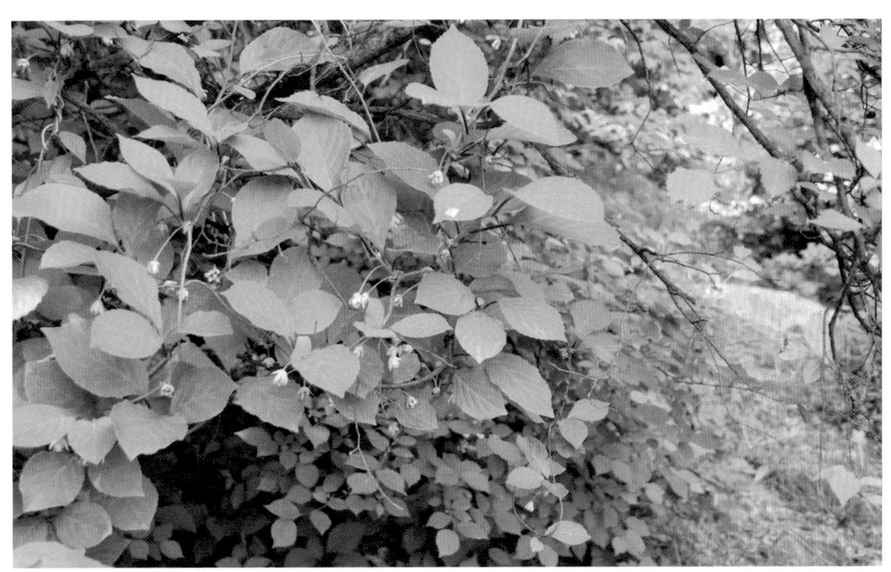

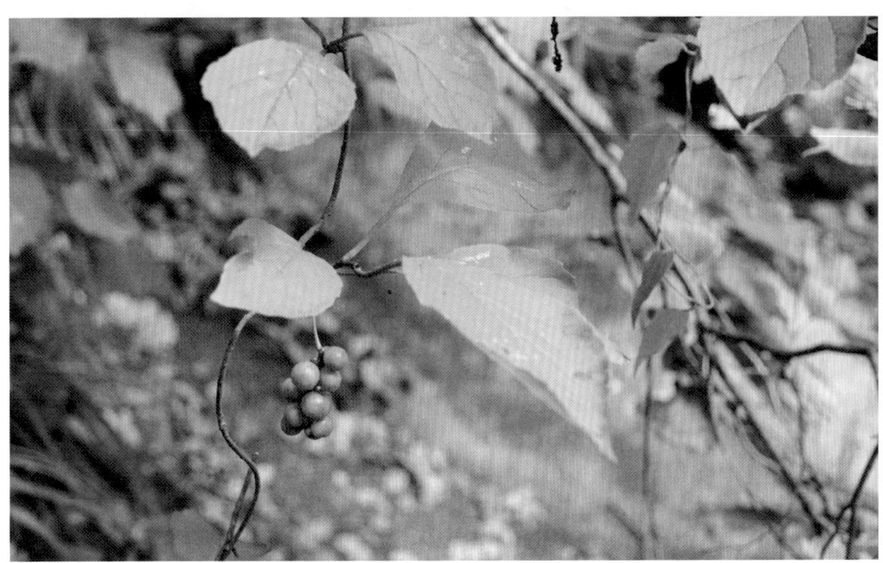

多裂叶荆芥

Schizonepeta multifida (Linn.) Briq.

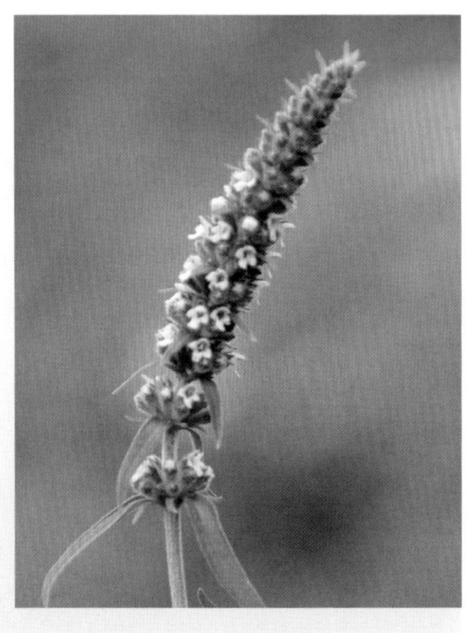

【别　　名】荆芥、东北裂叶荆芥

【基　　原】来源于唇形科裂叶荆芥属多裂叶荆芥 **Schizonepeta multifida** (Linn.) Briq. 的全草入药。

【形态特征】多年生草本。茎高可达40 cm，上部四棱形，基部带圆柱形，侧枝通常极短，极似数枚叶片丛生，有时上部的侧枝发育，并有花序。叶卵形，羽状深裂或分裂，有时浅裂至近全缘，长2.1～3.4 cm，宽1.5～2.1 cm，顶端锐尖，基部截形至心形，裂片线状披针形至卵形，全缘或具疏齿，坚纸质，有腺点；叶柄通常长约1.5 cm。花序为由多数轮伞花序组成的顶生穗状花序，长6～12 cm；苞片叶状，深裂或全缘，下部的较大，长约10 mm，上部的渐变小，卵形，顶端骤尖，变紫色，较花长，长约5 mm，小苞片卵状披针形或披针形。花萼紫色，基部带黄色，长约5 mm，直径2 mm，具15脉，齿5，三角形，长约1 mm，顶端急尖。花冠蓝紫色，干后变淡黄色，长约8 mm，冠筒向喉部渐宽，冠檐二唇形，上唇2裂，下唇3裂，中裂片最大。雄蕊4；花药浅紫色。小坚果扁长圆形，长约1.6 mm。花期7～8月；果期8～9月。

【生　　境】生于于松林林缘、山坡草丛中及湿润的草原上。

【分　　布】黑龙江、吉林、辽宁、内蒙古、河北，山西，陕西，甘肃。俄罗斯西伯利亚地区、蒙古也有分布。

【采集加工】夏、秋季采收全草，除去杂质，切段，洗净，阴干。

【性味功能】味微涩，性凉。发表，祛风，理血。炒炭止血。

【主治用法】治感冒发热，头痛，咽喉肿痛，中风口噤，吐血，衄血，便血，崩漏，产后血晕，痈肿，疮疥，瘰疬等，水煎服。

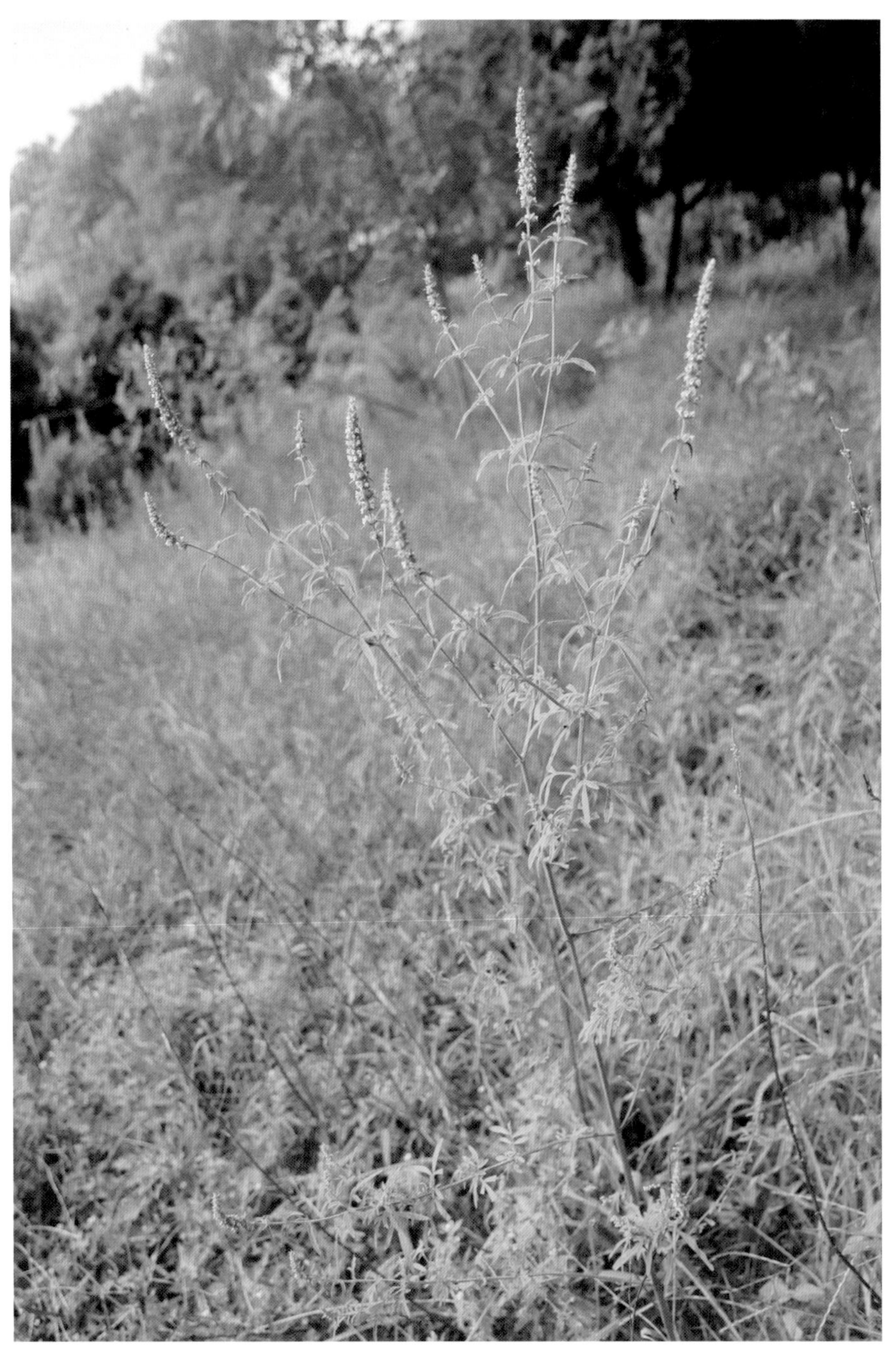

纤弱黄芩

Scutellaria dependens Maxim.

【别　　名】小花黄芩

【基　　原】来源于唇形科黄芩属纤弱黄芩**Scutellaria dependens** Maxim.的全草入药。

【形态特征】一年生草本；根茎细，在节上生纤维状须根。茎大多直立，或顶端稍弯，高15～35 cm，粗0.8～1.5 mm，四棱形。叶具柄，柄长0.8～4 mm；叶片膜质，卵圆状三角形或三角形，长0.5～2.4 cm，宽2.5～12 mm，顶端钝或圆形，基部浅心形或截状心形。花单生于茎中部或下部的叶腋内，初向上斜展，后下垂；花梗长度超过叶柄，长2～3 mm。花萼开花时长1.8～2 mm，脉纹稍凸出，盾片高约1 mm。花冠白色或下唇带淡紫色，长5～6.5 mm；冠檐2唇形，上唇短，直伸，2裂，下唇中裂片向上伸展，梯形，长约1.5 mm，两侧裂片三角状卵圆形。雄蕊4，前对较长，微露出；花丝扁平。花柱细长，顶端明显2裂。花盘厚，扁圆形，前方微微平伸，子房柄短或几无，与子房之间具泡状毛。子房4裂，等大。小坚果黄褐色，卵球形，长约0.7 mm，直径约0.5 mm，具瘤状凸起。花期7～8月；果期8～9月。

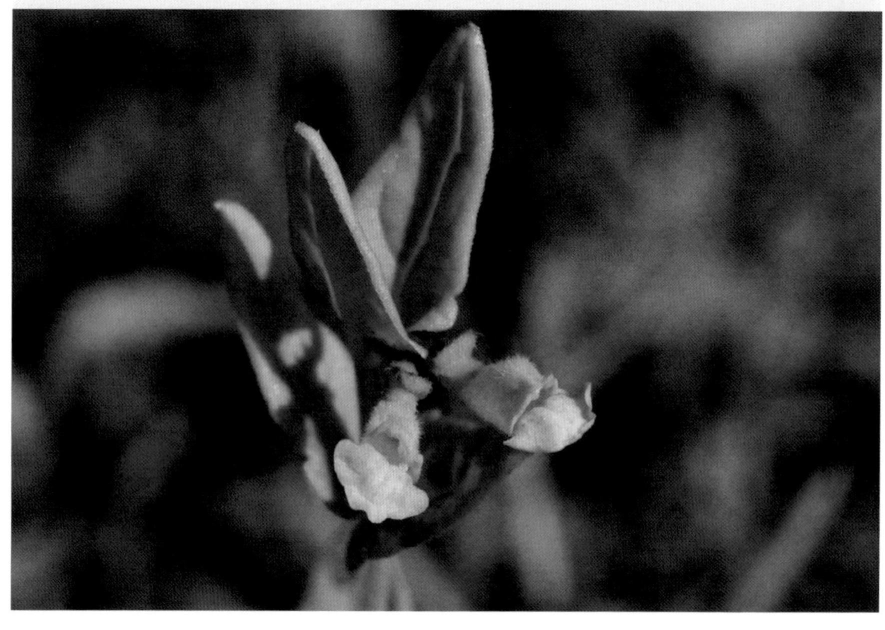

【生　　境】生于溪畔或落叶松林中湿地上。

【分　　布】黑龙江、吉林、辽宁、内蒙古、山东。朝鲜、俄罗斯远东地区、日本也有分布。

【采集加工】夏、秋季采收全草，除去杂质，切段，洗净，阴干。

【性味功能】清热解毒。

【主治用法】治黄疸，喉痈，气喘、疟疾，肺热，风湿病等，水煎服。

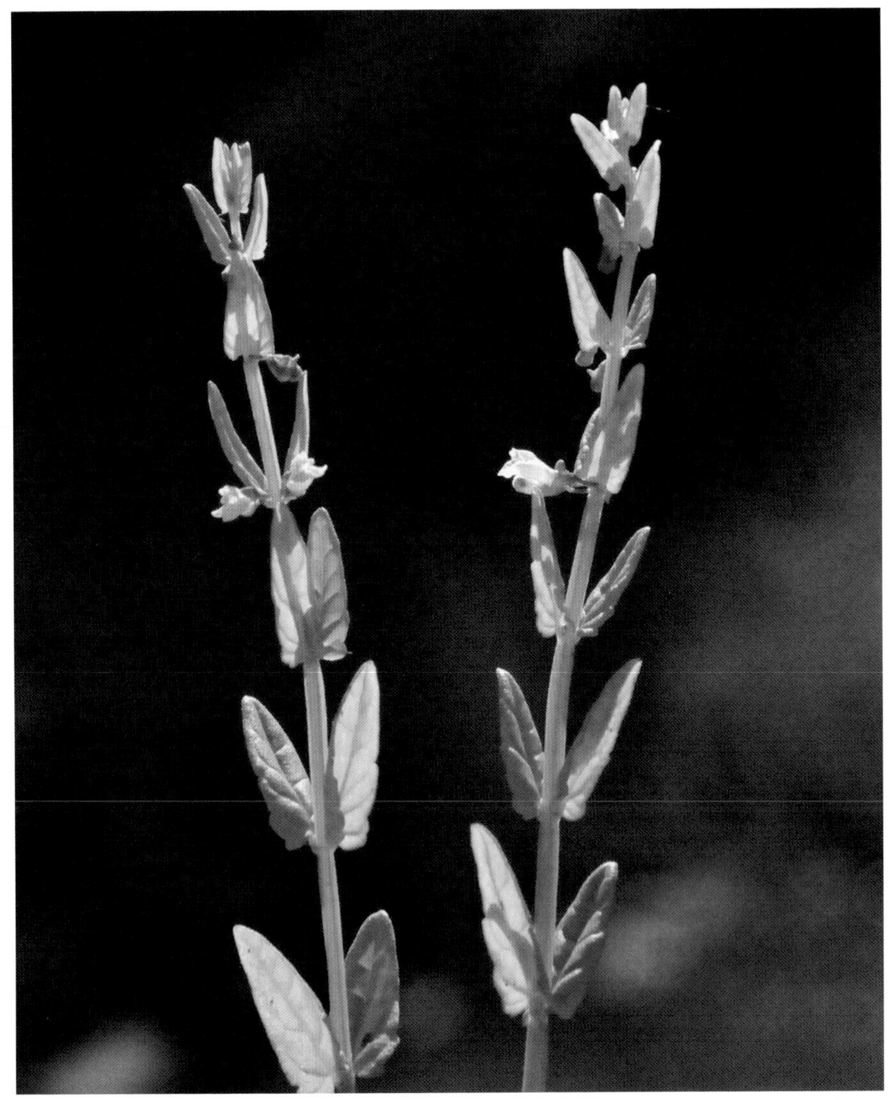

京黄芩

Scutellaria pekinensis Maxim.

【别　　名】筋骨草、丹参

【基　　原】来源于唇形科黄芩属京黄芩**Scutellaria pekinensis** Maxim.的全草入药。

【形态特征】一年生草本；根茎细长。茎高24～40 cm，直立，四棱形。叶草质，卵圆形或三角状卵圆形，长1.4～4.7 cm，宽1.2～3.5 cm，顶端锐尖至钝，有时圆形，基部截形，截状楔形至近圆形，边缘具浅而钝的2～10对牙齿；叶柄长0.3～2 cm。花对生，排列成顶生长4.5～11.5 cm的总状花序；花长约2.5 mm。花萼开花时长约3 mm，果时增大，长4 mm。花冠蓝紫色，长1.7～1.8 cm，外被具腺小柔毛，内面无毛；冠筒前方基部略膝曲状，中部宽1.5 mm，向上渐宽，至喉部宽达5 mm；冠檐2唇形，上唇盔状，内凹，顶端微缺，下唇中裂片宽卵圆形，两侧中部微内缢，顶端微缺，两侧裂片卵圆形。雄蕊4，二强；花丝扁平，中部以下被纤毛。花盘肥厚，前方隆起；子房柄短。花柱细长。子房光滑，无毛。成熟小坚果栗色或黑栗色，卵形，直径约1 mm，具瘤，腹面中下部具一果脐。花期6～7月；果期8～9月。

【生　　境】生于山坡、潮湿谷地、草地、林缘及林下等处。

【分　　布】黑龙江、辽宁、河北、山东、河南、陕西、浙江等。朝鲜也有分布。

【采集加工】夏、秋季采收全草鲜用。

【性味功能】清热解毒。

【主治用法】治跌打损伤等。外用鲜草适量捣烂敷患处。

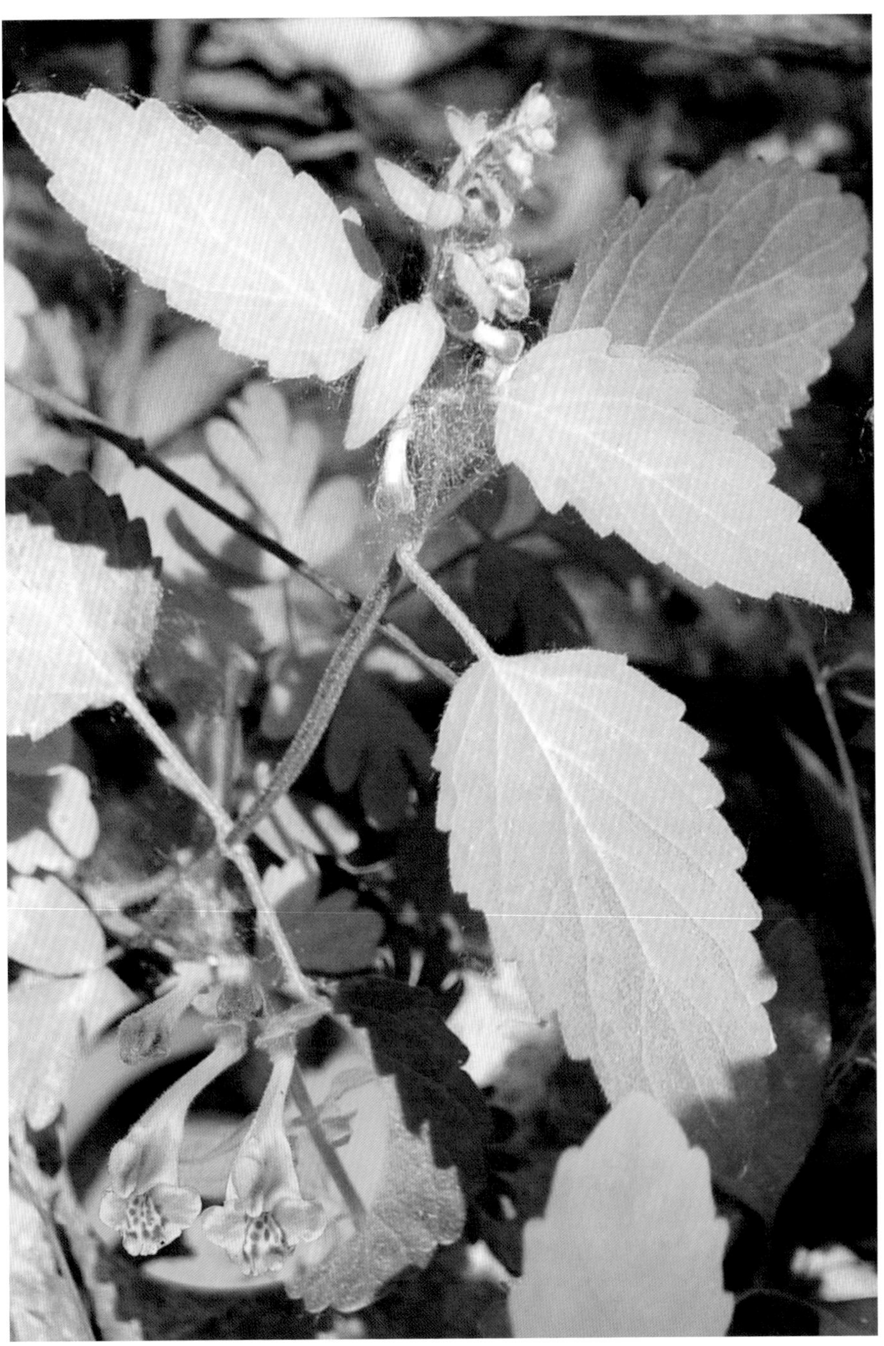

火焰草

Sedum stellariifollum Franch.

【别　　名】繁缕景天、繁缕叶景天

【基　　原】来源于景天科景天属火焰草**Sedum stellariifollum** Franch.于的全草入药。

【形态特征】一年生或二年生草本。植株被腺毛。茎直立，有多数斜上的分枝，基部呈木质，高10～15 cm，褐色，被腺毛。叶互生，正三角形或三角状宽卵形，长7～15 mm，宽5～10 mm，顶端急尖，基部宽楔形至截形，入于叶柄，柄长4～8 mm，全缘。总状聚伞花序；花顶生，花梗长5～10 mm，萼片5，披针形至长圆形，长1～2 mm，顶端渐尖；花瓣5，黄色，披针状长圆形，长3～5 mm，顶端渐尖；雄蕊10，较花瓣短；鳞片5，宽匙形至宽楔形，长0.3 mm，顶端有微缺；心皮5，近直立，长圆形，长约4 mm，花柱短。蓇葖下部合生，上部略叉开；种子长圆状卵形，长0.3 mm，有纵纹，褐色。花期7～8月；果期8～9月。

【生　　境】生于山坡草地及阴湿石缝中。

【分　　布】黑龙江、吉林、辽宁、河北、河南、台湾、山西、陕西、湖北、湖南、四川、甘肃、云南。朝鲜也有分布。

【采集加工】夏、秋季采收全草，除去杂质，切段，洗净，鲜用或晒干。

【性味功能】味微苦，性凉。清热解毒，凉血止血。

【主治用法】治咽喉肿痛，热毒疮肿，丹毒，吐血，咯血，鼻出血，过敏性皮炎。用量10～30 g。外用鲜品捣烂敷患处。

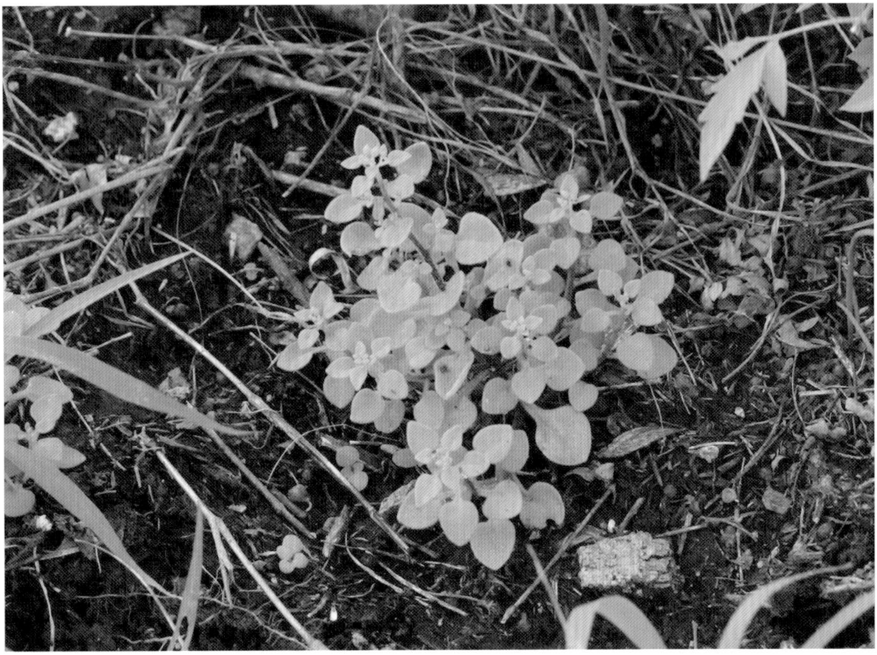

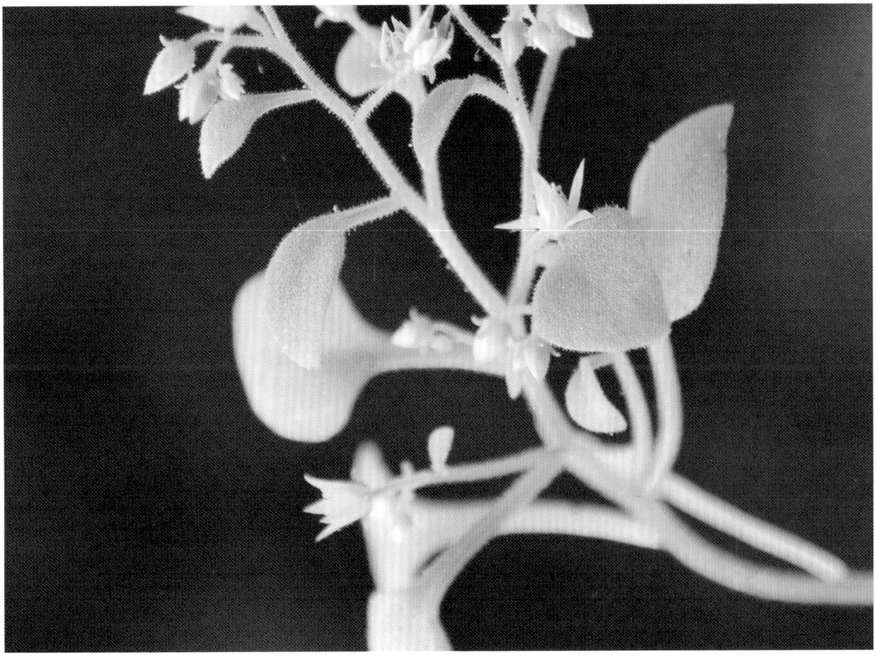

红枝卷柏

Selaginella sanguinolenta (Linn.) Spring

【别　　名】圆枝卷柏

【基　　原】来源于卷柏科卷柏属红枝卷柏**Selaginella sanguinolenta** (Linn.) Spring的全草入药。

【形态特征】多年生土生或石生、旱生、夏绿植物，高5～30 cm，匍匐，具横走的根状茎，茎枝纤细，交织成片。根托在主茎与分枝上断续着生，由茎枝的分叉处下面生出；根多分叉，密被根毛。主茎全部分枝，不呈“之”字形，或多少呈“之”字形。红褐色或褐色。侧枝3～4回羽状分枝，相邻侧枝间距2～4 cm。叶覆瓦状排列，不明显的二形，叶质较厚；主茎上的叶覆瓦状排列。主茎上的腋叶较分枝上的大；分枝上的腋叶对称，狭椭圆形或狭长圆形。侧叶不对称，主茎上的较分枝上的大；分枝上的长圆状倒卵形或倒卵形，略斜升，紧密排列，顶端短芒状或具小尖头，上部边缘膜质近全缘；基部下延，撕裂状并有睫毛。孢子叶穗紧密，四棱柱形，单生于小枝末端；孢子叶与营养叶近似，孢子叶一形，不具白边，阔卵形；大、小孢子叶在孢子叶穗下侧间断排列。大孢子浅黄色；小孢子橘黄色或橘红色。

【生　　境】生于石砬子或岩缝等处。

【分　　布】黑龙江、吉林、辽宁、内蒙古、河南、河北、湖南、宁夏、陕西、山西、四川、甘肃、贵州、西藏、云南。朝鲜、俄罗斯西伯利亚、蒙古也有分布。

【采集加工】四季采挖全草，剪去须根，除去泥土，洗净，切段，晒干。

【性味功能】味淡、微苦，性凉。清热利尿，清热化痰，止血，止泻。

【主治用法】治疗湿热，小便不利，淋证，咳嗽，咳痰，外伤出血，黄疸型肝炎，胆囊炎，下肢湿疹，痢疾等。用量15～30 g。

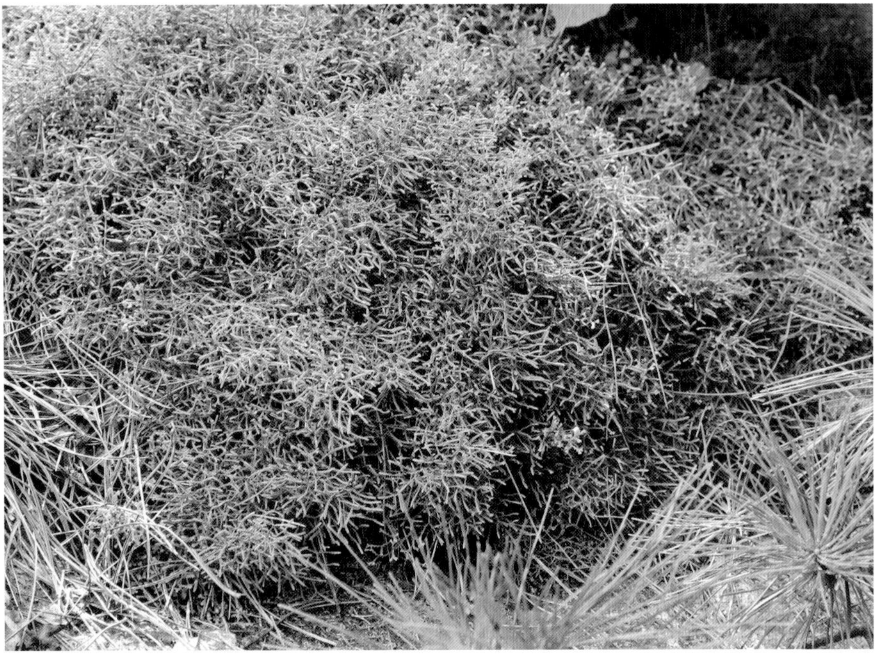

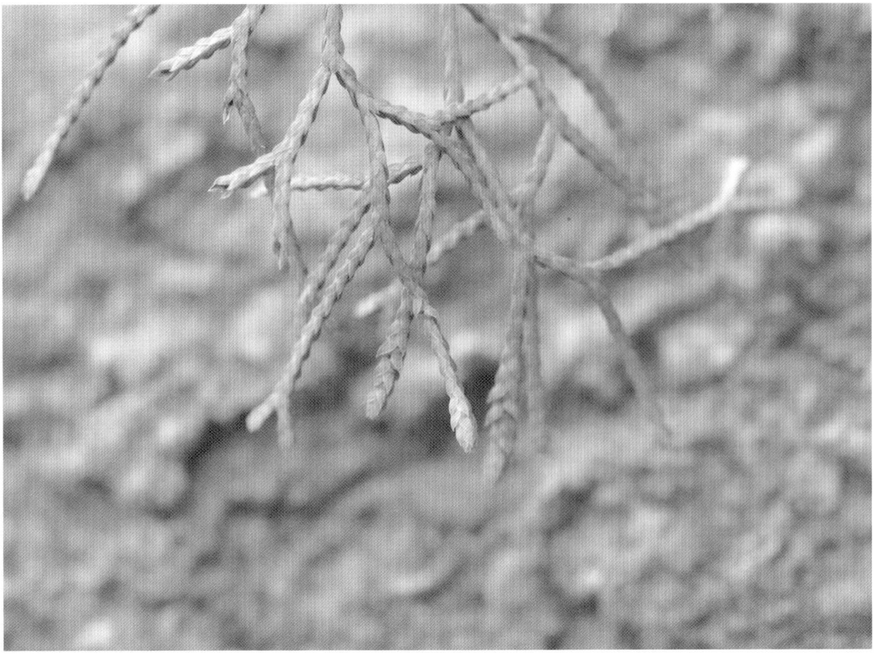

中华卷柏

Selaginella sinensis (Desv.) Spring

【别　　名】护山皮

【基　　原】来源于卷柏科卷柏属中华卷柏**Selaginella sinensis** (Desv.) Spring的全草入药。

【形态特征】多年生土生或旱生，匍匐，15～45 cm，或更长。根托在主茎上断续着生，自主茎分叉处下方生出，长2～5 cm，纤细，直径0.1～0.3 mm，根多分叉，光滑。主茎通体羽状分枝，不呈“之”字形，无关节，禾秆色，主茎下部直径0.4～0.6 mm，茎圆柱状；侧枝多达10～20个，1～2次或2～3次分叉，小枝稀疏，规则排列。叶全部交互排列，略二形，纸质，表面光滑。中叶多少对称，小枝上的卵状椭圆形，长0.6～1.2 mm，宽0.3～0.7 mm。侧叶多少对称，略上斜，在枝的顶端呈覆瓦状排列，长1～1.5 mm，宽0.5～1 mm，顶端尖或钝，基部上侧不扩大，不覆盖小枝。孢子叶穗紧密，四棱柱形；孢子叶卵形，边缘具睫毛，有白边，顶端急尖，龙骨状。大孢子白色；小孢子橘红色。

【生　　境】生于山坡石砬子上或阳坡岩石缝隙中。

【分　　布】黑龙江、吉林、辽宁、内蒙古、河北、河南、山东、山西、安徽、湖北、江苏、宁夏、陕西；朝鲜、日本、俄罗斯也有分布。

【采集加工】四季采挖全草，剪去须根，除去泥土，洗净，切段，晒干用。

【性味功能】味淡、微苦，性凉。清热利尿，清热化痰，止血，止泻。

【主治用法】治疗湿热，小便不利，淋证，咳嗽，咳痰，外伤出血，黄疸型肝炎，胆囊炎，下肢湿疹，痢疾等证。用量15～30 g。

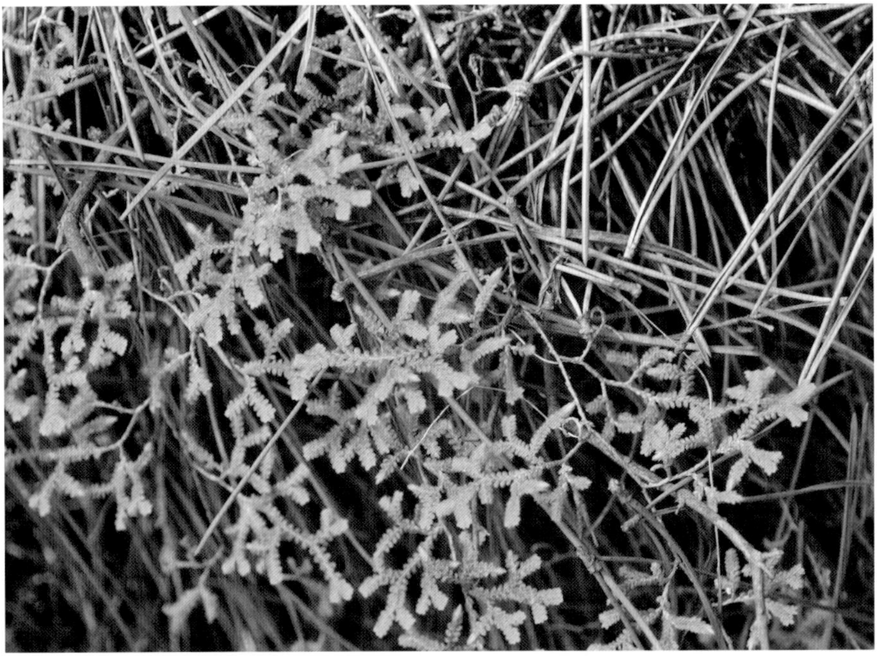

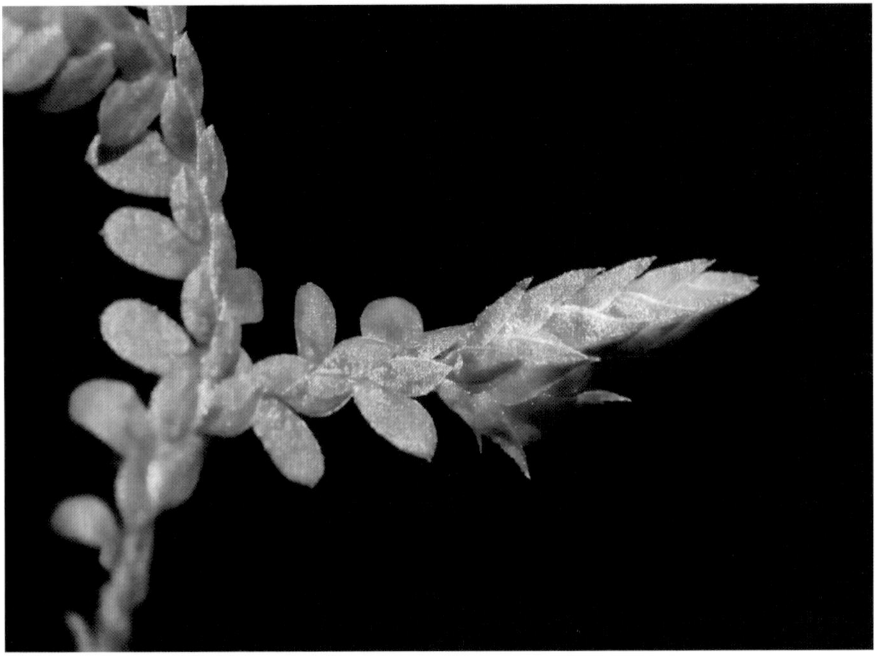

坚硬女娄菜

Silene firma Sieb. et Zucc.

【别　　名】光萼女娄、粗壮女娄菜、白花女娄菜

【基　　原】来源于石竹科女娄菜属坚硬女娄菜**Silene firma** Sieb. et Zucc. 的根及全草入药。

【形态特征】一年生或二年生草本，高50～100 cm，全株无毛，有时仅基部被短毛。茎单生或疏丛生，粗壮，直立，不分枝，稀分枝，有时下部暗紫色。叶片椭圆状披针形或卵状倒披针形，长4～10 cm，宽8～25 mm，基部渐狭成短柄状，顶端急尖，仅边缘具缘毛。假轮伞状间断式总状花序；花梗长5～18 mm，直立，常无毛；苞片狭披针形；花萼卵状钟形，长7～9 mm，无毛；果期微膨大，长10～12 mm，脉绿色，萼齿狭三角形，顶端长渐尖，边缘膜质，具缘毛；雌雄蕊柄极短或近无；花瓣白色，不露出花萼，爪倒披针形，无毛和耳，瓣片轮廓倒卵形，2裂；副花冠片小，具不明显齿；雄蕊内藏，花丝无毛；花柱不外露。蒴果长卵形，长8～11 mm，比宿存萼短；种子圆肾形，长约1 mm，灰褐色，具棘凸。花期7～8月；果期8～9月。

【生　　境】生于山野、草地、灌丛、荒地、草甸及路旁等处。

【分　　布】黑龙江、吉林、辽宁、内蒙古、河北。河南、山东、山

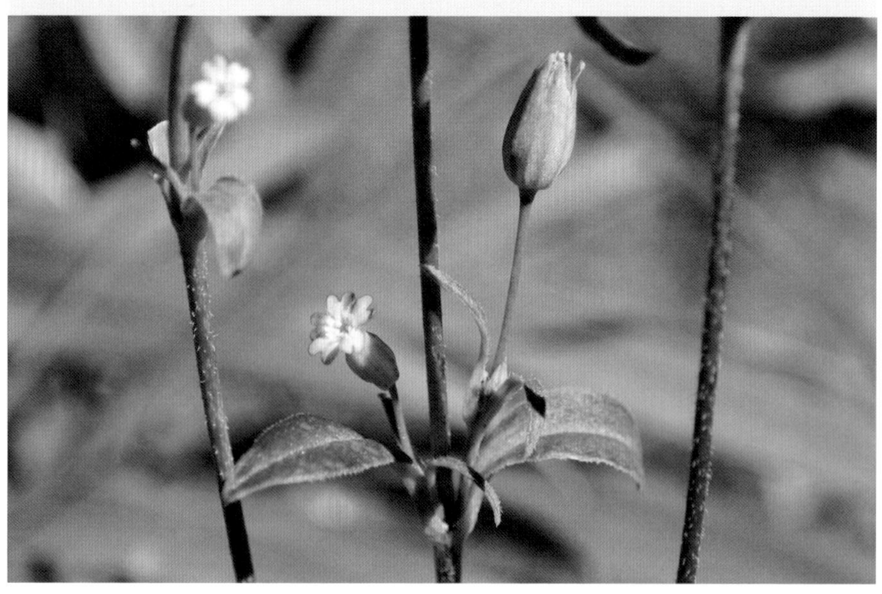

西、江苏、江西、安徽、陕西、宁夏、甘肃。朝鲜、俄罗斯远东地区、蒙古、日本、欧洲也有分布。

【采集加工】夏、秋季采挖根及全草，洗净，晒干备用。

【性味功能】味甘、淡，性凉。活血通经，消肿止痛，催乳。

【主治用法】治妇女经闭，月经不调，乳腺炎，乳汁不通，小儿疳积等。用量10～15 g。

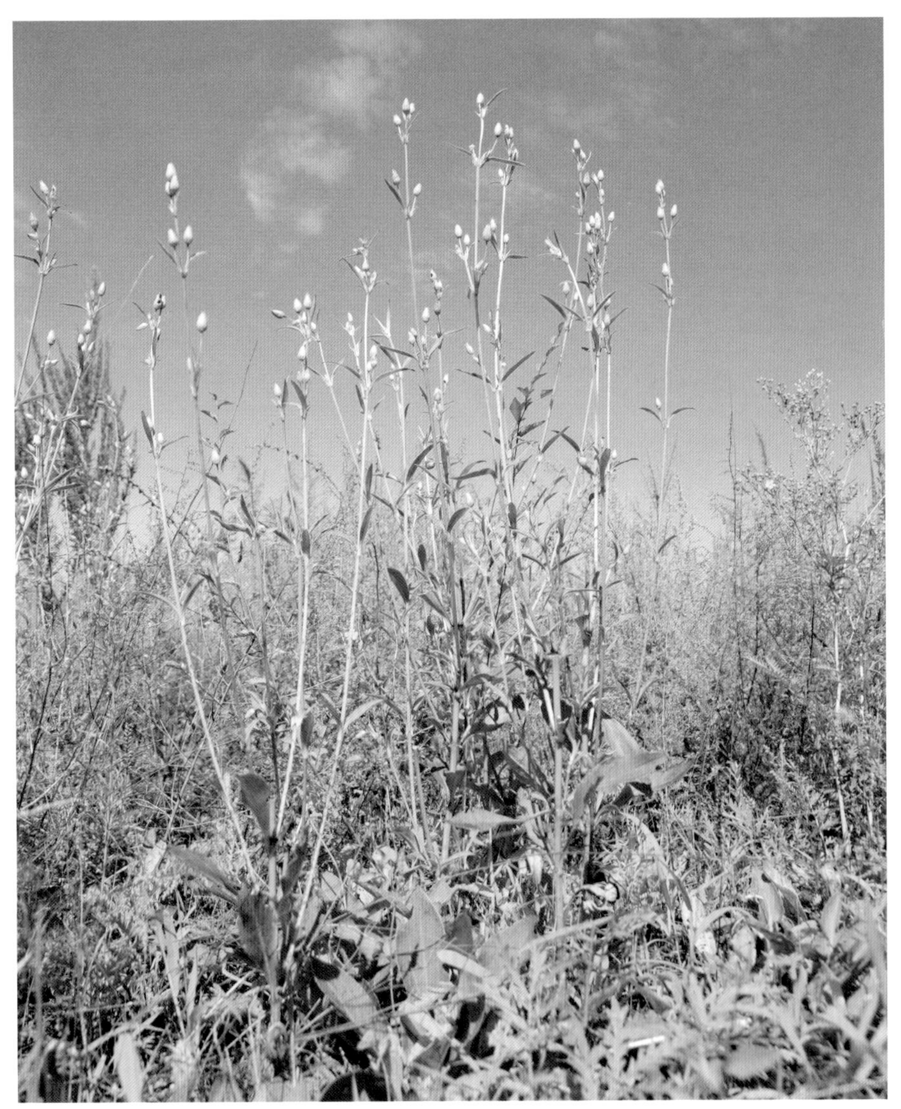

女娄菜

Silene aprica Turcz. ex Fisch. et Mey.

【别　　名】王不留行、桃色女娄菜

【基　　原】来源于石竹科女娄菜属女娄菜**Silene aprica** Turcz. ex Fisch. et Mey. 的全草入药。

【形态特征】一年生或二年生草本，高30～70 cm。主根较粗壮，稍木质。茎单生或数个，直立，分枝或不分枝。基生叶叶片倒披针形或狭匙形，长4～7 cm，宽4～8 mm，基部渐狭成长柄状，顶端急尖，中脉明显；茎生叶叶片倒披针形、披针形或线状披针形，比基生叶稍小。圆锥花序较大型；花梗长5～20(40)mm，直立；苞片披针形，草质，渐尖；花萼卵状钟形，长6～8 mm，近草质；果期长达12 mm，纵脉绿色，脉端多少联结，萼齿三角状披针形，边缘膜质；雌雄蕊柄极短或近无，被短柔毛；花瓣白色或淡红色，倒披针形，长7～9 mm，微露出花萼或与花萼近等长，爪具缘毛，瓣片倒卵形，2裂；副花冠片舌状；雄蕊不外露，花丝基部具缘毛；花柱不外露。蒴果卵形，长8～9 mm，与宿存萼近等长或微长；种子圆肾形，灰褐色，长0.6～0.7 mm，肥厚，具小瘤。花期6～7月；果期8～9月。

【生　　境】生于平原、丘陵、山地、山坡草地及旷野路旁草丛中。

【分　　布】黑龙江、吉林、辽宁、内蒙古及全国大部分省区。朝鲜、西伯利亚地区、蒙古、日本也有分布。

【采集加工】夏、秋季采挖根及全草，洗净，晒干备用。

【性味功能】味甘、苦，性平。活血调经，健脾利水，下乳，解毒。

【主治用法】治乳汁少，体虚浮肿，月经不调，小儿疳积，骨髓炎，疔疮疖痈，毒蛇咬伤等。用量9～15 g。外用鲜品捣烂敷患处。

【附　　方】

1. 治产妇乳汁少：女娄菜、黄芪各15 g，当归9 g，水煎服。
2. 治体虚浮肿：女娄菜、白术、茯苓皮各15 g，水煎服。
3. 治痈肿：女娄菜、牛毛毡各适量。捣绒敷患处。

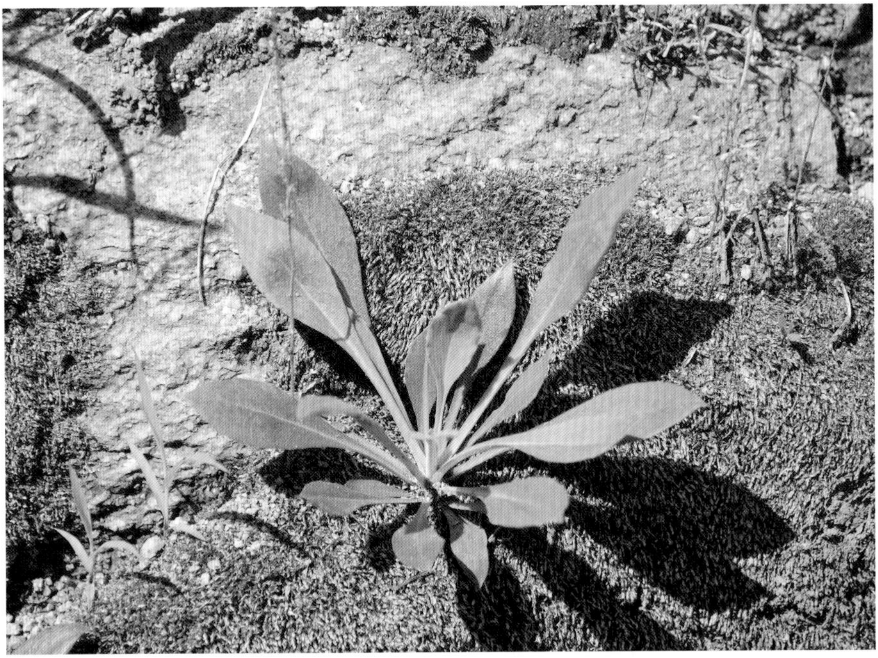

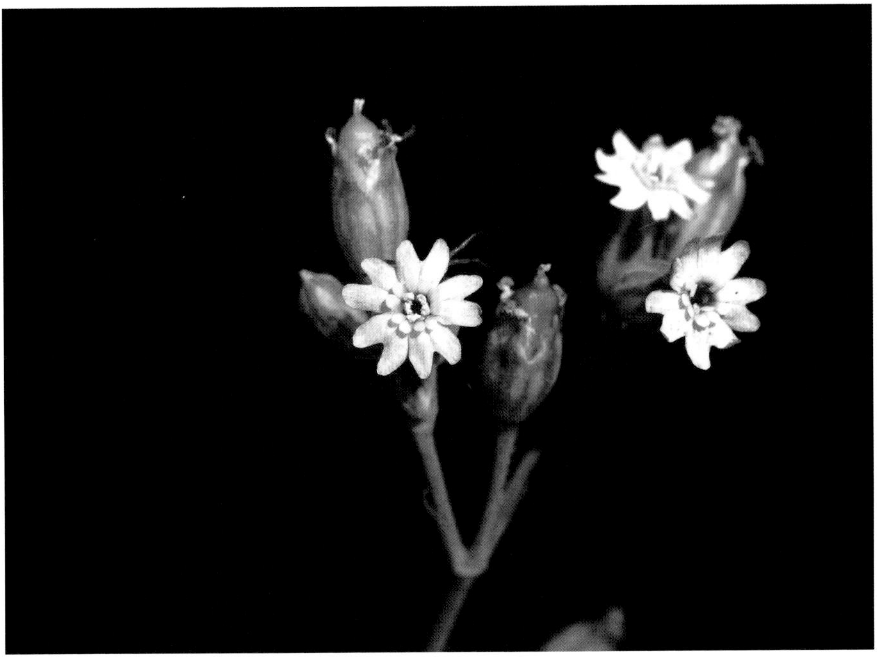

鹿药

Smilacina japonica A. Gray

【别　　名】山糜子

【基　　原】来源于百合科鹿药属鹿药**Smilacina japonica** A. Gray 的干燥根状茎入药。

【形态特征】多年生草本。植株高30～60 cm；根状茎横走，多少圆柱状，肉质肥厚，有多数须根，粗6～10 mm，有时具膨大结节。茎直立，上部稍向外倾斜，密生粗毛，下部有鳞叶，茎中部以上或仅上部具粗伏毛，具4～9叶。叶纸质，卵状椭圆形、椭圆形或矩圆形，长6～15 cm，宽3～7 cm，顶端近短渐尖，两面疏生粗毛或近无毛，具短柄。圆锥花序长3～6 cm，有毛，具10～20余朵花；花单生，白色；花梗长2～6 mm；花被片分离或仅基部稍合生，矩圆形或矩圆状倒卵形，长约3 mm；雄蕊长2～2.5 mm，基部贴生于花被片上，花药小；花柱长0.5～1 mm，与子房近等长，柱头几不裂。浆果近球形，直径5～6 mm，熟时红色，具1～2颗种子。花期5～6月；果期8～9月。

【生　　境】生于针阔混交林或杂木林下阴湿处，常聚生成片生长。

【分　　布】黑龙江、辽宁、河北、安徽、江苏、浙江、江西、台湾、山西、湖北、湖南、四川、陕西、贵州、甘肃。朝鲜、俄罗斯远东地区、日本也有分布。

【采集加工】春、秋季采挖根状茎，除去泥土，剪除不定根，洗净，晒干。

【性味功能】味甘、微辛，性温。补气益肾，祛风除湿，活血调经。

【主治用法】治虚痨，阳痿，偏头痛，正头痛，月经不调，乳痈，无名肿毒，风湿骨痛及跌打损伤等，水煎服。外用适量鲜品捣敷患处，用量6～15 g。外用适量。

【附　　方】

1. 治头痛，偏头痛：鹿药、当归、川穹、升麻、连翘各10 g，水煎，饭后服。

2. 治跌打损伤，无名肿毒：鹿药鲜根茎适量，捣烂敷患处。

3. 治痨病：鹿药25～50 g，泡药酒。

4. 治月经不调：鹿药20～25 g，水煎服。

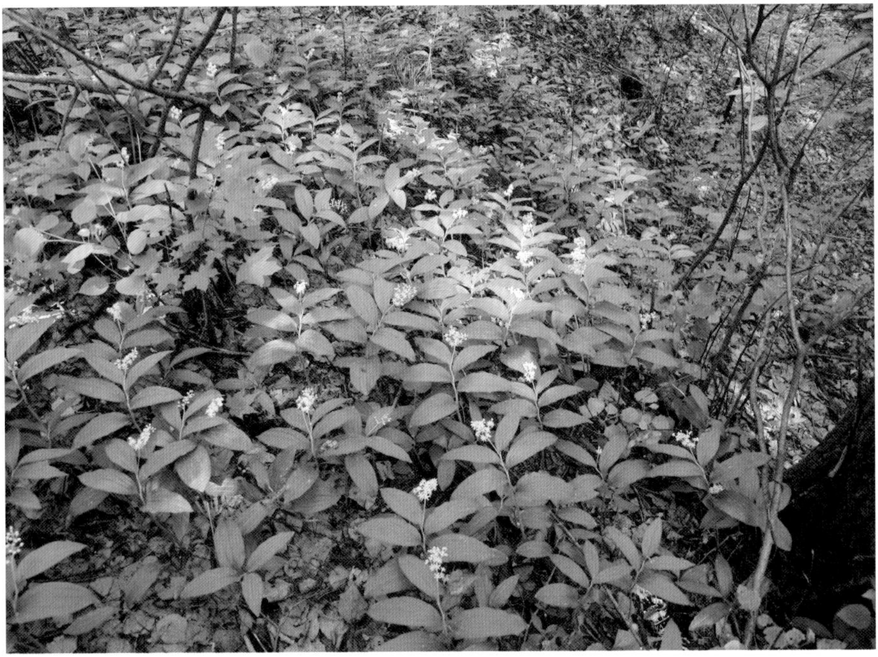

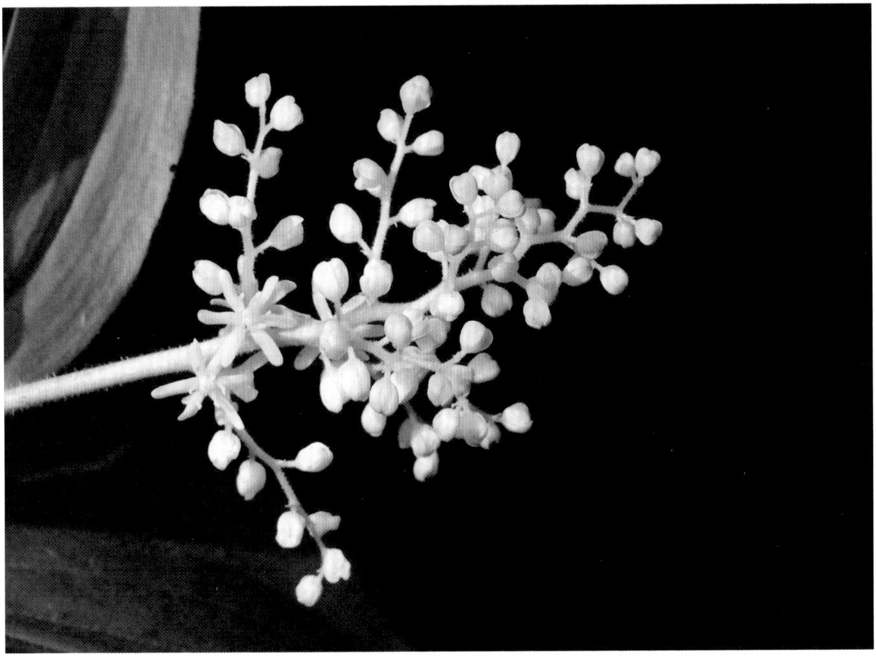

花楸树

Sorbus pohuashanensis (Hance) Hedl.

【别　　名】花楸、东北花楸

【基　　原】来源于蔷薇科花楸属花楸树**Sorbus pohuashanensis** (Hance) Hedl. 的果实、茎及茎皮入药。

【形态特征】落叶乔木，高达8 m；小枝粗壮，圆柱形，灰褐色，具灰白色细小皮孔；冬芽长圆卵形。奇数羽状复叶，连叶柄在内长12～20 cm，叶柄长2.5～5 cm；小叶片5～7对，间隔1～2.5 cm，基部和顶部的小叶片常稍小，卵状披针形或椭圆披针形，长3～5 cm，宽1.4～1.8 cm，顶端急尖或短渐尖，基部偏斜圆形，边缘有细锐锯齿，侧脉9～16对，在叶边稍弯曲，下面中脉显著凸起；托叶草质，宿存，宽卵形，有粗锐锯齿。复伞房花序具多数密集花朵；花梗长3～4 mm；花直径6～8 mm；萼筒钟状，外面有茸毛或近无毛，内面有茸毛；萼片三角形，顶端急尖，内外两面均具绒毛；花瓣宽卵形或近圆形，长3.5～5 mm，宽3～4 mm，顶端圆钝，白色，内面微具短柔毛；雄蕊20，几与花瓣等长；花柱3，基部具短柔毛，较雄蕊短。果实近球形，直径6～8 mm，红色或橘红色，具宿存闭合萼片。花期5～6月；果期9～10月。

【生　　境】生于山坡、谷地、林缘或杂木林中，常伴生在寒温性的针叶林中。

【分　　布】黑龙江、吉林、内蒙古、河北、山东、山西、甘肃。朝鲜、俄罗斯远东地区也有分布。

【采集加工】秋季采摘成熟果实，除去杂质，晒干。四季剥取树皮和割取茎条，鲜用或晒干。

【性味功能】果实：味甘、苦，性平。茎皮：味甘，性寒。均有镇咳止痰，健脾利水的功效。

【主治用法】果实：治胃炎，胃痛，水肿，咳嗽，维生素A、维生素C缺乏症。茎、茎皮：治慢性气管炎，肺结核，哮喘，咳嗽，腰腿疼痛，筋骨痛等。用量：果实30～60 g；茎及茎皮15～30 g。

【附　　方】

1. 治浮肿：花楸成熟果实25 g，水煎服，每日2次。
2. 治肺结核：花楸树树皮15 g，水煎服，每日1次。
3. 治慢性气管炎：花楸树树皮15 g，水煎服，每日2次。
4. 治腰腿疼痛，筋骨痛：花楸树树皮或果实15～25 g，水煎服。

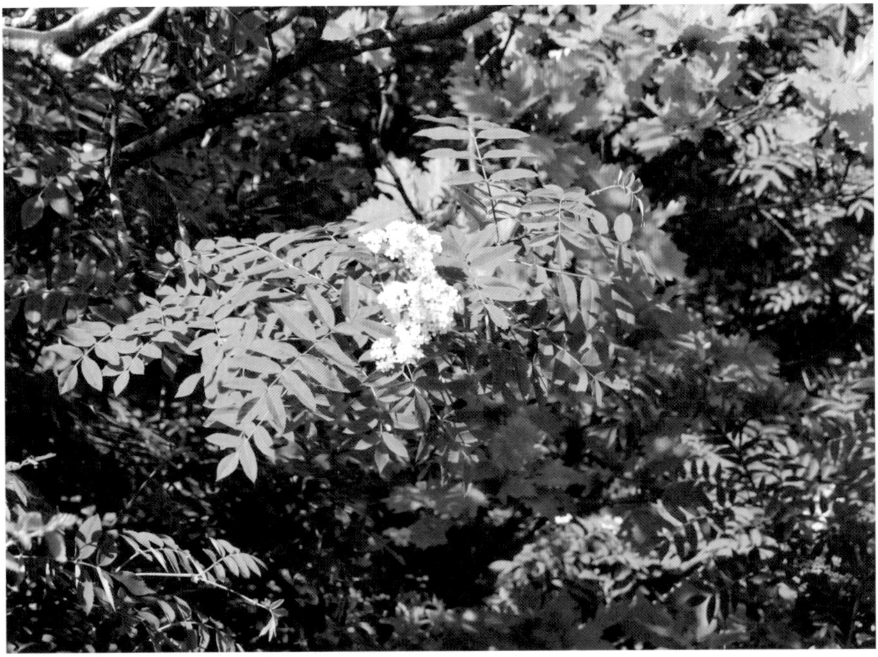

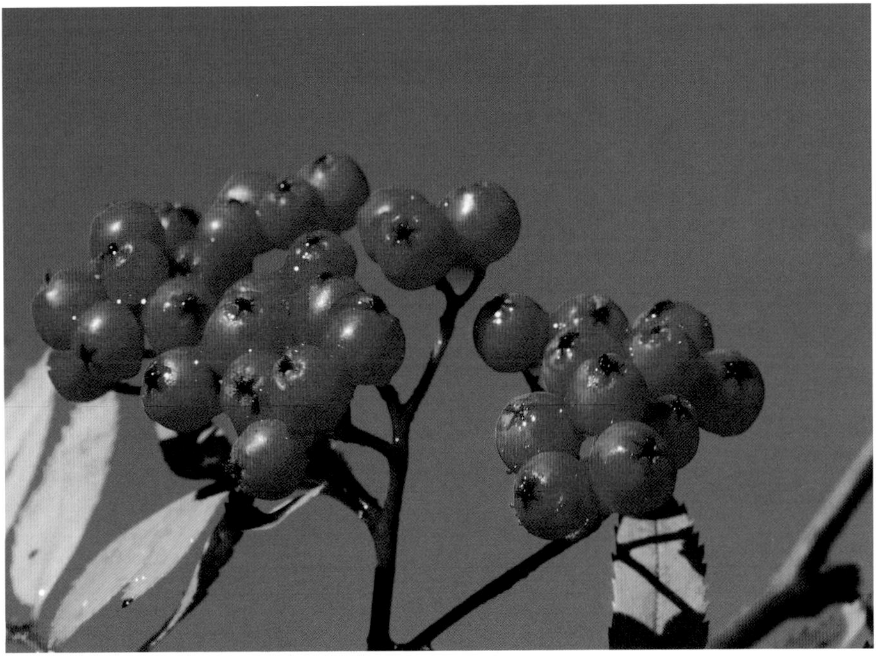

甘露子

Stachys siebolidii Miq.

【别　　名】地蚕

【基　　原】来源于唇形科水苏属甘露子**Stachys siebolidii** Miq. 的块茎及全草入药。

【形态特征】多年生草本，高30～120 cm，在节上有鳞状叶及须根，顶端有念珠状或螺蛳形的肥大块茎。茎直立或基部倾斜，单一，或多分枝，四棱形。茎生叶卵圆形或长椭圆状卵圆形，长3～12 cm，宽1.5～6 cm，顶端微锐尖或渐尖，基部平截至浅心形，侧脉4～5对，叶柄长1～3 cm；苞叶向上渐变小，呈苞片状。轮伞花序通常6花，多数远离组成长5～15 cm顶生穗状花序；小苞片线形，长约1 mm；花梗短，长约1 mm。花萼狭钟形，连齿长9 mm，10脉，多少明显，齿5，正三角形至长三角形。花冠粉红至紫红色，下唇有紫斑，长约1.3 cm，冠筒筒状，长约9 mm，冠檐二唇形，上唇长圆形，长4 mm，下唇长宽约7 mm，3裂，中裂片较大，近圆形，直径约3.5 mm，侧裂片卵圆形。雄蕊4，前对较长，花丝丝状，花药卵圆形，2室。花柱丝状。小坚果卵珠形，直径约1.5 cm，黑褐色，具小瘤。花期7～8月；果期9月。

【生　　境】生于山坡、草地、路边及住宅附近。

【分　　布】我国华北及西北各省区，目前在黑龙江、吉林、辽宁、湖南、四川、广西、广东、云南等地广为栽培。

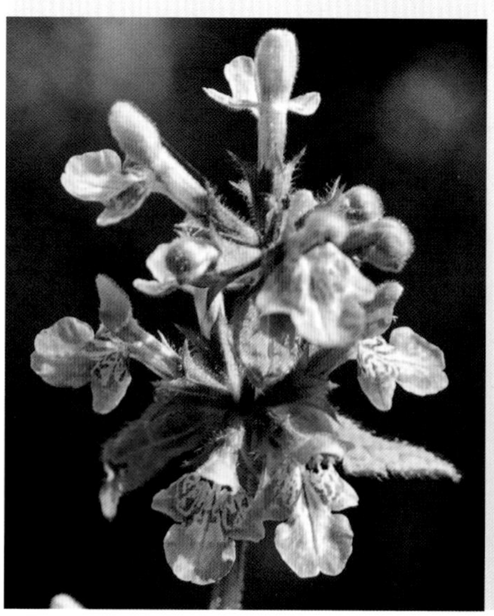

【采集加工】秋季采挖块茎，除去泥土，洗净，鲜用或晒干。夏、秋季采收全草，除去杂质，切段，洗净，鲜用或晒干。

【性味功能】味甘，性平；无毒。清热解毒，活血散瘀，祛风利湿，滋养强壮，清肺解表。

【主治用法】治风热感冒，肺炎，肺结核，虚痨咳嗽，小儿疳积，小便淋痛，疮疡肿毒，毒蛇咬伤。用量9～15 g。外用适量煎水洗或捣烂敷患处。

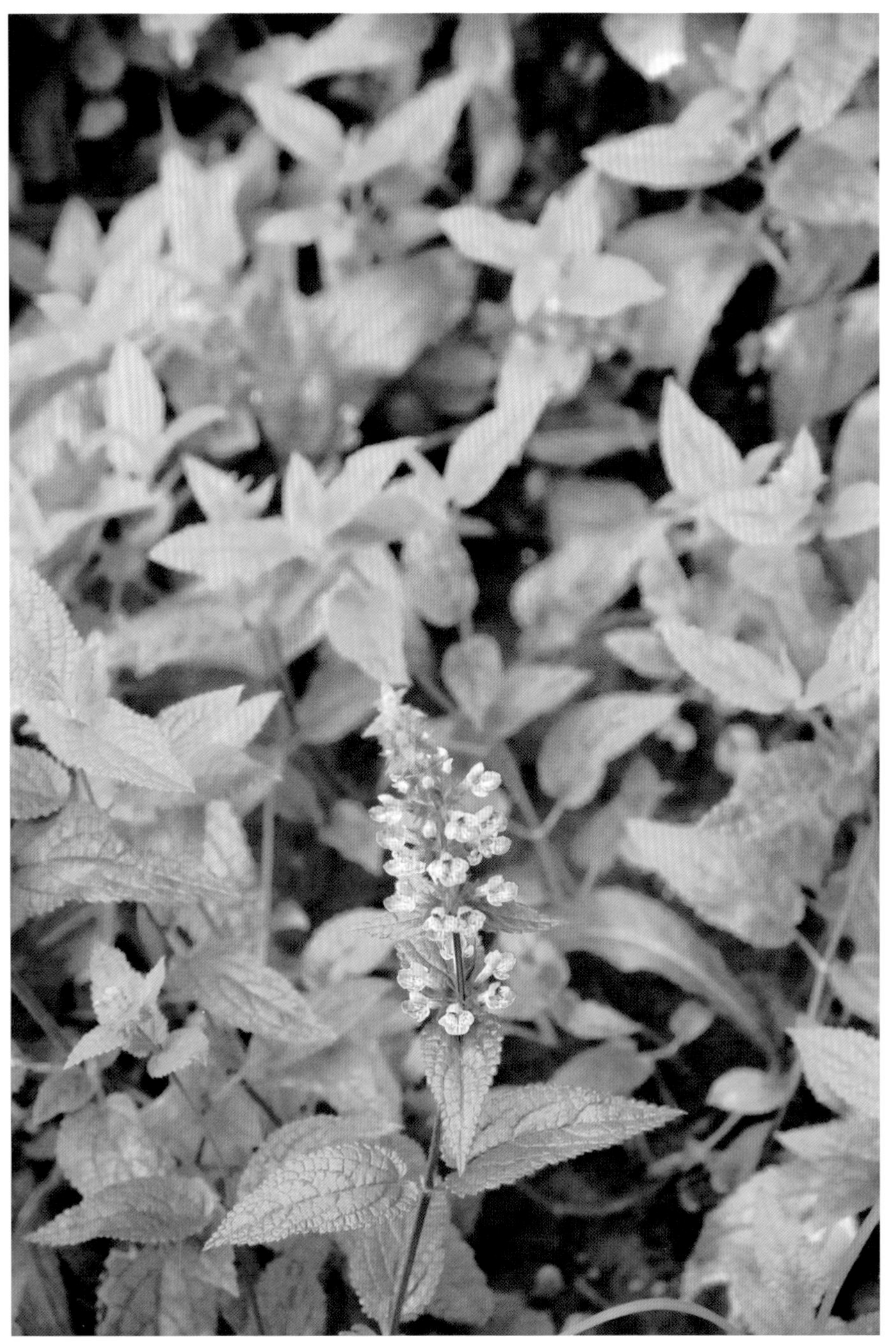

紫筒草

Stenosolenium saxatile (Pall.) Turcz.

【别　　名】白毛草、伏地蜈蚣草

【基　　原】来源于紫草科紫筒草属紫筒草**Stenosolenium saxatile** (Pall.) Turcz. 的全草及根入药。

【形态特征】多年生草本；根细锥形，根皮紫褐色，稍含紫红色物质。茎通常数条，直立或斜升，高10～25 cm，不分枝或上部有少数分枝，密生开展的长硬毛和短伏毛。基生叶和下部叶匙状线形或倒披针状线形，近花序的叶披针状线形，长1.5～4.5 cm，宽3～8 mm，两面密生硬毛，顶端钝或微钝，无柄。花序顶生，逐渐延长，密生硬毛；苞片叶状。花具长约1 mm的短花梗；花萼长约7 mm，密生长硬毛，裂片钻形；果期直立，基部包围果实；花冠蓝紫色，紫色或白色，长1～1.4 cm，外面有稀疏短伏毛，花冠筒细，明显较檐部长，通常稍弧曲，檐部直径5～7 mm，裂片开展；雄蕊螺旋状着生花冠筒中部之上，内藏；花柱长约为花冠筒的1/2，顶端2裂，柱头球形。小坚果的短柄长约0.5 mm，着生面居短柄的底面。花期6～7月；果期8～9月。

【生　　境】生于沙丘、草地、路旁及石质坡地等处。

【分　　布】黑龙江、吉林、辽宁、内蒙古、河北、山西、陕西、宁夏、甘肃、青海。朝鲜、俄罗斯西伯利亚地区、蒙古也有分布。

【采集加工】春、秋季采挖根，除去泥沙，洗净，晒干。夏、秋季采收全草，切段，洗净，晒干。

【性味功能】全草：味苦，性温；祛风除湿。根：味甘、微苦，性凉；清热凉血，止血，止咳。

【主治用法】全草：治风湿关节痛。根：治麻疹透发不畅，吐血，衄血，肺热咳嗽。用量6～15 g。

【附　　方】

1. 治小关节疼痛：紫筒草15 g，水煎服。长期服用或加桑葚15 g同煮，效果更好。

2. 治咯血，吐血：紫筒草根15 g，土三七25 g，仙鹤草15 g，水煎服。

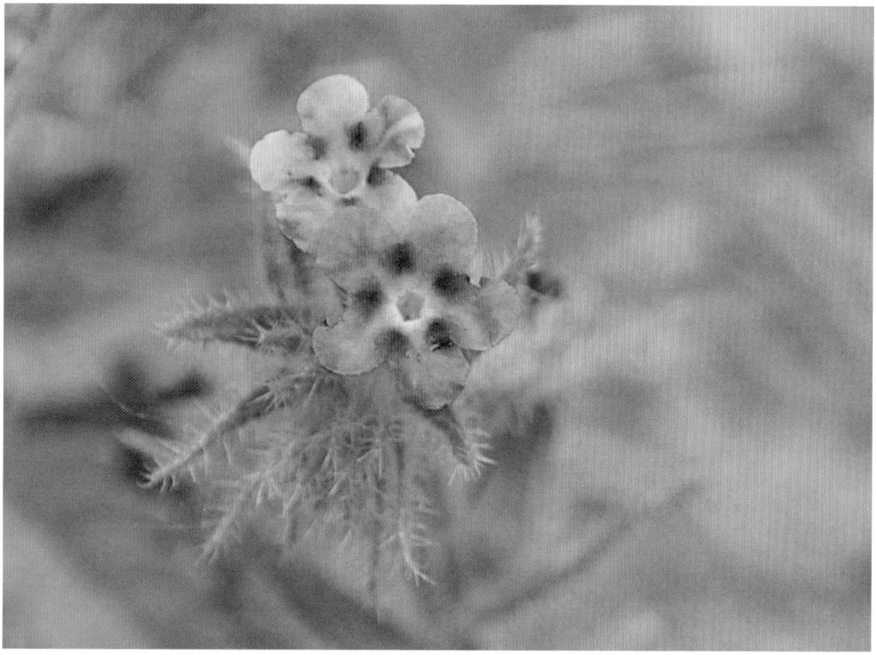

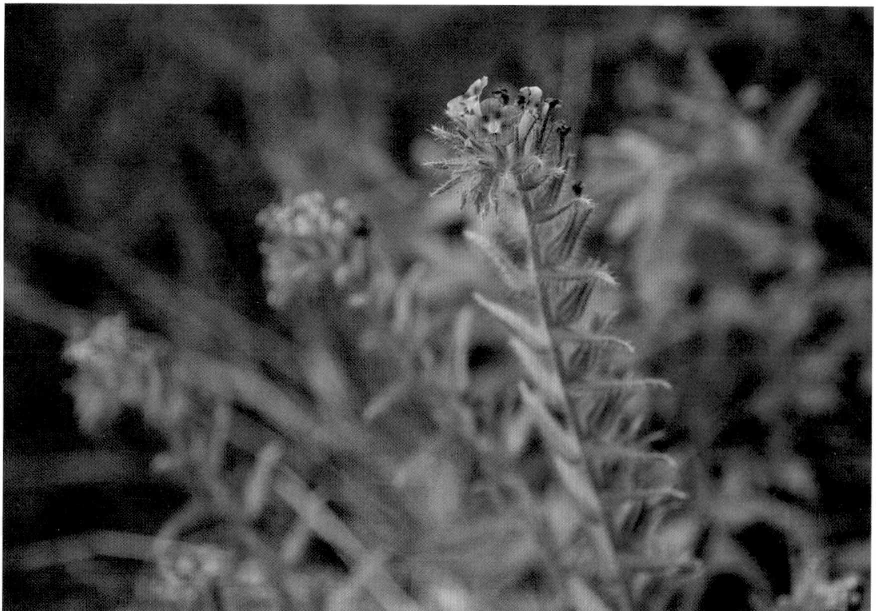

瘤毛獐牙菜

Swertia pseudochinensis Hara

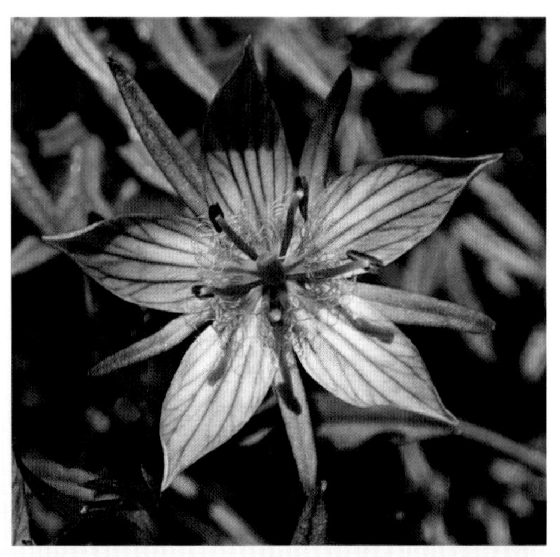

【别　　名】獐牙菜、当药、紫花当药

【基　　原】来源于龙胆科獐牙菜属瘤毛獐牙菜 **Swertia pseudochinensis** Hara 的全草入药。

【形态特征】一年生草本，高10～15 cm。主根明显。茎直立，四棱形，棱上有窄翅，从下部起多分枝，基部直径2～3 mm。叶无柄，线状披针形至线形，长达3.5 cm，宽至0.6 cm，两端渐狭，下面中脉明显凸起。圆锥状复聚伞花序多花，开展；花梗直立，四棱形，长至2 cm；花5数，直径达2 cm；花萼绿色，与花冠近等长，裂片线形，长达15 mm，顶端渐尖，下面中脉明显凸起；花冠蓝紫色，具深色脉纹，裂片披针形，长9～16 mm，顶端锐尖，基部具2个腺窝，腺窝长圆形，沟状，基部浅囊状，边缘具长柔毛状流苏，流苏表面有瘤状凸起；花丝线形，长6～8 mm，花药窄椭圆形，长约3 mm；子房无柄，狭椭圆形，花柱短，不明显，柱头2裂，裂片半圆形。花期8～9月；果期9～10月。

【生　　境】生于山坡灌丛、杂木林下、路边及荒地等处。

【分　　布】黑龙江、吉林、辽宁、内蒙古、河北、河南、山东、山西。朝鲜、俄罗斯远东地区、日本也有分布。

【采集加工】夏、秋季采挖全草，除去杂质，切段，洗净，晒干。

【性味功能】味苦，性寒。清热利湿，健胃。

【主治用法】治消化不良，食欲不振，胃炎，胆囊炎，黄疸，传染性肝炎，急、慢性细菌性痢疾，火眼，牙痛，口疮。用量10～25 g。

【附　　方】

1. 治急性黄疸型肝炎：瘤毛獐牙菜25 g，水煎服，每日一剂。
2. 治疮毒肿痛：鲜瘤毛獐牙菜全草捣烂外敷。
3. 治急、慢性菌痢，腹痛：瘤毛獐牙菜15 g，水煎服。

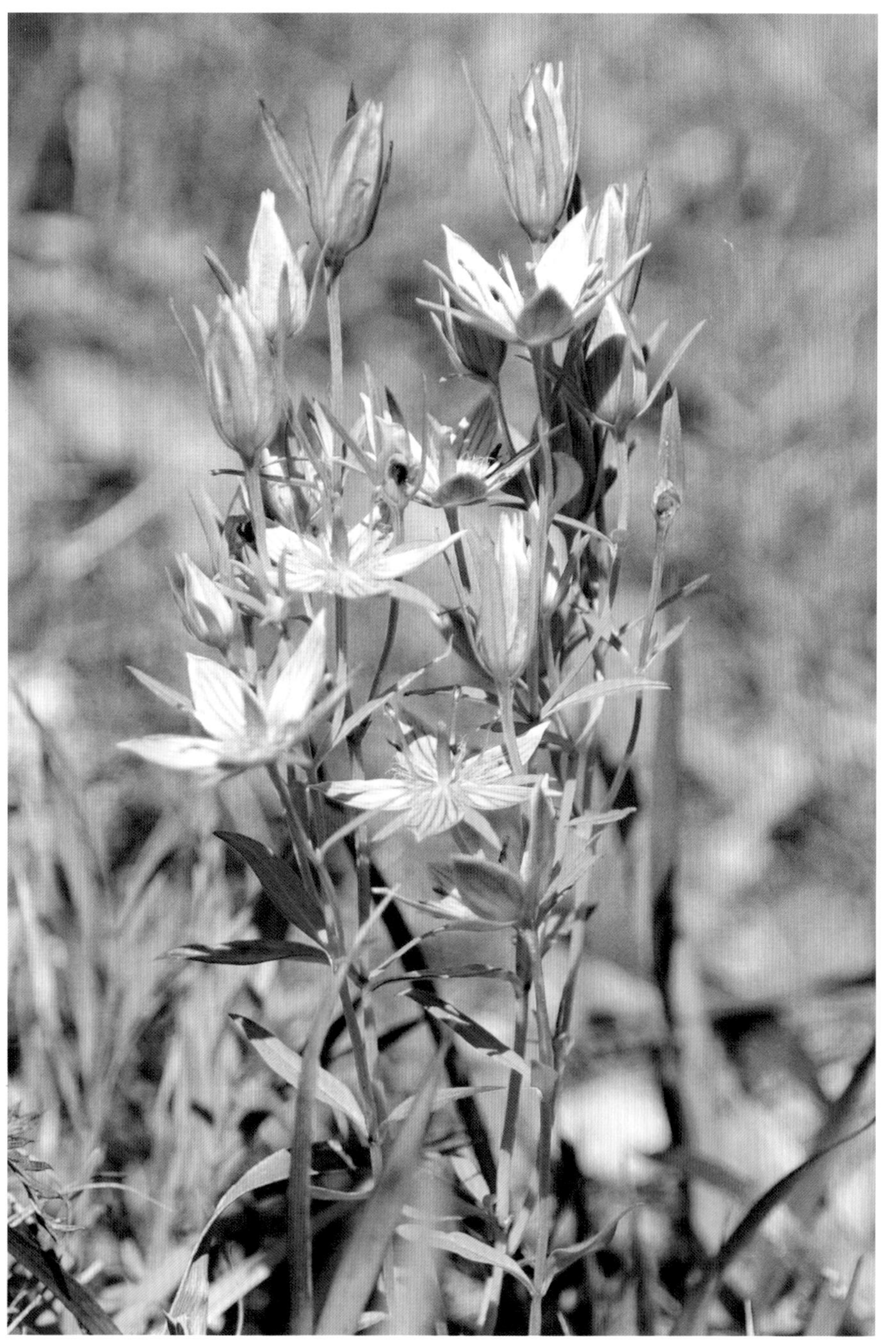

卵叶獐牙菜

Swertia wilfordi Kerner

【基　　原】来源于龙胆科獐牙菜属卵叶獐牙菜**Swertia wilfordi** Kerner的全草入药。

【形态特征】一年生草本，高20～30 cm。根黄褐色，主根明显。茎直立，四棱形，棱上有窄翅，下部直径1～2 mm，仅花序有分枝。基生叶在花期枯存；茎生叶无柄，三角状卵形，长10～27 mm，宽4～15 mm，顶端急尖，基部心形，半抱茎，叶脉3～5条，于下面明显凸起。圆锥状复聚伞花序狭窄；花梗细瘦，直立，有条棱，长达2 cm；花4数，直径1.2～1.5 cm，开展；花萼绿色，稍短于花冠，裂片线状披针形，长5～7 mm，顶端急尖，背面中脉明显；花冠紫色，裂片椭圆形，长6～8 mm，顶端急尖，中部具2个腺窝，腺窝沟状，边缘具篦齿状短流苏；花丝线形，长约5 mm，花药长圆形，长约1 mm；子房具短柄，披针形，顶端渐狭，花柱明显，柱头2裂。花期8～9月；果期9～10月。

【生　　境】生于山坡、草甸等处。

【分　　布】吉林。朝鲜、日本、俄罗斯也有分布。

【采集加工】夏、秋季采挖全草，除去杂质，切段，洗净，晒干。

【性味功能】味苦，性寒。清热利湿，健胃。

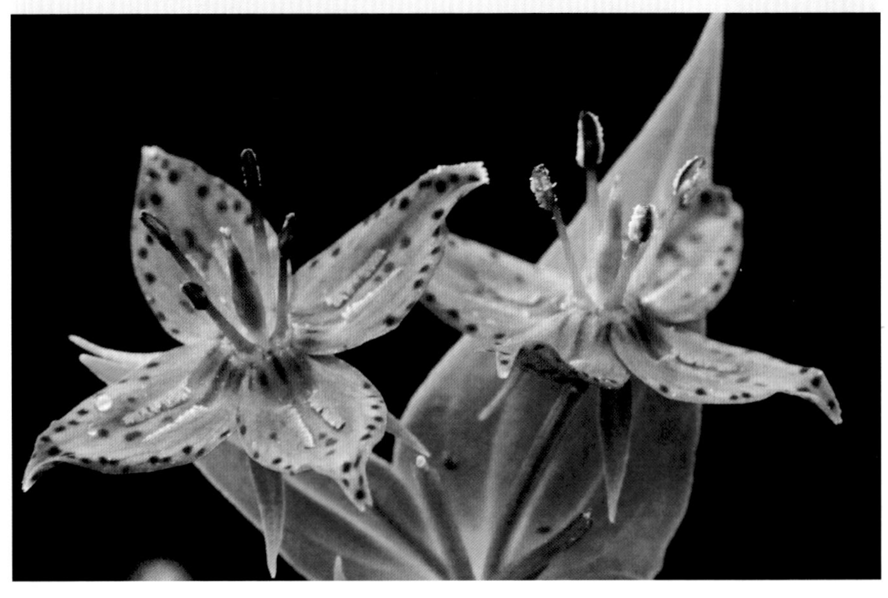

【主治用法】治消化不良，食欲不振，胃炎，胆囊炎，黄疸，传染性肝炎，急、慢性细菌性痢疾，火眼，牙痛，口疮。用量10～15 g。

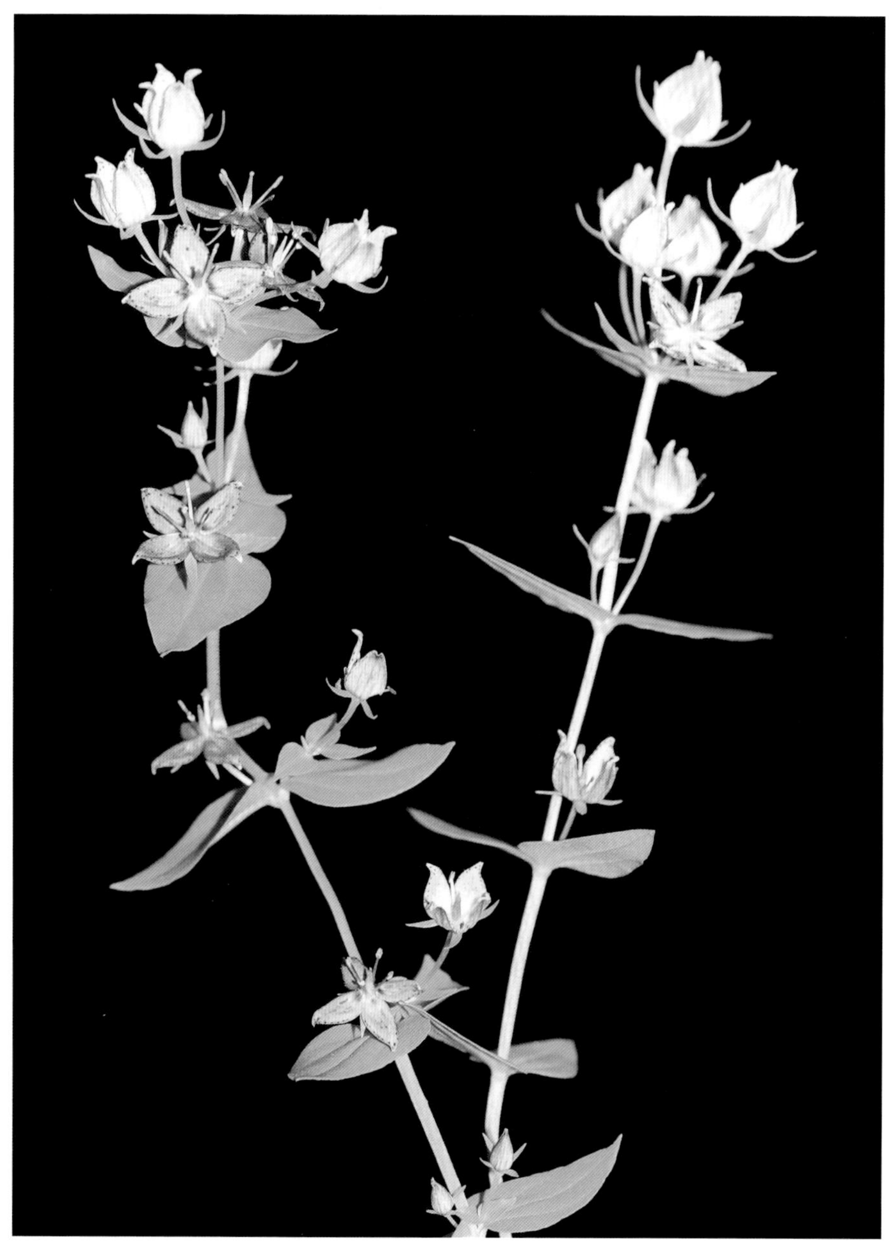

红瑞木

Swida alba Opiz

【别　　名】红瑞山茱萸

【基　　原】来源于山茱萸科梾木属红瑞木**Swida alba** Opiz 的枝条、树皮及叶入药。

【形态特征】落叶灌木，高达3 m；树皮紫红色；幼枝有淡白色短柔毛，老枝红白色，散生灰白色圆形皮孔及略为凸起的环形叶痕。冬芽卵状披针形。叶对生，纸质，椭圆形，稀卵圆形，长5～8.5 cm，宽1.8～5.5 cm，顶端凸尖，基部楔形或阔楔形，边缘全缘或波状反卷，侧脉4～6对。伞房状聚伞花序顶生，较密，宽3 cm；总花梗圆柱形，长1.1～2.2 cm；花小，白色或淡黄白色，长5～6 mm，直径6～8.2 mm，花萼裂片4，尖三角形，长约0.1～0.2 mm；花瓣4，卵状椭圆形，长3～3.8 mm；雄蕊4，长5～5.5 mm，花丝线形，长4～4.3 mm，花药淡黄色，2室，卵状椭圆形，长1.1～1.3 mm；花柱圆柱形，长2.1～2.5 mm，花托倒卵形，长1.2 mm；花梗纤细，长2～6.5 mm。核果长圆形，微扁，长约8 mm，直径5.5～6 mm，成熟时乳白色或蓝白色，花柱宿存；核棱形，侧扁，长5 mm。花期6～7月；果期8～10月。

【生　　境】生于杂木林、针阔叶混交林中及溪流边等处。

【分　　布】黑龙江、吉林、辽宁、内蒙古、河北、山东、江苏、江西、陕西、甘肃、青海。朝鲜、俄罗斯、欧洲也有分布。

【采集加工】四季剥取树皮和割取枝条，切段，洗净，晒干。夏、秋季采摘叶，除去杂质，洗净，晒干。

【性味功能】树皮：清热解毒，收敛，强壮，止痢，止泻，发表透疹。枝条：清热解毒，止泻，发表透疹。叶：清热解毒，止痢，止泻。

【主治用法】树皮：治泄泻，痢疾，腹泻。枝条：治泄泻，痢疾，腹泻，感冒，咳嗽，麻疹不透，胸膜炎，肾病等。叶：治泄泻，痢疾，腹泻等。用量6～10 g。

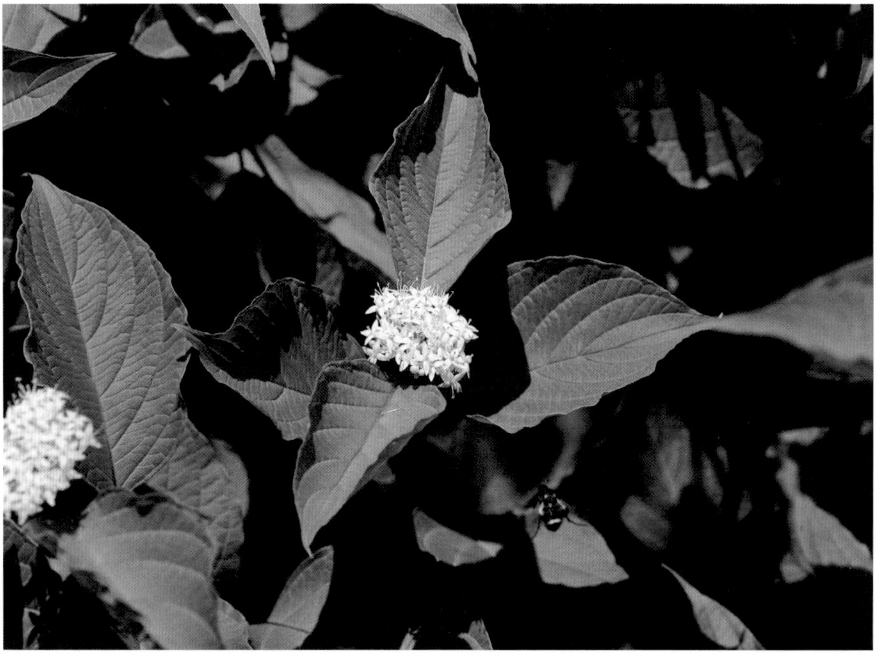

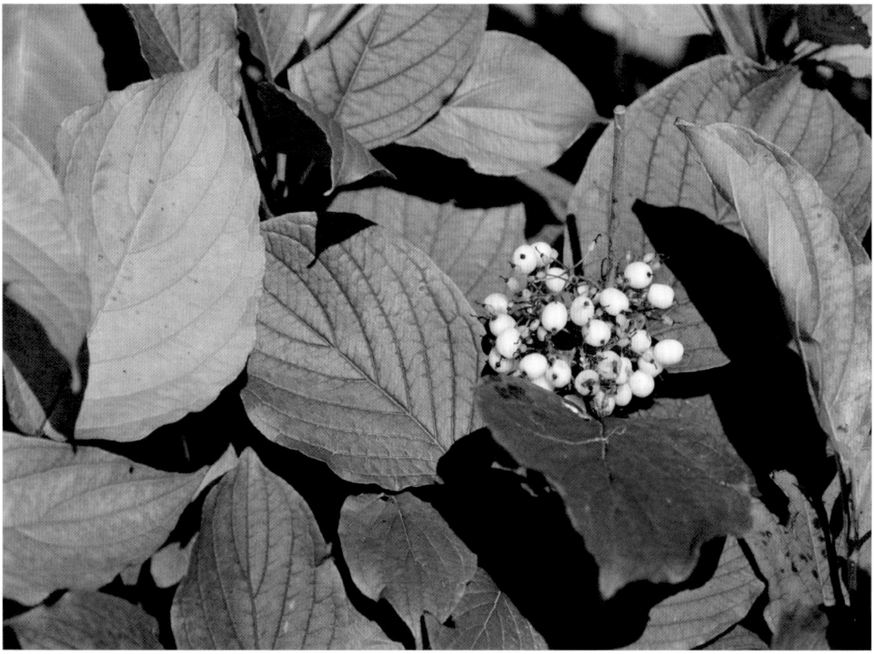

小叶巧玲花

Syringa pubescens Turcz. subsp. **microphylla** (Diels) M. C. Chang & X. L. Chen

【别　　名】小叶丁香、四季丁香

【基　　原】来源于木犀科丁香属小叶巧玲花**Syringa pubescens** Turcz. subsp. **microphylla** (Diels) M. C. Chang & X. L. Chen 的树皮入药。

【形态特征】落叶灌木，高1～4 m；树皮灰褐色。小枝带四棱形。叶片卵形、椭圆状卵形、菱状卵形或卵圆形。长1.5～8 cm，宽1～5 cm，顶端锐尖至渐尖或钝，基部宽楔形至圆形；叶柄长0.5～2 cm，细弱，无毛或被柔毛。圆锥花序直立，通常由侧芽抽生，稀顶生，长5～16 cm，宽3～5 cm；花序轴与花梗、花茎略带紫红色，无毛，稀略被柔毛或短柔毛；花序轴明显四棱形；花梗短；花萼长1.5～2 mm，截形或萼齿锐尖、渐尖或钝；花冠紫色，盛开时呈淡紫色，后渐近白色，长0.9～1.8 cm，花冠管细弱，近圆柱形，长0.7～1.7 cm，裂片展开或反折，长圆形或卵形，长2～5 mm，顶端略呈兜状而具喙；花药紫色，长约2.5 mm，位于花冠管中部略上，距喉部1～3 mm处。果通常为长椭圆形，长0.7～2 cm，宽3～5 mm，顶端锐尖或具小尖头或渐尖，皮孔明显。花期5～6月；果期6～8月。

【生　　境】生于山坡灌丛及石砬子上。

【分　　布】吉林、辽宁、河北、山西、陕西、山东、河南、湖北、四川。朝鲜也有分布。

【采集加工】四季剥取树皮，阴干或晒干备用。

【性味功能】清热解毒，收敛。

【主治用法】治牙痛，腹泻，感冒，喉痛，肝炎。用量6～15 g。

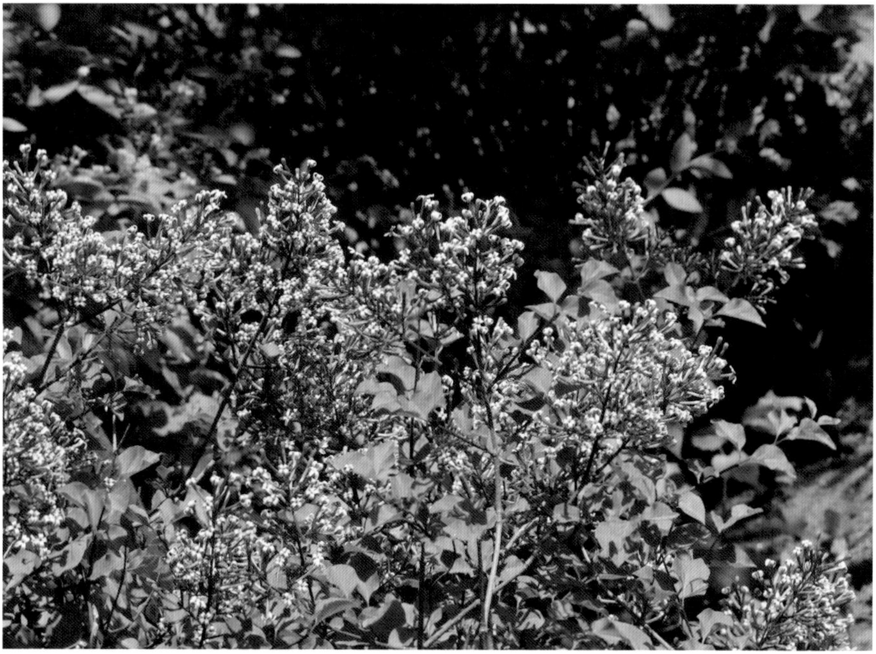

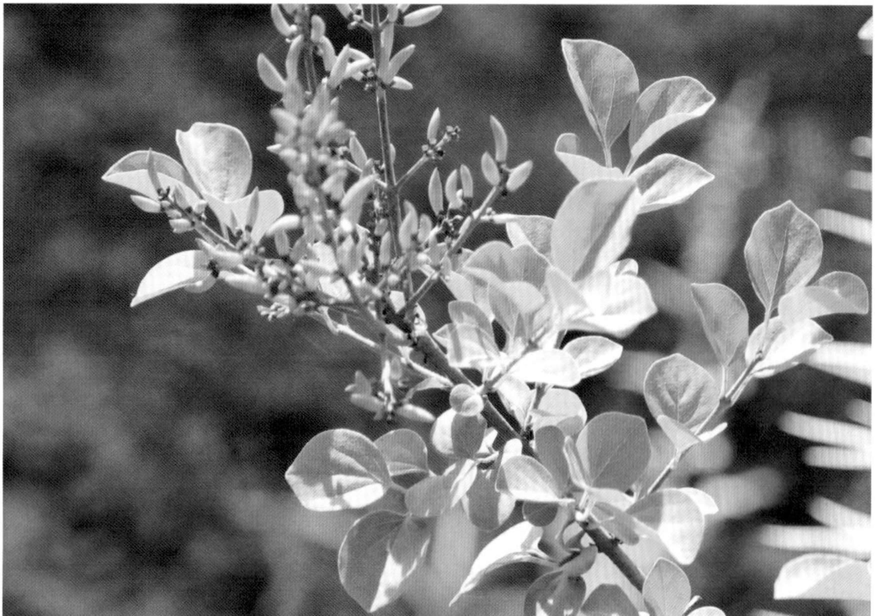

白花蒲公英

Taraxacum pseudo-albidum Kitag.

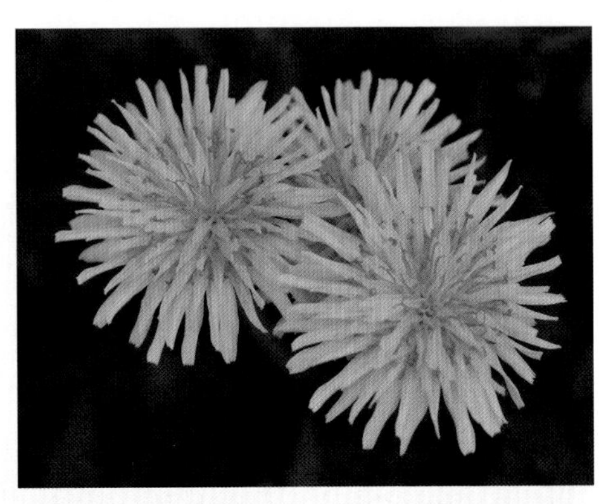

【别　　名】婆婆丁

【基　　原】来源于菊科蒲公英属白花蒲公英 **Taraxacum pseudo-albidum** Kitag. 的全草入药。

【形态特征】多年生草本，高达15 cm，含白色乳汁。主根圆锥形，单一或分枝，外皮深褐色。叶基生，排列成莲座状，叶倒披针形或线状披针形，连柄长10～20 cm，大头羽裂或倒向羽状深裂，顶裂片三角形或三角状戟形，顶端尖，侧裂片三角形或狭三角形，疏生或密生或裂片间夹生小裂片，开展或稍向下，顶端渐尖或稍钝，边缘疏具尖齿。花梗稍超过叶或短于叶；头状花序下密被蛛丝状绵毛；总苞广钟形，外、中层披针形或卵状披针形，顶端背部具明显角状凸起，内层狭披针形，顶端渐尖，背部具角状凸起；舌状花白色，具淡紫色条纹，长1.5～3 cm，顶端5齿裂。瘦果长圆状，稍压扁。花期4～5月；果期5～6月。

【生　　境】生于山坡、林缘及向阳地等处。

【分　　布】黑龙江、吉林、辽宁、内蒙古。朝鲜也有分布。

【采集加工】春季花初开时采挖，洗净，鲜用或晒干。

【性味功能】味苦、甘，性寒。清热解毒，消肿散结，利尿催乳。

【主治用法】治急性乳痈，目赤，胃炎，胃溃疡肝炎，胆囊炎，淋巴腺炎，扁桃体炎，腮腺炎，咽喉肿痛，支气管炎，感冒发烧，便秘，尿路感染，肾盂肾炎，阑尾炎，骨髓炎，盆腔炎，十二指肠溃疡，小便淋痛，瘰疬，痤疮，疔疮，蛇虫咬伤。用量6～10 g。外用鲜品适量捣烂敷患处。

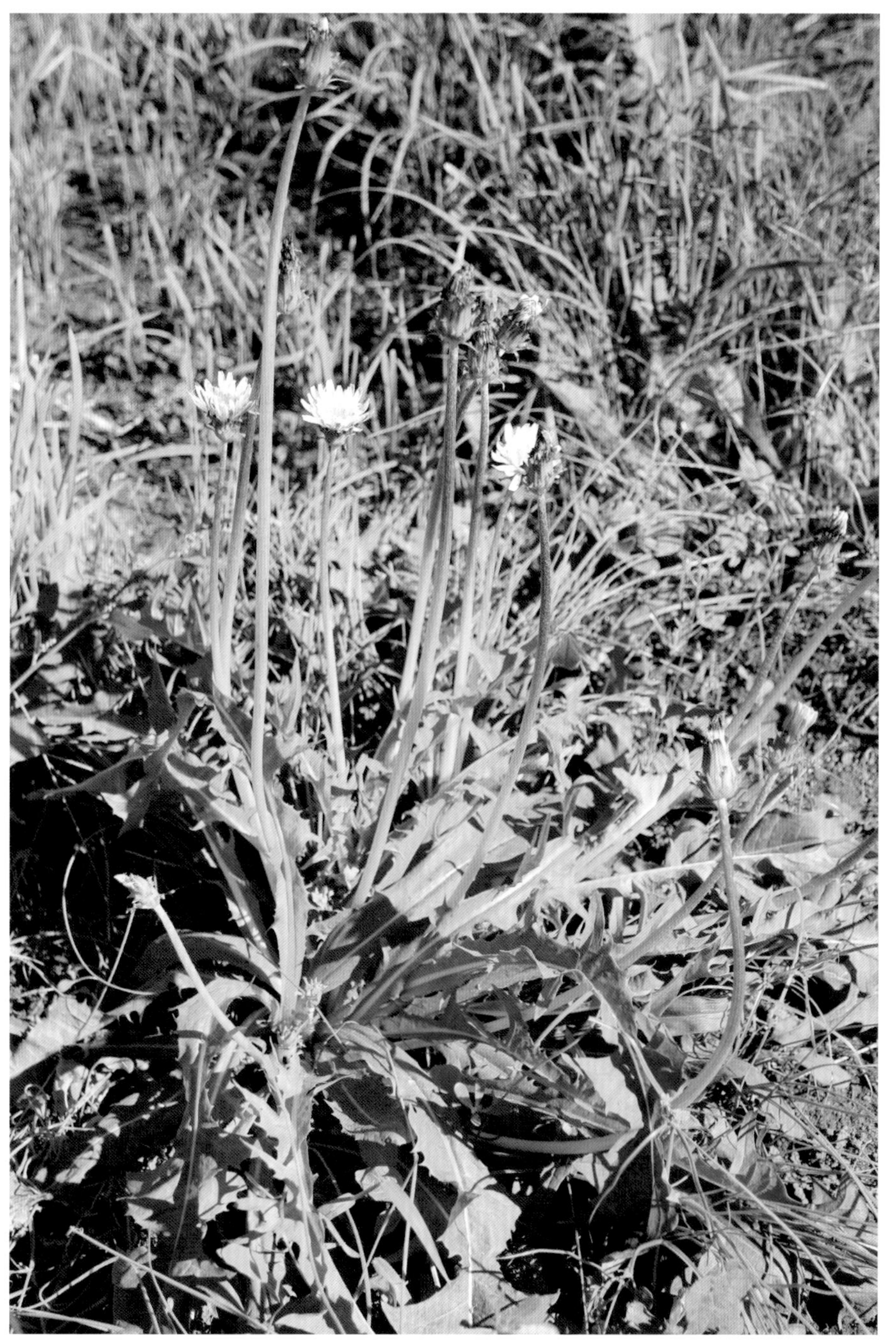

东北红豆杉

Taxus cuspidata Sieb. et Zucc.

【别　　名】紫杉、宽叶紫杉

【基　　原】来源于红豆杉科红豆杉属东北红豆杉**Taxus cuspidata** Sieb. et Zucc. 的枝叶和树皮入药。

【形态特征】常绿乔木，高达20 m，胸径达1 m；树皮红褐色，有浅裂纹；枝条平展或斜上直立，密生；小枝基部有宿存芽鳞，一年生枝绿色，秋后呈淡红褐色，二、三年生枝呈红褐色或黄褐色；冬芽淡黄褐色，芽鳞顶端渐尖，背面有纵脊。叶排成不规则的二列，斜上伸展，约成45°角，条形，通常直，稀微弯，长1～2.5 cm，宽2.5～3 mm，稀长达4 cm，基部窄，有短柄，顶端通常凸尖，上面深绿色，有光泽，下面有两条灰绿色气孔带，气孔带较绿色边带宽二倍，干后呈淡黄褐色，中脉带上无角质乳头状凸起点。雄球花有雄蕊9～14枚，各具5～8个花药。种子紫红色，有光泽，卵圆形，长约6 mm，上部具3～4钝脊，顶端有小钝尖头，种脐通常三角形或四方形，稀长圆形。花期5～6月，种子9～10月成熟。

【生　　境】生于湿润肥沃的河岸、谷地、漫岗，常成群或散生针阔混交林内。

【分　　布】黑龙江、吉林、辽宁。朝鲜、俄罗斯远东地区、日本也有分布。

【采集加工】四季采收枝叶，除去杂质，洗净，阴干，全年剥取树皮，除去杂质，切片，洗净，晒干。

【性味功能】利尿，通经。

【主治用法】治肾脏病，肾炎浮肿，小便涩痛，糖尿病，高血压等。用量6～15 g。

【附　　方】

1. 治糖尿病：东北红豆杉叶10 g，水煎，日服2次，连服用(如有恶心呕吐副作用，则停药；无副作用，则逐渐加量至25 g为止)。

2. 治肾炎浮肿，小便不利：东北红豆杉叶10 g，木通15 g，玉米须15 g，水煎，日服2次。

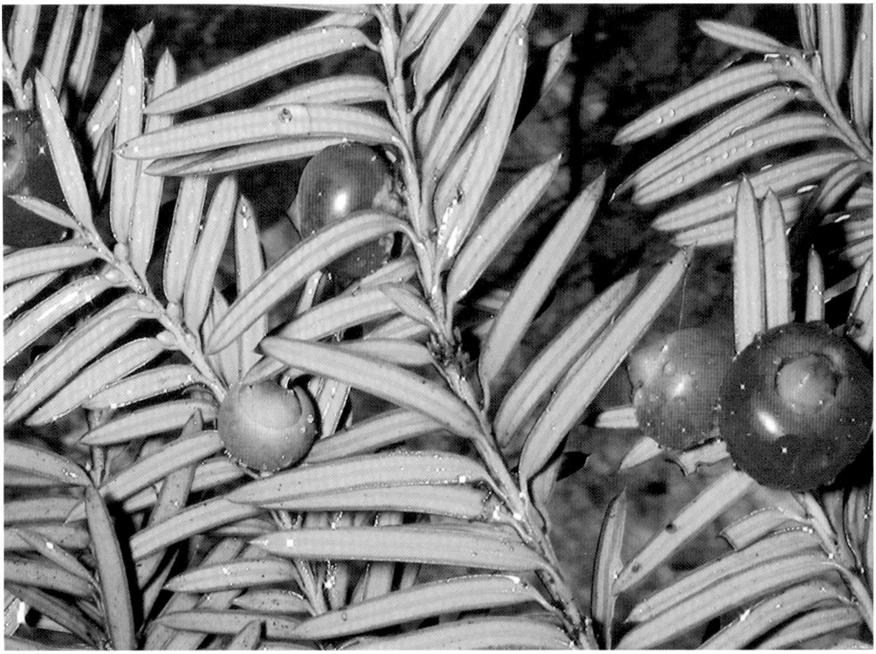

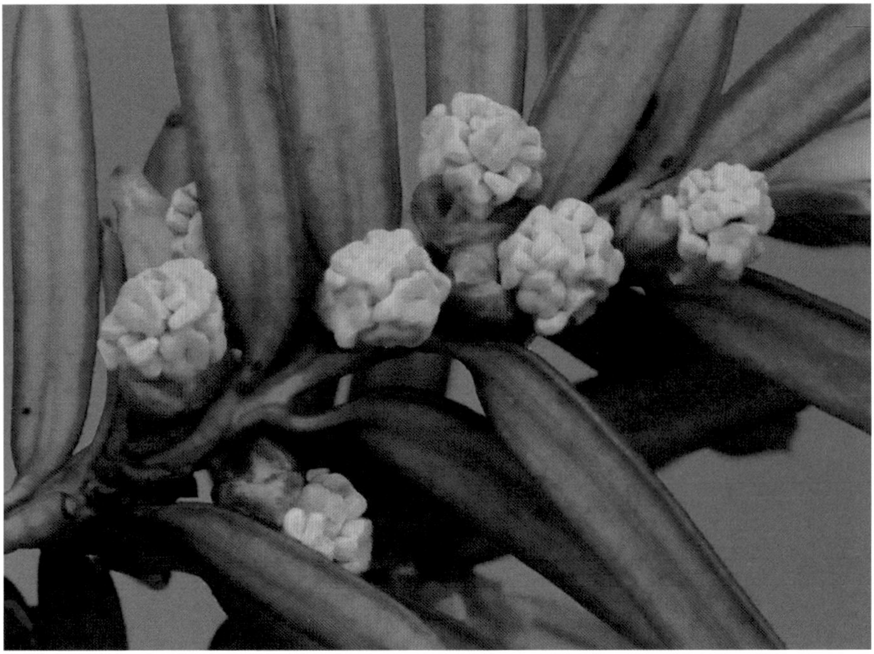

箭头唐松草

Thalictrum simplex Linn.

【别　　名】箭头白蓬草、黄唐松草

【基　　原】来源于毛茛科唐松草属箭头唐松草**Thalictrum simplex** Linn.的根及根茎入药。

【形态特征】多年生草本。植株全部无毛。茎高54～100 cm，不分枝或在下部分枝。茎生叶向上近直展，为二回羽状复叶；茎下部的叶片长达20 cm，小叶较大，圆菱形、菱状宽卵形或倒卵形，长2～4 cm，宽1.4～4 cm，基部圆形，三裂，裂片顶端钝或圆形，有圆齿，脉在背面隆起，脉网明显，茎上部叶渐变小，小叶倒卵形或楔状倒卵形，基部圆形、钝或楔形，裂片顶端急尖；茎下部叶有稍长柄，上部叶无柄。圆锥花序长9～30 cm，分枝与轴成斜上45度角；花梗长达7 mm；萼片4，早落，狭椭圆形，长约2.2 mm；雄蕊约15，长约5 mm，花药狭长圆形，长约2 mm，顶端有短尖头，花丝丝形；心皮3～6，无柄，柱头宽三角形。瘦果狭椭圆球形或狭卵球形，长约2 mm，有8条纵肋。7～8月开花；果期8～9月。

【生　　境】生于林缘、灌丛及草甸等处。

【分　　布】黑龙江、吉林、辽宁、内蒙古、河北、山西。朝鲜、西伯利亚地区、蒙古也有分布。

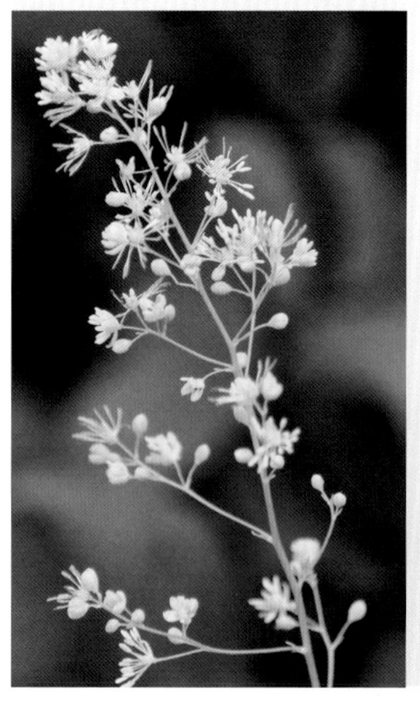

【采集加工】春、秋季采挖根及根茎，除去泥土和地上部分，洗净，晒干。

【性味功能】味苦，性寒。清热，除湿，解毒。

【主治用法】治黄疸，痢疾，哮喘，麻疹合并肺炎，大叶性肺炎，肠炎，传染性肝炎，感冒，结膜炎，鼻疳，目赤红肿，疔疮肿毒等。用量15～25 g。外用适量研末敷用。

【附　　方】

1. 治结膜炎：箭头唐松草、千里光、野菊花各25 g，煎水熏洗。

2. 治大叶性肺炎：箭头唐松草25 g（或根15 g），葶苈子15 g，甘草10 g，水煎服。

3. 治小儿麻疹合并肺炎：箭头唐松草根、蝉蜕、旋覆花各5 g，水煎服。

4. 治痢疾：箭头唐松草、马齿苋各15 g，水煎服。

5. 治鼻疳：箭头唐松草10 g，百部15 g（切片晒干，炒，取净末10 g），地骨（净炒）10 g，五倍子（炒）、黄柏（炒）、甘草（炒）各10 g，水黄连（切片，炒）5 g，共为末。如鼻疳烂通孔者，以此调香油搽。

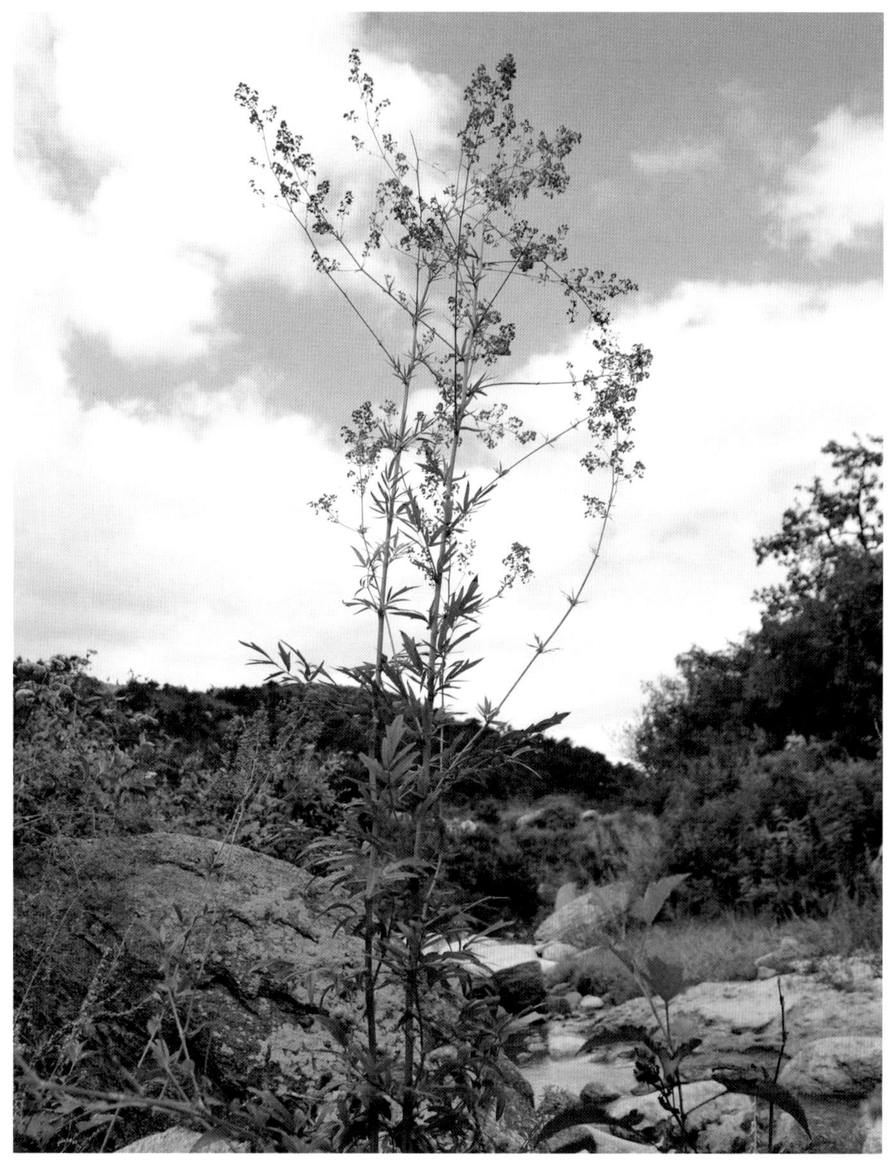

展枝唐松草

Thalictrum squarrosum Steph. ex Willd.

【别　　名】展枝白蓬草、叉枝唐松草、歧序唐松草、坚唐松草

【基　　原】来源于毛茛科唐松草属展枝唐松草**Thalictrum squarrosum** Steph. ex Willd. 的根及根茎入药。

【形态特征】多年生草本。植株全部无毛。根状茎细长，自节生出长须根。茎高60～600 cm，有细纵槽，通常自中部近二歧状分枝。基生叶在开花时枯萎。茎下部及中部叶有短柄，为二至三回羽状复叶；叶片长8～18 cm；小叶坚纸质或薄革质，顶生小叶楔状倒卵形、宽倒卵形、长圆形或圆卵形，长0.8～3.5 cm，宽0.6～2.6 cm，顶端急尖，基部楔形至圆形，通常三浅裂，裂片全缘或有2～3个小齿，表面脉常稍下陷，背面有白粉，脉平或稍隆起，脉网稍明显；叶柄长1～4 cm。花序圆锥状，近二歧状分枝；花梗细，长1.5～3 cm，在结果时稍增长；萼片4，淡黄绿色，狭卵形，长约3 mm，宽约0.8 mm，脱落；雄蕊5～14，长3～5 mm，花药长圆形，长约2.2 mm，有短尖头，花丝丝形；心皮1～5，无柄，柱头箭头状。瘦果狭倒卵球形或近纺锤形，稍斜，长4～5.2 mm，有8条粗纵肋，柱头长约1.6 mm。7～8月开花；果期8～9月。

【生　　境】生于山坡、林缘、疏林下、草甸及灌丛中。

【分　　布】黑龙江、吉林、辽宁、内蒙古、河北、山西、陕西。朝鲜、俄罗斯远东地区、蒙古也有分布。

【采集加工】春、秋季采挖根及根茎，剪掉须根，除去泥土，洗净，晒干。

【性味功能】味苦，性平。清热解毒，健胃，发汗。

【主治用法】治肠炎，痢疾，头痛，头晕，吐酸水，烧心，目赤肿痛，痈肿疮疖，淋巴结炎，毒蛇咬伤。用量15～25 g。

【附　　方】

1. 在夏季头痛，头晕：展枝唐松草15 g，水煎服。
2. 治吐酸水，烧心：展枝唐松草适量，生吃。

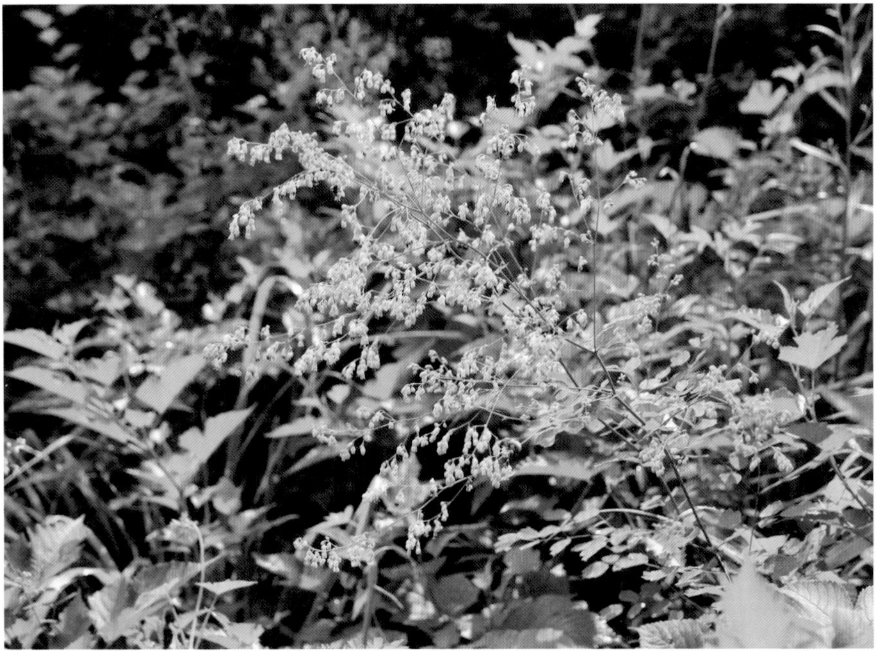

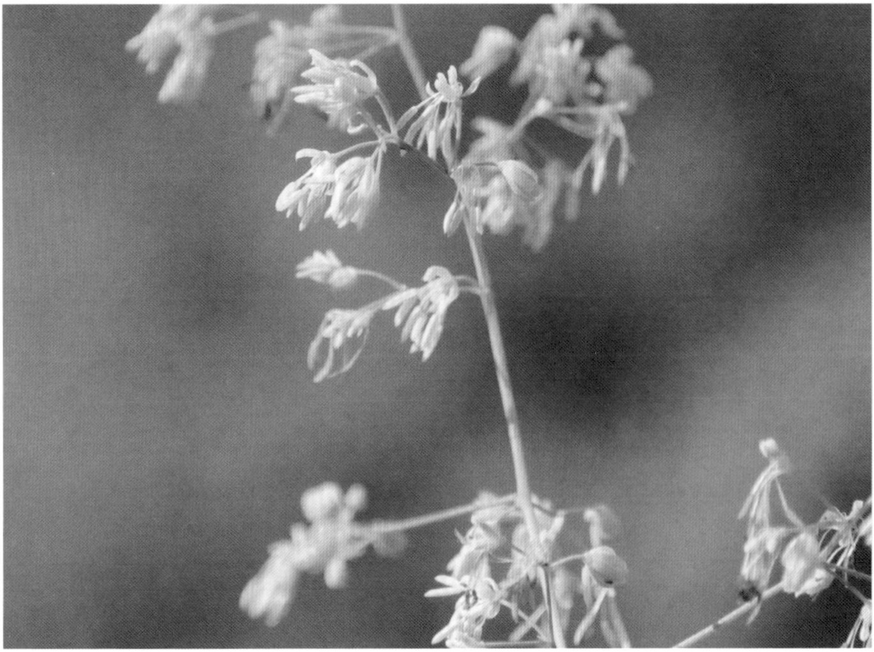

赤瓟

Thladiantha dubia Bunge

【别　　名】气包、赤包、山土豆、山赤瓜

【基　　原】来源于葫芦科赤瓟属赤瓟**Thladiantha dubia** Bunge 的果实及块茎入药。

【形态特征】攀援草质藤本，全株被黄白色的长柔毛状硬毛；根块状；茎稍粗壮，有棱沟。叶柄稍粗，长2～6 cm；叶片宽卵状心形，长5～8 cm，宽4～9 cm，边缘浅波状，有大小不等的细齿，顶端急尖或短渐尖，基部心形，弯缺深，近圆形或半圆形，深1～1.5 cm，宽1.5～3 cm，两面粗糙，脉上有长硬毛。卷须纤细，单一。雌雄异株；雄花单生或聚生于短枝的上端，呈假总状花序，有时2～3花生于总梗上，花梗细长，长1.5～3.5 cm；花萼筒极短，长约3～4 mm；花冠黄色，裂片长圆形，长2～2.5 cm；雄蕊5，着生在花萼筒檐部，其中1枚分离，其余4枚两两稍靠合，花丝极短，花药卵形。雌花单生，花梗细，长1～2 cm；花萼和花冠同雄花；退化雌蕊5，棒状；子房长圆形，花柱自3～4 mm处分3叉，柱头膨大。果实卵状长圆形，长4～5 cm，表面橙黄色或红棕色。种子卵形，黑色。花期6～8月；果期8～10月。

【生　　境】生于林缘、田边、村屯住宅旁及菜地边等处。

【分　　布】黑龙江、吉林、辽宁、内蒙古、河北、山西、山东、陕西、宁夏、甘肃等。朝鲜、俄罗斯远东地区也有分布。

【采集加工】秋季采摘成熟瓠果，用线将果柄串起，挂在日光下或通风处晒干。春、秋季采挖块茎，除去泥土，洗净，晒干。

【性味功能】果实：味酸、苦，性平；降逆，理气，活血，祛痰，利湿，和瘀。块茎：味苦，性寒；清热解毒，活血通乳，祛痰。

【主治用法】果实：治黄疸，泄泻，痢疾，反胃吐酸，肺结核，咯血胸痛，跌打损伤，腰部扭伤等。块茎：治乳汁不下，乳房胀满等。用量：果实6～15 g；块根30～50 g。

【附　　方】

1. 治气滞肋痛：赤瓟3～5个，水煎服。
2. 治咳嗽咯血：赤瓟、贝母、沙参、紫菀各9 g，水煎服。
3. 治产后乳汁不下，乳房胀痛：赤瓟块根60 g，研细末，每服3 g，每日2次。
4. 治反胃吐酸、吐食：赤瓟5～15 g，研末冲服。
5. 治肺病咯血，黄疸，痢疾便血：赤瓟5～15 g，研末冲服。

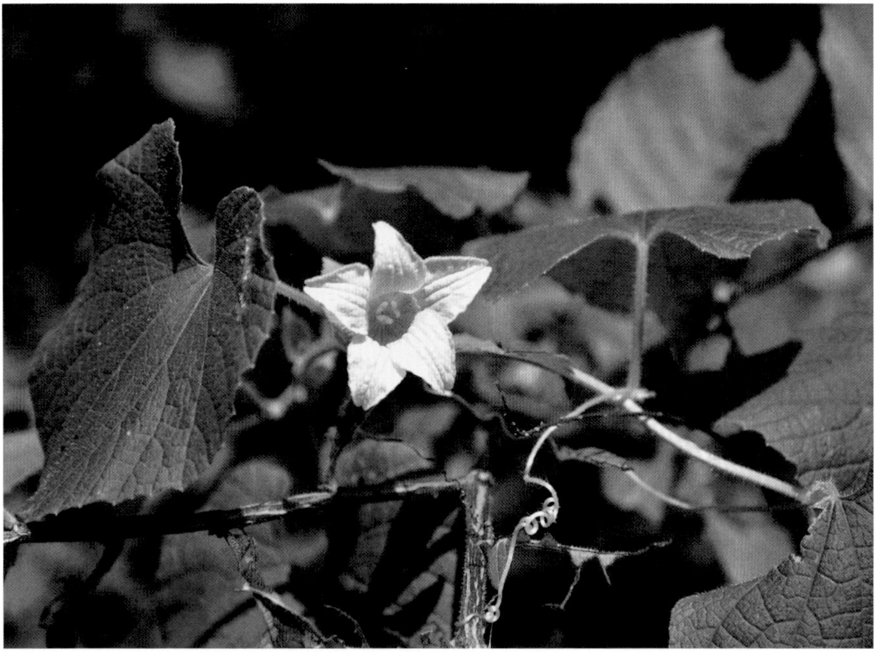

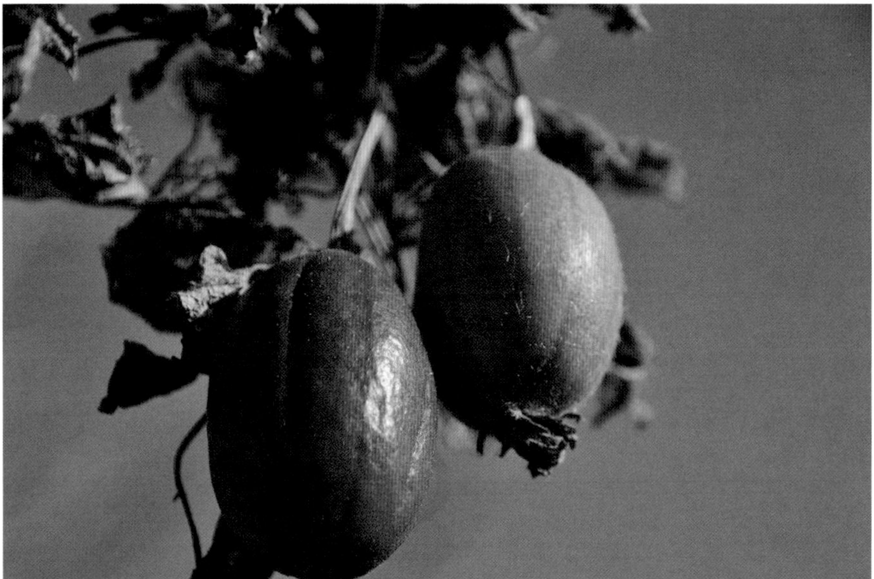

辽 椴

Tilia mandshurica Rupr. et Maxim.

【别　　名】糠椴

【基　　原】来源于椴树科椴树属辽椴 **Tilia mandshurica** Rupr. et Maxim. 的花入药。

【形态特征】落叶乔木，高20 m，直径50 cm，树皮暗灰色；嫩枝被灰白色星状茸毛，顶芽有茸毛。叶卵圆形，长8～10 cm，宽7～9 cm，顶端短尖，基部斜心形或截形，上面无毛，下面密被灰色星状茸毛，侧脉5～7对，边缘有三角形锯齿，齿刻相隔4～7 mm，锯齿长1.5～5 mm；叶柄长2～5 cm，圆柱形，较粗大，初时有茸毛，很快变秃净。聚伞花序长6～9 cm，有花6～12朵，花序柄有毛；花柄长4～6 mm，有毛；苞片窄长圆形或窄倒披针形，长5～9 cm，宽1～2.5 cm，上面无毛，下面有星状柔毛，顶端圆，基部钝，下半部1/3～1/2与花序柄合生，基部有柄长4～5 mm；萼片长5 mm，外面有星状柔毛，内面有长丝毛；花瓣长7～8 mm；退化雄蕊花瓣状，稍短小；雄蕊与萼片等长；子房有星状茸毛，花柱长4～5 mm，无毛。果实球形，长7～9 mm，有5条不明显的棱。花期7月；果期9～10月。

【生　　境】生于柞木林、杂木林、山坡、林缘及沟谷等处。

【分　　布】黑龙江、吉林、辽宁、内蒙古。朝鲜、俄罗斯远东地区也有分布。

【采集加工】夏季花未开放前采摘花蕾，除去杂质，阴干。

【性味功能】花的浸膏具有发汗，解热及抑菌作用。

【主治用法】治感冒，肾盂肾炎，口腔破溃，咽喉肿痛，子宫肌瘤等，水煎服。

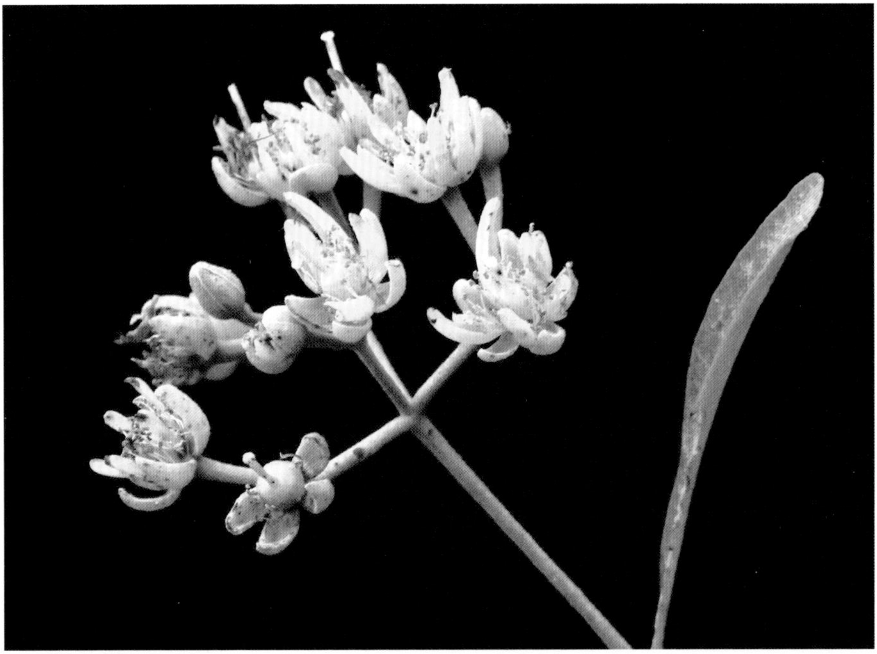

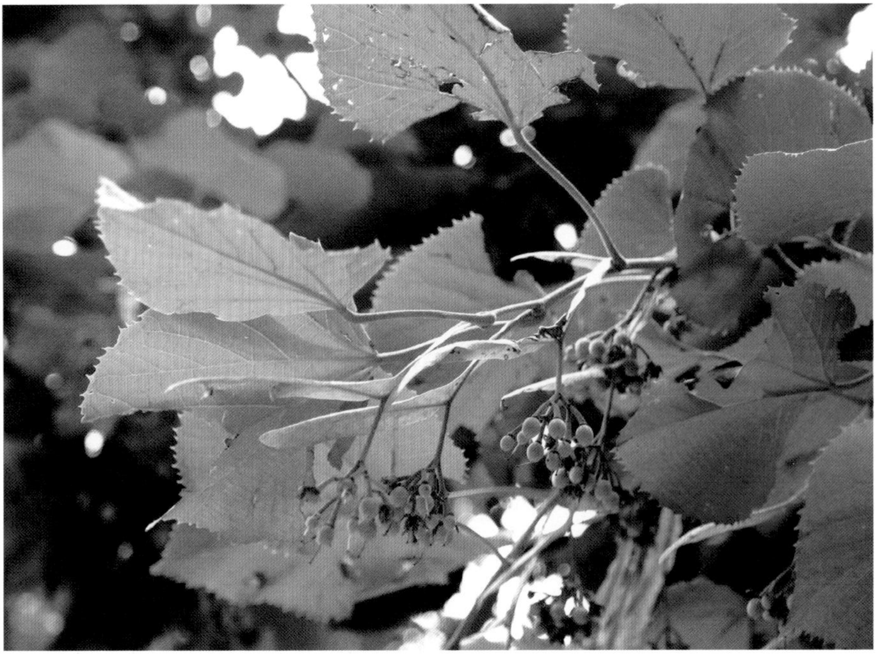

蒙椴

Tilia mongolica Maxim.

【别　　名】小叶椴

【基　　原】来源于椴树科椴树属蒙椴**Tilia mongolica** Maxim. 的花入药。

【形态特征】落叶乔木，高10 m，树皮淡灰色，有不规则薄片状脱落；嫩枝无毛，顶芽卵形，无毛。叶阔卵形或圆形，长4～6 cm，宽3.5～5.5 cm，顶端渐尖，常出现3裂，基部微心形或斜截形，上面无毛，下面仅脉腋内有毛丛，侧脉4～5对，边缘有粗锯齿，齿尖凸出；叶柄长2～3.5 cm，无毛，纤细。聚伞花序长5～8 cm，有花6～12朵，花序柄无毛；花柄长5～8 mm，纤细；苞片窄长圆形，长3.5～6 cm，宽6～10 mm，两面均无毛，上下两端钝，下半部与花序柄合生，基部有柄长约1 cm；萼片披针形，长4～5 mm，外面近无毛；花瓣长6～7 mm；退化雄蕊花瓣状，稍窄小；雄蕊与萼片等长；子房有毛，花柱秃净。果实倒卵形，长6～8 mm，被毛，有棱或有不明显的棱。花期7月；果期9～10月。

【生　　境】生于向阳山坡或岩石间中，常与其他阔叶树混生。

【分　　布】辽宁、内蒙古、河北、河南、山西。蒙古也有分布。

【采集加工】夏季花未开放前采摘花蕾，除去杂质，阴干。

【性味功能】花的浸膏具有发汗，解热及抑菌作用。

【主治用法】治口腔炎，咽喉肿痛，感冒，肾盂肾炎等，水煎服。

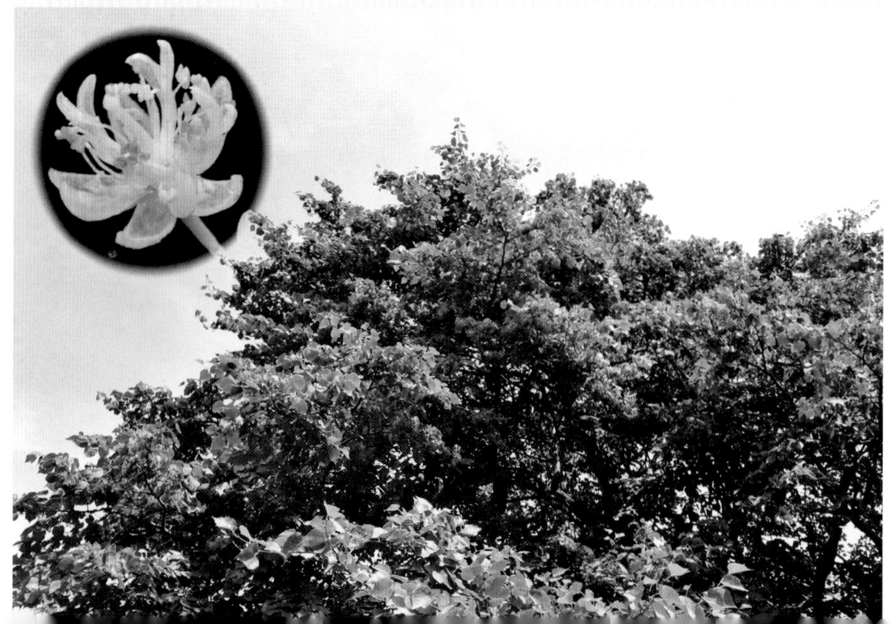

钝萼附地菜

Trigonotis amblyosepala Nakai et Kitag.

【基　　原】来源于紫草科附地菜属钝萼附地菜 **Trigonotis amblyosepala** Nakai et Kitag. 的全草入药。

【形态特征】一年生或二年生草本。茎多条丛生，斜升或铺散，高7～40 cm，基部多分枝。基生叶密集，铺散，有长柄，叶片通常匙形或狭椭圆形；茎下部叶似基生叶，狭椭圆形、狭卵形、长圆状倒卵形或椭圆形，长1～3 cm，宽0.5～1 cm，顶端圆钝，基部楔形，有短柄；茎上部叶较短而狭。花序生于茎及小枝顶端，长达20 cm，只在基部具数个叶状苞片；花梗细弱，花期长3～5 mm；果期长达10 mm，平伸或斜上；花萼5深裂，裂片倒卵状长圆形或狭匙形，顶端圆钝，花期直立，长约1.3 mm；果期开展，长达3.5 mm；花冠蓝色，筒长约1.5 mm，檐部直径3.5～4 mm，裂片宽倒卵形，长约2 mm，平展，顶端圆钝，喉部附属物5，黄色；花药椭圆形，黄色，长约0.6 mm，顶端具短尖；子房4裂，花柱短，长约0.6 mm。小坚果4，直立，斜三棱锥状四面体形，长约1 mm，背面凸起呈三角状卵形。花期5～6月；果期7～8月。

【生　　境】生于低山山坡草地、林缘、灌丛、田间及荒野等处。

【分　　布】辽宁、河北、山西、陕西、宁夏、甘肃。朝鲜也有分布。

【采集加工】夏、秋季采收全草，晒干备用。

【性味功能】清热，消炎，止痛，止痢。

【主治用法】治痢疾，胃痛。用量3～6 g。

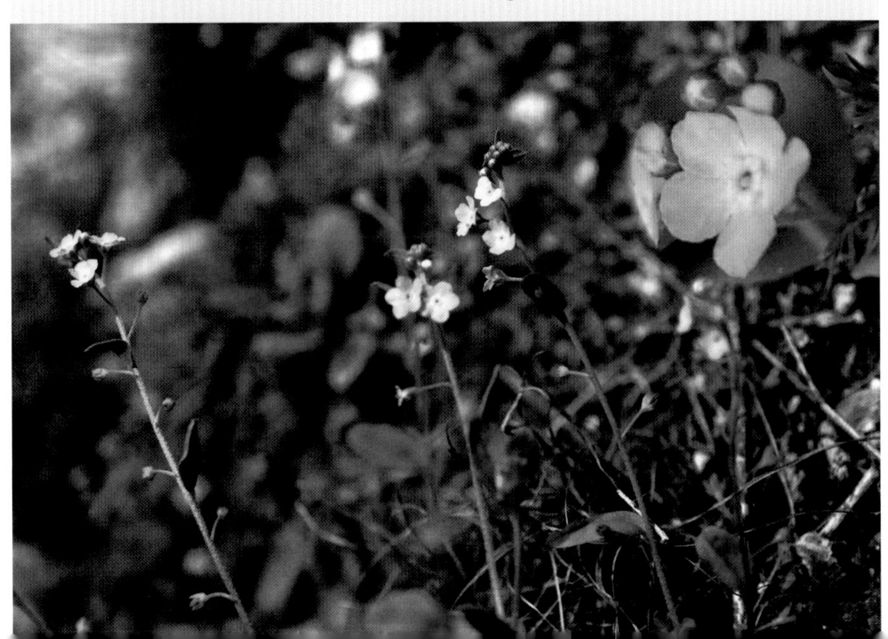

黑　榆

Ulmus davidiana Planch.

【别　　名】东北黑榆、栓皮黑榆

【基　　原】来源于榆科榆属黑榆 **Ulmus davidiana** Planch. 的嫩枝入药。

【形态特征】落叶乔木或灌木状，高达15 m，胸径30 cm；树皮浅灰色或灰色，纵裂成不规则条状，小枝有时(通常萌发枝及幼树的小枝)具向四周膨大而不规则纵裂的木栓层；冬芽卵圆形。叶倒卵形或倒卵状椭圆形，稀卵形或椭圆形，长4～12 cm，宽1.5～5.5 cm，顶端尾状渐尖或渐尖，基部歪斜，一边楔形或圆形，一边近圆形至耳状，叶面幼时有散生硬毛，后脱落无毛，常留有圆形毛迹，不粗糙，叶背幼时有密毛，脉腋常有簇生毛，边缘具重锯齿，侧脉每边12～22条，叶柄长5～17 mm，全被毛或仅上面有毛。花在去年生枝上排成簇状聚伞花序。翅果倒卵形或近倒卵形，长10～19 mm，宽7～14 mm，果翅通常无毛，稀具疏毛，果核部分常被密毛，或被疏毛，位于翅果中上部或上部，上端接近缺口，宿存花被无毛，裂片4，果梗被毛，长约2 mm。花期4～5月；果期5～6月。

【生　　境】生于山坡杂木林内或林缘。

【分　　布】吉林、辽宁、河北、山西、河南、陕西。朝鲜也有分布。

【采集加工】春季采割嫩枝，切段，洗净，晒干。

【性味功能】行血通经，活络止痛。

【主治用法】治风湿痛。用量15～25 g。

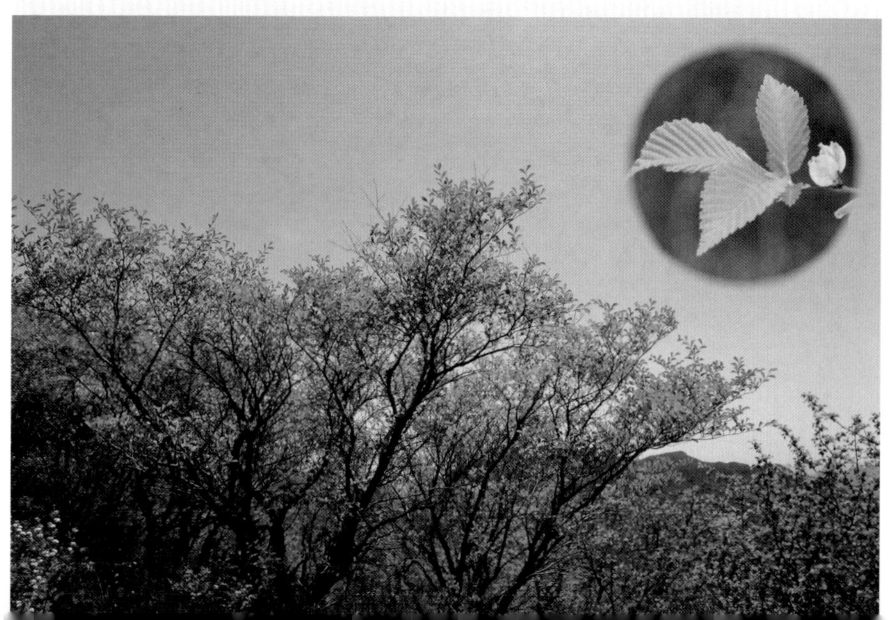

旱　榆

Ulmus glaucescens Franch.

【别　　名】灰榆、山榆

【基　　原】来源于榆科榆属旱榆 **Ulmus glaucescens** Franch. 的根及树皮入药。

【形态特征】落叶乔木或灌木，树皮浅纵裂；去年生枝淡灰黄色、淡黄灰色或黄褐色，小枝无木栓翅及膨大的木栓层；冬芽卵圆形或近球形。叶卵形、菱状卵形、椭圆形、长卵形或椭圆状披针形，长2.5～5 cm，宽1～2.5 cm，顶端渐尖至尾状渐尖，基部偏斜，楔形或圆，边缘具钝而整齐的单锯齿或近单锯齿，侧脉每边6～14条；叶柄长5～8 mm，上面被短柔毛。花自混合芽抽出，散生于新枝基部或近基部，或自花芽抽出，3～5数在去年生枝上呈簇生状。翅果椭圆形或宽椭圆形，稀倒卵形、长圆形或近圆形，长2～2.5 cm，宽1.5～2 cm，除顶端缺口柱头面有毛外，余处无毛，果翅较厚，果核部分较两侧之翅宽，位于翅果中上部，上端接近或微接近缺口，宿存花被钟形，无毛，上端4浅裂，裂片边缘有毛，果梗长2～4 mm，密被短毛。花期4月；果期5月。

【生　　境】生于干旱向阳山坡上。

【分　　布】辽宁、内蒙古、河北、山东、河南、山西、陕西、甘肃、宁夏。

【采集加工】春、秋季采挖根，除去泥土，剥取树皮，洗净，晒干。夏、秋季剥取树皮，切段，洗净，晒干。

【性味功能】味甘，性寒。清热解毒，散瘀。

【主治用法】治疗骨瘤。

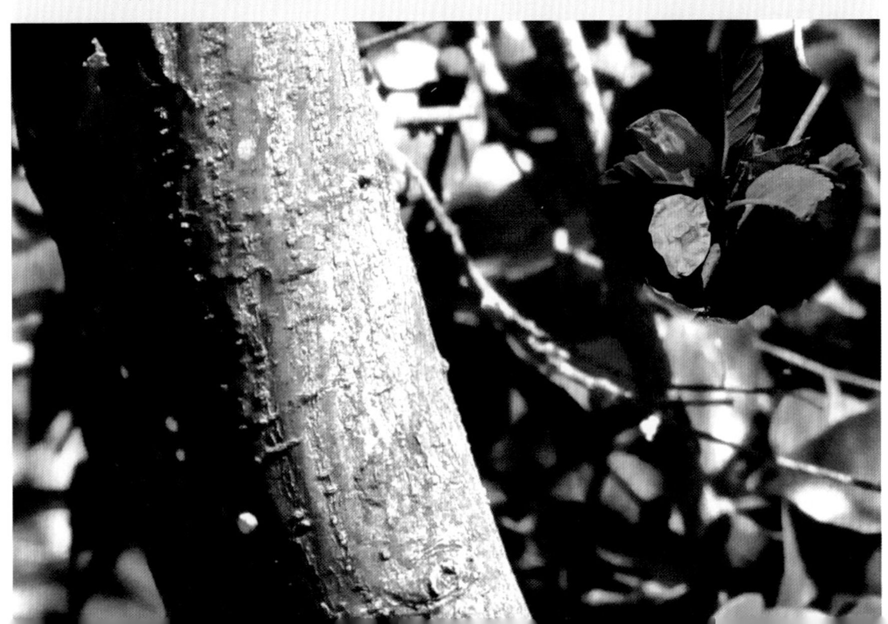

宽叶荨麻

Urtica laetevirens Maxim.

【别　　名】哈拉海、蜇麻子

【基　　原】来源于荨麻科荨麻属宽叶荨麻 **Urtica laetevirens** Maxim. 的全草及根入药。

【形态特征】多年生草本，根状茎匍匐。茎纤细，高30～100 cm，节间常较长，四棱形，近无刺毛或有稀疏的刺毛和疏生细糙毛，在节上密生细糙毛。叶常近膜质，卵形或披针形，向上的常渐变狭，长4～10 cm，宽2～6 cm，顶端短渐尖至尾状渐尖，基部圆形或宽楔形，边缘除基部和顶端全缘外，有锐或钝的牙齿或牙齿状锯齿，侧脉2～3对；叶柄纤细，长1.5～7 cm，向上的渐变短，疏生刺毛和细糙毛；托叶每节4枚。雌雄同株，稀异株，雄花序近穗状，纤细，生上部叶腋，长达8 cm；雌花序近穗状，生下部叶腋，较短，纤细，小团伞花簇稀疏地着生于序轴上。雄花无梗或具短梗，在芽时直径约1 mm，开放后径约2 mm；花被片4，在近中部合生，裂片卵形，内凹。瘦果卵形，双凸透镜状；宿存花被片4，在基部合生，内面二枚椭圆状卵形，与果近等大，外面二枚狭卵形或倒卵形。花期6～8月；果期8～9月。

【生　　境】生于沟边、河岸、路旁及林下稍湿地，常聚生成片生长。

【分　　布】黑龙江、吉林、辽宁、内蒙古、河北、山东、河南、山西、陕西、安徽、湖北、湖南、四川、甘肃、青海、云南、西藏。朝鲜、俄罗斯远东地区、日本也有分布。

【采集加工】夏、秋季采收全草，除去杂质，切段，洗净，鲜用或晒干。春、秋季采挖根，除去泥土，洗净，晒干。

【性味功能】全草：味苦、辛，性温，有小毒；祛风定惊，消积通便。根：祛风，活血，止痛。

【主治用法】全草：治风湿痹痛，产后抽风，小儿惊风，荨麻疹，疝痛，大便不通，高血压，消化不良等。根：治风湿疼痛，湿疹，麻风，高血压，手足发麻等。

【附　　注】本种植株上有蜇毛，蜇毛有毒成分是高浓度的酸类，能刺激皮肤引起红肿、瘙痒和疼痛，有如荨麻疹症状，可用肥皂水或苏打水洗涤，内服本海拉明25 mg，日服3次。

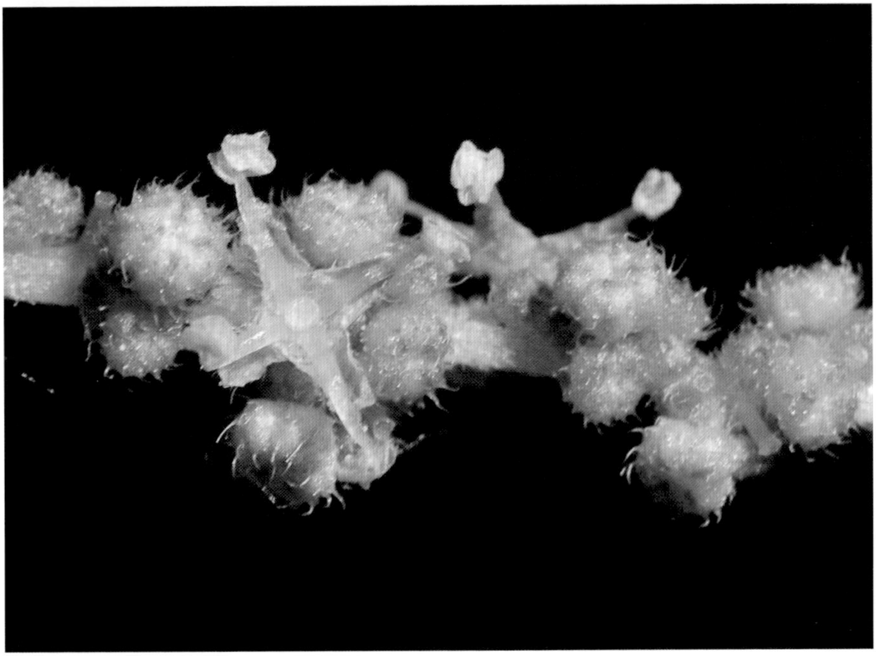

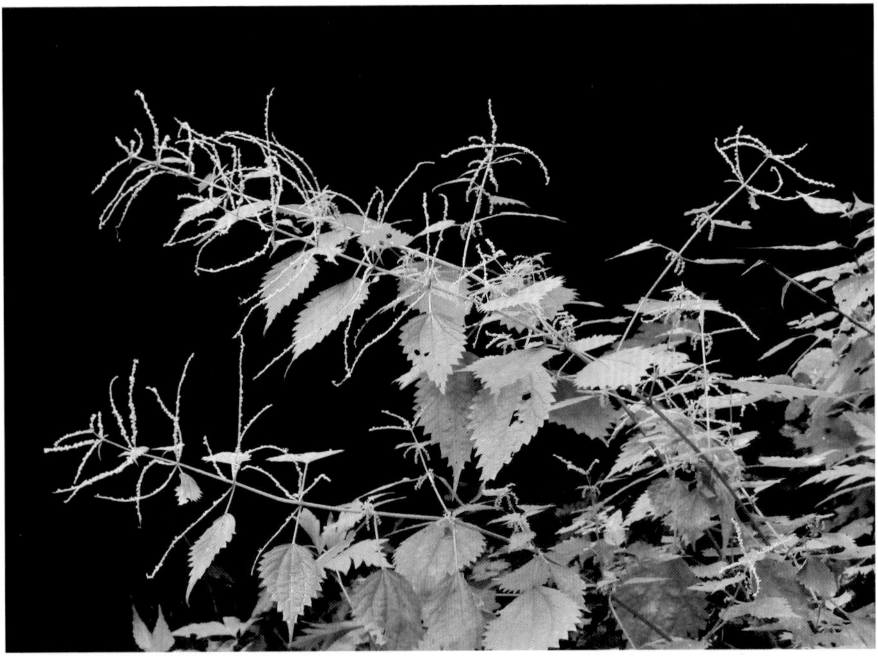

毛穗藜芦

Veratrum maackii Regel

【别　　名】老旱葱、鹿莲

【基　　原】来源于百合科藜芦属毛穗藜芦**Veratrum maackii** Regel 的根及根状茎入药。

【形态特征】多年生草本。植株高60～120 cm；茎较纤细，基部稍粗，连叶鞘直径约1 cm，被棕褐色、有网眼的纤维网。叶折扇状，长圆状披针形至狭长长圆形，长约30 cm，宽1～8 cm，两面无毛，顶端长渐尖或渐尖，基部收狭为柄，叶柄长达10 cm。圆锥花序通常疏生较短的侧生花序，最下面的侧生花序偶尔再次分枝；总轴和枝轴密生绵状毛；花多数，疏生；花被片黑紫色，开展或反折，近倒卵状长圆形，通常长5～7 mm，宽2～3 mm，顶端钝，基部无柄，全缘；花梗长约为花被片的2倍，长可达1 cm或更长，在侧生花序上的花梗比顶生花序上的花梗短；小苞片长3～4 mm，背面和边缘生毛；雄蕊长约为花被片的一半；子房无毛。蒴果直立，长1～1.7 cm，宽0.5～1 cm。花期7～8月；果期8～9月。

【生　　境】生于林下、灌丛、山坡、草甸及林缘等处。

【分　　布】黑龙江、吉林、辽宁、内蒙古、河北、山东、山西。朝鲜、西伯利亚地区、日本也有分布。

【采集加工】春、秋季采挖根状茎，剪去须根，除去泥土，洗净。晒干。

【性味功能】味辛、苦，性寒；有毒。涌吐风痰，杀虫疗疮，止痒。

【主治用法】治中风痰壅，癫痫，黄疸，久疟，泻痢，头痛，鼻息肉，疥癣，恶疮，毒蛇咬伤，外用疥癣秃疮，头虱，体虱等。常入丸、散，用量0.3～0.6 g。外用适量捣烂敷患处。体虚气弱及孕妇忌服，藜芦及同属的其他种类不能与人参、党参、沙参、丹参、玄参、苦参、太子参、峨参等参类药材及细辛、芍药等同用。

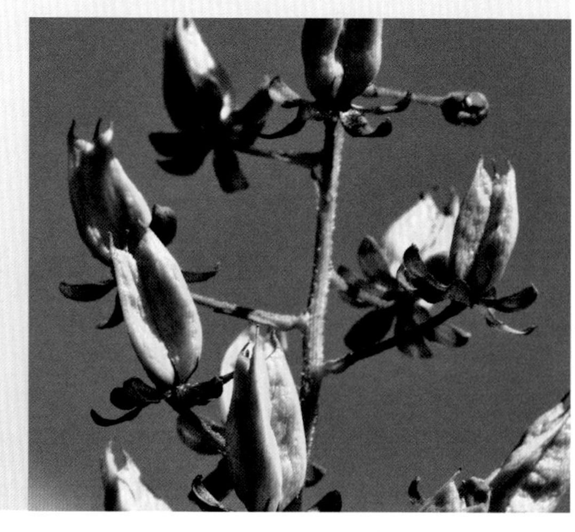

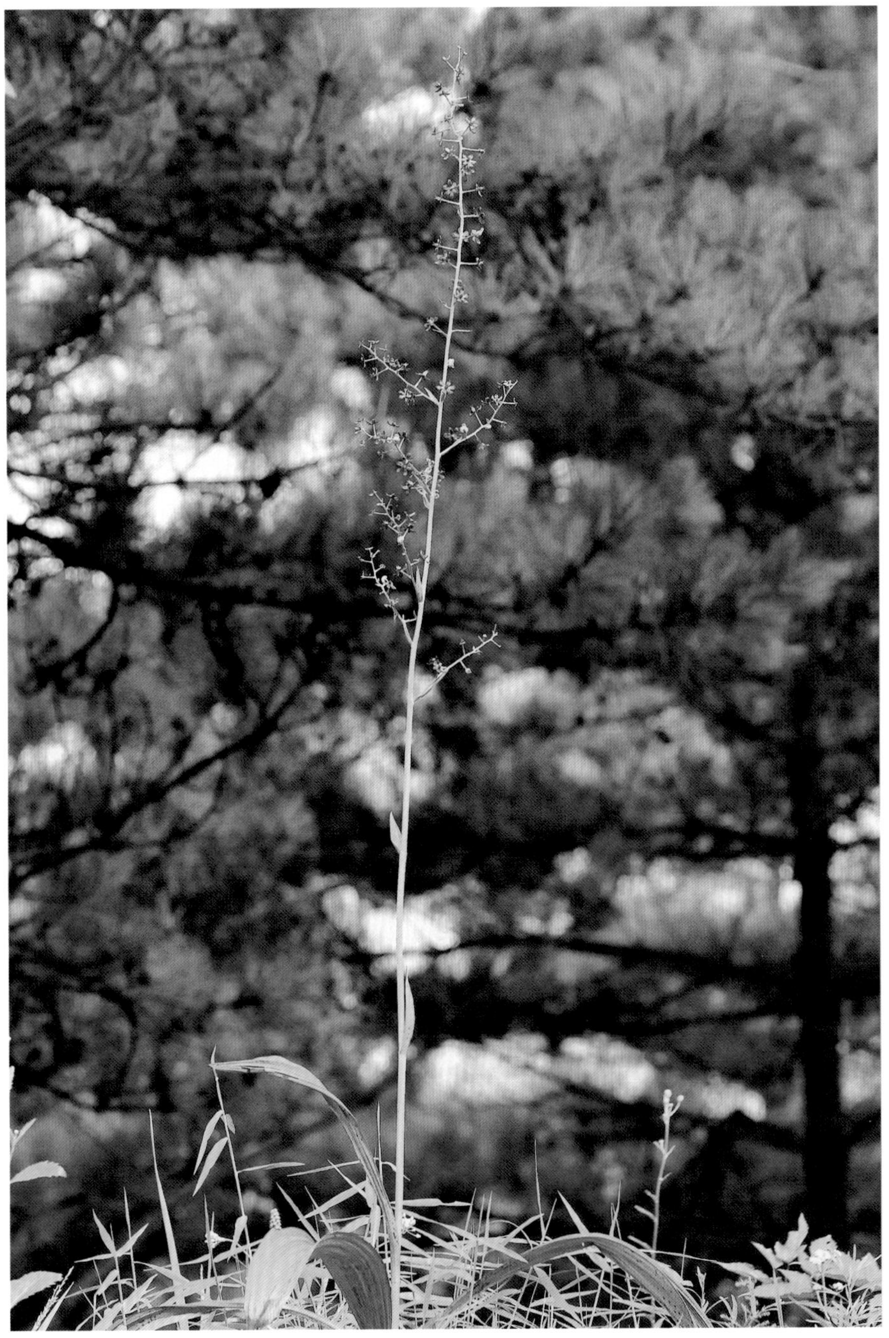

鸡腿堇菜

Viola acuminata Ledeb.

【别　　名】胡森堇菜

【基　　原】来源于堇菜科堇菜属鸡腿堇菜**Viola acuminata** Ledeb. 的叶入药。

【形态特征】多年生草本，通常无基生叶。根状茎较粗，垂直或倾斜。茎直立，通常2～4条丛生，高10～40 cm。叶片心形、卵状心形或卵形，长1.5～5.5 cm，宽1.5～4.5 cm，顶端锐尖、短渐尖至长渐尖；叶柄下部者长达6 cm，上部者较短，长1.5～2.5 cm；托叶草质，叶状，长1～3.5 cm，通常羽状深裂呈流苏状，或浅裂呈齿牙状，边缘被缘毛。花淡紫色或近白色，具长梗；花梗细，通常均超出叶；萼片线状披针形，长7～12 mm，宽1.5～2.5 mm，外面3片较长而宽，顶端渐尖；花瓣有褐色腺点，上方花瓣与侧方花瓣近等长，下瓣里面常有紫色脉纹；距通常直，长1.5～3.5 mm，呈囊状，末端钝；下方2枚雄蕊之距短而钝，长约1.5 mm；子房圆锥状，花柱基部微向前膝曲，顶端具短喙，喙端微向上噘，具较大的柱头孔。蒴果椭圆形，长约1 cm，通常有黄褐色腺点，顶端渐尖。花期5～6月；果期7～8月。

【生　　境】生于山坡、林缘、草地、灌丛及河谷湿地等处。

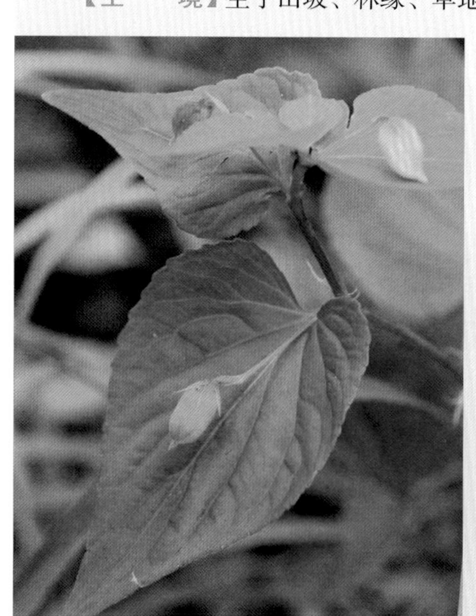

【分　　布】黑龙江、吉林、辽宁、内蒙古、河北、山西、山东、江苏、安徽、浙江、河南、陕西、甘肃。朝鲜、西伯利亚地区、日本也有分布。

【采集加工】夏、秋季采摘叶，除去杂质，洗净，晒干。

【性味功能】味淡，性寒。清热解毒，消肿止痛。

【主治用法】治肺热咳嗽，跌打肿痛，疮疖肿毒。用量10～25 g。外用鲜品适量捣烂敷患处。

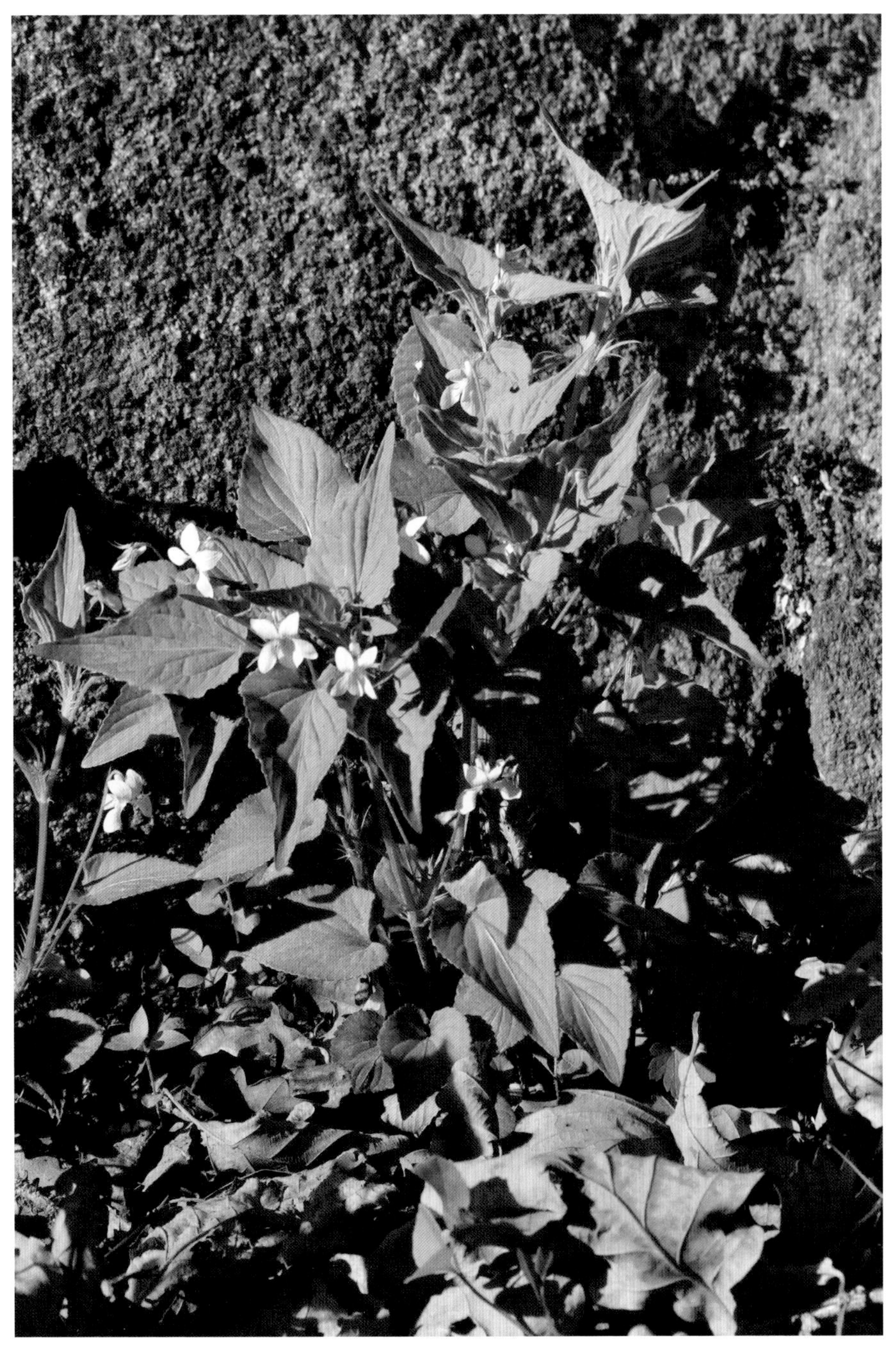

早开堇菜

Viola prionantha Bunge

【别　　名】尖瓣堇菜

【基　　原】来源于堇菜科堇菜属早开堇菜**Viola prionantha** Bunge 的全草入药。

【形态特征】多年生草本，无地上茎，花期高3～10 cm；果期高可达20 cm。叶多数，均基生；叶片在花期呈长圆状卵形、卵状披针形或狭卵形，长1～4.5 cm，宽6～20 mm，顶端稍尖或钝，基部微心形、截形或宽楔形，稍下延；果期叶片显著增大，长可达10 cm，宽可达4 cm；叶柄较粗壮，花期长1～5 cm；果期长达13 cm；托叶苍白色或淡绿色。花大，紫堇色或淡紫色，喉部色淡并有紫色条纹，直径1.2～1.6 cm；花梗较粗壮，在近中部处有2枚线形小苞片；萼片披针形或卵状披针形，长6～8 mm；上方花瓣倒卵形，长8～11 mm，侧方花瓣长圆状倒卵形，长8～12 mm，下方花瓣连距长14～21 mm；药隔顶端附属物长约1.5 mm，花药长1.5～2 mm，下方2枚雄蕊背方的距长约4.5 mm；子房长椭圆形。蒴果长椭圆形，长5～12 mm。种子多数，卵球形。花期4～5月；果期6～7月。

【生　　境】生于山坡草地、沟边、宅旁等向阳处。

【分　　布】黑龙江、吉林、辽宁、内蒙古、河北、山西、陕西、山东、江苏、河南、湖北、宁夏、甘肃、云南。朝鲜、俄罗斯远东地区也有分布。

【采集加工】花果期采收全草，除去杂质，洗净，鲜用或晒干。

【性味功能】味苦，性寒。清热解毒，凉血消肿。

【主治用法】治疗疮，痈肿，丹毒，目赤咽肿，喉痹，乳腺炎，腮腺炎，阑尾炎，黄疸性肝炎，肠炎，痢疾，麻疹热毒，结膜炎，前列腺炎，淋巴结结核，化脓性感染，毒蛇咬伤，跌打损伤等。用量10～25 g。外用鲜草捣烂敷患处。阳虚者忌服，阴疽者忌用。

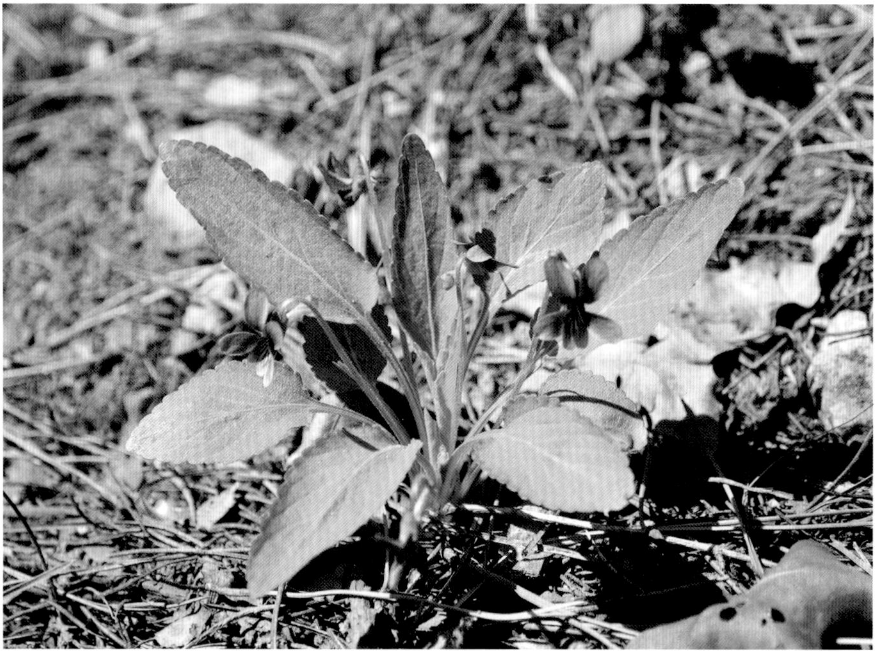

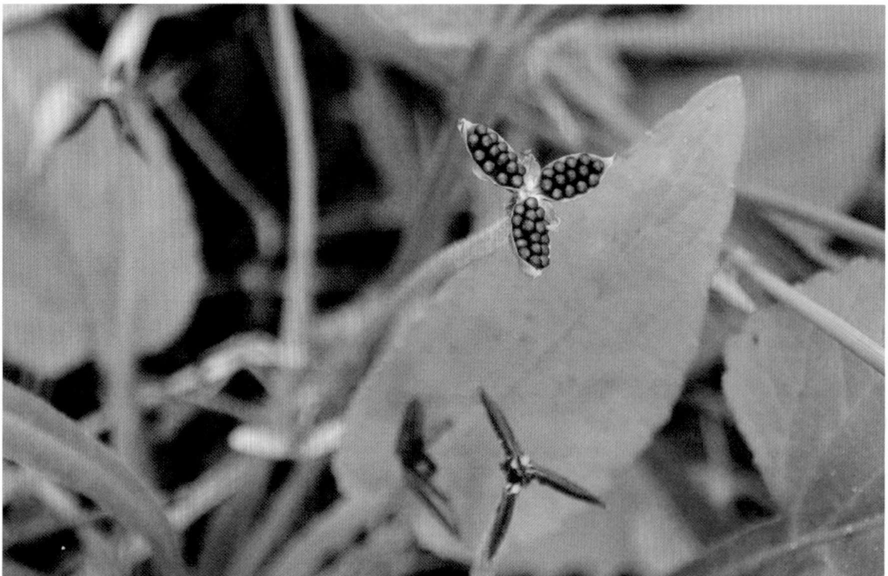

山葡萄

Vitis amurensis Rupr.

【别　　名】阿穆尔葡萄

【基　　原】来源于葡萄科葡萄属山葡萄**Vitis amurensis** Rupr. 的根、藤及果实入药。

【形态特征】落叶木质藤本。小枝圆柱形。卷须2～3分枝，每隔2节间断与叶对生。叶阔卵圆形，长6～24 cm，宽5～21 cm，3(5)浅裂或中裂，或不分裂，叶片或中裂片顶端急尖或渐尖，裂片基部常缢缩或间有宽阔，裂缺凹成圆形，稀呈锐角或钝角，叶基部心形，基缺凹成圆形或钝角，边缘每侧有28～36个粗锯齿，齿端急尖，微不整齐；托叶膜质，褐色。圆锥花序疏散，与叶对生，基部分枝发达，长5～13 cm；花梗长2～6 mm；花蕾倒卵圆形，高1.5～3.0 mm，顶端圆形；萼碟形，高0.2～0.3 mm；花瓣5，呈帽状粘合脱落；雄蕊5，花丝丝状，长0.9～2 mm，花药黄色，卵椭圆形，长0.4～0.6 mm，在雌花内雄蕊显著短而败育；花盘发达，5裂，高0.3～0.5 mm；雌蕊1，子房锥形，花柱明显，基部略粗，柱头微扩大。果实直径1～1.5 cm；种子倒卵圆形，顶端微凹，基部有短喙。花期5～6月；果期8～9月。

【生　　境】生于山坡、沟谷林中或灌丛等处，常攀援在灌木或小乔木上。

【分　　布】黑龙江、吉林、辽宁、河北、山西、山东、安徽、浙江。朝鲜、俄罗斯远东地区也有分布。

【采集加工】春、秋季采挖根，除去泥土，切段，洗净，晒干。四季割取藤茎，切段，洗净，晒干。秋季采摘成熟果实，除去杂质，洗净，鲜用或晒干。

【性味功能】根、藤：味酸，性凉；祛风，止痛。果实：味酸，性凉；清热利尿。

【主治用法】根、藤：治外伤痛，风湿骨痛，胃痛，腹痛，头痛，手术痛等，内服制成10%煎剂。果实：治烦热口渴，膀胱湿热等，适量水煎服或食用。

【附　　方】治外伤痛，胃痛，腹痛，神经性头痛，术后疼痛：山葡萄根、藤制成10%煎剂，每次口服10～20 ml。

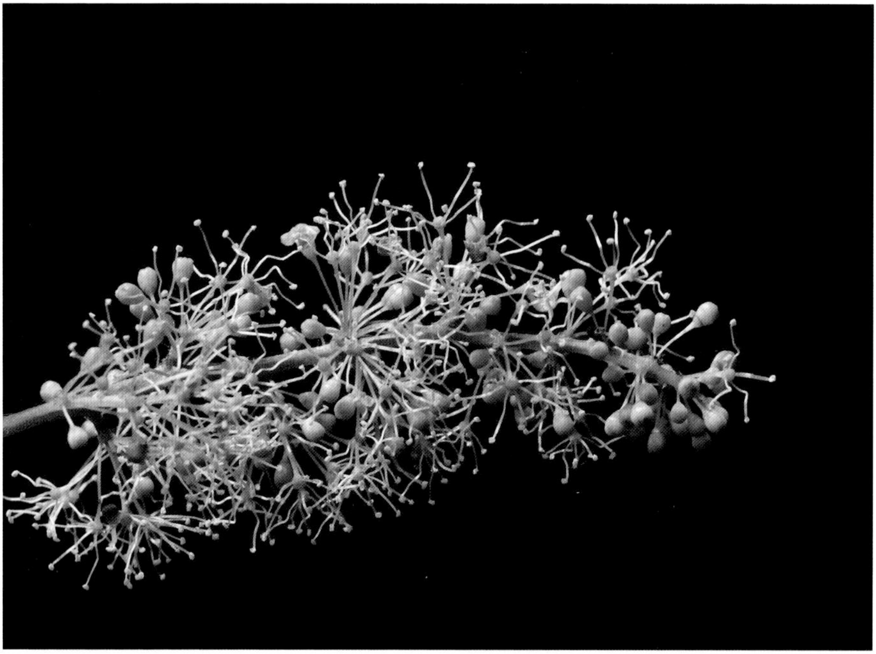

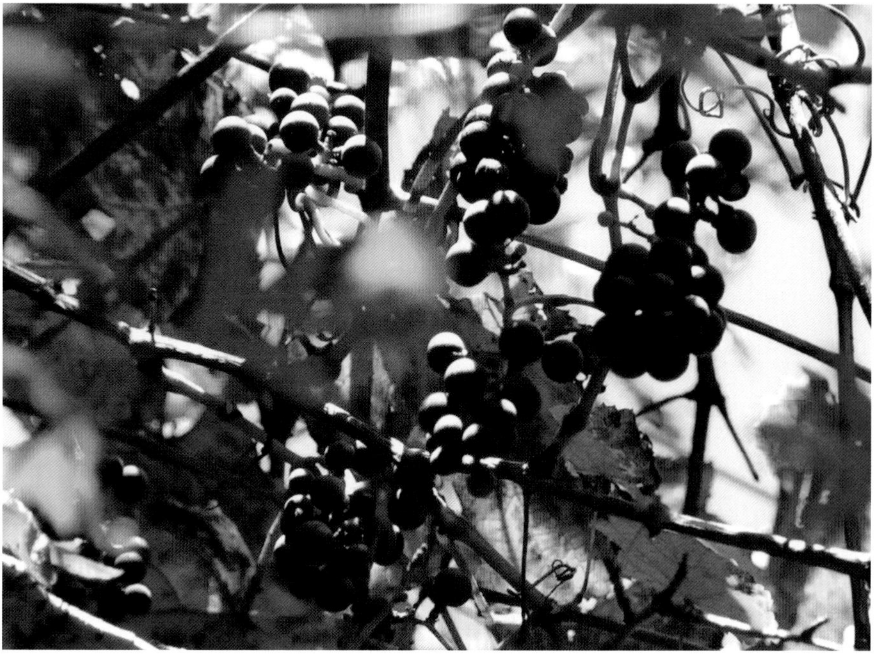

岩蕨

Woodsia ilvensis R. Br.

【基　　原】来源于岩蕨科岩蕨属岩蕨**Woodsia ilvensis** R. Br. 的根茎入药。

【形态特征】多年生岩生植物。植株高12～17 cm，根状茎短而直立或斜出。叶密集簇生；柄长3～7 cm，粗约1 mm，栗色，有光泽，基部以上被长节状毛及线状披针形小鳞片，中部以下具水平状的关节；叶片披针形，长8～11 cm，中部宽1.3～2 cm，顶端短渐尖，基部稍狭，二回羽裂；羽片10～20对，无柄，互生或下部的对生，斜展，下部的彼此远离，向基部逐渐缩小，中部羽片较大，疏离，卵状披针形，长8～11 cm，基部宽4～8 mm，尖头，基部上侧截形并紧靠叶轴，下侧楔形，羽状深裂；裂片3～5对，基部一对最大，长2～4 mm，椭圆形，圆钝头，全缘或为不整齐的浅波状。叶脉不明显，在裂片上为多回二歧分枝，小脉不达叶边。叶草质，干后青绿色或棕绿色，两面均被节状长毛，下面较密，沿叶轴及羽轴被棕色线形小鳞片及节状长毛。孢子囊群圆形，着生于小脉的顶端，靠近叶缘；囊群盖碟形，膜质，边缘具长睫毛。

【生　　境】生于林下岩石缝中。

【分　　布】黑龙江、吉林、辽宁、河北、新疆。欧洲、亚洲北部、北美洲、环北极地区也有分布。

【采集加工】春、秋季采挖根状茎，剪掉须根，除去泥土，晒干备用。

【性味功能】舒筋活血。

【主治用法】治扭伤筋痛，跌打损伤，瘀血肿痛等。用量6～10 g。外用适量捣烂敷患处。

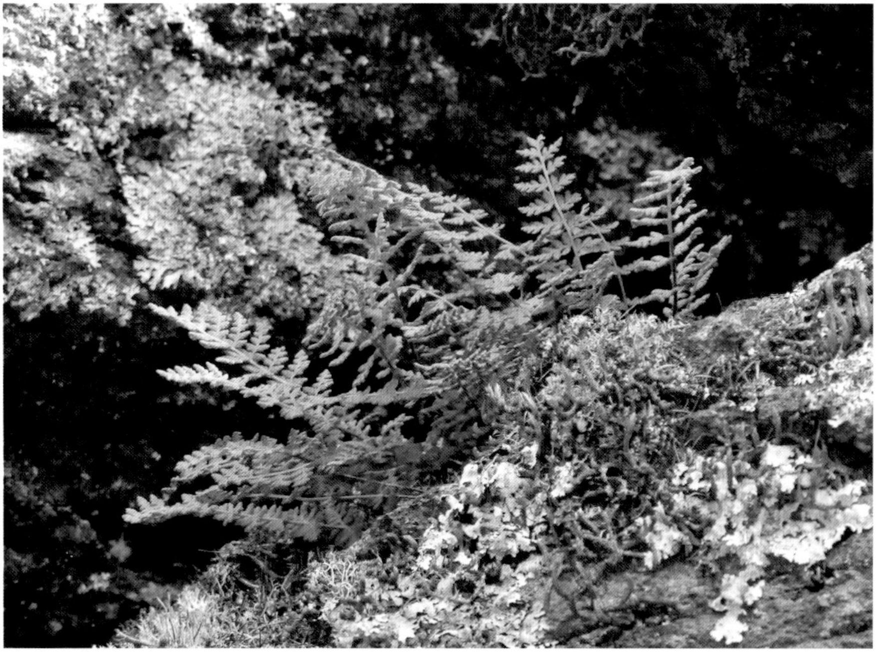

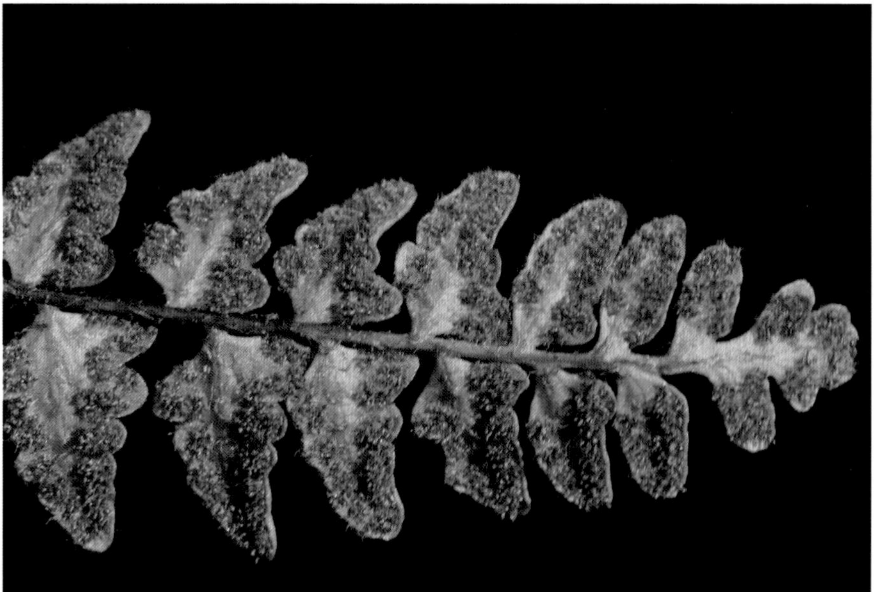

耳羽岩蕨

Woodsia polystichoides Eaton

【别　　名】岩蕨

【基　　原】来源于岩蕨科岩蕨属耳羽岩蕨 **Woodsia polystichoides** Eaton 的根茎入药。

【形态特征】多年生岩生植物。植株高 15～30 cm。根状茎短而直立。叶簇生；柄长 4～12 cm，粗 1～1.5 mm，禾秆色或棕禾秆色，略有光泽，顶端或上部有倾斜的关节；叶片线状披针形或狭披针形，长 10～23 cm，中部宽 1.5～3 cm，渐尖头，向基部渐变狭，一回羽状，羽片 16～30 对，近对生或互生，平展或偶有略斜展，下部 3～4 对缩小并略向下反折，以阔间隔彼此分开，基部一对呈三角形，中部羽片较大，疏离，椭圆披针形或线状披针形，略呈镰状，长 8～20 mm，基部宽 4～7 mm，急尖头或尖头，基部不对称，上侧截形，与叶轴平行并紧靠叶轴，有明显的耳形凸起，下侧楔形，边缘变异较大，或为全缘，或呈波状，有时为缺刻状或钝齿牙状浅裂。叶纸质或草质，干后草绿色或棕绿色；叶轴浅禾秆色或棕禾秆色，略有光泽。孢子囊群圆形，着生于二叉小脉的上侧分枝顶端，每裂片有 1 枚，靠近叶边；囊群盖杯形，边缘浅裂并有睫毛。

【生　　境】生于林中裸露岩石薄土上或石缝中。

【分　　布】黑龙江、辽宁、内蒙古、华北、西北、华中、华东、华西南。朝鲜、俄罗斯远东地区、日本也有分布。

【采集加工】春、秋季采挖根状茎，剪掉须根，除去泥土，晒干备用。

【性味功能】清热解毒，活血散瘀，通络止痛。

【主治用法】治扭伤筋痛，跌打损伤，瘀血肿痛等，泡酒涂搽患部。外用适量捣烂敷患处。

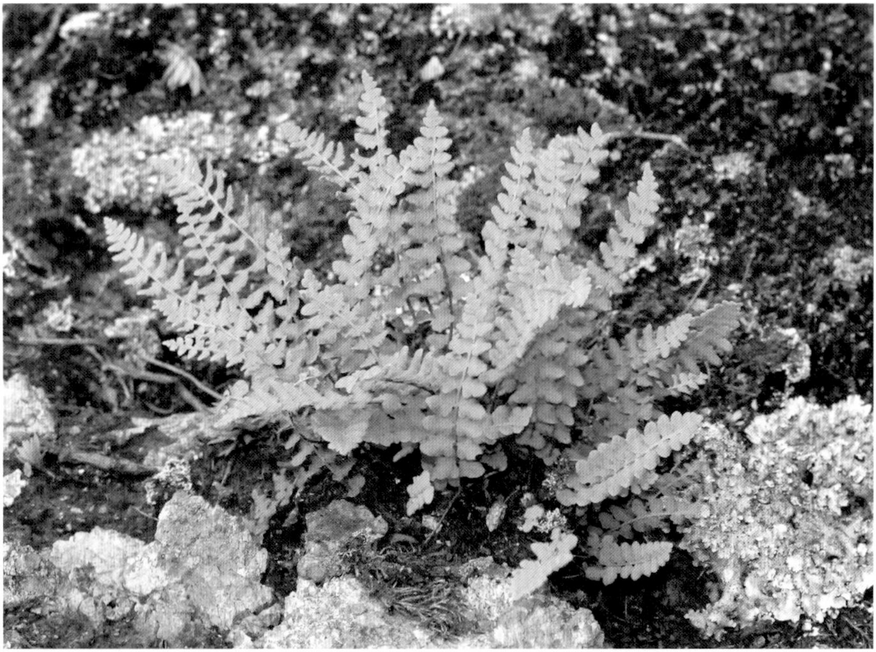

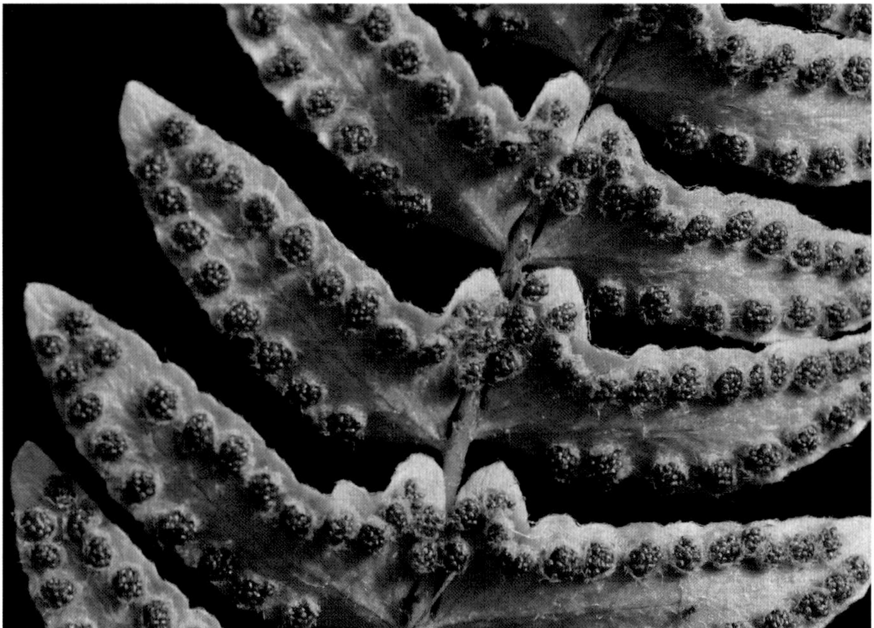

青花椒

Zanthoxylum schinifolium Sieb. et Zucc.

【别　　名】山花椒

【基　　原】来源于芸香科花椒属青花椒**Zanthoxylum schinifolium** Sieb. et Zucc. 的果皮入药。

【形态特征】落叶灌木，高1～2 m；茎枝有短刺，刺基部两侧压扁状，嫩枝暗紫红色。叶有小叶7～19片；小叶纸质，对生，几无柄，位于叶轴基部的常互生，其小叶柄长1～3 mm，宽卵形至披针形，或阔卵状菱形，长5～10 mm，宽4～6 mm，稀长达70 mm，宽25 mm，顶部短至渐尖，基部圆或宽楔形，两侧对称，有时一侧偏斜，油点多或不明显，叶面有在放大镜下可见的细短毛或毛状凸体，叶缘有细裂齿或近于全缘，中脉至少中段以下凹陷。花序顶生，花或多或少；萼片及花瓣均5片；花瓣淡黄白色，长约2 mm；雄花的退化雌蕊甚短。2～3浅裂；雌花有心皮3个，很少4或5个。分果瓣红褐色，干后变暗苍绿或褐黑色，直径4～5 mm，顶端几无芒尖，油点小；种子直径3～4 mm。花期7～8月；果期9～10月。

【生　　境】生于山坡疏林中、灌木丛中及岩石旁等处，常聚生成片生长。

【分　　布】辽宁、华北、西北、华中、华南、西南。朝鲜、日本也有分布。

【采集加工】秋季下霜前，采收果实用手反复搓，去掉杂质，获取果皮。

【性味功能】味辛，性温。温中散寒，燥湿杀虫，行气止痛。

【主治用法】治胃腹冷痛，呕吐，泄泻，血吸虫病，丝虫病，牙痛，脂溢性皮炎。用量10～25 g。

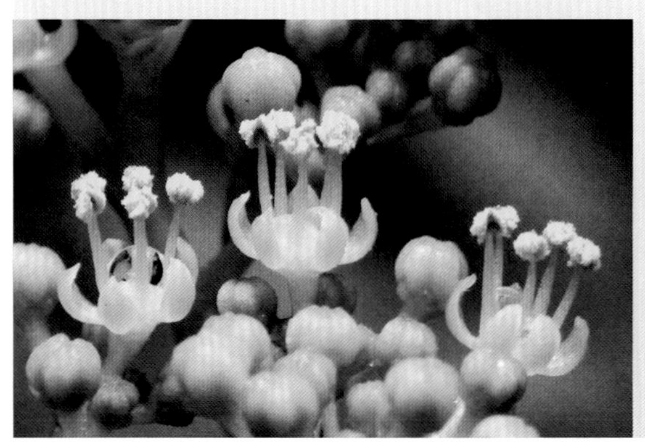

【附　　方】

1. 治慢性喘息性气管炎：青花椒种子研粉过筛，装胶囊或制成片剂内服，每日2～3次，每次量相当于生药5～7.5 g。10天为一个疗程。

2. 治胃腹冷痛：青花椒、干姜各10 g，党参20 g，煎后去渣，加入饴糖少许，温服。

3. 治蛔虫性肠梗阻：青花椒25 g，麻油200 g。将麻油放锅中煎熬，投入花椒至微焦为止，捞出冷却，去花椒服油，一次服完。如梗阻时间过长，中毒症状明显，并有肠坏死或有阑尾蛔虫可能者，皆不宜服用。

4. 治早、中期血吸虫病：青花椒、去椒目及杂质，小火微炒约10 min，磨成细粉，装入胶囊，每粒含量为0.4 g。成人每日5 g(儿童酌减)，分3次服。20～25天为一个疗程。

5. 治丝虫病：青花椒用小火炒焦或在烤箱内烤焦(不可炭化)，磨成细粉装入胶囊内。每服5 g，每日3次。6天为一个疗程。按病情可增加药量和疗程。

6. 治脂溢性皮炎：青花椒(炒)100 g，轻粉(微炒)。枯矾(煅)、铜绿(炒)各50 g，共研细末，调香油擦患处，每日2次。

7. 治回乳：青花椒25～40 g，用冷水约400 ml浸泡，煎至成250 ml，加入红糖50～100 g，趁热顿服。每日1剂，一般服2～3剂。

8. 治头上白秃：青花椒末，猪脂调敷。

9. 治疥疮，血疮：青花椒叶、松叶、金银花，煎水洗浴。

10. 治蛲虫病：青花椒50 g，加水1 kg，煮沸40～50 min，过滤。取微温滤液25～30 ml，进行保留灌肠，每日1次，连续3～4次。

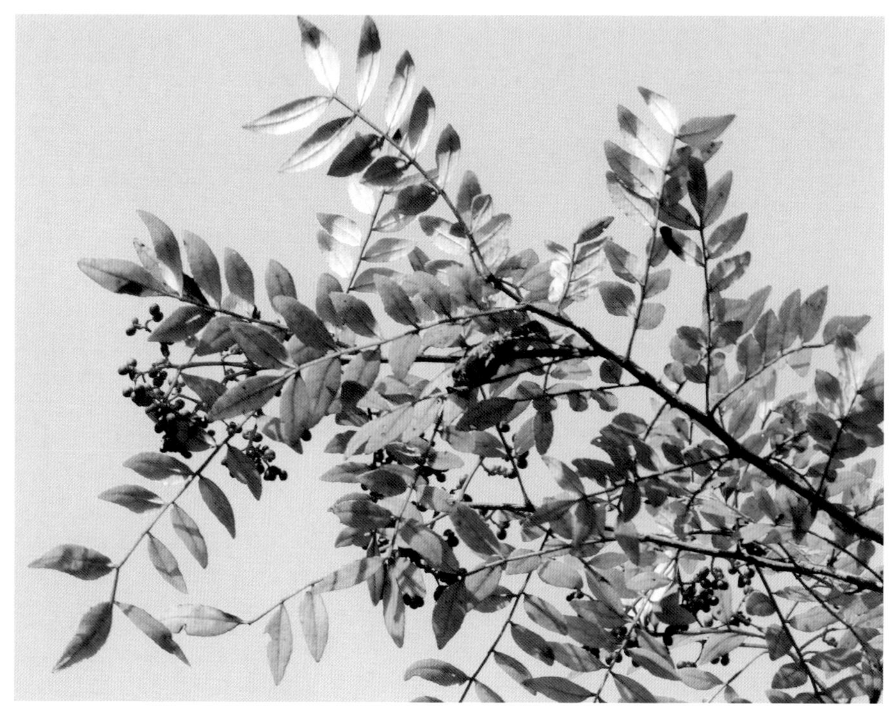

参考文献

[1] 中国科学院中国植物志编辑委员会.中国植物志. 北京：科学出版社，1978-2000.

[2] 傅沛云.东北植物检索表 (第二版) . 北京：科学出版社，1995.

[3] 李书心.辽宁植物志 (上册) .沈阳：辽宁科学技术出版社，1988.

[4] 李书心.辽宁植物志 (下册) .沈阳：辽宁科学技术出版社，1992.

[5] 全国中草药汇编编写组.全国中草药汇编.北京：人民卫生出版社，1975.

[6] 中医大辞典编辑委员会. 中医大辞典.北京：人民卫生出版社，1982.

[7]《中医大辞典》编辑委员会.中医大辞典.中药分册. 北京：人们卫生出版社，1981.

[8]《中药志》编辑委员会. 中药志：第四册.北京：人民卫生出版社，1988.

[9] 中国药材公司.中国中药资源志要.北京：科学出版社，1994.

[10] 江苏新医学院.中药大辞典 (上、下册) .上海：上海科学技术出版社，1986(2013重印).

[11] 周繇.中国长白山资源植物志 .北京：中国林业出版社，2010.

[12] 朱有昌编著. 东北药用植物. 哈尔滨：黑龙江科学技术出版社，1989.

拉丁名索引

中文名索引

M

N

P

Q

R

S